护士执业资格考试同步辅导丛书

供护理、助产专业使用

内科护理学笔记

（第五版）

主　编　刘　辉
副主编　张俊玲　郭晋元
编　者　（按姓氏汉语拼音排序）
　　　　杜何芬（广东省新兴中药学校）
　　　　郭晋元（乌兰察布医学高等专科学校）
　　　　李　春（广州卫生职业技术学院）
　　　　李　凤（揭阳市卫生学校）
　　　　李小平（广州卫生职业技术学院）
　　　　梁晓雁（湛江中医学校）
　　　　刘　辉（广州卫生职业技术学院）
　　　　吴东洪（梅州市卫生职业技术学校）
　　　　张俊玲（广州卫生职业技术学院）
　　　　郑高福（山东省青岛第二卫生学校）
　　　　周　颖（桐乡市卫生学校）
秘　书　李　凤

科学出版社

北　京

内 容 简 介

本书依据新版护士执业资格考试大纲修订。各章采用"两栏两框"的框架进行编写，包括考点提纲栏、模拟试题栏、锦囊妙"记"框、要点回顾框，力求考点全面，重点突出，增加了传染病护理的篇幅及思政内容，更新了部分疾病内容、护理诊断，章节后精心设计模拟试题帮助考生适应护考，提高实战能力。本次修订尤其注重了数字化资源的补充作用，每章制作重点内容 PPT，提纲挈领，方便快速浏览要点；辅以微课或视频讲解。考生可以通过配套资源页的网址或扫描二维码登录"中科云教育"平台获取数字化资源，自主学习。

本书是护士执业资格考试辅导用书，可供护理、助产专业学生在校学习期间学习使用，也可作为护理专业从业人员参加自学考试、专升本考试的参考资料。

图书在版编目（CIP）数据

内科护理学笔记/刘辉主编．—5 版．—北京：科学出版社，2023.5
护士执业资格考试同步辅导丛书
ISBN 978-7-03-074903-1

Ⅰ. ①内⋯ Ⅱ. ①刘⋯ Ⅲ. ①内科学 - 护理学 - 资格考试 - 自学参考资料 Ⅳ. ① R473.5

中国国家版本馆 CIP 数据核字（2023）第 031029 号

责任编辑：丁海燕 / 责任校对：周思梦
责任印制：赵 博 / 封面设计：涿州锦晖

版权所有，违者必究。未经本社许可，数字图书馆不得使用

科 学 出 版 社 出版
北京东黄城根北街16号
邮政编码：100717
http://www.sciencep.com
三河市骏杰印刷有限公司印刷
科学出版社发行 各地新华书店经销

*

2010年1月第 一 版 开本：850×1168 1/16
2023年5月第 五 版 印张：22
2025年9月第四十四次印刷 字数：525 000
定价：69.80元
（如有印装质量问题，我社负责调换）

第五版前言

《内科护理学笔记》（第五版）以新版护士执业资格考试（简称"护考"）大纲为依据，承前四版编写优点，结合编者们多年来辅导护考考生的成功经验编写，本着"在教材中提炼精华，从零散中挖掘规律，到习题中练就高分，从成长中迈向成功"的宗旨，为考生顺利通过护考助一臂之力。本书仍然保留前四版笔记本两栏两框，即考点提纲栏、模拟试题栏、锦囊妙"记"框、要点回顾框形式。主要变化和特点可以归纳为两个方面。

1. 内容变化

（1）内容调整：增加了传染病护理总论部分的篇幅，尤其增加了传染病的隔离与消毒及疫情防控相关的知识点；适当压缩及优化"健康评估"内容；增加了"血脂异常和脂蛋白异常血症"和"流行性感冒"两节内容；调整"急性肾衰竭"为"急性肾损伤"。

（2）知识更新：内容尽量及时更新。如急性心力衰竭抢救与护理，增加主动脉球囊反搏、血液净化等非药物治疗手段等；护理诊断依据《NANDA国际护理诊断一览表（2021—2023）》所列的护理诊断更新；增加了思政内容，如艾滋病"四免一关怀"政策等。

2. 形式变化

（1）突显辅导功能，提升用书体验。本次修订为了适应当代学生碎片化学习的方式，编者分析总结了护考高频考点，重新梳理了各章学习难点，在正文中标红提示；调整了要点回顾框的"要点"，配置了微课或视频讲解，用书者可以通过配套资源页的网址或者二维码登录"中科云教育"平台学习，化抽象为形象，方便用书者理解和掌握知识点，拓展知识面，提高学习效率；制作各章重点PPT，提纲挈领，简洁清晰，能方便考生快速浏览要点。

（2）突显实战功能，强化节后模拟试题的复习与示范作用。试题涉及内容均为高频考点，对容易混淆的知识点，书中通过展示答题思路，训练考生正确的解题方法；节后模拟试题参照近年护考题型、题量等特点命题，尽力做到试题量相对合理，试题内容科学、全面。同时，依据护考命题趋势增加了少量图片、音频、视频题，借此帮助考生适应护考，提高实战能力。

此书可作为备考护士执业资格考试的考前宝典，可也作为护理专业自学考试、专升本考试、职称考试的辅导用书，特别适用于在校护生学习期间同步学习的辅导；对于护理专业教师，也不失为一本较好的教学参考书。

本书是所有编者几个月辛勤劳动的结晶。借此对所有的编者表示衷心的感谢！由于编者水平有限，疏漏之处可能存在，敬请广大师生和读者不吝赐教，惠予指正！

刘 辉
2022年8月25日

配套资源

欢迎登录"中科云教育"平台，**免费**数字化课程等你来！

"中科云教育"平台数字化课程登录路径

电脑端

- 第一步：打开网址 http://www.coursegate.cn/short/N5ZHK.action
- 第二步：注册、登录
- 第三步：点击上方导航栏"课程"，在右侧搜索栏搜索对应课程，开始学习

手机端

- 第一步：打开微信"扫一扫"，扫描下方二维码

- 第二步：注册、登录
- 第三步：用微信扫描上方二维码，进入课程，开始学习

目　录

第1章　健康评估 ………………………………… 1
　　第1节　健康史评估 ………………………… 1
　　第2节　身体评估 …………………………… 2
　　第3节　实验室检查 ………………………… 11
　　第4节　心电图检查 ………………………… 17
　　第5节　影像学检查 ………………………… 19
　　第6节　心理社会评估 ……………………… 20
　　第7节　护理诊断的步骤与思维方法 ……… 21
第2章　呼吸系统疾病病人的护理 ……………… 23
　　第1节　常见症状护理 ……………………… 23
　　第2节　急性呼吸道感染 …………………… 27
　　第3节　肺炎 ………………………………… 30
　　第4节　支气管扩张 ………………………… 34
　　第5节　支气管哮喘 ………………………… 37
　　第6节　慢性阻塞性肺疾病 ………………… 41
　　第7节　慢性肺源性心脏病 ………………… 45
　　第8节　肺结核 ……………………………… 48
　　第9节　原发性支气管肺癌 ………………… 52
　　第10节　慢性呼吸衰竭 …………………… 56
　　第11节　急性呼吸窘迫综合征 …………… 59
第3章　循环系统疾病病人的护理 ……………… 62
　　第1节　常见症状护理 ……………………… 62
　　第2节　心力衰竭 …………………………… 65
　　第3节　心律失常 …………………………… 71
　　第4节　心脏瓣膜病 ………………………… 80
　　第5节　冠状动脉粥样硬化性心脏病 ……… 84
　　第6节　原发性高血压 ……………………… 94
　　第7节　感染性心内膜炎 …………………… 99
　　第8节　心肌疾病 …………………………… 101
　　第9节　心包疾病 …………………………… 106
第4章　消化系统疾病病人的护理 ……………… 109
　　第1节　常见症状护理 ……………………… 109

　　第2节　慢性胃炎 …………………………… 112
　　第3节　消化性溃疡 ………………………… 114
　　第4节　肝硬化 ……………………………… 118
　　第5节　肝性脑病 …………………………… 123
　　第6节　原发性肝癌 ………………………… 126
　　第7节　急性胰腺炎 ………………………… 128
　　第8节　溃疡性结肠炎 ……………………… 132
　　第9节　慢性便秘 …………………………… 134
　　第10节　上消化道出血 …………………… 136
第5章　泌尿系统疾病病人的护理 ……………… 139
　　第1节　常见症状护理 ……………………… 139
　　第2节　慢性肾小球肾炎 …………………… 141
　　第3节　肾病综合征 ………………………… 144
　　第4节　尿路感染 …………………………… 148
　　第5节　急性肾损伤 ………………………… 153
　　第6节　慢性肾衰竭 ………………………… 157
第6章　血液及造血系统疾病病人的护理 ……… 163
　　第1节　常见症状护理 ……………………… 163
　　第2节　缺铁性贫血 ………………………… 166
　　第3节　再生障碍性贫血 …………………… 169
　　第4节　特发性血小板减少性紫癜 ………… 172
　　第5节　白血病 ……………………………… 175
　　第6节　血友病 ……………………………… 181
　　第7节　弥散性血管内凝血 ………………… 183
第7章　内分泌与代谢性疾病病人的护理 ……… 185
　　第1节　常见症状护理 ……………………… 185
　　第2节　单纯性甲状腺肿 …………………… 186
　　第3节　甲状腺功能亢进症 ………………… 188
　　第4节　甲状腺功能减退症 ………………… 193
　　第5节　库欣综合征 ………………………… 196
　　第6节　糖尿病 ……………………………… 198
　　第7节　痛风 ………………………………… 204

第8节　血脂异常和脂蛋白异常血症……… 207
第8章　风湿性疾病病人的护理……………… 210
　　第1节　常见症状护理……………………… 210
　　第2节　系统性红斑狼疮…………………… 213
　　第3节　类风湿性关节炎…………………… 216
第9章　神经系统疾病病人的护理…………… 219
　　第1节　常见症状护理……………………… 219
　　第2节　脑血管疾病………………………… 224
　　第3节　癫痫………………………………… 229
　　第4节　三叉神经痛………………………… 231
　　第5节　急性脱髓鞘性多发性神经炎……… 232
　　第6节　帕金森病…………………………… 234
第10章　精神障碍病人的护理………………… 236
　　第1节　精神障碍症状学…………………… 236
　　第2节　精神分裂症………………………… 240
　　第3节　抑郁症……………………………… 244
　　第4节　焦虑症……………………………… 247
　　第5节　强迫症……………………………… 250
　　第6节　癔症………………………………… 252
　　第7节　睡眠障碍…………………………… 254
　　第8节　阿尔茨海默病……………………… 256
第11章　损伤、中毒病人的护理……………… 259
　　第1节　一氧化碳中毒……………………… 259

　　第2节　有机磷中毒………………………… 261
　　第3节　镇静催眠药中毒…………………… 265
　　第4节　酒精中毒…………………………… 267
　　第5节　中暑………………………………… 270
　　第6节　淹溺………………………………… 273
　　第7节　细菌性食物中毒…………………… 275
第12章　传染病病人的护理…………………… 278
　　第1节　传染病护理总论…………………… 278
　　第2节　病毒性肝炎………………………… 287
　　第3节　艾滋病……………………………… 294
　　第4节　细菌性痢疾………………………… 299
　　第5节　流行性脑脊髓膜炎………………… 302
　　第6节　流行性乙型脑炎…………………… 306
　　第7节　流行性感冒………………………… 310
第13章　老年保健……………………………… 313
　　第1节　老年人的特点……………………… 313
　　第2节　老年人的日常保健………………… 314
第14章　中医基础知识………………………… 318
模拟试题………………………………………… 325
　　专业实务…………………………………… 325
　　实践能力…………………………………… 333
参考文献………………………………………… 343
参考答案………………………………………… 344

第1章 健康评估

考点提纲栏——提炼教材精华，突显高频考点

健康评估是系统地收集、分析护理对象的健康资料，以明确其健康状况、所存在的健康问题及其可能的原因，确定其护理需要，进而提出护理诊断的过程。健康评估是实施整体护理的基础和保证。健康资料分类方法根据资料获取来源和健康维度分类。

1. 根据资料获取来源分类
   - （1）主观资料：通过与病人会谈所获得的资料，包括病人的主诉、亲属的代诉及经提问而获得的有关病人健康状况的描述。
   - （2）客观资料：护士借助于感官、实验室或器械检查等所获得的有关健康状况的结果。

2. 根据健康维度分类
   - （1）与生理功能相关的资料。
   - （2）与心理状态相关的资料。
   - （3）与社会适应相关的资料。

第1节 健康史评估

一、概述

1. 健康史评估是健康评估的第一步。
2. 健康史评估是关于病人目前、既往健康状况及其影响因素等主观资料的收集过程。
3. 健康史资料包括病人的基本资料、主诉、现病史、既往健康状况、婚育史、家族史、心理状况、社会状况等。
4. 健康史评估的主要方法是问诊。

二、健康史评估的目的

1. 发现症状
   - （1）症状是病人到医院就诊的主要原因。
   - （2）症状指病人主观感受到的不适或痛苦的异常感觉或某些病态改变，如头痛、乏力、吞咽困难等。
   - （3）这种异常的感受常不能被客观地查出，只能通过问诊从病人的陈述中获得。
2. 获得对健康资料的准确定量描述。
3. 确定健康事件发生的准确时间。
4. 确定健康事件是否对病人的生活产生影响。

三、健康史评估的内容

1. 一般资料。
2. 主诉　病人最明显的症状或体征及其持续时间。
3. 现病史　健康史的主体部分，详细描述病人自患病以来疾病的发生、发展和演变、诊疗及护理的全过程。
4. 既往史　病人既往的健康状况和患过的疾病、外伤、手术史、预防接种史及过敏史等。
5. 用药史。
6. 成长发展史　生长发育史、个人史、月经史、婚姻史、生育史。
7. 家族健康史。
8. 系统回顾。

四、问诊注意事项

1. 做好解释与自我介绍。
2. 应循序渐进、逐渐展开
   - （1）提问应有系统性、目的性。
   - （2）转换话题用过渡性语言。
3. 提问方法适当
   - （1）开放式提问：可使病人对问题进行详细描述。缺点是病人可能抓不住主题。
   - （2）闭合式提问：询问年龄、性别，以及存在焦虑、语言受限等情况可用。缺点是不利于病人表达自己的感受。
   - （3）避免暗示性提问与专业术语提问。
   - （4）采取接受与尊重的态度。
   - （5）及时核实信息。
   - （6）非语言沟通技巧：必要时可用手势、目光交流等。
   - （7）问诊结束应有所暗示或提示。

●○ 模拟试题栏——识破命题思路，提升应试能力 ○●

一、专业实务

A₁型题

1. 下列问题属于开放式提问的是
   A."您今天感觉怎么样？"
   B."服药后，您还头痛吗？"
   C."昨天的检查结果是正常的，您知道了吗？"
   D."您今天吃药了吗？"
   E."您是第一次住院吗？"

2. 在下列信息中，属于客观资料的是
   A. 头痛2天　　　　B. 感到恶心
   C. 体温38.2℃　　　D. 不易入睡
   E. 常有咳嗽

二、实践能力

A₂型题

3. 病人，女，50岁。汉族，教师。以"心慌、气短、疲乏1个月"为主诉入院。护士对其进行入院护理评估：脉搏122次/分，血压80/50mmHg，脉搏细弱，呼吸急促，口唇发绀。此外还收集了病人的既往病史、家庭关系、排泄情况等资料。以下属于病人主观资料的是
   A. 脉搏122次/分，心慌、气短
   B. 心慌、气短、脉搏细弱
   C. 脉搏120次/分，血压80/50mmHg，脉搏细弱
   D. 心慌、疲乏、口唇发绀
   E. 心慌、气短、疲乏

4. 病人，女，60岁。因乏力、头痛、发热入院，护士为其进行入院护理评估，以下属于客观资料的是
   A. 头晕　　　　　　B. 体温37.8℃
   C. 头痛　　　　　　D. 睡眠不好、多梦
   E. 感到恶心

第2节　身体评估

一、概述

1. **身体评估**　是指评估者运用自己的感官或借助简便的听诊器、血压计、体温计等检查工具了解和评估机体健康状况的方法。
2. **体征**　医护人员通过身体评估所发现的异常征象。
3. **身体评估基本方法**　视诊、触诊、叩诊、听诊和嗅诊。
4. **身体评估内容**　全身状态、皮肤、浅表淋巴结、头部、颈部、胸部、腹部、肛门及直肠、生殖器、脊柱与四肢、神经系统评估。

二、全身状态评估
全身状态评估是对病人全身情况的概括性观察，以视诊为主，包括性别、年龄、生命体征、发育与体型、营养状态、意识状态、面容表情、体位步态。

三、皮肤黏膜、浅表淋巴结评估

1. 颜色
   - （1）苍白：可由贫血、末梢毛细血管痉挛或充盈不足所致。
   - （2）发红：可由毛细血管扩张充血、血流加速及红细胞量增多导致。
   - （3）发绀
     1) 皮肤黏膜发绀，由血液中还原血红蛋白的绝对量超过50g/L所致。
     2) 常见部位是舌、唇、耳郭、面颊、肢端。
     3) 多见于先天性心脏病、心肺功能不全等。
     4) 严重贫血病人一般不出现发绀。
   - （4）黄染：皮肤黏膜发黄，由血液中的胆红素浓度过高渗入皮肤所致，主要见于肝细胞损害、胆管阻塞、溶血性疾病。
   - （5）色素沉着：见于肝硬化、慢性肾上腺皮质功能减退等。

2. 湿度、温度、弹性
   - （1）湿度
     1) 多汗见于甲状腺功能亢进症、佝偻病。
     2) 手脚皮肤发凉而大汗淋漓称冷汗，见于休克、虚脱。
     3) 夜间睡后出汗称为盗汗，见于结核病。
     4) 皮肤干燥无汗见于维生素A缺乏、硬皮病、尿毒症、脱水。
   - （2）温度
     1) 全身皮肤发热：见于各种病原体感染及体温调节中枢功能紊乱非感染性发热。
     2) 局部皮肤发热：见于疖、痈等炎症。
     3) 全身皮肤发冷：见于休克、甲状腺功能减退症。
     4) 肢端发冷：见于雷诺病。
   - （3）弹性：皮肤弹性减退常见于老年人、严重脱水病人。

3. 皮下出血 为皮肤黏膜下出血，常见于造血系统疾病、重症感染、毒物或药物中毒等。
   - （1）出血点：出血直径≤2mm，加压后不褪色。
   - （2）紫癜：出血直径在3~5mm。
   - （3）瘀斑：出血直径＞5mm。
   - （4）血肿：片状出血伴局部皮肤隆起。

4. 蜘蛛痣与肝掌
   - （1）蜘蛛痣：①皮肤小动脉末端分支扩张所形成的血管痣，形似蜘蛛。②多出现在上腔静脉分布的区域内，如面、颈、手背、上臂、前胸等。③其产生与肝脏对雌激素的灭活作用减弱，致体内雌激素增高相关，见于慢性肝炎、肝硬化，偶见于健康人及妊娠期妇女。
   - （2）肝掌：手掌大小鱼际处发红，加压后褪色，发生机制同蜘蛛痣。

5. 水肿
   - （1）轻度：仅见于眼睑、眶下软组织、胫骨前组织、踝部皮下组织，指压后轻度下陷，回复较快。
   - （2）中度：全身组织明显水肿，指压后出现明显的或较深的组织下陷，平复缓慢。
   - （3）重度：全身组织严重水肿，可有胸腔积液、腹水，外阴部也可见严重水肿。

6. 淋巴结检查
   - （1）正常淋巴结直径0.2~0.5cm，质软，光滑，不易触及。
   - （2）部分淋巴结肿大的临床意义
     1) 肺癌多向右侧锁骨上窝或腋窝淋巴结群转移。
     2) 胃癌多向左侧锁骨上窝淋巴结转移。
     3) 乳腺癌多向腋窝淋巴结群转移。

四、头部评估

1. 头颅
   - （1）小颅：为囟门过早闭合引起，常伴智力障碍，如唐氏综合征（21-三体综合征）。
   - （2）巨颅：头颅增大，颜面很小，头皮静脉充盈，双目下视，如脑积水。
   - （3）方颅：头顶平坦呈方形，多见于佝偻病。

2. 眼
   - （1）正常瞳孔：等大等圆，直径2~5mm，对光反射灵敏。
   - （2）异常瞳孔：①瞳孔缩小，见于虹膜炎症、有机磷农药中毒、毒蕈中毒或吗啡、氯丙嗪等药物反应。②瞳孔扩大，见于阿托品、可卡因等药物影响。③瞳孔不等，提示颅内病变，如脑外伤、肿瘤与脑疝等。④对光反射迟钝或消失，见于昏迷病人；双侧瞳孔散大伴对光反射消失为濒死状态。

3. 耳
   - （1）依次检查耳郭、外耳道、中耳、乳突。
   - （2）听力：先用粗略的方法了解被评估者的听力。

4. 鼻
- （1）鼻的外形：观察皮肤颜色及有无畸形。
- （2）鼻出血：多为单侧，见于外伤、鼻腔感染等。双侧出血多由全身性疾病引起。
- （3）鼻中隔：明显的偏曲可产生呼吸障碍。
- （4）鼻窦：鼻窦炎时出现鼻塞、流涕、头痛和鼻窦压痛。

5. 口腔
- （1）依次检查口唇、口腔黏膜、牙、牙龈、舌、咽及扁桃体、口腔气味。
- （2）扁桃体肥大分度：①Ⅰ度：未超过咽腭弓者。②Ⅱ度：超过咽腭弓，未达到咽后壁中线者。③Ⅲ度：扁桃体边界达到或超过咽后壁中线者。

五、颈部评估

1. 颈部外形及运动　观察对称性、有无斜颈、活动受限等。

2. 颈部血管
- （1）正常人立位或坐位时颈外静脉常不显露，平卧时可稍见充盈，充盈的水平仅限于锁骨上缘至下颌角距离的下2/3以内。
- （2）颈静脉怒张：提示上腔静脉回流受阻，静脉压增高，见于心包积液、右心衰竭等。
- （3）肝颈静脉回流征：阳性为右心功能不全的重要体征之一。
- （4）颈动脉搏动：见于主动脉瓣关闭不全、甲状腺功能亢进症及严重贫血。

3. 甲状腺
- （1）检查方法：以触诊为主，辅以视诊、听诊，配合吞咽。
- （2）观察内容：肿大程度、质地、光滑度及有无压痛、震颤等。甲状腺功能亢进症病人可闻及低调的连续性血管杂音。
- （3）临床意义：肿大常见于单纯性甲状腺肿、甲状腺功能亢进症、甲状腺肿瘤。
- （4）甲状腺肿大分度：①Ⅰ度：不能看出肿大但能触及者。②Ⅱ度：既能看出又能触及，但在胸锁乳突肌以内者。③Ⅲ度：超过胸锁乳突肌者。

4. 气管
- （1）向健侧移位：见于胸腔积液、气胸。
- （2）向患侧移位：见于肺不张、胸膜粘连。

六、胸廓与肺脏评估

1. 视诊
- （1）胸廓外形
  - 1）扁平胸：见于肺结核等。
  - 2）桶状胸：多见于肺气肿病人。
  - 3）佝偻病胸：鸡胸、漏斗胸、佝偻病串珠、肋膈沟。
  - 4）局部异常隆起和凹陷：隆起可见于大量胸腔积液、气胸等，凹陷可见于肺不张、广泛胸膜粘连。
- （2）胸壁
  - 1）胸壁静脉：①上腔静脉阻塞时，静脉血流方向自上而下。②下腔静脉阻塞时，静脉血流方向则自下而上。
  - 2）肋间隙：①吸气时肋间隙凹陷：呼吸道阻塞。②肋间隙膨隆：大量胸腔积液、张力性气胸或严重慢性阻塞性肺疾病。
- （3）呼吸运动
  - 1）呼吸型态改变：①呼吸运动减弱或消失见于肺实变、肺部肿瘤、肺部空洞、肺气肿、胸腔积液、气胸、胸膜增厚或粘连等；②呼吸运动增强见于酸中毒深大呼吸等。
  - 2）呼吸困难：①吸气性呼吸困难：大气道部分阻塞时，气流进入肺内不畅，吸气时间明显延长，从而引起胸骨上窝、锁骨上窝、肋间隙向内凹陷，称为"三凹征"，见于气管阻塞和气管异物等。②呼气性呼吸困难：见于小气道部分梗阻，如支气管哮喘、肺气肿。③混合性呼吸困难：呼气吸气均费力，见于广泛性肺部病变如重症肺炎。
- （4）呼吸节律
  - 1）潮式呼吸：又称陈-施呼吸。呼吸由浅慢逐渐变深快，达高潮后又逐渐变为浅慢，暂停数秒后又开始由浅慢到深快，如此周而复始，呼吸呈潮水般涨落。
  - 2）间停呼吸：又称比奥呼吸，经过一段规律呼吸后，突然出现时间长短不一的呼吸暂停，然后又开始规律呼吸，如此周而复始。
  - 3）以上两种周期性呼吸节律变化均因呼吸中枢兴奋性降低，导致调节呼吸反馈系统失常所致。

第1章 健康评估

2. 触诊
- （1）胸廓扩张度：①一侧胸廓的扩张度降低：大量胸腔积液、气胸、胸膜增厚、肺不张等。②双侧胸廓扩张度受限：双侧胸膜增厚、肺气肿等。③双侧胸廓扩张度增强：发热、代谢性酸中毒及腹部病变等。
- （2）语音震颤：①减弱或消失：慢性阻塞性肺疾病、肺不张、胸膜粘连、皮下气肿。②增强：大叶性肺炎、空洞性肺结核、肺脓肿等。
- （3）胸膜摩擦感：急性胸膜炎。

3. 叩诊
- （1）胸部异常叩诊音：①浊音或实音：肺炎、肺不张、肺结核、肺肿瘤、胸腔积液等。②过清音：慢性阻塞性肺疾病等。③鼓音：空洞性肺结核、液化的肺脓肿和肺囊肿、气胸等。
- （2）肺界。

4. 听诊
- （1）异常呼吸音
  - 1）异常支气管呼吸音：肺组织实变、肺内大空腔、压迫性肺不张等。
  - 2）肺泡呼吸音减弱或消失：肺气肿、气胸、胸腔积液等。
- （2）干啰音
  - 1）发生机制：由气道狭窄或部分阻塞引起。
  - 2）听诊特点：持续时间长、音调高、以呼气时明显。
  - 3）常见于支气管哮喘、心源性哮喘、慢性支气管炎。
- （3）湿啰音
  - 1）发生机制：气体通过气道内稀薄分泌物，形成水泡并破裂而产生。
  - 2）听诊特点：持续时间短、音调低、以吸气时明显。
  - 3）炎症时局限于肺的某部；急性肺水肿时两肺布满湿啰音。
- （4）胸膜摩擦音：胸膜脏层和壁层相摩擦的声音，屏气时消失。多见于结核性胸膜炎。

七、心脏和血管评估

1. 心脏视诊
- （1）正常心尖搏动：胸骨左缘第5肋间锁骨中线内0.5～1.0cm，直径2.0～2.5cm。
- （2）异常心尖搏动
  - 1）心尖搏动向左下移位：左心室增大。
  - 2）心尖搏动向左移位：右心室增大。
  - 3）心尖搏动移向某侧，可见于此侧肺不张或对侧气胸、胸腔积液。
  - 4）心尖搏动上移可见于能使膈肌上抬的腹部疾病。

2. 心脏触诊
- （1）心尖搏动及心前区搏动：较视诊更准确。左心室肥大时触诊的手指可被强有力的心尖搏动抬起，称抬举性心尖搏动。
- （2）震颤：是器质性心血管疾病的特征性体征。
- （3）心包摩擦感：胸骨左缘第4肋间最清楚，前倾坐位或呼气末明显，与呼吸无关。见于纤维蛋白性心包炎。当心包积液增多时，心包脏层和壁层分离，则摩擦感消失。

3. 心脏叩诊
- （1）用于确定心界，判断心脏大小、形状及其在胸腔内的位置。
- （2）心前区叩诊为实音，心脏左、右缘被肺覆盖叩诊呈浊音。叩心界是指叩诊心相对浊音界。
- （3）左心室增大：心相对浊音界向左下扩大，心界呈靴形，最常见于主动脉瓣关闭不全、高血压心脏病。
- （4）右心室显著增大：叩诊心相对浊音界向左右扩大，以向左扩大明显，常见于肺源性心脏病。
- （5）左心房增大：胸骨左缘第2、3肋间心浊音界向左扩大，心腰部饱满，心浊音界呈梨形，又称二尖瓣型心，常见于二尖瓣狭窄。
- （6）心包积液
  - 1）心包积液达一定量时，心界向两侧扩大，并随体位改变而变化。
  - 2）坐位时心浊音界呈三角形烧瓶样，仰卧位时心底部浊音区明显增宽呈球形，此种变化为心包积液特征性体征。

4. 心脏听诊
- （1）心脏瓣膜听诊区
  - 1）二尖瓣区：心尖部，即第5肋间左锁骨中线稍内侧。
  - 2）肺动脉瓣区：胸骨左缘第2肋间。
  - 3）主动脉瓣区：胸骨右缘第2肋间。
  - 4）主动脉瓣第二听诊区：胸骨左缘第3肋间。
  - 5）三尖瓣区：胸骨下端左缘，即胸骨左缘第4、5肋间。

4. 心脏听诊
- （2）心率
  - 1）正常成人：60～100次/分。
  - 2）窦性心动过速：>100次/分，常见于剧烈运动、高热等。
  - 3）窦性心动过缓：<60次/分，常见于运动员、心肌炎等。
- （3）心律
  - 1）正常人心律规则。
  - 2）临床最常见的心律失常是期前收缩、心房颤动。
- （4）心音
  - 1）正常人主要听到第一、二心音。
  - 2）心尖部舒张期奔马律，提示左心室功能低下。常见于心肌炎、冠状动脉粥样硬化性心脏病等重症心脏病病人。
- （5）心脏杂音
  - 1）产生机制：血流加速、通道狭窄、瓣膜关闭不全、异常血流通道、心内漂浮物、动脉瘤等。
  - 2）在某瓣膜区闻及杂音最响，提示病变位于相应瓣膜。
- （6）心包摩擦音
  - 1）见于急性心包炎。
  - 2）胸骨左缘第3、4肋间心脏绝对浊音界内最清楚，前倾坐位明显。

5. 周围血管征
- （1）由脉压增大所致，常见于主动脉瓣关闭不全、严重贫血和甲亢等。
- （2）包括水冲脉、枪击音、杜柔双重杂音和毛细血管搏动征。

八、腹部评估

1. 腹部分区　常用的是四区法和九区法。

2. 视诊
- （1）腹部外形
  - 1）健康人仰卧时：腹部平坦、腹部饱满、腹部低平。
  - 2）腹部隆起呈蛙状腹，见于腹水；胃肠胀气，腹部呈球形，多见于肠梗阻、肠麻痹。
  - 3）严重脱水、极度消瘦者腹部凹陷，甚至呈"舟状腹"。
- （2）腹壁静脉曲张：自脐部向四周蜿蜒的静脉曲张，是门静脉高压症的体征之一。

3. 触诊
- （1）正常人腹壁柔软、无抵抗感。
- （2）压痛、反跳痛及肌紧张
  - 1）墨菲征（Murphy sign）阳性：胆囊病变。
  - 2）麦氏点（McBurney point）压痛：阑尾病变。
  - 3）反跳痛：提示病变累及壁腹膜。
  - 4）腹膜刺激征：压痛、反跳痛、腹肌紧张，见于急性腹膜炎时。
- （3）肝脏触诊的内容：肝脏大小、质地、表面及边缘等。
- （4）脾脏触诊
  - 1）轻度肿大：深吸气时脾在肋缘下不超过2cm触及，质地较柔软，见于急、慢性肝炎，伤寒等。
  - 2）中度肿大：超过肋缘下2cm，但在脐水平线以上者，见于肝硬化、慢性淋巴细胞白血病等。
  - 3）高度肿大：又称巨脾，超过脐水平线或向右超过前正中线，见于慢性粒细胞白血病、慢性疟疾等。
- （5）腹部包块：触及肿块时，应注意其大小、位置、形态、硬度、有无压痛与搏动、能否移动、与周围器官和腹壁的关系等。

4. 腹部叩诊
- （1）正常腹部叩诊呈鼓音。
- （2）肝硬化腹水、结核性腹膜炎时可出现移动性浊音。

5. 腹部听诊
- （1）肠鸣音
  - 1）正常肠鸣音每分钟4～5次，其频率、强度和音调变异较大，餐后频繁而明显，休息时稀疏而微弱。
  - 2）肠鸣音活跃：肠鸣音每分钟超过10次，音调不特别高亢。见于饥饿状态、急性胃肠炎、服泻药后或胃肠道大出血等。
  - 3）肠鸣音亢进：肠鸣音次数增多，且响亮、高亢，甚至呈金属音。见于机械性肠梗阻。

5. 腹部听诊
（1）肠鸣音
  4）肠鸣音减弱：肠鸣音次数明显少于正常，或数分钟才能听到1次。见于老年性便秘、腹膜炎、低钾血症及胃肠动力减弱者等。
  5）肠鸣音消失：若持续听诊2分钟仍未闻及肠鸣音，用手叩拍或搔弹腹部，仍不能闻及肠鸣音者。见于弥漫性腹膜炎、麻痹性肠梗阻。
（2）胃振水音
  1）正常人仅于饭后多饮时出现。
  2）若空腹或饭后6~8小时，仍有振水音，提示胃排空不良，见于胃扩张、幽门梗阻等。

九、脊柱、四肢评估 评估内容主要包括脊柱弯曲度及活动度，四肢与关节的形态、运动。出现病变时主要表现为疼痛、姿势或形态异常及活动受限。

十、神经系统评估 主要包括对脑神经、感觉功能、运动功能、神经反射和自主神经功能的评估。要求在病人意识清晰的状态下完成。

要点回顾

1. 健康史评估的目的。
2. 甲状腺肿大分度判断。
3. 干、湿啰音的发生机制及听诊特点。
4. 心脏听诊的内容。

模拟试题栏——识破命题思路，提升应试能力

一、专业实务

A₁型题

1. "三凹征"是指
   A. 锁骨上窝、胸骨上窝、纵隔在吸气时明显下陷
   B. 锁骨上窝、胸骨上窝、纵隔在呼气时明显下陷
   C. 锁骨下窝、胸骨上窝、纵隔在吸气时明显下陷
   D. 锁骨上窝、胸骨上窝、肋间隙在呼气时明显下陷
   E. 锁骨上窝、胸骨上窝、肋间隙在吸气时明显下陷

2. 二尖瓣面容的特征是
   A. 午后两颊潮红
   B. 两颊部紫红，口唇轻度发绀
   C. 面部毛细血管扩张
   D. 两颊部蝶形红斑
   E. 两颊黄褐色斑

3. 左心衰竭早期的体征是
   A. 奇脉 B. 平脉
   C. 水冲脉 D. 脉搏短绌
   E. 交替脉

4. 正常人胸部不应出现的叩诊音是
   A. 清音 B. 浊音
   C. 实音 D. 过清音
   E. 鼓音

5. 心动过速是指安静状态下成人脉率每分钟大于
   A. 80次 B. 90次
   C. 100次 D. 110次
   E. 120次

6. 脉搏短绌常见于
   A. 心房颤动病人 B. 室性心动过速病人
   C. 房室传导阻滞病人 D. 心动过缓病人
   E. 心室颤动病人

A₂型题

7. 病人，男，68岁。既往有"慢性支气管炎、肺气肿"病史15年，今晨咳嗽后突发胸痛2小时，以自发性气胸诊断入院。查体：体温36.8℃，脉搏90次/分，呼吸22次/分；右侧胸部肋间隙增宽，语颤消失，叩诊鼓音。其肝浊音界的改变是
   A. 左移 B. 上移
   C. 下移 D. 右移
   E. 不变

8. 病人，男，36岁。因反复上腹痛1年加重3天入院。护士夜间巡视时，病人诉上腹痛加剧，大汗淋漓。此时护士应采取的最有意义的措施是
   A. 遵医嘱使用止痛剂
   B. 针灸或热敷
   C. 检查腹肌紧张度，是否有压痛及反跳痛
   D. 取半卧位
   E. 多饮水以减少体液丢失

9. 病人，女，30岁。因"肺炎"收入院，持续发热3日，每日腋温波动范围在39.3~40.0℃，并伴有脉搏、呼吸明显增快，该病人的热型属于
   A. 间歇热 B. 弛张热
   C. 波浪热 D. 稽留热
   E. 不规则热

10. 病人，男，65岁。以"慢性阻塞性肺疾病、肺源性心脏病"收入院治疗。护士对病人进行身体评估发现下列表现，其中提示其右心功能不全的是

A. 口唇发绀 B. 呼吸急促
C. 表情痛苦 D. 肝颈静脉回流征阳性
E. 桶状胸

11. 病人，男，65岁。因突起意识障碍伴左侧肢体瘫痪入院。查体：呼之不应，压眶有痛苦表情，角膜反射及瞳孔对光反射存在。护士判断该病人意识状态为
A. 嗜睡 B. 昏睡
C. 意识模糊 D. 浅昏迷
E. 深昏迷

12. 病人，男，62岁，肝硬化10年。近2日嗜睡，今上午可被唤醒，醒后尚可应答，答非所问，肌张力增加，腱反射亢进。该病人的意识状态是
A. 深昏迷 B. 浅昏迷
C. 嗜睡 D. 昏睡
E. 意识模糊

13. 病人，女，19岁。因患"痤疮"3年入院，经实验室和影像学检查后需要首先评估的是
A. 营养状态 B. 意识状态
C. 皮肤黏膜状态 D. 心理状态
E. 心率和心律

14. 病人，男，33岁。车祸后送来医院。查体：出现刺痛后睁眼，回答问题正确，能遵命令做动作，其格拉斯哥昏迷评分是
A. 10分 B. 11分
C. 12分 D. 13分
E. 14分

15. 病人，男，68岁。因"慢性阻塞性肺气肿"入院治疗，今上午7时护理查房时发现病人躁动不安。有幻觉，对自己所处的位置、目前的时间无法作出正确的判断。该病人目前的意识状态属于
A. 嗜睡 B. 意识模糊
C. 昏睡 D. 浅昏迷
E. 深昏迷

16. 病人，女，55岁。因"甲状腺功能亢进、心房颤动"住院治疗，心率126次/分，脉搏快慢不均，心率与脉率不一致，此时护士测量脉搏与心率的方法是
A. 同一人先后分别测心率和脉率
B. 同一人先测脉率，后测心率
C. 两人分别测脉率和心率，同时起止
D. 两人分别测脉率和心率后求平均
E. 一人测心率，然后另一个人测脉率

17. 病人，男，42岁。诊断为"风湿性心病、二尖瓣狭窄"入院。病人今晨突然出现胸闷，心慌，心律不规则，心率快慢不一，心音强弱不等，心率102次/分，脉率78次/分，此脉搏属于
A. 交替脉 B. 洪脉
C. 间歇脉 D. 奇脉
E. 脉搏短绌

18. 病人，女，40岁。哮喘持续发作3小时，大汗淋漓，呼吸35次/分，吸气时脉搏明显减弱，此时该病人的脉搏属于
A. 奇脉 B. 脉搏短绌
C. 洪脉 D. 交替脉
E. 水冲脉

19. 病人，男，33岁。1天前进食油腻的食物后出现上腹剧烈疼痛，查体：墨菲征（+），其压痛点位于
A. 膈下 B. 脐周
C. 右下腹 D. 左肋下
E. 右肋下

20. 病人，男，69岁。今晨起床发现左侧肢体不能活动，伴头痛、恶心、呕吐，以"脑栓塞"收入院。今晨护士进行肌力评估时见其左侧肢体可轻微收缩，但不能产生动作。按6级肌力记录法，该病人的肌力为
A. 0级 B. 1级
C. 2级 D. 3级
E. 5级

21. 病人，男，39岁。咳嗽，咳痰4年余，经常午后发热，体温37.6℃左右，消瘦，四肢乏力。入院时病人面色晦暗，结核菌检查结果为阳性，诊断为肺结核。病人呈现的面容属于
A. 病危面容 B. 慢性病容
C. 急性病容 D. 贫血面容
E. 二尖瓣面容

22. 病人，男，45岁。近日食欲明显下降、疲乏无力、面色发黄入院。护士在进行身体评估时发现病人有蜘蛛痣和肝掌。护士向病人及家属进行解释，说法错误的是
A. 蜘蛛痣是皮肤小动脉分支扩张形成的
B. 蜘蛛痣主要分布在面、颈、手背、上臂、前胸等部位
C. 肝掌是全手掌皮肤发红，加压后会褪色
D. 肝掌是体内雌激素增高所致
E. 蜘蛛痣和肝掌主要见于慢性肝炎和肝硬化的病人

23. 病人，男，65岁。患慢性阻塞性肺疾病10余年，

近日因受凉后发热、咳嗽咳痰、呼吸困难入院。护士在胸部评估时，病人**不太可能**出现的体征是
- A. 桶状胸
- B. 双侧呼吸运动减弱
- C. 肺泡呼吸音减弱
- D. 肺部湿啰音
- E. 叩诊肺野大部分为清音

二、实践能力

A₁型题

24. 昏迷病人口唇呈樱桃红色，常提示
- A. 洋地黄中毒
- B. 阿托品中毒
- C. 氰化物中毒
- D. 一氧化碳中毒
- E. 亚硝酸盐类中毒

25. 奇脉又称吸停脉，常见于
- A. 心包积液
- B. 肺气肿
- C. 胸腔积气
- D. 胸腔积液
- E. 肺淤血

26. 吸气性呼吸困难多见于
- A. 喉头水肿
- B. 慢性阻塞性肺疾病
- C. 肺纤维化
- D. 胸腔积液
- E. 喘息型慢性支气管炎

27. 尿毒症晚期病人的呼气中可有
- A. 尿味
- B. 樱桃味
- C. 大蒜味
- D. 甜味
- E. 烂苹果味

A₂型题

28. 病人，男，35岁。因眼黄、尿黄5天就诊，拟行肝脏触诊，最常用的触诊法是
- A. 浅部触诊法
- B. 深部滑行触诊法
- C. 双手触诊法
- D. 冲击触诊法
- E. 深压触诊法

29. 病人，男，56岁。出现发热、出汗、乏力、呼吸困难2周，超声心动图结果显示心包积液。此时测量病人脉搏，可测到
- A. 交替脉
- B. 水冲脉
- C. 奇脉
- D. 脉搏短促
- E. 不整脉

30. 病人，男，65岁。咳嗽、咳痰18年，气促4年，下肢水肿半个月，诊断为慢性支气管炎，阻塞性肺气肿、肺源性心脏病、心功能3级。该病人最可能多用何种体位
- A. 端坐位
- B. 俯卧位
- C. 自动体位
- D. 强迫仰卧位
- E. 强迫侧卧位

31. 病人，男，35岁。突发剧烈头痛3小时，伴呕吐。护理评估：意识清楚，双侧瞳孔不等大，颈强直，Kernig征阳性。该病人瞳孔不等大应考虑
- A. 正常反应
- B. 脑疝形成
- C. 有机磷中毒
- D. 脑外伤
- E. 阿托品中毒

32. 病人，女，23岁。心悸、怕热、多食、消瘦2个月。查体：双侧眼球突出，甲状腺Ⅱ度肿大，质软，可触及震颤，并闻及连续性静脉杂音，其诊断可能为
- A. 亚急性甲状腺炎
- B. 桥本甲状腺炎
- C. 单纯性甲状腺肿
- D. 甲状腺功能亢进症
- E. 甲状腺肿瘤

33. 病儿，男，7岁。发热半个月，牙龈出血1周，胸骨明显压痛及叩击痛。应考虑为
- A. 骨髓炎
- B. 流行性出血热
- C. 急性白血病
- D. 牙周炎
- E. 肺炎

34. 病人，男，36岁。淋雨后出现发热、咳嗽、咳铁锈色痰、胸痛3天。查体：急性病容，左侧胸廓扩展度降低，语音震颤增强，左下肺可闻及支气管呼吸音和胸膜摩擦音。最可能的诊断是
- A. 胸膜炎
- B. 支气管炎合并胸腔积液
- C. 大叶性肺炎
- D. 大叶性肺炎合并胸膜炎
- E. 肺结核

35. 听诊发现，在规则心跳的基础上，频繁出现提前的响亮的S_1、S_2减弱，其后有一较长间歇时间。该病人最可能是
- A. 心房颤动
- B. 期前收缩
- C. 窦性心动过速
- D. 心房扑动
- E. 房室传导阻滞

36. 病人，男，34岁。发热10天收住入院，心脏听诊在胸骨右缘第2肋间特别是胸骨左缘3、4肋间听到舒张期叹气样杂音，并向心尖部传导，初步考虑为
- A. 二尖瓣关闭不全
- B. 二尖瓣狭窄
- C. 主动脉瓣狭窄
- D. 主动脉瓣关闭不全
- E. 动脉导管未闭

37. 病人，女，36岁。病人仰卧、双下肢伸直，护士一手扶住其右侧膝盖使膝关节伸直，另一手握住右踝关节慢慢抬高至约50°时，病人露出痛苦表情并诉说腿疼，同法检查左侧，表现同右侧。提示可能有
- A. 脑膜炎
- B. 腰椎间盘突出

C. 脊髓压迫症　　　D. 脑出血
E. 脊柱骨折

38. 病人，男，76岁。有脑动脉硬化病史。今晨起突然感觉左侧肢体不能移动，口角流涎，检查发现左侧肢体巴宾斯基征阳性，其病情考虑是
   A. 神经根受损　　　B. 脑膜损害
   C. 头颅受损　　　　D. 锥体束受损
   E. 周围神经炎

39. 病人，男，29岁。因心力衰竭入院。入院后呼吸节律改变，先浅慢后深快，后又变得浅慢，接着呼吸暂停20秒，再重复上述变化。护士评估病人的呼吸异常属于
   A. 潮式呼吸　　　　B. 间断呼吸
   C. 呼吸过度　　　　D. 呼吸过速
   E. 呼吸困难

40. 病人，男，20岁。因车祸由急诊收入院治疗，入院后病人意识丧失，无自主动作，但压迫眼眶有躲避反应。该病人的意识障碍程度为
   A. 嗜睡　　　　　　B. 昏睡
   C. 浅昏迷　　　　　D. 深昏迷
   E. 谵妄

41. 病人，男，32岁。由阑尾炎导致急性腹膜炎，其肠鸣音最可能是
   A. 正常　　　　　　B. 亢进
   C. 活跃　　　　　　D. 减弱
   E. 消失

42. 病人，女，56岁。支气管哮喘10年。因受凉后憋喘加重，呼吸困难，夜间不能平卧。病人最可能出现了
   A. 吸气性呼吸困难　B. 呼气性呼吸困难
   C. 混合性呼吸困难　D. 心源性呼吸困难
   E. 神经精神性呼吸困难

43. 病人，男，70岁。因慢性阻塞性肺气肿入院治疗。今晨护理查房时发现病人躁动不安，有幻觉，对自己所处的位置、目前的时间无法作出正确判断。该病人目前的意识状态属于
   A. 嗜睡　　　　　　B. 意识模糊
   C. 昏睡　　　　　　D. 浅昏迷
   E. 深昏迷

44. 病人，男，60岁。夜间睡眠中突然憋醒，被迫坐起，咳嗽、咳痰。对诊断左心衰竭最有意义的体征为
   A. 体温37.8℃

B. 咳嗽多痰，痰中带泡沫
C. 心率加快
D. 两肺有哮鸣音
E. 两肺底有湿啰音

45. 病人，男，50岁。由家人背送急诊。家属诉半小时前发现其人事不省，倒卧在家中床上，时有呕吐。查体：皮肤多汗，流涎，双侧瞳孔明显缩小，呼气有大蒜味。分诊护士首先考虑该病人最有可能为
   A. 催眠药中毒　　　B. 食物中毒
   C. 一氧化碳中毒　　D. 有机磷中毒
   E. 脑出血

A₃/A₄型题

（46、47题共用题干）

病人，男，28岁。因心悸、胸闷逐渐加重1周就诊。评估发现其心浊音界明显增大且随体位改变。

46. 该病人最可能的诊断是
   A. 心肌病　　　　　B. 冠心病合并心力衰竭
   C. 高血压心肌病　　D. 重度主动脉瓣闭锁不全
   E. 大量心包积液

47. 该病人不应出现
   A. 发绀　　　　　　B. 颈静脉怒张
   C. 双下肢水肿　　　D. 脉压增大
   E. 肝大

（48、49题共用题干）

病人，女，42岁。既往有胃病史10余年，常于进餐后3～4小时疼痛，往往半夜后痛醒，进食后疼痛缓解，但近来常感上腹部不适，3小时前突发上腹部剧烈疼痛，伴有恶心、呕吐。查体：腹部压痛、反跳痛、腹肌紧张，肝浊音界缩小，X线检查可见膈下游离气体。

48. 根据该病人的情况首先应考虑
   A. 胃溃疡穿孔　　　B. 十二指肠溃疡穿孔
   C. 急性阑尾炎穿孔　D. 胆囊炎穿孔
   E. 急性胰腺炎

49. 体格检查时，该病人最突出的体征是
   A. 腹膜刺激征　　　B. 胃蠕动波消失
   C. 肠鸣音亢进　　　D. 腹式呼吸加强
   E. 移动性浊音阳性

（50、51题共用题干）

病人，男，40岁。有高血压病史1年，病人不规律用药，血压时高时低。近日头痛、头晕、乏力加剧。体格检查：血压170/110mmHg，肥胖，心界

向左下方扩大，心肺听诊无异常。

50. 下列属于主观资料的是
   A. 头痛、头晕、乏力
   B. 肥胖
   C. 心肺听诊无异常
   D. 血压 170/110mmHg

E. 心界扩大

51. 触诊该病人的心尖搏动特点为
   A. 正常   B. 负性心尖搏动
   C. 抬举性心尖搏动 D. 搏动强度减弱
   E. 搏动向左移位

第3节 实验室检查

一、血液检查

1. 红细胞（RBC）检查

   （1）红细胞计数和血红蛋白（Hb）
   1) 参考值：①成年男性：红细胞计数（4.0~5.5）×10^{12}/L，血红蛋白120~160g/L。②成年女性：红细胞计数（3.5~5.0）×10^{12}/L，血红蛋白110~150g/L。③新生儿：红细胞计数（6.0~7.0）×10^{12}/L，血红蛋白170~200g/L。
   2) 临床意义：①红细胞及血红蛋白减少称贫血。病理性减少可由造血原料不足、造血功能障碍或红细胞丢失、破坏过多等引起。②红细胞及血红蛋白增多：相对性增多见于连续呕吐、频繁腹泻、多汗多尿、大面积烧伤等。绝对性增多见于缺氧，如高原生活、剧烈体力活动、严重肺气肿、肺源性心脏病和某些先天性心脏病等。

   （2）网织红细胞（Ret）计数
   1) 参考值：成人比值0.5%~1.5%，新生儿比值3%~6%，绝对值：（24~84）×10^9/L。
   2) 临床意义：①增多见于各种贫血，如溶血性贫血、出血性贫血、缺铁性贫血及巨幼红细胞性贫血经补充有关物质后。②减少见于再生障碍性贫血、急性白血病、使用抗肿瘤药物等使红细胞增生受到抑制。典型的再生障碍性贫血＜15×10^9/L。

   （3）红细胞沉降率（ESR血沉）
   1) 参考值：魏氏法：成年男性0~15mm/h，成年女性0~20mm/h。
   2) 临床意义：炎症性疾病，如急性细菌性炎症、结核病、风湿热等，ESR明显增快。

2. 白细胞（WBC）计数及白细胞分类计数

   （1）参考值
   1) 白细胞总数：成人（4~10）×10^9/L，新生儿（15~20）×10^9/L。
   2) 白细胞分类计数：①中性粒细胞50%~70%，绝对值（2~7）×10^9/L。②嗜酸性粒细胞0.5%~5%，绝对值（0.05~0.5）×10^9/L。③嗜碱性粒细胞0~1%，绝对值（0~0.1）×10^9/L。④淋巴细胞20%~40%，绝对值（0.8~4）×10^9/L。⑤单核细胞3%~8%，绝对值（0.12~0.8）×10^9/L。

   （2）临床意义
   1) 成人＞10×10^9/L，称为白细胞增多。成人＜4×10^9/L称为白细胞减少。其临床意义与中性粒细胞基本一致。
   2) 中性粒细胞增多：见于急性感染，特别是化脓菌感染，如肺炎球菌性肺炎、败血症、严重的组织损伤、急性心梗、急性中毒等。

2. 白细胞（WBC）计数及白细胞分类计数
- （2）临床意义
  - 3）中性粒细胞减少：常见于伤寒，再生障碍性贫血，应用氯霉素、抗肿瘤药物，慢性理化损伤，脾功能亢进等。
  - 4）淋巴细胞增多：见于某些病毒感染、慢性淋巴细胞性白血病、组织器官移植术后的排斥反应等。

3. 血小板计数（PLT）
- （1）参考值：$(100～300)\times10^9/L$。
- （2）临床意义：低于 $100\times10^9/L$ 称为血小板减少。
  - 1）血小板生成障碍：见于再生障碍性贫血、急性白血病、急性放射病等骨髓造血功能障碍。
  - 2）血小板破坏或消耗增多：见于特发性血小板减少性紫癜、弥散性血管内凝血（DIC）、系统性红斑狼疮、恶性淋巴瘤、上呼吸道感染、先天性血小板减少症等。
  - 3）血小板分布异常：各种原因所致脾大（如肝硬化）、血液被稀释（大量输液或输入大量库存血和血浆）。

二、尿液检查

1. 尿液一般性状检查
- （1）尿量
  - 1）正常成人为1000～2000ml/24h。
  - 2）多尿：>2500ml/24h。
  - 3）少尿：<400ml/24h 或 <17ml/h。
  - 4）无尿：<100ml/24h。
- （2）颜色和透明度：淡黄色透明液体。
- （3）酸碱度：为弱酸性至中性。
- （4）比重：1.015～1.025，正常人最大波动范围是1.003～1.030。

2. 化学检查
- （1）蛋白质定性检查
  - 1）正常为阴性。
  - 2）蛋白尿：蛋白质定性检查呈阳性，分为生理性蛋白尿、病理性蛋白尿。
    - 生理性蛋白尿：见于剧烈运动后、劳累、寒冷等，为暂时性。
    - 病理性蛋白尿：见于肾实质性病变、肾淤血、药物中毒等。
- （2）尿糖定性试验
  - 1）尿糖定性试验正常为阴性。
  - 2）尿糖定性试验阳性，称为糖尿。

3. 显微镜检查
- （1）红细胞
  - 1）正常人无或偶见红细胞。
  - 2）镜下血尿：≥3个红细胞/HP，见于急慢性肾炎、肾结核、泌尿道结石、肿瘤。
- （2）白细胞及脓细胞：≥5个白细胞/HP，称为白细胞尿或脓尿，见于肾肿瘤、泌尿系统炎症如肾盂肾炎等。
- （3）管型
  - 1）正常人无或偶见，尿内出现多量管型时为肾实质病变。
  - 2）红细胞管型提示急性肾小球肾炎。
  - 3）白细胞管型提示肾盂肾炎。
  - 4）肾小管上皮管型提示急性肾小管坏死等。
  - 5）颗粒管型见于慢性肾小球肾炎。
  - 6）蜡样管型提示肾衰竭。

三、粪便检查

1. 显微镜检查　粪便内检出寄生虫卵、原虫为诊断寄生虫病的重要依据。
2. 粪便隐血试验
   - 1）正常人呈阴性，全消化道各种出血均可呈阳性。
   - 2）试验前3天需限制饮食，禁止摄入动物血、肉类、肝类、含铁丰富的药物及绿色蔬菜等。

四、常用肾功能检查

1. 内生肌酐清除率（Ccr）
   - （1）标本采集
     1）试验前和试验日摄入低蛋白饮食共3天，禁食肉类，避免剧烈运动。
     2）留取24小时尿液放入加有甲苯的标本瓶内。
     3）试验日采静脉血2~3ml，注入抗凝管内，充分混匀。
     4）血、尿标本同时送检；必要时测身长、体重，以计算体表面积。
   - （2）参考值：80~120ml/min。
   - （3）临床意义
     1）较早反映肾小球滤过功能的敏感指标。
     2）降低说明肾小球滤过功能减退，见于慢性肾炎，慢性肾衰竭。

2. 血肌酐（Cr）和血尿素氮（BUN）测定
   - （1）当肾实质受损，肾小球滤过率降低，血中的肌酐及尿素氮升高，能反映肾小球滤过功能，是肾损害的中、晚期指标。
   - （2）参考值：成人血肌酐男性53~106μmol/L，女性44~97μmol/L，尿素氮3.2~7.1mmol/L。
   - （3）血肌酐和血尿素氮均增高见于
     1）肾脏疾病引起肾功能不全、肾前或肾后因素致尿量显著减少等。
     2）血肌酐明显增高时，表示肾功能已严重损害，提示预后差。

3. 尿浓缩与稀释功能试验
   - （1）参考值
     1）24小时尿量1000~2000ml，昼尿量＞夜尿量，夜尿量＜750ml。
     2）日尿量：夜尿量=（3~4）：1。
     3）尿液最高比重＞1.020，最高比重-最低比重≥0.009。
   - （2）临床意义
     1）多尿、低比重尿、夜尿增多，或比重固定在1.010，提示肾小管浓缩功能差，见于慢性肾炎、慢性肾盂肾炎、慢性肾衰竭等。
     2）少尿伴高比重尿，见于血容量不足所致的肾前性少尿。
     3）尿量大于4L/24h，尿比重低于1.006，见于尿崩症。

五、常用肝功能检查

1. 蛋白质代谢功能
   - （1）参考范围
     1）血清总蛋白（TP）：65~85g/L，清蛋白（A）40~55g/L，球蛋白（G）20~40g/L。
     2）清蛋白/球蛋白（A/G）：（1.5~2.5）：1。
   - （2）临床意义
     1）低蛋白血症：TP＜65g/L，主要是A降低，TP↓与A↓平行。见于：①肝细胞严重损伤，如严重肝炎、晚期肝硬化。②肝外疾病：营养不良及消耗性疾病、肾炎、肾病综合征。
     2）高蛋白血症：TP＞85g/L，主要是G升高，TP↑与G↑平行。主要见于慢性肝炎、肝硬化。
     3）A/G降低、倒置：见于慢性肝炎、肝硬化等。

2. 胆红素代谢功能
   - （1）参考范围：血清总胆红素（STB）3.4~17.1μmol/L；结合胆红素（CB）0~6.8μmol/L；非结合胆红素（UCB）1.7~10.2μmol/L。
   - （2）临床意义
     1）判断黄疸程度：总胆红素在17~34.2μmol/L为隐性黄疸；＞34.2μmol/L为显性黄疸。
     2）判断黄疸类型：①溶血性黄疸UCB明显增高。②肝细胞性黄疸UCB中度增高，CB中度增高。③阻塞性黄疸CB明显增高。

3. 血清酶学
   - （1）参考范围
     1）丙氨酸氨基转移酶（ALT）：男9~50U/L，女7~40U/L。
     2）天冬氨酸氨基转移酶（AST）：男15~40U/L，女13~35U/L。
   - （2）临床意义
     1）ALT主要存在于肝细胞胞质中，肝细胞受损时，ALT释放入血而升高，是判断肝细胞损害的重要指标。见于急慢性肝炎、急性重症肝炎、肝硬化等。

3. 血清酶学 { (2) 临床意义 { 2) AST存在于大量的组织中，诊断肝胆疾病敏感度为71%，诊断心肌梗死的灵敏度为96%。
3) 急性重症肝炎：初期AST升高显著，若黄疸进行性加重，氨基转移酶活性反而降低（酶-胆分离），提示肝细胞严重坏死，预后差。

六、常用生化检查

1. 血清电解质测定
   - （1）参考值
     1) 血钾：3.5～5.5mmol/L。
     2) 血钠：135～145mmol/L。
     3) 血氯化物：96～106mmol/L。
     4) 血钙：2.25～2.75mmol/L。
     5) 血磷0.97～1.61mmol/L。
   - （2）临床意义
     1) 血钾增高：见于尿少、尿闭、肾上腺皮质功能减退、肾衰竭。
     2) 血钾降低：见于呕吐、腹泻、大量利尿及应用胰岛素时。
     3) 血钙增高：见于钙或维生素D摄入过多、甲状旁腺功能亢进等。
     4) 血钙降低：低于2.25mmol/L为低钙血症，见于钙摄入不足或吸收不良、甲状旁腺功能减退、肾脏疾病、坏死性胰腺炎等。

2. 血清脂类测定
   - （1）血清总胆固醇：增高见于冠状动脉粥样硬化、高血压、重症糖尿病、肾病综合征等。
   - （2）血清三酰甘油测定：增高是冠状动脉粥样硬化的重要因素。
   - （3）高密度脂蛋白：增高提示冠心病发生的危险性小。
   - （4）低密度脂蛋白：增高提示冠心病发生的危险性大。

3. 葡萄糖及其代谢产物的检查
   - （1）空腹血糖（FBG）测定
     1) 标本采集：①清晨空腹静脉血1ml，注入干燥试管中立即送检；②采血前8小时内禁止饮食、吸烟，停用胰岛素和降血糖药物。
     2) 参考值及临床意义：①空腹血糖正常值：3.9～6.1mmol/L。②空腹血糖≥7.0mmol/L为糖尿病。③空腹血糖受损（IFG）：6.1～7.0mmol/L。④血糖减低：2.8～3.9mmol/L，<2.8mmol/L为低血糖症。
   - （2）口服葡萄糖耐量试验（OGTT）
     1) 方法：①试验前3日正常饮食，并停用胰岛素及其他影响糖代谢的药物。②试验前1日正常晚餐后禁食10～16小时，8小时内禁止吸烟，禁止饮酒或咖啡等刺激性饮料。③次晨抽取空腹血2ml，然后口服75g葡萄糖（300ml水溶解，5分钟内饮完）。④服糖后0.5小时、1小时、2小时、3小时采血，同时留尿标本，分别测定血糖和尿糖。⑤可用100g面粉做成的馒头餐代替75g葡萄糖。
     2) 结果及意义：①正常：服糖后30分钟至1小时血糖达峰值，峰值一般为7.8～9.0mmol/L，<11.1mmol/L；2小时血糖<7.8mmol/L；3小时内血糖恢复至空腹水平。②糖耐量减低（IGT）：餐后2小时血糖7.8～11.1mmol/L。③餐后2小时血糖≥11.1mmol/L为糖尿病。

七、血气分析

1. 标本采集
   - （1）采血前使病人处于安静状态。
   - （2）选择易触及、表浅和相对固定的动脉血管采血。
   - （3）采血时先将2ml注射器用1000U/ml浓度的肝素充分湿化抗凝，推出多余的肝素，然后排尽注射器内的空气。

1. 标本采集
（4）抽取动脉血1~2ml，立即将针头插入小橡皮塞以杜绝空气混入标本，随后双手搓动注射器，使肝素与血液充分混匀。
（5）标本立即冰浴送检。

2. 参考范围
（1）动脉血pH：7.35~7.45。
（2）动脉血氧分压（PaO_2）：75~100mmHg。
（3）动脉血二氧化碳分压（$PaCO_2$）：35~45mmHg。

3. 临床意义
（1）pH＞7.45为失代偿性碱中毒；pH＜7.35为失代偿性酸中毒。
（2）PaO_2是机体缺氧的敏感指标，可判断机体有无缺氧及其程度。PaO_2＜60mmHg，为诊断呼吸衰竭的标准。
（3）$PaCO_2$可用于
　1）$PaCO_2$＜35mmHg提示通气过度，存在呼吸性碱中毒；$PaCO_2$＞50mmHg提示存在呼吸性酸中毒。
　2）判断代谢性酸碱失衡的代偿情况：代谢性酸中毒时$PaCO_2$减低，代谢性碱中毒时$PaCO_2$增高，均提示已通过呼吸进行代偿。
　3）判断肺泡通气状况：$PaCO_2$增高提示肺泡通气不足，减低提示肺泡通气过度。
　4）判断呼吸衰竭类型及程度：PaO_2＜60mmHg，$PaCO_2$＞50mmHg为Ⅱ型呼吸衰竭。

要点回顾

1. RBC、Hb、WBC、PLT正常值。
2. 管型尿的临床意义。
3. 血钾、血钙正常值及其临床意义。
4. 血糖测定、OGTT相关概念及糖尿病的诊断标准。

模拟试题栏——识破命题思路，提升应试能力

一、专业实务

A₁型题

1. 禁止食用肉类、肝类、含铁丰富的药物及绿色蔬菜的试验饮食为
   A. 粪便隐血试验饮食　B. 肌酐试验饮食
   C. 尿浓缩试验饮食　D. 甲状腺¹³¹I试验饮食
   E. 肝囊造影饮食

2. 白蛋白合成的部位主要是
   A. 肝脏　　　　　B. 胰腺
   C. 肾脏　　　　　D. 小肠
   E. 骨髓

3. 提示肝细胞严重坏死的指征是
   A. 高蛋白血症　　B. 低蛋白血症
   C. 酶-胆分离　　　D. 白球蛋白比值倒置
   E. 丙氨酸氨基转移酶进行性升高

4. 采集24小时尿标本时，其正常的采集时间是

   A. 晨8：00至次日晨8：00
   B. 晨9：00至次日晨9：00
   C. 上午11：00至次日上午9：00
   D. 晚7：00至次日晚7：00
   E. 晚11：00至次日晚11：00

5. 低钾性碱中毒最可能出现于
   A. 慢性肾衰竭　　B. 胃、十二指肠手术后
   C. 大量输血　　　D. 手术后少尿
   E. 严重创伤

A₂型题

6. 病人，男，56岁。胰腺癌致胆管完全阻塞。临床可见病人的粪便呈
   A. 柏油样　　　　B. 陶土色
   C. 黄褐色　　　　D. 暗红色
   E. 果酱样

7. 病人，女，25岁。尿频，尿急，尿痛伴有低热，

间歇性发作持续约8个月余,以"慢性尿路感染"在门诊应用抗生素治疗,需进行尿细菌培养检查,应嘱病人停用抗生素
   A. 1天　　　　　B. 2天
   C. 3天　　　　　D. 4天
   E. 5天

8. 病人,女,5岁。突然高热,体温40℃,腹痛、腹泻,大便为黏液脓血便,进行性呼吸困难入院,考虑为中毒性细菌性痢疾,护士在为病人采集粪便标本时应注意
   A. 多次采集标本,集中送检
   B. 选择有黏液脓血部分的粪便送检
   C. 留取部分成形粪便送检
   D. 在抗菌治疗后留取标本
   E. 病人无大便时,用导泻剂后留取标本

9. 病人,男,35岁。原有胆囊炎病史,今日中午饱餐饮酒后出现上腹部持续性剧痛并向左肩、腰背部放射,伴恶心、呕吐8小时,拟诊为急性胰腺炎。为明确诊断最重要的辅助检查是
   A. 胰腺B超　　　　B. 腹腔穿刺
   C. 外周血常规　　　D. 血淀粉酶
   E. X线胸腹联合透视

10. 病人,男,60岁。心绞痛3年。4小时前出现胸骨中段后剧烈疼痛,舌下含服硝酸甘油不能缓解。查体:心率增快,心尖部可闻及舒张期奔马律。心电图ST段呈弓背抬高。该病人的检查结果最可能出现
    A. 血糖减低
    B. 白细胞减少
    C. 血清心肌酶CK-MB升高
    D. C反应蛋白降低
    E. 红细胞沉降率正常

11. 病人,男,65岁。诊断为2型糖尿病6年,坚持口服降糖药治疗,血糖控制效果较好。病人测得空腹血糖低于哪个值时应注意低血糖发生
    A. 3.9mmol/L　　　B. 4.9mmol/L
    C. 5.9mmol/L　　　D. 6.9mmol/L
    E. 7.9mmol/L

12. 病人,女,50岁。因慢性肾炎、肾衰竭住院。护士观察其24小时尿量为360ml,该病人的排尿状况是
    A. 正常　　　　　B. 尿量偏少
    C. 无尿　　　　　D. 少尿
    E. 尿潴留

13. 病人,女,30岁。外伤后昏迷伴尿路感染,按医嘱做尿培养,采集尿培养标本的正确方法是
    A. 导尿术留取　　　B. 留取晨尿
    C. 留取前段尿　　　D. 留取12小时尿
    E. 采集24小时尿

14. 病人,男,30岁。不明原因持续高热1周,医嘱血培养,该检查的目的是
    A. 测定血尿素氮　　B. 测定肝功能
    C. 测定血清酶　　　D. 查找血液中的致病菌
    E. 测定电解质

二、实践能力

A₁型题

15. 下列血液检查指标的值,有异常的是
    A. 男性成人红细胞计数4.8×10¹²/L
    B. 成人网织红细胞(Ret)比值0.2%
    C. 成人白细胞总数8.5×10⁹/L
    D. 女性成人血小板计数210×10⁹/L
    E. 女性成人血红蛋白127g/L

16. 下列选项中,最能提示急性出血坏死性胰腺炎的化验结果是
    A. 低血磷　　　　　B. 低血糖
    C. 低血钙　　　　　D. 血清淀粉酶显著增高
    E. 白细胞计数明显降低

A₂型题

17. 病人,男,63岁。有慢性支气管炎、阻塞性肺气肿病史10余年,近3年来反复双下肢水肿,呼吸困难,口唇发绀,神志恍惚,双下肺闻及湿啰音,心率120次/分。确定该病人有无呼吸衰竭,下列哪项检查最有意义
    A. 动脉血气分析　　B. 胸部X线
    C. 肺部CT　　　　　D. 纤维支气管镜检查
    E. 心电图

18. 病人,女,34岁。临床检查怀疑感染性心内膜炎,最重要的诊断方法为
    A. 心电图　　　　　B. 血培养
    C. X线片　　　　　　D. 超声
    E. C反应蛋白

19. 病人,男,58岁。无"三多一少"症状,空腹血糖6.5mmol/L,有糖尿病家族史,疑糖尿病就诊。为明确诊断,最有诊断意义的检查是
    A. 空腹血糖　　　　B. 餐后血糖
    C. 24小时尿糖定量　D. 葡萄糖耐量试验
    E. 糖化血红蛋白

20. 病人,男,60岁。恶心呕吐、少尿8天,尿量约

500ml，血压170/110mmHg，血肌酐736μmol/L，血尿素氮27.8mmol/L，血钾6.8mmol/L。下列说法正确的是
A. 病人为少尿状态
B. 血肌酐是早期判断肾功能的指标
C. 血尿素氮是反映肾损害的敏感指标
D. 病人血钾升高
E. 该病人处于肾衰竭代偿期

21. 病人，女，55岁。2周来发热、乏力、腹胀、食欲缺乏。体检：肝肋下2cm，有触痛。为明确诊断，首先应检查的项目是
A. 碱性磷酸酶　　　B. 乳酸脱氢酶
C. 磷酸激酶　　　　D. 胰淀粉酶
E. 丙氨酸氨基转移酶

第4节　心电图检查

一、心电图导联体系　心电图导联连接方式见图1-4-1。

1. 肢体导联 { (1) 标准导联Ⅰ、Ⅱ、Ⅲ，属双极导联。
(2) 加压单极肢体导联aVR、aVL、aVF。

2. 胸导联 { (1) V₁：胸骨右缘第4肋间。
(2) V₂：胸骨左缘第4肋间。
(3) V₃：位于V₂、V₄导联连线中点。
(4) V₄：左锁骨中线第5肋间。
(5) V₅：左腋前线与V₄导联同一水平。
(6) V₆：左腋中线与V₄导联同一水平。

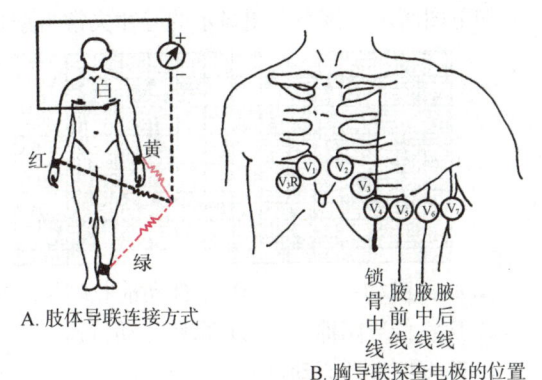

图1-4-1　心电图导联连接方式图

二、正常心电图各波特点、正常值及临床意义　正常心电图各波特点、正常值及临床意义见图1-4-2。

1. P波 { (1) 心房除极波，由心房激动产生。
(2) 振幅＜0.25mV，时间≤0.11秒。

2. P-R间期 { (1) 反映电活动从心房到心室的传导时间。
(2) 时间0.12～0.20秒。

3. QRS波群 { (1) 心室除极波，由心室激动所产生。
(2) Q波振幅深度小于同导联R波的1/4，时间＜0.04秒。
(3) QRS波群时间为0.06～0.10秒。

4. ST段 { (1) 心室除极刚结束到复极前的一段短暂时间。
(2) ST段抬高表示心肌损伤，压低表示心肌缺血。

5. T波 { (1) 心室复极时的电位变化和时间。
(2) 方向直立，aVR倒置。
(3) 振幅应大于同导联R波的1/10。
(4) T波低平或倒置表示心肌缺血。

6. QT间期 { (1) 心室除极、复极的总时间。
(2) 时间0.32～0.44秒，心率快则缩短，心率慢则延长。
(3) Q-T间期延长：见于心肌梗死、奎尼丁中毒、胺碘酮过量等。
(4) Q-T间期缩短：见于洋地黄中毒、高血钙等。

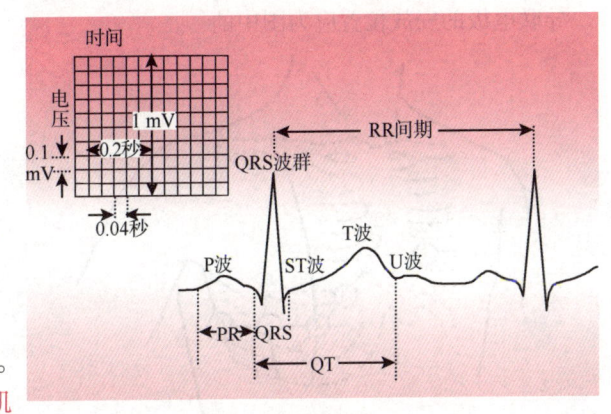

图1-4-2　常规心电图的波形

要点回顾
1. 胸导联电极放置位置。
2. 正常心电图P波及QRS波群的特点及临床意义。

模拟试题栏——识破命题思路，提升应试能力

一、专业实务

A₁型题

1. 正常心脏窦性心律的起搏点在
   A. 左心室　　B. 窦房结　　C. 希氏束
   D. 心房　　　E. 房室结

2. 诊断心律失常最有效的最常用检查方法是
   A. 心电图　　　　　B. 心尖搏动图
   C. 心电向量图　　　D. 心脏磁共振
   E. 超声心动图

3. 如下图所示，该心电图显示的心律失常类型是

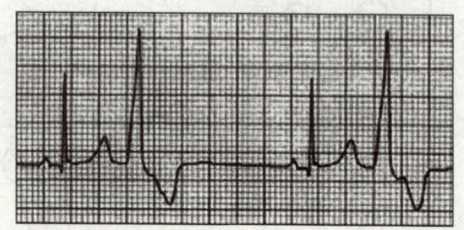

   A. 心室颤动　　　　B. 室性期前收缩呈二联律
   C. 房室传导阻滞　　D. 窦性心动过速
   E. 阵发性室性心动过速

A₂型题

4. 病人，男，68岁。行12导联心电图检查。其中 V₄ 导联电极的安放位置应为图中的

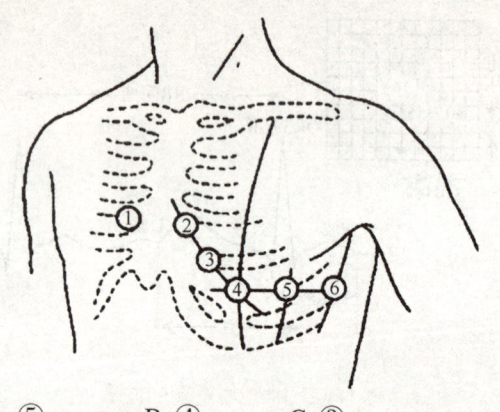

   A. ⑤　　B. ④　　C. ③
   D. ②　　E. ①

5. 病人，男，38岁。因心慌不适来诊，医嘱行心电图检查，护士在给该病人做心电图检查时单极胸导联 V₂ 电极应放在
   A. 胸骨右侧第4肋间　　B. 胸骨左侧第4肋间
   C. 左腋前线第4肋间　　D. 左腋中线第5肋间
   E. 左锁骨中线与第5肋间相交点

6. 病人，男，55岁。疑诊急性心肌梗死。最有价值的心电图特征是
   A. T波倒置　　　　　B. ST段弓背向上抬高
   C. P波高尖　　　　　D. 出现小Q波
   E. QRS波群增宽

7. 病人，男，50岁。因呕吐、腹泻入院，心电图Q-T间期延长，ST段水平压低，T波倒置，U波增高，最可能的病因是
   A. 高钾血症　　B. 低钾血症
   C. 高钙血症　　D. 低钙血症
   E. 洋地黄中毒

二、实践能力

A₁型题

8. 诊断左心室肥大最主要的条件是
   A. QRS波增宽　　　B. 左心室QRS波电压增高
   C. 心电轴显著左偏　D. T波倒置明显
   E. ST段可抬高

9. 变异型心绞痛发作时，心电图改变的特点是
   A. 心率减慢　　B. Q-T间期缩短
   C. ST段下移　　D. ST段抬高
   E. 可出现一过性Q波

10. 下壁心肌梗死定位时，应注意的导联是
    A. V₁、V₂、V₃　　B. V₄、V₅、V₆
    C. Ⅱ、Ⅲ、aVF　　D. Ⅰ、aVL
    E. V₇、V₈、V₉

A₂型题

11. 病人，女，38岁。因胸闷、心悸1月余来诊，医生医嘱检查心电图。心电图机探查电极置于左锁骨中线第五肋间的导联是
    A. Ⅱ导联　　B. aVR导联
    C. V₁导联　　D. V₃导联
    E. V₄导联

12. 病人，女，38岁。因胸闷、心悸1月余来诊，医生医嘱检查心电图。心电图显示心律不规则，某些心动周期无P波，QRS波提早出现且宽大畸形。判断为
    A. 室性期前收缩　　B. 房性期前收缩
    C. 交界区性期前收缩　D. 房室传导阻滞
    E. 窦性心律不齐

13. 病人，女，58岁。因心前区闷痛反复发作而就医，医生检查心电图后诊断为心绞痛。支持其诊断的心电图改变为
    A. ST段抬高　　　　B. ST段压低，T波倒置
    C. QRS波群增宽　　D. 病理性Q波
    E. T波高尖

第5节 影像学检查

一、X线检查

1. 普通检查准备
   - （1）除去厚层衣物及影响X线穿透的物品，如金属饰物等。
   - （2）摄片时按需屏气。
   - （3）除急腹症外，腹部摄片前应先清理肠道。

2. 造影检查前准备
   - （1）禁忌证：严重心、肾疾病或过敏体质等。
   - （2）碘过敏试验：用碘造影剂1ml作缓慢的静脉注射，15分钟内观察病人有无胸闷、心慌、恶心、呕吐、呼吸急促、头晕、头痛、荨麻疹。

二、计算机体层摄影与磁共振成像

1. 计算机体层摄影（CT）
   - （1）胸腹部扫描前禁食6～8小时。
   - （2）指导病人呼吸和屏气要领。
   - （3）盆腔扫描前3天进食少渣、少胀气饮食。

2. 磁共振成像（MRI）
   - （1）检查前需去除病人随身金属物件，包括义齿、起搏器、节育环等体内金属性异物。
   - （2）腹部检查前禁食、禁饮4小时；胰胆管成像（MRCP）检查前禁饮6小时以上；盆腔检查膀胱须充盈中等量尿液。
   - （3）进行增强检查时，还应询问病人钆造影剂过敏史。

三、超声检查
超声检查前一般无须特殊准备，腹部、盆腔检查除外。

1. 腹部检查 包括肝脏、脾脏、胆囊、胰腺及胃肠的检查。
   - （1）需空腹8小时。
   - （2）胆囊检查需要评价胆囊收缩或了解胆管有无梗阻时应备脂肪餐。

2. 盆腔检查 包括子宫、附件、膀胱、前列腺等检查，检查前需要多饮水，保持膀胱充盈。

要点回顾
1. 常规X线透视及摄片检查前准备。
2. 腹部超声检查内容及检查前的准备。

● 模拟试题栏——识破命题思路，提升应试能力 ●

一、专业实务

A₁型题

1. 需空腹的检查项目是
   - A. 心电图
   - B. 胸部透视
   - C. 腹部超声
   - D. 超声心动图
   - E. 骨盆X线片

2. 胸部X线检查心影呈梨形提示
   - A. 二尖瓣关闭不全
   - B. 三尖瓣关闭不全
   - C. 主动脉瓣关闭不全
   - D. 二尖瓣狭窄
   - E. 主动脉狭窄

3. 病人做X线常规检查的注意事项，错误的是
   - A. 脱下厚外套
   - B. 伤口敷料用绷带加固
   - C. 去除项链、手表
   - D. 检查时遵嘱屏气
   - E. 非急腹症腹部检查要提前清理肠道

A₂型题

4. 病人，男，23岁。活动后出现口唇发绀，听诊闻及心尖部舒张期低调的隆隆样杂音，考虑为风湿性心脏病。最具有诊断价值的检查是
   - A. 超声心动图
   - B. X线检查
   - C. 心电图
   - D. 血常规检查
   - E. 心肌标志物检查

5. 病人，女，46岁。右上腹疼痛伴发热3天就诊。查体：体温38.5℃，血压正常，巩膜轻度黄染，右上腹有轻压痛，首选的辅助检查是
   - A. 胆囊X线摄片
   - B. 静脉胆管造影
   - C. 腹部B超
   - D. 经皮肝穿刺胆管造影
   - E. 经内镜逆行胰胆管造影

二、实践能力

A₁型题

6. 肠梗阻最简单、有效的检查方法是
   - A. 实验室检查
   - B. 腹部B超
   - C. 腹部X线平片
   - D. CT检查
   - E. 磁共振检查

7. 以下不能做磁共振检查的情况是

A. 肾功能不全　　B. 装有心脏起搏器者
C. 皮肤病　　　　D. 感冒
E. 肾结石

A₂型题

8. 病人，女，75岁。因"冠心病，不稳定型心绞痛"入院，为了解病人的心功能，护士需特别关注的辅助检查是

A. X线片　　　　B. 心电图

C. 急诊生化检查　D. 心脏CT
E. 超声心动图

9. 病人，男，56岁。近期出现无痛性间歇性全程肉眼血尿，为了查清病情，首选的检查为

A. 尿路平片　　　B. 静脉肾盂造影
C. CT　　　　　　D. 膀胱镜检查
E. MRI

第6节　心理社会评估

一、心理评估

1. 目的　发现个体心理现存的或潜在的健康问题，以便制订相应的心理干预措施，提高个体心理应对能力。
2. 方法　会谈法、观察法、心理测量法及医学检测法等。
3. 内容
   - （1）认知功能评估：感知功能、思维功能、注意力、语言能力和定向力。
   - （2）自我概念评估
     - 1）自我概念分类：真实自我、期望自我、自我表现。
     - 2）自我概念的组成：体像、社会认同、自我认同和自尊。
   - （3）情绪和情感评估：焦虑、抑郁是临床病人最常见，也是最需要护理干预的情绪状态。
   - （4）个性评估：性格是个性的核心成分。
   - （5）压力与压力应对评估
     - 1）常见压力源：包括躯体性、心理性、社会性和文化性压力源。
     - 2）压力反应：生理反应、认知反应、情绪反应和行为反应。
     - 3）压力应对：情感式应对和问题式应对方式。

二、社会评估

1. 目的
   - （1）了解有无角色功能紊乱及角色适应不良。
   - （2）了解文化特征便于提供符合病人文化需求的照护。
   - （3）评估家庭情况及环境，便于制订有针对性的家庭护理计划及环境干预措施。
2. 方法　观察、会谈、量表评定，环境评估时应进行实地观察和抽样检查。
3. 内容
   - （1）角色与角色适应
     - 1）角色的分类：①第一角色：为基本角色，由性别和年龄决定。②第二角色：又称一般角色，如母亲、学生、护士等。③第三角色：又称独立角色，如护士长、护理部主任等，此类角色可自由选择。
     - 2）病人角色适应不良：①病人角色冲突。②病人角色缺如。③病人角色强化。④病人角色消退。
   - （2）文化评估内容：价值观、健康信念、习俗。
   - （3）家庭评估内容
     - 1）家庭结构。
     - 2）家庭生活周期。
     - 3）家庭功能。
     - 4）家庭危机。
     - 5）家庭资源。
   - （4）环境评估内容
     - 1）物理环境：评估病人的家庭、工作及病室环境。包括空间、空气、声音、温度、湿度、采光、通气、气味等。
     - 2）社会环境：是社会物质和精神条件的总和。包括经济、教育水平、生活方式、社会关系与社会支持情况评估。

要点回顾

1. 心理评估方法。
2. 心理评估内容。
3. 社会评估内容。
4. 病人角色适应不良。

模拟试题栏——识破命题思路，提升应试能力

一、专业实务

A₁型题

1. 慢性心力衰竭病人的心理社会状况评估内容**不包括**
   A. 家庭角色和家庭关系的变化
   B. 经济问题
   C. 社会孤立
   D. 失业问题
   E. 治疗方案

2. 护士角色属于
   A. 基本角色　　B. 独立角色
   C. 第三角色　　D. 第一角色
   E. 第二角色

A₂型题

3. 病人，女，65岁。因糖尿病住院治疗，治疗期间得知自己女儿因患白血病住院需要照顾，就立即放弃自己的治疗去照顾女儿，这种情况属于
   A. 病人角色行为缺如　B. 病人角色行为消退
   C. 病人角色行为适应　D. 病人角色行为冲突
   E. 病人角色行为强化

4. 病人，女，50岁。患有肥厚型心肌病6年。近1个月来常有心绞痛发作及一过性晕厥，病人因此非常紧张，整日卧床、不敢活动。该病人出现的角色行为改变属于
   A. 角色行为缺如　B. 角色行为模糊
   C. 角色行为冲突　D. 角色行为强化
   E. 角色行为消退

二、实践能力

A₁型题

5. 心理评估最基本的评估方法是
   A. 观察法　　B. 会谈法
   C. 心理测量法　D. 评定量表法
   E. 医学检测法

A₂型题

6. 病人，男，72岁。吞咽困难1月余，经检查后确诊为食管癌并肝转移。病人哭泣、烦躁，并有轻生念头。目前该病人的心理反应处于
   A. 否认期　　B. 愤怒期
   C. 协议期　　D. 抑郁期
   E. 接受期

第7节　护理诊断的步骤与思维方法

护理诊断是护士关于个人、家庭或社区对现存的或潜在的健康问题或生命过程的反应所做的临床判断，是护士选择护理措施以达到预期目的的基础，也是健康评估的目的所在。

一、护理诊断的原则与步骤

1. 确定护理诊断的原则
   （1）**及时性**原则。
   （2）**准确性**原则。
   （3）**个性化**原则。
   （4）**动态性**原则。
   （5）**整体性**原则。

2. 护理诊断的步骤
   （1）收集资料。
   （2）整理资料。
   （3）分析并形成诊断假设。
   （4）验证或修订护理诊断。
   （5）排序。

二、护理诊断的思维方法

1. **评判性思维**是贯穿护理诊断过程的主要思维能力和态度。
2. 常用方法 { (1) 比较与类比。(2) 分析与综合。(3) 归纳与演绎。

模拟试题栏——识破命题思路，提升应试能力

一、专业实务

A₁型题

1. 护理诊断构成的三个要素是
   A. 问题、症状体征、原因
   B. 诊断、主诉、现病史
   C. 诊断、主诉、相关因素
   D. 名称、相关因素、症状体征
   E. 症状、体征、问题

2. 不属于护理诊断组成部分的是
   A. 名称　　　　B. 定义
   C. 类型　　　　D. 诊断依据
   E. 相关因素

A₂型题

3. 病人，男，53岁。主诉全身乏力、胸闷，有间歇性心前区疼痛。护士根据病人的自身健康问题及反应制订相应的护理计划。请问护士遵循的是确定护理诊断的哪项原则
   A. 及时性原则　　B. 准确性原则
   C. 个性化原则　　D. 整体性原则
   E. 动态性原则

A₃/A₄型题

（4、5题共用题干）

王先生，男，60岁。因胸闷气短入院，护士通过分析得出其主要的护理诊断为活动耐力下降，与心输出量减少有关。

4. 该护理诊断的相关因素属于
   A. 病理生理方面　　B. 心理方面
   C. 生长发育方面　　D. 治疗方面
   E. 护理方面

5. 该护理诊断属于
   A. 可能的护理诊断　　B. 有危险的护理诊断
   C. 现存的护理诊断　　D. 合作性护理诊断
   E. 健康的护理诊断

二、实践能力

A₁型题

6. 有关护理诊断的描述**不正确**的是
   A. 护理程序的第二步
   B. 根据所收集资料提出的有关健康问题
   C. 一种疾病一个护理诊断
   D. 护理诊断的陈述方式包括PSE、PE、PS等
   E. 护理诊断可以随病情变化而变化

A₂型题

7. 病人，男，28岁。外出活动时遇暴雨，全身淋湿，当晚出现全身乏力，全身肌肉酸痛，测体温39℃，自服"抗病毒冲剂"后效果不佳，凌晨开始感觉胸痛并咳嗽、咳铁锈色痰。目前该病人最主要的护理问题是
   A. 疼痛　　　　　B. 清理呼吸道无效
   C. 自理缺陷　　　D. 体温过高
   E. 知识缺乏

8. 病人，男，76岁。慢性支气管炎24年，主诉发热、咳嗽，咳黄色黏痰5天，自觉咳嗽无力，痰液黏稠不易咳出。吸烟40年，20支/天，难以戒除。体检：精神萎靡，皮肤干燥，体温38.7℃，肺部听诊可闻及干、湿啰音。该病人的主要护理问题是
   A. 清理呼吸道无效　与呼吸道炎症、痰液黏稠、咳嗽无力有关
   B. 体温升高：呼吸道炎症导致
   C. 活动耐力下降：由呼吸道炎症，氧供应减少引起
   D. 知识缺乏
   E. 组织灌注量不足　与发热、皮肤干燥有关

（郭晋元　李小平）

第2章 呼吸系统疾病病人的护理

考点提纲栏——提炼教材精华，突显高频考点

第1节 常见症状护理

一、咳嗽、咳痰 咳嗽是一种反射防御动作，气管、支气管的分泌物或肺泡内的渗出液借咳嗽排出的动作即为咳痰。剧烈咳嗽可使呼吸道内感染扩散，甚至诱发自发性气胸等。

1. 护理评估
   - （1）健康史评估
     1) 呼吸系统疾病：呼吸道感染最常见。
     2) 循环系统疾病：心包炎、二尖瓣狭窄等致左心衰竭引起肺水肿。
     3) 理化因素刺激：灰尘、异物、冷热空气及化学性气体刺激呼吸道黏膜。
   - （2）身体评估
     1) 咳嗽的性质：①干咳：急性或慢性咽喉炎、急性支气管炎初期等。②湿咳：慢性支气管炎、支气管扩张、肺炎等。
     2) 痰的性质：①黏液性：急性或慢性支气管炎、支气管哮喘、大叶性肺炎初期等。②浆液性：肺水肿等。③脓性：肺炎、支气管扩张等。④血性：支气管肺癌等。
     3) 痰的颜色及气味：①无色透明痰：支气管炎、支气管炎哮喘。②黄色脓痰：化脓菌感染。③粉红色泡沫样痰：急性肺水肿。④铁锈色痰：肺炎链球菌肺炎或肺梗死。⑤绿色脓痰：铜绿假单胞菌感染。⑥果酱样痰：肺吸虫病。⑦砖红色胶冻样痰：克雷伯杆菌肺炎。⑧痰液有恶臭：提示厌氧菌感染。
     4) 痰量：①健康人很少有痰。②量少仅数毫升，见于急性呼吸道炎症。③量多达数百毫升，常见于支气管扩张、肺脓肿等，排痰与体位有关。④痰量增减可反映病情：增加提示病情加重，减少提示病情好转。骤然减少而体温升高，应考虑排痰不畅。
     5) 咳嗽出现时间及音色：①刺激性呛咳：支气管肺癌。②夜间阵发性咳嗽：左心功能不全。③咳嗽声音嘶哑：压迫喉返神经。④咳嗽、咳痰在变换体位时加重：支气管扩张。⑤金属音咳嗽：纵隔肿瘤、主动脉瘤或支气管肺癌压迫气管。
     6) 伴随症状及并发症：①伴发热：急性呼吸道感染、肺结核等。②伴胸痛：肺炎、自发性气胸等累及胸膜疾病。③伴呼吸困难：支气管哮喘、慢性阻塞性肺疾病、重症肺炎、肺结核等。④伴咯血：支气管扩张、肺结核、支气管肺癌、二尖瓣狭窄等。

2. 护理诊断/问题　清理呼吸道无效　与痰液黏稠、胸痛、意识障碍导致咳嗽无效等有关。

3. 护理措施
   - （1）改善环境
     1) 保持室内空气流通，温湿度适宜，避免尘埃等刺激。
     2) 注意保暖，避免受凉。

3. 护理措施
- （2）补充营养与水分
  - 1）给予高蛋白、高维生素饮食。
  - 2）多饮水，每日饮水量保持在1500ml以上，以利稀释痰液。
- （3）促进排痰
  - 1）指导有效咳嗽：适用于神志清醒尚能咳嗽的病人。
  - 2）湿化呼吸道：适用于痰液黏稠不易咳出者。
  - 3）拍背与胸壁振荡：适用于长期卧床、久病体弱、排痰无力的病人。
  - 4）体位引流：适用于痰量较多、呼吸功能尚好的支气管扩张、肺脓肿等病人。
  - 5）机械吸痰：适用于痰量较多而咳嗽反射弱的病人，尤其是昏迷和已行气管切开、气管插管的病人。
- （4）预防并发症
  - 1）对咳痰者加强口腔护理。
  - 2）及时排痰防窒息。

二、咯血
咯血是指喉及喉部以下呼吸道或肺组织的出血，经口腔咯出。

1. 护理评估
- （1）健康史
  - 1）呼吸系统疾病：①支气管疾病：支气管扩张是最常见的支气管疾病所致的咯血病因。②肺部疾病：肺结核是最常见的肺部疾病所致的咯血病因。
  - 2）循环系统疾病：二尖瓣狭窄、左心衰竭等疾病所致咯血的病因。
  - 3）全身性疾病：血液病、急性感染性疾病、风湿热等疾病导致出凝血功能障碍等病因。
- （2）身体评估
  - 1）咯血者常有胸闷、喉痒和咳嗽等先兆。
  - 2）咯出的血色多为鲜红，伴泡沫或痰，呈碱性。
  - 3）根据咯血量分为：①痰中带血。②小量咯血（＜100ml/d）。③中量咯血（100～500ml/d）④大量咯血（＞500ml/d或＞300ml/次或发生窒息）。
  - 4）出血部位可有呼吸音减弱和湿啰音。
  - 5）窒息是咯血最危险的并发症，也是致死主要原因。①窒息先兆：大口咯血突然停止的同时伴胸闷、气急、烦躁不安、指甲青紫等呼吸困难表现。②窒息表现：出现表情恐怖、张口瞪目、两手乱抓、抽搐、大汗淋漓、牙关紧闭或神志丧失。
  - 6）伴随症状：①伴发热：肺炎、肺结核、肺脓肿等。②伴胸痛：肺炎、肺结核、肺癌等累及胸膜。③伴呛咳：支气管肺癌。④伴慢性咳嗽、脓痰：支气管扩张、肺脓肿、支气管肺癌等。⑤伴杵状指（趾）：多见于支气管扩张症、肺脓肿、支气管肺癌等。

2. 护理诊断/问题
- （1）恐惧　与突然咯血或咯血反复发作有关。
- （2）有窒息的危险　与大咯血引起气道阻塞有关。

3. 护理措施
- （1）心理安慰：守在病人身边，使之有安全感，并做必要的解释。
- （2）安静休息
  - 1）宜卧床休息，保持安静。
  - 2）大咯血病人应绝对卧床休息，减少翻动，协助取患侧卧位，头偏向一侧。避免屏气，以防引起喉头痉挛。
- （3）用药护理
  - 1）止血药：咯血量较大者常用垂体后叶素止血，该药有收缩血管和子宫平滑肌的作用，冠心病、心力衰竭、高血压及妊娠者应禁用。
  - 2）镇静剂：地西泮5～10mg肌内注射，禁用吗啡、哌替啶，以免抑制呼吸。
  - 3）镇咳剂：大咯血伴剧烈咳嗽时遵医嘱小剂量止咳剂，但年老体弱、肺功能不全者慎用，以免抑制咳嗽反射。
- （4）饮食
  - 1）大咯血者暂禁食。
  - 2）小量咯血者少量温凉流质饮食。
  - 3）避免刺激性食物。

3. 护理措施
- （5）窒息时紧急处理
  1）立即置病人于头低足高俯卧位，头偏一侧。
  2）清除呼吸道内积血。①轻叩其背部，促使气管内出血排出。②效果不佳者迅速用手指抠出口、鼻、咽部血块或行负压机械吸引。
  3）给予高流量吸氧（4~6ml/min）或按医嘱应用呼吸中枢兴奋剂。
  4）必要时使用机械通气。
- （6）窒息后护理：严密观察病情变化，监测血气分析和凝血机制，警惕再次窒息。

三、肺源性呼吸困难

肺源性呼吸困难指由呼吸系统疾病引起病人自感空气不足、呼吸费力，并伴有呼吸的频率、深度与节律异常。

1. 护理评估

（1）健康史评估：见表2-1-1。

表2-1-1 呼吸困难的类型及鉴别点

鉴别点	吸气性呼吸困难	呼气性呼吸困难	混合性呼吸困难
受阻部位	大气道	小气道	肺部广泛病变
表现	吸气困难，吸气时间延长；喘鸣、三凹征：吸气时胸骨上窝、锁骨上窝及肋间隙凹陷	呼气困难，呼气时间延长，伴有哮鸣音	吸气、呼气均困难，呼吸表浅、频率增加
常见疾病	喉或气管狭窄，如炎症、喉头水肿、异物和肿瘤等	支气管哮喘和阻塞性肺病	重症肺炎、肺纤维化、大量胸腔积液、气胸等

（2）身体评估
1）依据呼吸困难与活动的关系，分为①轻度：仅在中度及以上活动时出现呼吸困难。②中度：呼吸困难表现为轻体力活动即出现呼吸困难。③重度：即使在安静休息状态下也出现呼吸困难。
2）呼吸频率、深度、节律的改变。①慢性阻塞性肺气肿：呼吸加快、变浅。②肺性脑病：呼吸变浅、变慢，可出现潮式呼吸、间断呼吸。③呼吸中枢抑制：呼吸减慢。④酸中毒：多表现为深长而规则的呼吸，可伴有鼾声，称为库斯莫尔呼吸。

2. 护理诊断/问题

（1）气体交换受损　与呼吸道痉挛、呼吸面积减少及换气功能障碍有关。
（2）活动耐力下降　与呼吸功能受损导致机体缺氧有关。

3. 护理措施

（1）环境
1）保持病室空气新鲜，温湿度适宜。
2）严重呼吸困难者尽量减少不必要的谈话，以减少耗氧量。

（2）调整体位：病人取半坐位或端坐位。

（3）保持呼吸道通畅：气道分泌物多者，协助病人充分排出。

（4）心理护理：增加巡视，进行必要解释，以缓解紧张情绪。

（5）吸氧：氧气疗法是纠正缺氧、缓解呼吸困难最有效的方法。
1）方式：①缺氧严重而无二氧化碳潴留者，可用面罩给氧。②缺氧而有二氧化碳潴留者，可用鼻导管或鼻塞法给氧。
2）浓度：①单纯严重缺氧者（Ⅰ型呼吸衰竭）给予高浓度（>35%）吸氧。②缺氧合并二氧化碳潴留者（Ⅱ型呼吸衰竭）给予低流量（1~2L/min）、低浓度（28%~30%）、持续给氧。

四、胸痛

胸痛是胸部的感觉神经纤维受到某些因素刺激后，冲动传至大脑皮质的痛觉中枢而引起的局部疼痛，主要由胸部疾病所致，少数由其他疾病引起。

1. 护理评估

（1）健康史评估
1）呼吸系统疾病：肺炎等炎症累及胸膜是导致胸痛的常见原因。
2）循环系统疾病：冠心病、主动脉夹层动脉瘤等。
3）其他系统疾病：如反流性食管炎、食管癌等。

（2）身体评估
1）胸膜炎所致胸痛：以腋下明显，可因咳嗽和深呼吸而加剧。
2）自发性气胸所致胸痛：在剧咳或劳动中突然发生且较剧烈。
3）肋间神经炎所致胸痛：沿肋间神经带状分布，为刀割样、触电样或灼痛。
4）冠心病所致胸痛：位于心前区胸骨后，呈压榨样痛。
5）主动脉夹层瘤所致胸痛：撕裂样胸背痛。

2. 护理诊断/问题　疼痛：胸痛　与病变累及胸膜或肋骨、胸骨及肋间神经等有关。

3. 护理措施
- （1）注意休息：调整情绪，转移注意力，可减轻疼痛。
- （2）调整体位
  - 1）采取舒适的体位，如半坐位、坐位，以防止疼痛加重。
  - 2）胸膜炎病人取患侧卧位，以减少局部胸壁与肺的活动，缓解疼痛。
- （3）止痛
  - 1）分散注意力。
  - 2）如因胸部活动引起剧烈疼痛者，可在呼气末用15cm宽胶布固定胸廓。
  - 3）亦可采用冷湿敷或肋间神经封闭疗法止痛。
  - 4）疼痛剧烈影响休息时，可按医嘱适当使用镇痛剂和镇静剂。

五、发绀

发绀是指血液中脱氧血红蛋白增多或血中含有异常血红蛋白衍生物，使皮肤黏膜呈青紫色改变的现象。

1. 护理评估
- （1）健康史评估
  - 1）呼吸系统疾病：常见于各种呼吸道疾病，为严重缺氧的表现。
  - 2）循环系统疾病：常见于法洛四联症、右心衰竭、严重休克等。
  - 3）其他因素：过量服用各种化学物质或药物中毒所致。
- （2）身体评估
  - 1）血液中脱氧血红蛋白增高（真性发绀），依据病因不同分为①中心性发绀：心、肺疾病导致的全身性发绀（包括肺性发绀和心性发绀），发绀部分皮肤温暖。②周围性发绀：周围循环障碍所致的局限性发绀（包含淤血性周围性发绀和缺血性周围性发绀），发绀的肢体末端或下垂部位皮肤温度低，按摩或加温后可消失。③混合性发绀：中心性发绀与周围性发绀并存。
  - 2）血液中存在异常血红蛋白衍生物，依据衍生物不同分为①高铁血红蛋白血症：分为先天性和后天性。后天性主要见于亚硝酸盐、磺胺类、苯胺等化学物质或药物中毒。②硫化血红蛋白血症：为后天获得性。

2. 护理诊断/问题
- （1）活动耐力下降　与肺功能不全所致低氧血症有关。
- （2）气体交换受损　与心肺功能不全所致肺淤血有关。
- （3）低效性呼吸型态　与呼吸系统疾病所致肺泡换气、弥散功能障碍有关。

3. 护理措施
- （1）休息与活动
  - 1）急性发绀或严重发绀者应卧床休息，慢性发绀可适当活动。
  - 2）保持温湿度适宜，注意保暖。
- （2）吸氧。
- （3）特殊病因治疗
  - 1）中毒性高铁血红蛋白血症：①特点：急骤出现、暂时性、病情危重、经氧疗青紫不减，静脉血呈现深棕色。②处理：静脉注射亚甲蓝或者大剂量维生素C使青紫减退。③预防：避免大量进食含亚硝酸盐的变质蔬菜。
  - 2）硫化血红蛋白血症：①特点为发绀持续时间长，血液为蓝褐色。②处理：停用含硫药物，选择乳果糖等积极治疗便秘，避免使用硫酸镁。严重或急性发病者行静脉放血或换血治疗。③预防：避免摄入含硫较多的食物（如豆类、鸡蛋、花椰菜等）及药物，防止便秘。

要点回顾

1. 咯血的主要病因。
2. 咯血量的分度。
3. 促进排痰的方法和适用人群。
4. 呼吸困难的类型和表现。

模拟试题栏——识破命题思路，提升应试能力

一、专业实务

A₁型题

1. 左、右主支气管分叉水平对应的解剖部位是
   A. 颈静脉切迹　　B. 胸骨柄
   C. 胸骨角　　　　D. 胸骨体
   E. 剑突

2. 不能进行气体交换的部位是
   A. 终末细支气管　B. 呼吸性细支气管
   C. 肺泡管　　　　D. 肺泡囊
   E. 肺泡

A₂型题

3. 病儿，女，8岁。诊断"喉头异物"入院。查体：面色青紫、气促、呼吸费力，伴明显的三凹征，其呼吸类型属于
   A. 深度呼吸　　　B. 潮式呼吸
   C. 吸气性呼吸困难　D. 呼气性呼吸困难
   E. 混合性呼吸困难

二、实践能力

A₁型题

4. 大咯血是指24小时咯血量超过
   A. 100ml　　B. 200ml　　C. 300ml
   D. 400ml　　E. 500ml

5. 护士指导肺炎病儿家长胸部叩击排痰的方法，其拍背的顺序应是

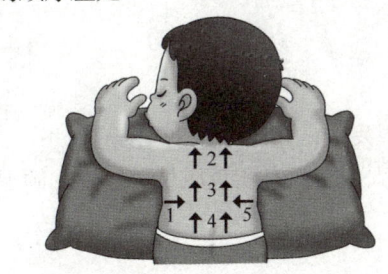

   A. 1、5、4、3、2　　B. 5、4、3、2、1
   C. 4、3、2、1、5　　D. 1、2、3、4、5
   E. 2、3、4、5、1

A₂型题

6. 病人，男，62岁。慢性阻塞性肺疾病，肺源性心脏病5年，体质虚弱。近日因上呼吸道感染，有大量脓痰，不易咳出，神志恍惚，昏睡。护士为其清理呼吸道最适宜采取的护理措施是
   A. 机械吸痰　　　B. 指导有效咳嗽
   C. 给予胸部叩击振荡　D. 湿化呼吸道
   E. 指导深呼吸

7. 病人，女，65岁。淋雨后出现高热、寒战，咳嗽咳痰，剧烈胸痛，疼痛随呼吸运动加重。对该病人的护理措施中不妥的是
   A. 稳定情绪
   B. 注意休息
   C. 宽胶布固定患侧胸廓
   D. 取患侧卧位
   E. 常规使用镇痛剂

A₃/A₄型题

（8、9题共用题干）

病人，男，89岁。患慢性支气管炎17年，近两周来急性发作入院，病人入院后出现频繁咳嗽咳痰，痰稠不易咳出，2分钟前夜班护士发现病人剧烈咳嗽，突然呼吸极度困难，喉部有痰鸣音，表情恐怖，两手乱抓。

8. 护士应判断病人最可能发生了
   A. 急性心肌梗死
   B. 病人从噩梦中惊醒
   C. 急性心力衰竭
   D. 呼吸道痉挛导致缺氧
   E. 痰液阻塞气道导致窒息

9. 此时对病人最恰当的处理是
   A. 立即通知医生　　B. 给予氧气吸入
   C. 应用呼吸兴奋剂　D. 立即清除呼吸道痰液
   E. 立即配合医生行气管插管

第2节　急性呼吸道感染

一、概述

1. 急性上呼吸道感染是鼻腔、咽部或喉部急性炎症的总称。本病有较强传染性，冬春季节多发，预后良好，病程约1周。
2. 急性气管-支气管炎是气管-支气管黏膜的急性炎症性疾病。

二、病因

1. 急性上呼吸道感染
   - （1）病毒：70%～80%。
   - （2）细菌：20%～30%，以溶血性链球菌最常见。

2. 急性气管-支气管炎
   - （1）感染：是主要病因，包括细菌感染和病毒感染。
   - （2）理化因素刺激：过冷空气、粉尘、刺激性气体。
   - （3）过敏反应：花粉、真菌孢子、寄生。
   - （4）常见诱因：过度劳累和受凉。

三、发病机制

各种诱因（如受凉、淋雨、气候突变、过度疲劳）导致机体免疫功能降低，使原已存在或从外界侵入的病毒或细菌迅速繁殖而发病。

四、临床表现

1. 普通感冒（急性鼻炎或上呼吸道卡他）
   - （1）病因：成人以鼻病毒感染多见。
   - （2）临床特点：①起病较急。②可有喷嚏、鼻塞、流鼻涕等卡他症状。③伴咽痛、流泪、味觉减退、呼吸不畅、声嘶等。④全身症状轻。
   - （3）体检：鼻腔黏膜充血、水肿、有分泌物，咽部轻度充血。

2. 急性病毒性咽炎
   - （1）病因：鼻病毒、腺病毒、副流感病毒和呼吸道合胞病毒等所致。
   - （2）临床特点：①咽部发痒或灼热感。②腺病毒咽炎可伴有眼结膜炎。
   - （3）体检：咽部明显充血水肿，颌下淋巴结肿大且触痛。

3. 急性病毒性喉炎
   - （1）病因：鼻病毒、流感病毒、副流感病毒和腺病毒等所致。
   - （2）临床特点：声嘶、讲话困难、咳嗽伴咽痛为特征，常有发热。
   - （3）体检：喉部充血、水肿，局部淋巴结轻度肿大和触痛，有时可闻及喉部的喘息声。

4. 急性疱疹性咽峡炎
   - （1）病因：常由柯萨奇病毒A引起。
   - （2）临床特点：①明显咽痛、发热。②病程约1周，夏季好发，儿童多见。
   - （3）体检：咽充血，软腭、腭垂、咽及扁桃体表面有灰白色疱疹及浅表溃疡，周围有红晕。

5. 急性咽结膜热
   - （1）病因：常由腺病毒和柯萨奇病毒引起。
   - （2）临床特点：①发热、咽痛、畏光、流泪等。②常发生于夏季，儿童多见，游泳者易于传播。
   - （3）体检：可见咽及结膜明显充血。

6. 急性细菌性咽-扁桃体炎
   - （1）病因：多由溶血性链球菌引起。
   - （2）临床特点：①起病急。②明显咽痛、畏寒、发热，体温可达39℃以上。
   - （3）体检：可见咽部明显充血，扁桃体充血肿大，表面有黄色脓性分泌物，颌下淋巴结肿大、压痛。

7. 急性气管-支气管炎
   - （1）病因：病毒和细菌感染为常见病因。
   - （2）临床表现：①主要表现为咳嗽和咳痰。②好发于寒冷或气候突变时。③起病急，常先有上呼吸道感染的症状。
   - （3）体检：两肺呼吸音粗，可闻及散在干、湿啰音，啰音部位不固定。

五、辅助检查

1. 血常规
   - （1）病毒感染：白细胞计数多正常或偏低，淋巴细胞比例升高。
   - （2）细菌感染：白细胞计数、中性粒细胞常增多，核左移。

2. X线片 多无异常，或仅有肺纹理增粗、素乱。

六、治疗要点

去除病因与诱因，以对症治疗为主，确定有细菌感染者可选择敏感抗生素治疗。

七、护理诊断/问题

1. 体温过高 与感染有关。
2. 急性疼痛：头痛、咽痛 与鼻、咽、喉部感染有关。
3. 潜在并发症：鼻窦炎、中耳炎、肺炎、风湿热、肾小球肾炎、病毒性心肌炎。

八、护理措施

1. 一般护理
   - （1）环境
     1) 注意呼吸道隔离。
     2) 室内空气流通，温湿度适宜。
   - （2）饮食护理
     1) 多饮水。
     2) 给予清淡、高蛋白、高维生素、充足热量、易消化饮食。

2. 病情观察
   - （1）观察生命体征变化。
   - （2）观察有无并发症
     1) 下呼吸道感染：咳嗽加重、咳脓性痰、体温进一步升高。
     2) 中耳炎：耳鸣、耳痛、听力下降、外耳道流脓。
     3) 鼻窦炎：头疼加重、流脓鼻涕、鼻窦压痛。
     4) 病毒性心肌炎：心悸、胸闷、乏力、期前收缩。
     5) 肾小球肾炎：水肿、血尿、高血压。

3. 对症护理
   - （1）注意保暖，高热时给予物理降温。
   - （2）咽痛、声音嘶哑、痰多黏稠时给予雾化吸入，有痰及时咳出，防止痰液淤积。

4. 用药护理　遵医嘱用药，并告知药物的名称、作用、剂量、用法及不良反应。

5. 心理护理。

九、健康教育

1. 避免诱因　避免受凉、过度疲劳等诱发因素，高发季节少去人员密集场所。
2. 增强体质　适度运动，提高机体免疫力与耐寒能力是预防本病的主要方法。
3. 免疫调节药物和疫苗　年老体弱等易感人群定期可接种流感疫苗和肺炎疫苗，可酌情应用免疫增强剂。
4. 避免传播，防止交叉感染，注意休息，多饮水，遵医嘱用药。
5. 出现以下症状及时就诊
   - （1）药物治疗后症状不缓解。
   - （2）出现耳鸣、耳痛、外耳道流脓等中耳症状。
   - （3）恢复期出现胸闷、心悸、眼睑水肿、腰酸或关节痛。

要点回顾
1. 急性上呼吸道感染的病因。
2. 急性上呼吸道感染常见的类型。
3. 急性上呼吸道感染的并发症。

模拟试题栏——识破命题思路，提升应试能力

一、专业实务

A₁型题

1. 急性上呼吸道感染最常见的病原体是
   A. 细菌　　B. 病毒　　C. 支原体
   D. 衣原体　E. 幽门螺杆菌

二、实践能力

A₁型题

2. 急性细菌性咽-扁桃体炎有别于其他上呼吸道感染的突出表现是
   A. 起病急　　　　B. 发热
   C. 咽痛明显　　　D. 鼻黏膜充血肿胀
   E. 颌下淋巴结肿大

A₂型题

3. 病人，男，23岁。4天前出现频繁干咳，伴有胸骨后不适，乏力，未予重视。昨日出现咳嗽、咳黏液脓痰，痰中偶有血丝。体检：肺部散在干湿啰音，X线示肺纹理增粗。该病人最可能的诊断是
   A. 普通感冒
   B. 急性病毒性支气管炎
   C. 急性气管-支气管炎
   D. 肺结核
   E. 支气管肺癌

4. 病儿，男，2岁。因上呼吸道感染出现咳嗽、发热入院。现体温39.3℃，半小时前突发抽搐，持续约1分钟后停止，呈嗜睡状。为避免再发抽搐，护理的重点是
   A. 多晒太阳　　　B. 按时预防接种
   C. 加强体格锻炼　D. 居室定期食醋熏蒸
   E. 体温过高时应及时降温

A₃/A₄型题

（5~8题共用题干）

病人，女，25岁。淋雨后打喷嚏、咳嗽、鼻

塞、流涕，开始为清水样，3天后变稠，伴有咽痛，轻度畏寒、头疼。

5. 该病人最可能的诊断是
   A. 普通感冒　　　B. 病毒性咽炎
   C. 病毒性支气管炎　D. 急性支气管炎
   E. 急性肺炎
6. 此病一般的病程是
   A. 3天　　B. 5天　　C. 1周
   D. 半个月　E. 1个月
7. 对该病人的护理措施正确的是
   A. 绝对卧床休息
   B. 注意隔离，不能探视
   C. 限制水分摄入
   D. 给予高蛋白、低盐饮食
   E. 咽痛时可以给予消炎含片
8. 如果病人原有症状未缓解，又出现了头疼、发热，伴有脓痰，鼻窦压痛等情况，考虑病人出现
   A. 鼻窦炎　　　　B. 中耳炎
   C. 病毒性咽炎　　D. 病毒性支气管炎
   E. 急性肺炎

第3节　肺　炎

一、概述　肺炎是指终末气道、肺泡和肺间质的炎症，可由多种病原微生物、理化因素、免疫损伤等引起。其中以**细菌性肺炎最多见**。

二、分类及特点

1. 按解剖学分类
   - （1）**大叶性肺炎（肺泡肺炎）**
     1) 病原体：**多为肺炎链球菌**。
     2) 病变部位：**从肺泡开始经肺泡间孔扩散**，可致肺段、肺叶发生炎症改变。
     3) 主要表现：**为肺实质炎症**，不累及支气管。
     4) X线片：**显示肺叶或肺段的实变阴影**。
   - （2）小叶性肺炎（支气管肺炎）
     1) 病原体：**肺炎链球菌、葡萄球菌、病毒、肺炎支原体及军团菌等**。
     2) 病变部位：**起源于气管或支气管，继而累及终末细支气管及肺泡**。
     3) X线片：**显示沿肺纹理分布的不规则斑片状阴影，无实变征象**。
   - （3）间质性肺炎
     1) 病原体：有支原体、衣原体、细菌、病毒或肺孢子菌。
     2) 病变部位：以肺间质炎症为主，累及支气管壁、支气管周围及肺泡壁。
     3) 主要表现：呼吸道症状较轻。
     4) X线片：**显示一侧或双侧肺下部的不规则条索状阴影**。

2. 按病因学分类
   - （1）**细菌性肺炎**
     1) 最为常见。
     2) **最常见病原菌是肺炎链球菌**。
     3) **其他：金黄色葡萄球菌**、肺炎克雷伯杆菌、溶血性链球菌等。
   - （2）病毒性肺炎：冠状病毒、流感病毒、麻疹病毒、腺病毒等所致。
   - （3）非典型病原体肺炎：支原体、衣原体、军团菌所致。
   - （4）真菌性肺炎：白念珠菌、放线菌所致。
   - （5）理化因素所致肺炎
     1) 放射性肺炎：放射线损伤所致。
     2) 化学性肺炎：吸入刺激性气体、液体所致。
   - （6）其他病原体所致肺炎：立克次体、弓形虫、原虫、寄生虫等引起的肺炎。

3. 按患病环境分类
   - （1）**社区获得性肺炎**
     1) 指在医院外获得的感染性肺实质炎症。
     2) 常见病原体为肺炎链球菌、肺炎支原体等。
   - （2）**医院获得性肺炎**
     1) 指病人入院时不存在肺炎，也不处于潜伏期，而于**入院48小时后**在医院内发生的肺炎，也包括出院后48小时内发生的肺炎。
     2) **常见的病原体是革兰氏阴性杆菌**。

肺炎链球菌肺炎

一、概述
1. 肺炎链球菌肺炎或称肺炎球菌肺炎，是由肺炎链球菌引起的肺实质炎症。
2. 起病急骤，以高热、寒战、咳嗽、咳铁锈色痰和胸痛为特征。
3. 冬春季节多见，常与呼吸道感染平行。
4. 多见于既往健康的青壮年男性和抵抗力低下者。

二、病因
1. 病因　肺炎链球菌进入下呼吸道而致病。
2. 诱因　发病前常有淋雨、受凉、疲劳、醉酒等。

三、发病机制
1. 各种诱因导致机体免疫功能降低。
2. 定植在上呼吸道的或外来的肺炎链球菌侵入下呼吸道、肺泡，引起整个肺叶或肺段的炎症。
3. 典型病理改变
   - （1）充血期。
   - （2）红色肝变期。
   - （3）灰色肝变期。
   - （4）消散期。

四、临床表现
1. 症状
   - （1）全身症状：起病急骤，寒战、高热，体温39～40℃，呈稽留热型。
   - （2）呼吸道症状：咳嗽、咳痰，典型者咳铁锈色痰，患侧胸痛，咳嗽或深呼吸时加重。
2. 体征
   - （1）急性病容，部分病人口角和鼻周出现单纯性疱疹。
   - （2）典型肺实变者出现患侧呼吸运动减弱，语颤增强，叩诊呈浊音，可闻及管状呼吸音和湿啰音。
3. 并发症　严重感染可并发感染性休克。

五、辅助检查
1. 血常规检查　白细胞计数升高，伴核左移，可见中毒颗粒。
2. 细菌学检查　痰、血涂片和细菌培养可见肺炎链球菌。
3. 胸部X线检查
   - （1）早期仅见肺纹理增粗。
   - （2）典型表现为与肺叶、肺段分布一致的片状、均匀、致密的阴影。

> **锦囊妙"记"**　**肺炎链球菌肺炎**
> 充血水肿红色变，灰色肝变溶解散，胸痛咳嗽铁锈痰，呼吸困难肺实变。

六、治疗要点
1. 首选青霉素G，疗程一般为5～7天，或退热后3天停药。
2. 青霉素过敏或耐药者，可用红霉素、林可霉素、头孢菌素。
3. 并发感染性休克时，首要给予抗休克治疗，同时积极抗感染。

七、护理诊断/问题
1. 体温过高　与细菌引起肺部炎症有关。
2. 清理呼吸道无效　与气道分泌物多、痰液黏稠、胸痛、咳嗽无力等有关。
3. 急性疼痛：胸痛　与肺部炎症累及胸膜有关。
4. 气体交换受损　与肺部广泛病变引起有效呼吸面积减少有关。
5. 潜在并发症：感染性休克。

八、护理措施

1. 一般护理
   - （1）休息：急性期应卧床休息。
   - （2）体位：胸痛者采取患侧卧位，减轻不适。
   - （3）饮食护理：给予高蛋白质、高热量、易消化的流质或半流质饮食，并鼓励多饮水，每日在1500~2000ml。

2. 病情观察
   - （1）密切观察生命体征及面色、神志、尿量等变化。
   - （2）观察感染性休克的可能
     1）出现精神症状。
     2）体温不升或过高。
     3）心率＞140次/分。
     4）血压逐步下降或突然下降到80/50mmHg（最突出的表现）。
     5）脉搏细弱、四肢厥冷、冷汗多、发绀等周围循环衰竭的症状。

3. 对症护理
   - （1）寒战时注意保暖。高热时物理降温，不宜使用阿司匹林或其他解热药物，以防病人大量出汗引起虚脱。
   - （2）剧咳胸痛者，取患侧卧位或用胶布固定胸壁，严重者可遵医嘱使用镇痛药。
   - （3）促进排痰，改善呼吸。

4. 感染性休克的抢救配合
   - （1）一般处理
     1）中凹卧位。
     2）保暖。
     3）保持呼吸道通畅，给氧。
   - （2）抗休克治疗
     1）是感染性休克最主要的治疗措施，与抗感染同时进行。
     2）迅速建立两条静脉通道，及时扩容。
     3）输液速度不宜过快，以免发生心力衰竭和肺水肿，可根据中心静脉压调整输液速度。
   - （3）病情观察
     1）注意生命体征及神志变化，记录24小时出入量。
     2）当病人神志逐渐清醒、皮肤转红、脉搏慢而有力、呼吸平稳有规则、血压回升、尿量增多、四肢转暖时，表示病情已好转。
     3）如血容量已补足而24小时尿量仍少于400ml，应考虑有肾功能不全。

5. 用药护理　严格遵医嘱使用抗菌药物，注意药物浓度、配伍禁忌、滴速、用药间隔时间及不良反应。

6. 心理护理。

九、健康教育

1. 告知病人生活起居要有规律，锻炼身体增强体质，预防上呼吸道感染。避免受凉、淋雨、过劳等诱因。
2. 加强营养，保证高热量、高蛋白、高维生素的摄入，以增加抗病能力。
3. 指导病人遵医嘱按疗程使用抗生素。
4. 出现高热、心率增快、咳嗽、咳痰等症状及时就诊。

要点回顾

1. 肺炎的分类。
2. 肺炎链球菌肺炎主要的临床表现。
3. 肺炎链球菌肺炎严重感染时常出现的并发症及其抢救配合。
4. 治疗肺炎链球菌肺炎的首选用药，用药的疗程。

模拟试题栏——识破命题思路，提升应试能力

一、专业实务

A₁型题

1. 社区获得性肺炎的主要病原菌是

A. 金黄色葡萄球菌　　B. 草绿色链球菌
C. 肺炎链球菌　　　　D. 溶血性链球菌
E. 铜绿假单胞菌

A₂型题

2. 病人，男，27岁。高热、咳嗽、胸痛入院。初步诊断：肺炎链球菌肺炎，其辅助检查中变化明显的是
   A. 嗜酸性粒细胞增加
   B. 淋巴细胞增加
   C. 中性粒细胞增加
   D. 大单核细胞增加
   E. 嗜碱性粒细胞增加

3. 病人，男，20岁。因突发寒战、高热、咳嗽、胸痛入院，诊断：肺炎链球菌性肺炎。病人多为
   A. 新生儿   B. 婴幼儿
   C. 妇女   D. 青壮年
   E. 老年人

4. 病人，男，18岁。淋雨后出现畏寒、高热，咳少量铁锈色痰，右侧胸痛。查体：神志清楚，体温40℃，血压105/75mmHg。胸部X线检查示右下肺大片模糊阴影。外周血白细胞计数$15×10^9$/L。最有可能的诊断是
   A. 肺结核   B. 肺脓肿
   C. 支气管扩张   D. 肺炎链球菌肺炎
   E. 急性支气管炎

A₃/A₄型题

（5~7题共用题干）

病人，男，34岁。以发热待查入院，主诉寒战、咳嗽、胸痛，持续数日发热不退，体温单如图所示。

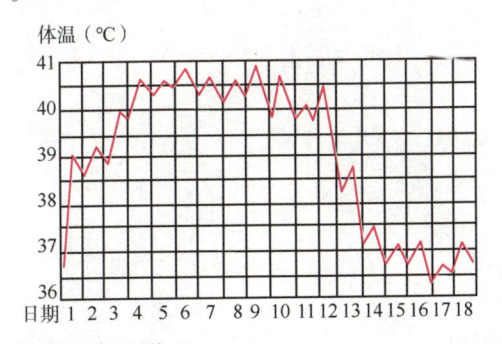

5. 该病人的热型属于
   A. 回归热   B. 弛张热   C. 间歇热
   D. 稽留热   E. 不规则热

6. 该热型常见于
   A. 疟疾   B. 败血症
   C. 风湿热   D. 流行性感冒
   E. 肺炎链球菌肺炎

7. 对该高热病人进行体温观察，正确的是
   A. 每日测温4次
   B. 每日测温2次
   C. 每隔4小时测温1次
   D. 每隔2小时测温1次
   E. 每隔1小时测温1次

二、实践能力

A₁型题

8. 治疗支原体肺炎的首选抗生素是
   A. 磺胺类   B. β-内酰胺类
   C. 氨基糖苷类   D. 喹诺酮类
   E. 大环内酯类

9. 休克型肺炎的病人应用抗生素和补液治疗。提示病人病情好转、血容量已补足的体征不包括
   A. 口唇红润   B. 肢端温暖
   C. 尿量>30ml/h   D. 收缩压>90mmHg
   E. 心率120次/分

A₂型题

10. 病人，男，20岁。3天前因淋雨受凉后，出现畏寒，发热，体温40℃，并有右侧胸痛，咳嗽，咳铁锈色痰。入院诊断：肺炎链球菌肺炎。治疗该病人首选的抗生素是
    A. 青霉素G   B. 氨苄青霉素
    C. 头孢噻肟   D. 庆大霉素
    E. 红霉素

11. 病人，男，49岁。重症肺炎并发感染性休克入院。护士配合抢救时实施静脉输液的过程中错误的是
    A. 尽快建立两条静脉通道
    B. 妥善安排输液顺序
    C. 输液量宜先少后多
    D. 输入血管活性药物时应根据血压随时调整滴速
    E. 保持输液通畅，防止药液外渗

A₃/A₄型题

（12~14题共用题干）

病人，男，18岁。外出活动时遇暴雨，淋湿全身。凌晨突起寒战、高热、咳嗽，呼吸困难伴右侧胸痛而急诊入院。查体：急性面容，面颊绯红，体温39.8℃，脉搏116次/分，血压110/70mmHg，右肺实变体征。给予青霉素抗感染、对乙酰氨基酚对症治疗。今晨病人面色苍白，出冷汗，烦躁不安，呼吸26次/分，血压85/55mmHg。

12. 目前该病人最可能发生的是
    A. 呼吸衰竭   B. 肺脓肿
    C. 肺水肿   D. 感染性休克

E. 胸膜炎
13. 为抢救病人，首选的药物是
　A. 硝酸甘油　　　B. 低分子右旋糖酐
　C. 垂体加压素　　D. 多巴胺
　E. 盐酸肾上腺素

14. 给该病人降温时，不宜采用
　A. 温水擦浴　　　B. 乙醇擦浴
　C. 退热药　　　　D. 大血管区放置冰袋
　E. 多饮水

第4节　支气管扩张

一、概述
1. 支气管扩张（简称支扩）是由急、慢性呼吸道感染和支气管阻塞后，反复发生支气管炎症致支气管壁破坏，引起的支气管异常和持久扩张。
2. 以慢性咳嗽、大量脓痰、反复咯血为特征。多见于儿童和青年。

二、病因
1. 支气管肺组织感染　　婴幼儿时期支气管-肺组织感染是支气管扩张最常见的原因，如婴幼儿麻疹、百日咳、支气管肺炎等最为常见。
2. 支气管-阻塞　　肿瘤、异物、感染、支气管周围肿大的淋巴结等使支气管阻塞导致肺不张。
3. 支气管先天发育缺陷和遗传因素　　$α_1$-抗胰蛋白酶缺乏、低免疫球蛋白血症等。
4. 后天机体免疫功能失调　　风湿性关节炎、溃疡性结肠炎、系统性红斑狼疮等。

三、发病机制
1. 上述病因损伤气道清除机制和防御功能，易发生感染和炎症。
2. 反复的感染加重气道炎症反应及气道壁的破坏和增厚，进一步降低痰液的清除能力。
3. 支气管-肺组织的感染和支气管阻塞两者互为因果，发生支气管扩张。
4. 扩张发生的部位
　（1）继发于支气管肺组织感染性病变者多见于肺下叶，以左下肺多见。
　（2）肺结核引起的支气管扩张多发生在肺上叶。

四、临床表现
1. 慢性咳嗽
　（1）呈慢性过程，多数病人童年有麻疹、百日咳或支气管肺炎迁延不愈病史，以后反复发生呼吸道感染。
　（2）咳嗽多为阵发性，咳嗽、痰量与体位变动有关，晨起及晚上临睡时咳嗽、咳痰尤多。
2. 大量脓痰
　（1）每日可达数百毫升。
　（2）病情严重程度可用痰量估计
　　1）轻度：少于10ml/d。
　　2）中度：10～150ml/d。
　　3）重度：超过150ml/d。
　（3）痰液静置可分三层
　　1）上层：泡沫黏液。
　　2）中层：浆液。
　　3）下层：脓性物和坏死组织。
3. 反复咯血
　（1）50%～70%病人可发生咯血。
　（2）由支气管小动脉被侵蚀或增生血管被破坏所致。
　（3）咯血量与病情严重程度、病变范围不一致。
　（4）部分病人平时无咳嗽，以咯血为唯一症状，称为"干性支气管扩张"。
4. 反复肺部感染
　（1）因扩张的支气管清除分泌物的功能丧失、引流差导致反复感染。
　（2）同一肺段反复发生肺炎且迁延不愈。
5. 慢性感染中毒症状　　反复感染可出现发热、食欲减退、消瘦、贫血等。

6. 体征
- （1）早期肺部可无明显异常。
- （2）随病情发展在肺下部闻及固定而持久的局限性湿啰音为本病特征性病变。
- （3）结核引起的支气管扩张，湿啰音多位于肺尖部。
- （4）长期反复感染者可伴营养不良、慢性缺氧，可出现杵状指（趾）、发绀。

五、辅助检查

1. 胸部X线检查　囊状支气管扩张典型表现为"卷发样"阴影，柱状扩张典型表现为"轨道征"，感染时腔内可存在液平面。
2. 胸部CT检查　显示管壁增厚的柱状扩张，或成串成簇的囊样改变，为支气管扩张症的主要确诊方法。
3. 支气管造影　可确诊，但为创伤性检查，现已被高分辨率CT取代。
4. 纤维支气管镜检查　明确出血、扩张或阻塞部位，还可进行局部灌洗、局部止血，取冲洗液做微生物学检查。

六、治疗要点

1. 控制呼吸道感染：急性感染期的主要治疗措施。
2. 保持呼吸道引流通畅。
3. 必要时手术治疗。

七、护理诊断/问题

1. 清理呼吸道无效　与痰多黏稠、咳嗽无力、咳嗽方式无效有关。
2. 有窒息的危险　与痰液黏稠、大咯血有关。
3. 营养失调：低于机体需要量　与感染导致机体消耗量增多有关。
4. 恐惧　与突然或反复大咯血有关。

八、护理措施

1. 一般护理
   - （1）环境：保持室内空气流通，维持适宜的温、湿度，注意保暖。
   - （2）休息：急性感染期卧床休息，大咯血者绝对卧床休息。
   - （3）饮食护理：予高蛋白、高热量、富含维生素饮食以补充消耗。多饮水（>1500ml/d）以利排痰。
   - （4）口腔清洁：勤漱口，以减少感染并增进食欲。

2. 病情观察
   - （1）密切观察咳嗽、咳痰、咯血情况，及时发现并处理窒息等并发症。
   - （2）窒息先兆：咯血不畅、情绪紧张、面色灰暗、胸闷气促、喉头痰鸣音等。
   - （3）窒息表现：表情恐怖、张口瞠目、大汗淋漓、唇指发绀、意识丧失等，应立即抢救。

3. 对症护理
   - （1）体位引流
     1）时机：宜在饭前1小时进行，时间安排在早晨起床时及睡前效果最好。如需在餐后进行，应在餐后1～2小时进行，以免饭后引流导致呕吐。
     2）体位：患侧肺处于高处，引流支气管开口向下，利用重力作用促使呼吸道分泌物流入气管、支气管排出体外。
     3）引流时长：15～20分钟/次，引流1～3次/日。
     4）引流前：引流前15分钟遵医嘱行雾化吸入，可加入α-糜蛋白酶、支气管扩张剂等药物，降低痰液黏稠度，避免支气管痉挛。
     5）引流中：①注意观察病人情况，如有面色苍白、发绀、呼吸困难、咯血等异常表现，应立即停止引流，并协助医生处理。②头部外伤、胸部创伤、咯血、严重心血管疾病及生命体征不稳定禁止头低位的体位引流。③病人间歇做深呼吸后用力咳痰，同时用手轻拍患部以提高引流效果。
     6）引流毕：协助病人漱口，并记录排出的痰量和性质，必要时送检。

3. 对症护理
　（2）咯血的护理
　　1）饮食：①大咯血禁食。②小量咯血进少量温凉流质饮食。
　　2）休息与体位：①大咯血者绝对卧床休息，患侧卧位或平卧位头偏向一侧。②咯血时避免屏气，以免诱发喉头痉挛。
　　3）窒息的抢救配合：①立即置病人头低足高45°俯卧位，轻拍背部利于血块排出。必要时用吸痰管进行负压吸引。②给予高浓度吸氧。做好气管插管或气管切开的准备与配合工作，如需要遵医嘱使用呼吸兴奋剂。

4. 用药护理
　（1）遵医嘱使用抗生素、祛痰剂、支气管舒张药物和止血药。
　（2）大咯血用垂体后叶素止血。
　（3）使用垂体后叶素注意事项
　　1）应缓慢静脉滴注，用药过程中注意观察病人有无面色苍白、心悸、恶心、便意感、腹痛及腹泻等不良反应。
　　2）高血压、冠心病、心力衰竭和妊娠者禁用。

5. 心理护理。

九、健康教育

1. 开展麻疹、百日咳等呼吸道传染性疾病的预防接种工作，增强体质，避免感染诱因。积极防治支气管肺炎、肺结核等呼吸道感染。
2. 指导病人和家属掌握有效咳嗽、雾化吸入和体位引流的方法。
3. 加强营养，教会病人及其家属学习自我监测病情，识别疾病变化发展的征象，一旦症状加重，及时就诊。

锦囊妙"记"

慢性咳嗽排脓痰，脓痰静置分三层。
反复咯血肺感染，慢性感染体中毒。
局限湿啰杵状指，阴影卷发成囊环。
肺部CT碘造影，纤支镜查都诊断。
抗菌祛痰加止血，体位引流来帮忙。

要点回顾

1. 支气管扩张发生的常见病因。
2. 支气管扩张的典型症状，支气管扩张病人的典型体征。
3. 咯血病人发生窒息的抢救配合。

模拟试题栏——识破命题思路，提升应试能力

一、专业实务

A₁型题

1. 支气管扩张发病的基本因素是
　A. 支气管感染和阻塞
　B. 全身免疫力低下
　C. 支气管平滑肌痉挛
　D. 支气管平滑肌及弹性纤维破坏
　E. 支气管变态反应性炎症

A₂型题

2. 病人，男，25岁。患支气管扩张症，间断咯血。近日来因受凉咳大量黄色脓痰，入院治疗。导致该病人发生支气管扩张的可能因素是幼年时患过
　A. 百日咳　　　　B. 猩红热
　C. 水痘　　　　　D. 腮腺炎
　E. 风疹

二、实践能力

A₁型题

3. 右肺上叶的支气管扩张病人的引流体位是下图所示的

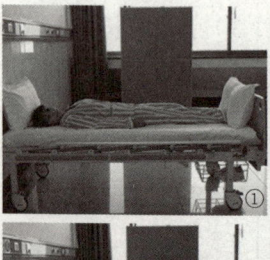

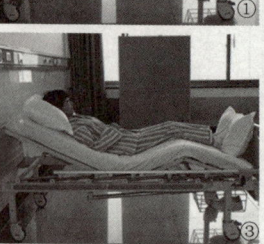

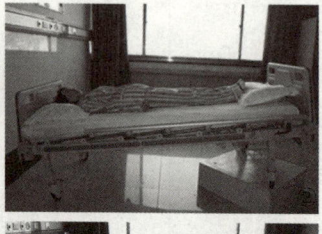

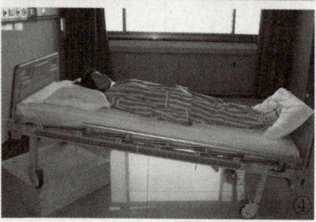

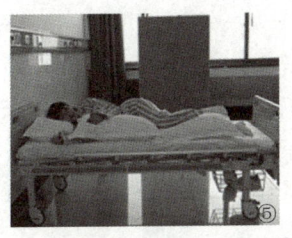

A. ① B. ② C. ③
D. ④ E. ⑤

A₂型题

4. 病人，男，45岁。多于晨起及晚间躺下时咳大量脓痰，伴少量鲜血，痰液静置后可分三层，该病人可能是
   A. 支气管扩张症　　B. COPD
   C. 肺结核　　　　　D. 肺癌
   E. 慢性支气管炎

5. 病人，男，59岁。患右肺中叶支气管扩张。现病人痰多不易咳出。该病人可能存在的体征是
   A. 消瘦、贫血
   B. 呼吸运动减弱
   C. 局限性哮鸣音
   D. 固定且持久的局限性湿啰音
   E. 两肺底布满湿啰音

6. 病人，男，23岁。患支气管扩张症，间断咯血。近日来因受凉咳大量黄色脓痰入院治疗。医嘱体位引流。护士指导病人做体位引流时，错误的是

   A. 在饭后半小时进行
   B. 引流前做生理盐水超声雾化
   C. 引流同时进行胸部叩击
   D. 引流后可给治疗性雾化吸入
   E. 每次引流15～20分钟

7. 病人，男，26岁。诊断为支气管扩张症，该病典型的痰液特点是
   A. 大量脓痰，静置分3层
   B. 果酱样
   C. 铁锈色
   D. 红色胶冻样
   E. 咖啡样

A₃/A₄型题

（8、9题共用题干）

病人，男，65岁。支气管扩张，今日劳作后出现恶心、胸闷，反复咯血，24小时出血量约900ml。

8. 该病人的咯血程度属于
   A. 痰中带血丝　　　B. 微小量咯血
   C. 小量咯血　　　　D. 中等量咯血
   E. 大量咯血

9. 目前病人饮食护理应
   A. 禁食　　　　　　B. 流质饮食
   C. 半流质饮食　　　D. 软质饮食
   E. 普通饮食

第5节　支气管哮喘

一、概述

1. 支气管哮喘（简称哮喘）是由嗜酸性粒细胞、肥大细胞等多种炎症细胞参与的气道慢性炎症。
2. 主要特征为气道慢性炎症，呈现气道高反应性，各种激发因子可引起广泛多变的可逆性气流受限，病程后期可出现气道重塑。
3. 临床表现为反复发作的喘息、气急、胸闷或咳嗽等症状，常在夜间或清晨发作或加剧，多数可自行缓解或治疗后缓解。

二、病因

1. 遗传因素。
2. 环境因素：激发因素：
   （1）过敏原：以吸入性为主，如花粉、尘螨、动物皮毛等。
   （2）感染：呼吸道感染（尤其病毒感染）是哮喘急性发作常见的诱因。
   （3）其他：环境、气候、某些食物（鱼、虾、牛奶、蛋类等）、药物（阿司匹林、普萘洛尔等）、精神因素、剧烈运动等。

三、发病机制

1. 本质　免疫介导的气道慢性炎症。
2. 机制　免疫介导的气道慢性炎症引起气道高反应性，在激发因素刺激下支气管平滑肌痉挛导致广泛多变的可逆性气流受限，出现喘息、胸闷。

四、临床表现

1. 症状和体征
   - （1）哮喘发作先兆：干咳、打喷嚏、流泪等。
   - （2）典型表现：发作性呼气性呼吸困难、咳嗽和哮鸣，夜间和凌晨发作或加重是哮喘的特征之一。
   - （3）哮喘持续状态
     1) 定义：若哮喘重度发作持续24小时以上不缓解，经一般支气管扩张剂治疗不缓解者。
     2) 诱因：过敏原未消除、感染未控制、失水、精神紧张、治疗不当或突停激素。
     3) 表现：病人表现为极度呼吸困难，烦躁不安、端坐呼吸，明显发绀，大汗淋漓，严重可昏迷。
   - （4）体征
     1) 发作时双肺呈过度充气状态，叩诊呈过清音。
     2) 双肺闻及广泛哮鸣音，呼气时间延长。
     3) 若无哮鸣音为寂静胸，提示病情严重。
     4) 发作缓解后可无症状及体征。

2. 哮喘的分期
   - （1）急性发作期
     1) 气促、咳嗽、胸闷等哮喘症状突然发生或加剧，但是发作时其程度轻重不一。
     2) 以呼气流量降低为特征。
     3) 常因接触变应原等刺激物或治疗不当所致。
   - （2）缓解期：症状、体征消失，肺功能恢复发作前状态并维持4周以上。

3. 并发症
   - （1）发作时：自发性气胸、纵隔气肿及肺不张。
   - （2）反复发作和感染者：慢性支气管炎、肺气肿和慢性肺源性心脏病等。

五、辅助检查

1. 血常规检查　发作时嗜酸性粒细胞升高，血清IgE在外源性哮喘发作时增高。
2. 痰液检查　可见大量嗜酸性粒细胞和黏液栓。
3. 呼吸功能检查　发作时，有关呼气流速的全部指标显著下降。
4. X线检查　发作时胸部可见两肺透亮度增加，缓解期无明显异常。
5. 特异性变应原的检测。

六、治疗要点

1. 脱离变应原是防治哮喘最有效的方法。

2. 药物治疗
   - （1）缓解哮喘发作用药
     1) $β_2$受体激动剂：①是控制哮喘急性发作的首选药物。②主要作用为扩张支气管平滑肌。③首选吸入法，是轻度哮喘首选药。④代表药物沙丁胺醇（舒喘灵），可见心悸、骨骼肌震颤、低血钾等不良反应。⑤不宜长期、单一、大量使用，避免出现耐药。
     2) 茶碱类：①代表药物氨茶碱。②主要作用舒张支气管平滑肌，还兼有轻度强心利尿的作用。③可用于心源性哮喘和支气管哮喘。④常口服，严重时静脉滴注。⑤可引起头晕、心悸、心律失常、血压剧降，严重者可致心搏骤停，故必须稀释后缓慢静脉注射。⑥急性心肌梗死及血压降低者禁用。
     3) 抗胆碱能类：代表药物异丙托溴铵。
   - （2）控制或预防哮喘发作用药
     1) 糖皮质激素：①是目前控制哮喘发作最有效的药物。②主要作用是控制气道炎症。③重者应早静脉用药，缓解后改为口服或者吸入制剂维持。④长期吸入可引起口、咽部真菌感染，因此吸药后应漱口、洗脸。
     2) 其他：①白三烯调节剂（孟鲁司特）；②色甘酸钠（对预防运动和过敏原诱发的哮喘最有效）；③酮替酚。

3. 哮喘持续状态处理
1）雾化吸入短效β₂受体激动剂。
2）吸氧：保持氧饱和度＞90%（儿童95%）。
3）症状不能缓解，或近期已服用糖皮质激素，或急性发作症状严重，可静脉使用糖皮质激素。
4）禁用镇静剂。

七、护理诊断/问题
1. 低效性呼吸型态　与支气管痉挛、气道炎症、气道阻力增加有关。
2. 清理呼吸道无效　与无效性咳嗽、痰液多而黏稠、支气管痉挛、疲乏有关。
3. 潜在并发症：自发性气胸、肺气肿、慢性肺源性心脏病。

八、护理措施
1. 一般护理
  （1）环境
    1）病室内环境力求简洁、安静。
    2）避免放置一切可疑变应原。
    3）病室温湿度适宜。
  （2）休息、体位
    1）发作期卧床休息。
    2）对于呼吸困难者协助取半坐卧位或端坐卧位。
  （3）饮食
    1）避免进食可能诱发哮喘的食物和药物。
    2）给予营养丰富、高维生素的清淡流质或半流质饮食。
    3）多饮水以稀释痰液。

2. 病情观察
  （1）观察发作的先兆症状，如鼻咽痒、喷嚏、流涕、眼痒等。
  （2）观察发作时病人的意识、呼吸，监测呼吸音、哮鸣音的变化。
  （3）监测血气分析和肺功能情况。
  （4）夜间和凌晨应加强巡视和观察。

3. 改善通气，缓解呼吸困难
  （1）协助排痰。
  （2）给氧
    1）多采用鼻导管法中、低流量给氧。
    2）明显缺氧伴二氧化碳潴留时，应予低流量（1～2L/min）、低浓度（28%～30%）、持续给氧。
    3）吸氧时，注意湿化。
    4）不宜用超声雾化吸入，易使支气管痉挛，加重哮喘症状。

4. 用药护理
  （1）遵医嘱使用药物，注意药物不良反应。
  （2）禁用吗啡和大量镇静剂，以免抑制呼吸。
  （3）指导病人学会正确的药物吸入技术。
    1）定量雾化吸入器（MDI）的使用方法：①打开MDI盖子，摇匀药液。②深呼气至不能再呼时张口，将MDI喷嘴置于口中，双唇包住咬口。③以慢而深的方式经口吸气，按压喷药，至吸气末屏气10秒，使雾粒沉降在气道远端，然后缓慢呼气。④对于不易掌握吸入方法的儿童或者重症病人可在MDI上加储药罐。
    2）两种吸入剂同时使用：先吸入β₂受体激动剂，再使用糖皮质激素。

5. 心理护理　陪伴在病人身边，解释病情，使其放松身心，消除紧张情绪。

九、健康教育
1. 避免诱因，避免接触变应原，积极预防感染，一旦哮喘发作及时就医。
2. 病情监测及用药指导
  （1）指导病人使用峰流速仪检测最大呼气峰流速（PEFR）。
  （2）做好哮喘日记：为判断早期哮喘发作最简单易行的方法，还能判断哮喘控制的程度和选择治疗措施。
  （3）向病人及家属阐明所用的每一种药物的名称、用法、使用注意事项和不良反应。

要点回顾

1. 诱发或加重哮喘的刺激因素。
2. 支气管哮喘发作的典型表现，支气管哮喘可引起的并发症。
3. 哮喘持续状态的定义，哮喘持续状态时的表现，哮喘持续状态发生的常见诱因。
4. 目前控制哮喘最有效的抗炎药物，缓解哮喘急性发作症状的首选药物。

模拟试题栏——识破命题思路，提升应试能力

一、专业实务

A₁型题

1. 现在公认的哮喘发生的本质是
   A. 遗传基因突变　　B. 气流受限
   C. 气道反应性降低　D. 气道变态反应
   E. 肺动脉栓塞

2. 糖皮质激素用于治疗哮喘的主要作用是
   A. 降低痰液黏稠度　B. 抑制气道炎症反应
   C. 舒张支气管平滑肌　D. 抑制咳嗽中枢
   E. 兴奋呼吸中枢

A₂型题

3. 病人，男，56岁。支气管哮喘发作，胸闷、气促、呼吸困难。此时护士应协助病人采取的体位是
   A. 半坐卧位　　B. 端坐位
   C. 中凹卧位　　D. 头高足低位
   E. 头低足高位

4. 病人，男，50岁。因支气管哮喘发展，医嘱氨茶碱慢速静脉滴注，这是因为快速静脉注射氨茶碱后常见的副作用是
   A. 眩晕和高血压　　B. 心律失常和低血压
   C. 口苦和皮疹　　D. 视物模糊
   E. 腹泻

A₃/A₄型题

（5～7题共用题干）

病人，女，56岁。支气管哮喘10余年，因受凉后憋喘加重，呼吸困难，夜间不能平卧，自行吸入β₂受体激动剂效果不佳，病人紧张不已。血气分析：PaO_2 50mmHg，$PaCO_2$ 65mmHg。

5. 病人可能出现了
   A. 吸气性呼吸困难　B. 呼气性呼吸困难
   C. 混合性呼吸困难　D. 心源性呼吸困难
   E. 神经精神性呼吸困难

6. 病人目前哮喘程度为
   A. 轻度　　B. 中度　　C. 重度
   D. 危重　　E. 极危重

7. 首先应采取的处理措施是
   A. 给予镇静药　　B. 给予支气管舒张药
   C. 低流量吸氧　　D. 给予抗生素
   E. 静脉使用糖皮质激素

二、实践能力

A₁型题

8. 目前控制哮喘急性发作的首选药物是
   A. 氨茶碱　　B. 地塞米松
   C. 沙丁胺醇　D. 色甘酸钠
   E. 异丙托溴铵

A₂型题

9. 病人，女，41岁。毛绒玩具车间工人，有哮喘史5年，防止哮喘发作最有效的方法是
   A. 脱离变应原　B. 药物治疗
   C. 免疫治疗　　D. 对症治疗
   E. 长期治疗

10. 病人，女，18岁。支气管哮喘3年，同时使用几种气雾剂治疗。用药顺序正确的是
    A. 先用支气管扩张剂，再用茶碱类气雾剂
    B. 先用激素类气雾剂，再用支气管扩张剂
    C. 先用激素类气雾剂，再用茶碱类气雾剂
    D. 先用支气管扩张剂，再用激素类气雾剂
    E. 先用茶碱类气雾剂，再用支气管扩张剂

11. 病人，男，45岁。患有支气管哮喘史15年余，每年急性发作数次，经用药治疗后可以缓解。病人在与护士交流时询问：自觉症状消失后即停止服药，因此下次发作时是否可以先自行服用上次剩余的药物。护士首先要向病人重点说明的是
    A. 应每天定时口服支气管扩张剂
    B. 需认识到要长期规范治疗哮喘，不得自行停药
    C. 鼓励多做运动，锻炼身体
    D. 应当寻求医生帮助，及时解决用药问题
    E. 应当寻找发病原因，避免复发，以减少用药

12. 病人，男，18岁。于花园游玩时突然出现呼吸困

难，干咳，口唇发绀。入院后，以下说法比较适的是
- A. "这个疾病虽然无法彻底治愈，但平时控制好的话，不影响正常生活。"
- B. "这个病有遗传性，会影响下一代。"
- C. "注意观察附近哪里有医院，因为你随时都有可能发病。"
- D. "您以后要多挣钱，因为一生都需要服药，以后开销不会小。"
- E. "以后禁止去公园玩，花粉一类的物质会让您过敏。"

A₃/A₄型题

（13～16题共用题干）

病人，女性，38岁。哮喘病史12年。近日感冒后病情加重，夜间咳嗽频繁，痰量多。查体：神志清，口唇轻度发绀；桶状胸；双肺叩诊过清音，呼吸音低，有干、湿啰音。经定量雾化吸入治疗后病情缓解，但PaO_2仍低于55mmHg。

13. 为防止病情进一步加重，最有效的措施是
    - A. 做腹式呼吸加强膈肌运动
    - B. 保持情绪稳定
    - C. 进行家庭氧疗
    - D. 坚持步行或慢跑等全身运动
    - E. 每日坚持用药

14. 对该病人进行健康教育旨在提高
    - A. 健康意识
    - B. 疾病的处理方法
    - C. 自我管理技能
    - D. 生活的规律性
    - E. 适应工作节奏

15. 护士鼓励病人记哮喘日记，其监测内容**不包括**
    - A. 吸氧时间及次数
    - B. 症状发作程度
    - C. 所应用的药物
    - D. 每日症状发作次数
    - E. 上次住院时间

16. 经治疗，病人状况好转。病人应注意避免各种诱发因素，其中**不包括**
    - A. 避免摄入引起过敏的食物
    - B. 避免吸入刺激性气体
    - C. 避免接触外界人员
    - D. 避免呼吸道感染
    - E. 避免剧烈运动

第6节　慢性阻塞性肺疾病

一、概述
1. 慢性阻塞性肺疾病（COPD）是一种具有气流受限不完全可逆特征、呈缓慢进行性发展的肺部疾病。与慢性支气管炎和肺气肿密切相关。
2. 慢性支气管炎（简称慢支）
   （1）气管、支气管黏膜及其周围组织的慢性非特异性炎症。
   （2）每年咳嗽、咳痰达3个月，连续2年或以上，并排除其他心肺疾病。
3. 慢性阻塞性肺气肿　终末细支气管远端（呼吸性细支气管、肺泡管、肺泡囊和肺泡）的气道弹性减退，出现异常持久扩张，并伴有气道壁的破坏。
4. 临床表现以慢性咳嗽、咳痰为主，若出现进行性呼吸困难，为不能完全可逆的气流受限的标志症状，为COPD诊断依据。

二、病因
1. 吸烟是最危险因素。
2. 感染是COPD发生、发展的重要因素。
3. 职业性粉尘和化学物质刺激、空气污染、蛋白酶-抗蛋白酶失衡。

三、发病机制
1. 病因导致黏膜下腺体增生、分泌增加及黏液纤毛运动障碍，导致黏膜出现充血、水肿、增厚。
2. 慢性炎症导致肺泡壁弹性蛋白被破坏失去弹性，肺泡腔扩大，同时毛细血管损伤使组织营养障碍而发展为肺气肿。

四、临床表现
1. 症状
   （1）慢性咳嗽：晨起明显，白天较轻。
   （2）咳痰：清晨排痰较多，痰液多为白色黏液泡沫状。
   （3）气短或呼吸困难是COPD标志性症状。
   （4）重度病人或急性加重时喘息或胸闷。

2. 体征
- （1）视诊：桶状胸，胸部呼吸运动减弱。
- （2）触诊：语颤减弱。
- （3）叩诊：过清音。
- （4）听诊：呼吸音减弱。

3. COPD严重程度分级　见表2-6-1。

表2-6-1　COPD严重程度分级

分级	分级标准
Ⅰ级：轻度	$FEV_1/FVC<70\%$，$FEV_1≥80\%$预计值
Ⅱ级：中度	$FEV_1/FVC<70\%$，$50\%≤FEV_1<80\%$预计值
Ⅲ级：重度	$FEV_1/FVC<70\%$，$30\%≤FEV_1<50\%$预计值
Ⅳ级：极重度	$FEV_1/FVC<70\%$，$FEV_1<30\%$预计值 或$FEV_1<50\%$预计值，伴慢性呼吸衰竭

注：FEV_1，第1秒用力呼气量；FVC，用力肺活量。

4. 病程分期　分为急性加重期和稳定期
5. 并发症　可并发慢性呼吸衰竭、肺源性心脏病、自发性气胸等。

五、辅助检查

1. 肺功能检查是判断气流受限的主要客观指标。
   - （1）第1秒用力呼气量占用力肺活量比值（FEV_1/FVC）是评价气流受限的敏感指标。
   - （2）第1秒用力呼气量占预计值百分比（$FEV_1\%$）预计值是评估COPD严重程度的良好指标。
   - （3）当$FEV_1/FVC<70\%$，$FEV_1<80\%$预计值者，可确定为不能完全可逆的气流受限。

2. 胸部X线检查　可见肺纹理增多及紊乱。肺气肿时，两肺野透亮度增加，肋间隙增宽。

3. 血液检查　继发细菌感染时，白细胞计数及中性粒细胞比例增多。在阻塞性肺气肿感染加重期，还可有PaO_2下降及$PaCO_2$升高。

六、治疗要点

1. 稳定期治疗
   - （1）目的：减轻症状、缓解或阻止肺功能下降、改善生活质量。
   - （2）避免诱因：戒烟、增强体质、预防感染和控制症状。
   - （3）支气管舒张药：控制症状。常用沙丁胺醇气雾剂等。
   - （4）糖皮质激素：增加运动耐量、减少急性发作频率。如布地奈德等。
   - （5）祛痰药：对痰不易咳出者，可用盐酸氨溴索等。
   - （6）长期家庭氧疗
     1) 适用指征：①$PaO_2<55mmHg$或动脉血氧饱和度（SaO_2）$<88\%$，有或没有高碳酸血症。②PaO_2 55～70mmHg或$SaO_2<89\%$，并有肺动脉高压、心力衰竭、水肿或红细胞增多症。
     2) 目的：使病人在海平面，静息状态下，$PaO_2≥60mmHg$和（或）$SaO_2>90\%$。
     3) 方法：一般使用鼻导管吸氧，氧流量为1～2L/min，吸氧持续时间10～15小时/天。

2. 急性加重期治疗
   - （1）确定病因：最常见是细菌或病毒感染。
   - （2）支气管舒张药：同稳定期。
   - （3）低流量吸氧，氧浓度28%～30%。避免浓度过高引起二氧化碳潴留。
   - （4）控制感染
     1) 严重者根据常见或确定的病原菌种类及药敏试验选用抗生素。
     2) 病情较轻时可用青霉素、阿莫西林等。
   - （5）糖皮质激素。
   - （6）祛痰止咳。

七、护理诊断/问题

1. 气体交换受损　与气道阻塞、分泌物过多、呼吸肌疲劳和肺泡呼吸面积减少有关。
2. 清理呼吸道无效　与分泌物过多、痰液黏稠及咳嗽无效有关。
3. 焦虑　与病程长、疗效差、家庭经济负担重有关。
4. 潜在并发症：肺源性心脏病、自发性气胸。

八、护理措施

1. 一般护理
   - （1）休息、体位
     - 1）发作期卧床休息。
     - 2）呼吸困难严重者，取半卧位或坐位。
   - （2）饮食
     - 1）给予高热量、高蛋白质、高维生素饮食。
     - 2）少吃甜食或产气食品，多饮水。

2. 病情观察
   - （1）观察病人生命体征、咳嗽、咳痰情况。
   - （2）密切观察病人有无烦躁、昼睡夜醒等肺性脑病表现。

3. 改善呼吸状况
   - （1）保持呼吸道通畅。
   - （2）合理用氧
     - 1）如病人缺氧伴二氧化碳潴留，给予低流量（1～2L/min）、低浓度（28%～30%）、持续给氧，睡眠期间不停氧。
     - 2）严重呼吸困难者，通过面罩加压呼吸机辅助呼吸，必要时建立人工气道。
   - （3）呼吸功能训练
     - 1）缩唇呼气：①用鼻吸气，经口呼气，吸与呼比例为1∶2或1∶3。②可采用吹蜡烛、吹气球，玻璃瓶吹水泡等方式进行训练。③其作用是提高支气管内压，防止呼气时小气道过早陷闭，以利气体排出。
     - 2）腹式呼吸训练：①取立位或坐位，半卧位、膝半屈曲位最适宜。②吸气时腹肌放松，腹部鼓起；呼气时腹肌收缩，腹部下陷。③每日训练3～4次，每次重复8～10次。

4. 用药护理　遵医嘱用药，注意药物的不良反应。
5. 心理护理　病人多有焦虑、抑郁等心理障碍，应聆听病人的叙述，疏导其心理压力。

九、健康教育

1. 戒烟，增强体质，改善营养状况，防止急性呼吸道感染。
2. 坚持进行呼吸功能训练。
3. 家庭氧疗的指导。

要点回顾

1. 慢性支气管炎的诊断标准，主要的临床表现。
2. 阻塞性肺气肿最常继发于何种疾病，阻塞性肺气肿的主要症状。
3. 导致COPD发生最危险的因素，促进COPD的发生和发展最重要的因素。
4. 如何进行腹式呼吸和缩唇呼气训练，这些呼吸功能训练的作用有哪些？
5. COPD病人的氧疗原则及长期家庭氧疗的方法和注意事项。

模拟试题栏——识破命题思路，提升应试能力

一、专业实务

A₁型题

1. 慢性阻塞性肺疾病发生气流阻塞的主要原因是
   A. 支气管哮喘、舒张试验阳性
   B. 伴有气流受限的肺纤维化
   C. 没有气流受限的慢性支气管炎、肺气肿
   D. 伴有气流受限的弥漫性细支气管炎
   E. 伴有气流受限的慢性支气管炎、肺气肿

2. 慢性阻塞性肺气肿的病理改变**不包括**
　　A. 肺过度膨胀　　B. 外观苍白或灰白
　　C. 镜检可见肺大疱　D. 肺血供增多
　　E. 弹力纤维网破坏

A₂型题

3. 病人，男，67岁。反复咳嗽、咳痰10年，每年冬季症状加重，诊断：慢性支气管炎。该病人起病、加重和复发的根本原因是
　　A. 呼吸道感染　　B. 大气污染
　　C. 吸烟　　　　　D. 自主神经功能失调
　　E. 气候变化

4. 病人，男，60岁。吸烟31年，慢性咳嗽、咳痰10余年。近3年来症状逐渐加重，出现气促，喘息，怀疑进展为COPD。为明确诊断，判断是否出现气流受限，最该做的检查是
　　A. 纤维支气管镜检查　B. 胸部X线检查
　　C. 痰培养　　　　　　D. 肺功能检查
　　E. 血气分析

A₃/A₄型题

（5、6题共用题干）
　　病人，男，65岁。诊断为慢性阻塞性肺疾病。经过积极对症、抗感染治疗后，病情好转，但仍有胸闷气短。

5. 上述疾病可出现的胸部阳性体征为
　　A. 扁平胸　　　　B. 语颤减弱
　　C. 语颤增强　　　D. 心浊音界扩大
　　E. 胸部呼吸运动增强

6. 对上述病人首选的检查是
　　A. 心电图　　　　B. 胸部X线
　　C. 痰液检查　　　D. 动脉血气分析
　　E. B超

（7、8题共用题干）
　　病人，男，72岁。因慢性阻塞性肺气肿入院治疗，今晨护理查房时发现病人躁动不安、有幻觉，对自己所处的位置、目前的时间无法做出正确的判断。

7. 医嘱给予吸氧，最适合该病人的流量为
　　A. 2L/min　　B. 4L/min　　C. 6L/min
　　D. 8L/min　　E. 10L/min

8. 该病人目前的意识状态属于
　　A. 嗜睡　　　B. 意识模糊　　C. 昏睡
　　D. 浅昏迷　　E. 深昏迷

二、实践能力

A₁型题

9. 慢性支气管炎并发阻塞性肺气肿病人，主要是在原有症状的基础上又出现
　　A. 经常感染发热
　　B. 逐渐加重的呼吸困难，以活动后为重
　　C. 剧烈咳嗽
　　D. 咳多量脓痰
　　E. 反复发绀

A₂型题

10. 病人，男，75岁。确诊为慢性阻塞性肺疾病多年，加重1周入院，现痰多咳不出，昼夜惊醒，头痛，烦躁，神志恍惚，晨间护理时发现病人神志淡漠，应考虑为
　　A. 呼吸性碱中毒　　B. 痰液阻塞
　　C. 肺性脑病先兆　　D. 休克早期
　　E. 脑疝先兆

11. 病人，女，68岁。慢性阻塞性肺疾病病史10余年。出院后拟行长期家庭氧疗。护士应告知病人每日吸氧的时间不少于
　　A. 6小时　　B. 9小时　　C. 10小时
　　D. 12小时　　E. 15小时

A₃/A₄型题

（12～14题共用题干）
　　病人，男，61岁。诊断为COPD 6年。近来气促、呼吸困难加重，医生建议病人进行居家长期氧疗。护士给予健康教育。

12. **不符合**长期家庭氧疗指征的是
　　A. PaO₂ 56mmHg　　B. PaCO₂ 56mmHg
　　C. SaO₂ 93%　　　　D. 肺动脉高压
　　E. 有心力衰竭、水肿

13. 在指导病人如何进行家庭氧疗时，护士应告知其**不属于**氧疗有效的表现的是
　　A. 发绀减轻　　B. 呼吸频率减慢
　　C. 气流减轻　　D. 心率减慢
　　E. 血压下降

14. 指导COPD病人进行腹式呼吸锻炼，吸气与呼气的比例是
　　A. 吸气：呼气=1：（1～2）
　　B. 吸气：呼气=1：（1～1.5）
　　C. 吸气：呼气=1：（2～3）
　　D. 吸气：呼气=（2～3）：1

E. 吸气：呼气=（1～1.5）：2
（15、16题共用题干）
病人，女，68岁。咳嗽、咳痰20年。近日咳大量脓痰、气憋，诊断为慢性阻塞性肺疾病，在医院经过治疗后好转。
15. 为避免合并慢性肺源性心脏病及Ⅱ型呼吸衰竭，应注意的是

A. 少盐饮食　　　B. 戒酒
C. 低脂饮食　　　D. 劳逸结合
E. 避免肺部感染

16. 该慢性病病人与护士间使用的关系模式是
A. 主动-被动型模式　B. 指导-合作型模式
C. 指导-被动型模式　D. 共同参与型模式
E. 被动参与型模式

第7节　慢性肺源性心脏病

一、概述
1. 慢性肺源性心脏病是由于肺组织、胸廓或肺动脉系统的病变，引起肺循环阻力增高，导致肺动脉高压及心脏负荷增加、右心扩大、右心功能不全的心脏病。
2. 随年龄增长，发病率有所增高。北方高于南方，农村高于城市。
3. 冬春季节易出现急性发作。

二、病因
1. 支气管、肺疾病　以慢性阻塞性肺疾病（COPD）最为多见，占80%～90%。
2. 胸廓运动障碍性疾病。
3. 肺血管疾病。
4. 其他。

三、发病机制
1. 缺氧、二氧化碳潴留、高碳酸血症可使肺血管收缩、痉挛，是肺动脉压力增高的主要原因。
2. 肺动脉高压形成是肺源性心脏病发病的关键环节，其导致右心后负荷增加，晚期可导致右心衰竭。

四、临床表现
1. 肺、心功能代偿期
　（1）症状：原发病表现，如慢性咳嗽、咳痰、气急、喘息，活动后感心悸、乏力、呼吸困难。
　（2）体征：
　　1）肺动脉高压：可闻及肺动脉瓣区第二心音亢进。
　　2）右心室肥大：可闻及三尖瓣区收缩期杂音或剑突下心尖搏动。

2. 肺、心功能失代偿期
　（1）多因呼吸道感染而诱发。
　（2）主要表现：
　　1）呼吸衰竭：①发绀、呼吸困难加重，是失代偿期最突出表现。②常并发肺性脑病。
　　2）心力衰竭：①以右心衰竭为主。②症状：明显气促、心悸、厌食、恶心、少尿等。③体征：以体循环淤血为主，如颈静脉怒张、肝大、肝颈静脉回流征阳性、下肢水肿等。

3. 并发症　可并发肺性脑病、自发性气胸、酸碱失衡、电解质紊乱、心律失常及休克等。

> **锦囊妙"记"**　慢性肺源性心脏病并发症
> 肺脑酸碱心失常，休克出血DIC。

五、辅助检查
1. 血液检查　红细胞和血红蛋白可增高。合并感染时白细胞总数增加或核左移。
2. 血气分析　低氧血症、高碳酸血症，早期pH正常，重症时pH下降。
3. 心电图　主要表现为右心肥大、肺性P波。
4. 胸部X线　右下肺动脉干扩张、肺动脉段凸出和右心肥大征象。

六、治疗要点

1. 急性加重期
   - （1）控制感染：以控制感染作为最主要的治疗。
   - （2）控制呼吸衰竭
     - 1）通畅气道。
     - 2）氧疗，通常采用低流量（1～2L/min）、低浓度（28%～30%）、持续给氧。
   - （3）控制心力衰竭
     - 1）利尿剂：①经过积极抗感染后心力衰竭不缓解者，可适当使用。②以缓慢、小量、间歇为原则。③但需避免大量利尿引起血液浓缩、痰液黏稠，加重气道阻塞及低钾血症。
     - 2）洋地黄类药物：以快速、小剂量为原则，避免中毒。
     - 3）血管扩张药物。

2. 缓解期　积极治疗原发病，减少急性发作，改善心肺功能。

七、护理诊断/问题

1. 气体交换受损　与气道阻塞、分泌物过多、呼吸肌疲劳和肺泡呼吸面积减少有关。
2. 体液过多　与体循环淤血有关。
3. 清理呼吸道无效　与呼吸道感染、痰多而黏稠有关。
4. 活动耐力下降　与心肺功能减退有关。
5. 焦虑　与病程长、疗效差、家庭经济负担重有关。
6. 潜在并发症：肺性脑病、酸碱失衡及电解质紊乱。

八、护理措施

1. 一般护理
   - （1）休息、活动
     - 1）心肺功能代偿期鼓励活动，以不感觉疲劳，不加重症状为宜。
     - 2）心肺功能失代偿期应卧床休息，保证睡眠时间。
   - （2）饮食
     - 1）应摄入高蛋白、高维生素、高热量、易消化食物。
     - 2）避免摄入高糖和产气食物。

2. 病情观察
   - （1）观察病人意识、生命体征、24小时出入量。
   - （2）密切观察动脉血气分析变化情况，及时发现有无心力衰竭、肺性脑病等表现。
   - （3）如有异常，立即报告医生并协助处理。

3. 对症护理
   - （1）及时清除痰液，保持呼吸道通畅。
   - （2）氧疗
     - 1）低流量（1～2L/min）、低浓度（28%～30%）、持续给氧。
     - 2）由于呼吸中枢对二氧化碳刺激敏感性降低，高浓度氧可使呼吸受抑制，二氧化碳潴留加剧，诱发肺性脑病。
   - （3）水肿护理
     - 1）宜抬高下肢，做好皮肤护理。
     - 2）限制水、盐摄入，正确记录24小时出入液量。
     - 3）按医嘱应用利尿剂，注意观察水肿消长情况。

4. 用药护理
   - （1）慎用镇静剂：避免呼吸中枢抑制。
   - （2）遵医嘱使用呼吸兴奋剂（尼可刹米），注意观察药物不良反应，如恶心、呕吐、烦躁、面部潮红、皮肤瘙痒及肌肉震颤等，如出现不良反应，可能是药物过量。
   - （3）利尿剂
     - 1）尽可能白天使用，避免病人夜间因排尿频繁而影响睡眠。
     - 2）不良反应：易出现低钾、低钠性碱中毒而加重缺氧，过度脱水引起血液浓缩、痰液黏稠不易排出等，应注意观察及预防。
     - 3）使用排钾利尿剂时，可适当补钾。
   - （4）洋地黄类药物：用药前要积极纠正缺氧和低钾血症，预防洋地黄类药物的耐受性降低致机体易发生中毒。

5. 心理护理。

九、健康教育

1. 积极防治支气管、肺部疾病。
2. 根据肺、心功能状况，指导病人进行呼吸功能训练和全身运动锻炼。
3. 指导病人合理用药和家庭氧疗。

锦囊妙"记"　　　　呼吸系统疾病关联

吸烟→慢支→肺气肿→肺源性心脏病→右心衰竭。

要点回顾

1. 慢性肺源性心脏病的常见病因，该病发生的关键环节。
2. 慢性肺源性心脏病失代偿期时主要的临床表现，失代偿期发生的常见原因。
3. 慢性肺源性心脏病首要的致死原因，发生时出现的表现。

模拟试题栏——识破命题思路，提升应试能力

一、专业实务

A_1型题

1. 引起慢性肺源性心脏病最主要的病因是
   A. 慢性阻塞性肺疾病　B. 肺尘埃沉着症
   C. 肺动脉高压症　　　D. 支气管哮喘
   E. 支气管扩张

2. 导致肺动脉高压形成的最重要的因素是
   A. 肺血管床减少　　　B. 缺氧性肺血管收缩
   C. 血液黏稠度增加　　D. 血容量增多
   E. 心脏负荷增加

A_2型题

3. 病人，男，65岁。诊断为慢性肺源性心脏病。病人的动脉血气分析显示pH 7.31，PaO_2 52mmHg，$PaCO_2$ 65mmHg，目前该病人呼吸运动的维持主要依靠的是
   A. 缺氧对外周化学感受器的刺激
   B. H^+对外周化学感受器的刺激
   C. H^+对中枢化学感受器的刺激
   D. CO对外周化学感受器的刺激
   E. CO_2对中枢化学感受器的刺激

4. 病人，男，66岁。COPD病史6年。近半年来出现发绀、呼吸困难加重。查体：颈静脉怒张、肝颈静脉回流征阳性、水肿，考虑为慢性肺源性心脏病。为明确诊断进行了各项检查，其结果不符合诊断的是
   A. X线片双肺透亮度增加
   B. 心电图检查有肺性P波

   C. 血红蛋白水平下降
   D. 血气分析可有PaO_2降低，$PaCO_2$升高
   E. 超声心动图显示右心室肥厚

5. 病人，男，69岁。肺源性心脏病病史15年，1周前受凉后出现咳嗽、咳脓痰、呼吸困难、下肢水肿，医生考虑使用洋地黄类强心药。为该病人使用强心药的原则是
   A. 缓慢、大剂量　　　B. 缓慢、中剂量
   C. 缓慢、小剂量　　　D. 快速、大剂量
   E. 快速、小剂量

二、实践能力

A_1型题

6. 慢性肺源性心脏病病人肺、心功能失代偿期最突出的表现是
   A. 呼吸困难加重，夜间更甚
   B. 疲倦乏力，头晕心悸
   C. 贫血
   D. 多食多饮
   E. 多尿

A_2型题

7. 病人，男，65岁。因慢性肺源性心脏病并发肺炎、右心衰竭住院治疗。护士核对医嘱时，应质疑的是
   A. 一级护理
   B. 持续吸氧6L/min
   C. 头孢美唑钠2.0g+5%葡萄糖100ml，ivgtt，q12h
   D. 盐酸氨溴索30mg+0.9%氯化钠100ml，ivgtt，tid

E. 氢氯噻嗪25mg, po, bid

A₃/A₄型题

(8～10题共用题干)

病人,男,70岁。有肺源性心脏病病史。痰量增多,气急加重3天。体检:发绀,颈静脉怒张,下肢水肿,两肺闻及干、湿啰音,心率120次/分,肺动脉瓣第二心音亢进。

8. 下列治疗**不适宜**的是
   A. 持续低流量吸氧　　B. 控制呼吸道感染
   C. 早期应用利尿剂　　D. 解痉祛痰
   E. 保持呼吸道通畅

9. 为降低肺动脉高压,减轻右心负荷,首要的治疗是
   A. 应用地高辛　　B. 应用呋塞米
   C. 改善通气、吸氧　　D. 异丙肾上腺素吸入
   E. 尼可刹米静脉滴注

10. 护士给予该病人的饮食指导是
    A. 高蛋白、高热量、高糖饮食
    B. 低盐、低热量、高脂饮食
    C. 减少有害物质的吸入
    D. 高盐、高热量、低维生素饮食
    E. 高蛋白、高维生素、低盐饮食

第8节 肺 结 核

一、概述

1. 肺结核是由结核分枝杆菌引起的慢性呼吸道传染病,是结核病最常见的类型。
2. 肺结核主要病理改变是结核结节、干酪样坏死和空洞形成。

二、病原学

1. 结核分枝杆菌分型　人型(引起人类结核病最常见类型)、牛型、非洲型和鼠型。

2. 结核分枝杆菌特性
   - (1) 抗酸性:抗酸染色阳性。
   - (2) 生长缓慢:需氧菌,增殖缓慢。
   - (3) 抵抗力强:①对干燥、酸、碱、冷抵抗力强。②对热、光照和紫外线照射非常敏感,日光照射2～7小时、紫外线照射30分钟或煮沸5分钟均可杀灭菌体。③可用70%乙醇擦拭物品表面消毒。④痰吐在纸上直接焚烧是最简单的灭菌方法。
   - (4) 菌体结构复杂:①类脂质:与干酪样坏死及结核变态反应有关。②菌体蛋白:是结核菌素主要成分,诱发皮肤变态反应。③多糖类:参与血清免疫应答。

三、发病机制

感染结核菌后是否发病,取决于人体的免疫状态、变态反应或感染细菌的数量、毒力。

四、流行病学资料

1. 传染源　主要为痰中带菌的肺结核病人,尤其是未经治疗者。
2. 传播途径　呼吸道飞沫传播是肺结核最重要的传播途径。
3. 易感人群　未接种卡介苗的人群普遍易感。

五、临床表现

1. 临床类型
   - (1) 原发型肺结核
     1) 人体初次感染结核分枝杆菌后在肺内形成的病灶,并引起淋巴管炎和淋巴结炎。肺内原发病灶、淋巴管炎和肺门淋巴结炎,统称为原发综合征。
     2) 多见于儿童或偏远山区的成人。本型大多数预后良好。
   - (2) 血行播散型肺结核
     1) 急性粟粒性肺结核:由一次大量结核分枝杆菌侵入血液循环引起。
     2) 亚急性或慢性血行播散型肺结核:由多次少量结核分枝杆菌入血所致。
   - (3) 继发性肺结核:包括浸润型肺结核(成人最常见类型)、空洞性肺结核、结核球、干酪样肺炎、纤维空洞性肺结核。
   - (4) Ⅳ型结核性胸膜炎。
   - (5) 菌阴肺结核:为3次痰涂片及1次培养阴性的肺结核。

2. 症状与体征
- （1）症状
  - 1）全身毒性症状：表现为午后低热、乏力、食欲减退、消瘦、盗汗等。
  - 2）呼吸系统症状：①咳嗽、咳痰：早期干咳或带少量黏液痰，发展时痰量增多；继发感染时，痰呈黏液脓性。②咯血：1/3～1/2病人有咯血，咯血后常伴数天低热，高热则往往提示病灶播散。③胸痛：病灶累及壁胸膜，随呼吸及咳嗽而加重。④呼吸困难。
- （2）体征
  - 1）早期可无阳性体征。
  - 2）渗出性病变或干酪样坏死可有肺实变体征。
  - 3）纤维空洞性肺结核可有胸廓塌陷，纵隔、气管向患侧移位。
  - 4）结核性胸膜炎早期有局限性胸膜摩擦音，有渗出后出现典型胸腔积液体征。
  - 5）因肺结核好发于肺上叶尖后段及下叶背段，故锁骨上下、肩胛间区叩诊音略浊，咳嗽后偶可闻及湿啰音，对诊断有参考意义。

六、辅助检查

1. 痰结核菌检查　确诊肺结核最特异的方法。痰菌阳性表明其病灶是开放性的，具有传染性。
2. 胸部X线检查　早期发现肺结核的主要方法，也是肺结核分型的重要依据，且可观察病情变化及治疗效果。
3. 结核菌素（PPD）试验
   - （1）方法
     - 1）取PPD 0.1ml（5IU）在左侧前臂屈侧中、上部1/3交界处皮内注射。
     - 2）48～72小时观察和记录皮肤硬结直径。
   - （2）结果
     - 1）皮下硬结<5mm为阴性。
     - 2）5～9mm为弱阳性。
     - 3）10～19mm为阳性。
     - 4）>20mm以上或局部出现水疱与坏死者为强阳性。
   - （3）临床意义
     - 1）阳性：①仅表示曾有结核感染，并不一定现在患病。②强阳性常表示为活动性结核病。③3岁以下强阳性反应者，视为有新近感染的活动性结核病。
     - 2）阴性：①提示没有结核菌感染。②注意存在假阴性情况：结核菌感染尚未到4～8周，变态反应尚未完全建立；应用糖皮质激素或免疫抑制剂、人免疫缺陷病毒（HIV）感染等免疫力低下病人；严重结核病和危重病人。③由于免疫力下降和变态反应暂时受抑制，在病情好转后转为阳性。

七、治疗要点

1. 抗结核药物治疗原则　坚持早期、联合、适量、规律和全程使用敏感药物。
2. 常用药物
   - （1）杀菌剂有异烟肼、利福平、链霉素、吡嗪酰胺。
   - （2）抑菌剂有乙胺丁醇、对氨基水杨酸。
3. 使用方法
   - （1）分两阶段治疗：①强化治疗阶段2～3个月。②巩固治疗阶段。
   - （2）短程化疗总疗程6～9个月，标准化疗总疗程12～18个月。
   - （3）如有高热等严重毒性症状时，在有效抗结核治疗的基础上短期用糖皮质激素。
   - （4）常用抗结核药物的不良反应和注意事项，见表2-8-1。

3. 使用方法

表2-8-1 常用抗结核药物的不良反应和注意事项

药名	不良反应	注意事项
异烟肼（H，INH）	周围神经炎、消化道反应、偶有肝损害	避免与抗酸药同时服用，注意消化道反应、肢体远端感觉及精神状态；监测肝功能
利福平（R，RFP）	肝损害、过敏反应	服药后体液及分泌物呈橘黄色；与对氨基水杨酸、乙胺丁醇合用可加重肝毒性和视力损害；监测肝功能
链霉素（S，SM）	听力障碍、眩晕、口周麻木、肾损害、过敏反应	用药前和用药后每1～2个月进行听力检查，注意有无平衡失调；监测尿常规
吡嗪酰胺（Z，PZA）	胃肠道不适、肝损害、高尿酸血症、关节痛	警惕肝毒性，监测肝功能；注意关节疼痛，监测血清尿酸；孕妇禁用
乙胺丁醇（E，EMB）	球后视神经炎、胃肠道反应、偶有肝损害	用药后1～2个月进行1次视力和辨色力检查；幼儿禁用
对氨基水杨酸（P，PAS）	胃肠道反应、过敏反应、肝损害	饭后服药，减轻消化道不适，监测肝功能

4. 对症处理
   （1）休息、补充足够营养。
   （2）做好咯血护理，防止窒息。
   （3）胸腔穿刺抽液
      1）一般每次抽液不超过1000ml。
      2）抽液时，病人出现头晕、出汗、面色苍白、心悸、脉细、四肢发凉等"胸膜反应"应立即停止抽液，让病人平卧，必要时皮下注射0.1%肾上腺素0.5ml。
      3）密切观察血压变化，预防休克发生。

八、护理诊断/问题

1. 活动耐力下降　与活动性肺结核有关。
2. 营养失调：低于机体需要量　与结核病变致机体消耗增加和食欲减退有关。
3. 知识缺乏：缺乏有关肺结核传播及化疗方面的知识。
4. 潜在并发症：呼吸衰竭、胸腔积液、自发性气胸。

九、护理措施

1. 一般护理
   （1）环境、休息与体位
      1）若是开放性结核病人则进行呼吸道隔离，病室保持良好通风，每日用紫外线照射消毒，或用0.1%过氧乙酸1～2ml加入空气清洁剂内做空气喷雾消毒。
      2）依据病情安排病人休息，活动性肺结核病人增加休息时间，重症病人卧床休息，恢复期病人可适当增加户外活动。
      3）呼吸困难病人可给予半卧位或高枕卧位；胸痛、咯血病人取患侧卧位。
   （2）饮食护理
      1）宜高热量、高蛋白、富含维生素饮食。
      2）多饮水，每日不少于1500ml，以补充水分，必要时遵医嘱静脉输液。
   （3）生活护理
      1）指导病人注意个人卫生：①外出戴口罩，严禁随地吐痰。②咳嗽和打喷嚏时不要面对他人，应以双层纸巾掩住口鼻，然后将纸巾焚烧灭菌。③痰菌培养阳性的病人，痰液吐在有盖的痰杯内加消毒液浸泡1小时后方可倒掉。
      2）不要和家人共同进餐，如同桌共餐使用公筷，病人用过的食物/食具先煮沸5分钟后再丢弃/洗涤。
      3）勤在烈日下暴晒被褥、睡枕及厚重衣物等，暴晒时间6小时以上。

2. 病情观察 ⎰(1) 注意观察病人发热、盗汗、消瘦、贫血等全身症状，如若出现高热、气促、发绀，提示病情严重。
　　　　　 ⎱(2) 观察咳嗽、咳痰、咯血情况，注意痰液的颜色、气味、量的变化，警惕咯血窒息。

3. 对症护理 ⎧(1) 发热：卧床休息，多饮水，必要时给予物理降温或小剂量解热镇痛药。
　　　　　 ⎨(2) 盗汗：防止受凉，及时用温毛巾擦干身体和更换汗湿衣服、被单等，保持衣物、床单的干燥清洁。
　　　　　 ⎩(3) 咳嗽：指导病人进行有效咳嗽、咳痰，若病人干咳剧烈，可适当给予止咳祛痰剂，如复方甘草合剂等。

4. 用药护理 ⎰(1) <u>告知病人及家属不规则服药或过早停药是治疗失败的主要原因，应遵医嘱坚持规律、全程使用药物。</u>
　　　　　 ⎱(2) <u>告知病人所用抗结核药物的主要不良反应，如巩膜黄染、肝区疼痛、听力减退、眩晕、胃肠道反应等，用药期间一旦出现，应及时就诊，请医生处理。</u>

5. 心理护理　肺结核病程长、恢复慢，且病情易反复，使病人产生急躁、惧怕心理，应耐心向病人讲解疾病的知识，并给予病人帮助与支持。

十、健康教育

1. 疾病预防知识指导
　(1) **控制传染源**：对结核病人做到**早发现、早隔离、早治疗**。
　(2) **切断传播途径**：**做好呼吸道隔离及加强预防宣传**。
　(3) **保护易感人群**：对未受过结核菌感染，如新生儿和结核菌素试验阴性的儿童及时**接种卡介苗**，以获得特异性免疫力。

2. 生活保健知识指导
　(1) 告知病人生活要有规律，戒烟戒酒，加强营养，增强机体的抗病能力。
　(2) 督促病人按医嘱坚持规则、合理、全程的抗结核治疗，定期随诊，报告用药的反应，接受X线检查，以便医生及时调整用药，继续巩固治疗至痊愈。

要点回顾

1. 肺结核的主要传染源，结核病主要的传播途径。
2. 肺结核的临床表现。
3. 结核菌素试验的判断方法。
4. 抗结核化学药物的治疗原则，常用的抗结核药物，这些常用的抗结核药物的不良反应。
5. 预防肺结核发生。

模拟试题栏——识破命题思路，提升应试能力

一、专业实务

A₁型题

1. 关于肺结核化学治疗的原则，描述<u>错误</u>的是
　A. 早期使用抗结核药
　B. 联合使用两种以上药物
　C. 间断使用抗结核药
　D. 严格遵照适当的药物剂量
　E. 坚持完成规定疗程

A₂型题

2. 病人，女，16岁。消瘦，2天前体温突然增高至39℃，气急发绀，胸部X线示：两肺野布满大小一致、密度均匀的粟粒状阴影，结核菌素试验阳性。半年前由边远山区进入工厂工作，每日工作12小时，以前从未做过预防接种，该病人可能发生了
　A. 原发型肺结核　　B. 急性血行播散型肺结核
　C. 浸润型肺结核　　D. 结核性胸膜炎
　E. 慢性纤维空洞性肺结核

3. 病人，男，23岁。反复咳嗽咳痰1周，自服止咳药症状未见减轻，X线胸片未见明显异常。父亲3年前曾患肺结核，现已治愈。病人询问结核菌素试验可以判断结果的时间为注射后
　A. 4~6小时　　　　B. 8~10小时

C. 12~18小时　　D. 24~36小时
E. 48~72小时

A₃/A₄型题

（4、5题共用题干）

病人，男，30岁。2个月来出现午后低热、盗汗、乏力、消瘦、食欲缺乏，近1周高热、咳嗽、咳痰，痰中带血，痰结核分枝杆菌检查结果阳性，应用链霉素抗结核治疗。

4. 链霉素长期应用可出现的不良反应是
   A. 周围神经炎　　B. 肝损害
   C. 眩晕，听力障碍　　D. 高尿酸血症
   E. 视神经炎

5. 最简单、有效的处理肺结核病人痰液的方法是
   A. 深埋　　B. 焚烧
   C. 阳光下暴晒　　D. 用开水煮沸
   E. 消毒液浸泡

二、实践能力

A₁型题

6. 可使人体产生对结核菌的获得性免疫力的预防措施是
   A. 普及结核病防治知识
   B. 进行卡介苗接种
   C. 及早发现并治疗病人
   D. 消毒衣物，隔离病人
   E. 加强锻炼，增强体质

A₂型题

7. 病人，男，35岁。咳嗽、咳白色黏痰4个月，痰结核菌素试验阳性。护士对该病人进行病情观察时，发现下列何种情况提示病情较重
   A. 低热盗汗，颧部潮红
   B. 软弱疲乏，精神不振
   C. 食欲减退，体重减轻
   D. 胸闷不适，咳嗽咳痰
   E. 高热不退，脉搏快速

8. 病人，男，35岁。因"发热、咳嗽、体重下降3个月"入院。入院后行结核菌素试验，结果如下图。病人询问结果含义，护士解释正确的是

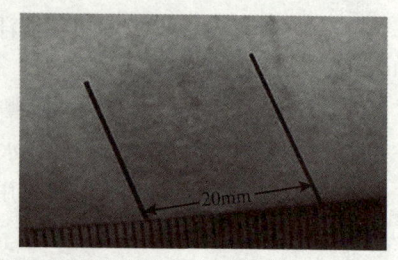

   A. 强阳性，提示体内有结核菌素抗体
   B. 强阳性，提示机体对结核菌素过敏
   C. 强阳性，提示活动性结核病
   D. 强阳性，提示曾有结核菌感染
   E. 强阳性，提示肺结核有空洞

9. 病人，男，40岁。确诊肺结核即开始标准化疗。护士对病人开展化疗用药健康教育，以下叙述正确的是
   A. 吡嗪酰胺可导致听神经损伤
   B. 使用乙胺丁醇后，注意观察视力和绿色分辨率
   C. 利福平应避免与抗酸药同服
   D. 链霉素可能会引起高尿酸血症
   E. 异烟肼可引起大小便颜色呈现橘红色

A₃/A₄型题

（10~12题共用题干）

病人，女，33岁。干咳伴乏力、低热、夜间盗汗、体重减轻2个月余。X线片：右上肺阴影。疑诊肺结核收住入院。

10. 为明确诊断应进行的检查是
    A. 结核菌素试验　　B. 痰结核菌检查
    C. 呼吸功能检查　　D. 腹部B超
    E. 纤维支气管镜检查

11. 经检查确诊为肺结核，拟行异烟肼、利福平和吡嗪酰胺化疗。利福平的药物副作用是可以引起
    A. 周围神经炎　　B. 听力障碍
    C. 球后视神经炎　　D. 胃肠道反应
    E. 肝损害

12. 应采取的隔离措施是
    A. 消化道隔离　　B. 呼吸道隔离
    C. 保护性隔离　　D. 接触隔离
    E. 床边隔离

第9节　原发性支气管肺癌

一、概述

1. 原发性支气管肺癌（简称肺癌）指原发于支气管黏膜或腺体的肺部恶性肿瘤。
2. 常有区域性淋巴结和血行转移。

二、病因

1. **吸烟** 是重要危险因素。
2. **其他** 职业因素、空气污染、电离辐射、饮食与营养、病原微生物感染、家族遗传等。

三、分类

1. 按解剖学部位分类
   - （1）中央型肺癌
     1) 指发生在段支气管至主支气管的癌肿。
     2) 约占肺癌3/4，以鳞癌及小细胞癌较多见。
   - （2）周围型肺癌
     1) 指发生在段支气管以下的癌肿。
     2) 约占肺癌1/4，以腺癌较为多见。

2. 按细胞分化程度和形态特征分类
   - （1）鳞状上皮细胞癌（鳞癌）
     1) 最常见，以中心性肺癌多见。
     2) 多见于老年男性，与吸烟关系密切。
     3) 鳞癌生长缓慢，转移较晚，手术治疗的机会相对多。
     4) 对放疗、化疗不敏感。
   - （2）小细胞未分化癌（小细胞癌）
     1) 恶性程度最高，多发生于肺门附近的大支气管。
     2) 癌细胞生长快，侵袭力强，远处转移早。
     3) 对放疗、化疗均敏感。
   - （3）大细胞未分化癌（大细胞癌）
     1) 恶性程度较高，可发生在肺门附近或肺边缘的支气管。
     2) 大细胞癌转移较小细胞未分化癌晚，手术切除机会较大。
   - （4）腺癌
     1) 女性及不吸烟者中多见，以周围型肺癌多见。
     2) 局部浸润和血行转移较早，易转移至肝、脑、骨及胸膜。
     3) 对放疗、化疗敏感性较差。

四、临床表现

1. 原发肿瘤引起的症状和体征
   - （1）咳嗽
     1) 常以刺激性干咳为早期首发症状。
     2) 随肿瘤增大，咳嗽可呈高金属音。
   - （2）咯血：以中央型肺癌多见，多为持续性痰中带血或间断血痰。
   - （3）局限性喘鸣、胸闷、气短：肿瘤引起支气管狭窄、阻塞，可引起胸闷、气急，并发肺炎、肺不张及胸腔积液时，呼吸困难加重。
   - （4）体重下降：食欲减退，晚期表现为消瘦、恶病质。
   - （5）发热：多为持续性癌性低热。

2. 肿瘤局部扩展引起的症状和体征
   - （1）胸痛
     1) 由肿瘤压迫臂丛交感神经引起。
     2) 患侧上肢麻木、无力、烧灼样疼痛，夜间重。
   - （2）呼吸困难：肿瘤压迫大气道时，引起吸气性呼吸困难。
   - （3）吞咽困难：肿瘤侵犯或压迫食管。
   - （4）声音嘶哑：癌肿压迫喉返神经，以左侧多见。
   - （5）上腔静脉阻塞综合征
     1) 癌肿侵犯纵隔，压迫上腔静脉。
     2) 表现：①头面部、颈部和上肢水肿。②胸前部淤血和静脉曲张。
   - （6）Horner综合征
     1) 肺上沟癌（肺尖部）压迫颈部交感神经。
     2) 表现：①引起病侧眼睑下垂、瞳孔缩小、眼球内陷。②同侧额部与胸壁无汗或少汗，感觉异常。
   - （7）臂丛神经压迫综合征
     1) 由肿瘤压迫臂丛交感神经引起。
     2) 患侧上肢麻木、无力、火灼样疼痛，夜间重。

3. 肺外转移引起的症状和体征
   - （1）肺癌可转移至脑、骨、肝、淋巴结等部位。
   - （2）右锁骨上淋巴结肿大是最常见的转移部位。

4. 癌作用于其他系统引起的肺外表现（副癌综合征） 如肥大性肺性骨关节病、男乳房发育、库欣综合征、稀释性低钠血症、神经肌肉综合征、高钙血症。

五、辅助检查

1. 胸部X线检查　是发现肺癌最主要的一种方法。
2. 痰脱落细胞检查　是简单有效的早期诊断肺癌的方法之一。
3. 纤维支气管镜检查　可获取组织进行组织学诊断。
4. 其他检查　经胸壁针刺活检、纵隔镜检查、胸腔镜检查、开胸肺活检、肿瘤标志物检查等有助于确诊。

六、治疗要点

1. 手术治疗　非小细胞肺癌早期以手术治疗为主。
2. 化学药物治疗　小细胞肺癌以化疗为主。
3. 放射治疗　小细胞肺癌＞鳞癌＞腺癌。
4. 其他　包括局部介入治疗、生物调节治疗、中医药治疗。

七、护理诊断/问题

1. 恐惧　与肺癌的确诊、不了解治疗计划及感到治疗对机体功能的影响和死亡威胁有关。
2. 慢性疼痛：胸痛、骨痛、头痛　与癌细胞浸润、肿瘤压迫或转移有关。
3. 营养失调：低于机体需要量　与癌肿致机体过度消耗、压迫食管致吞咽困难、化疗反应致食欲下降、摄入量不足有关。
4. 潜在并发症：肺部感染、呼吸衰竭、化疗药物毒副作用、放射性食管炎及放射性肺炎。

八、护理措施

1. 一般护理
   - （1）休息、体位：安排病人卧床休息，指导采取舒适体位，减轻不适。
   - （2）饮食护理
     - 1）给予高热量、高蛋白、高维生素、清淡、易消化饮食。
     - 2）不能进食者给予鼻饲或肠外营养。

2. 病情观察
   - （1）注意观察有无肿瘤转移的症状。
   - （2）化疗、放疗者注意观察其不良反应。

3. 对症护理
   - （1）疼痛
     - 1）肺癌病人晚期最突出的病症是疼痛和呼吸困难。
     - 2）处理：如采取舒适的体位、避免剧烈咳嗽、局部按摩、局部冷敷、使用放松技术、分散注意力等，或遵医嘱使用止痛药物，晚期采用患者自控镇痛（PCA）。
   - （2）呼吸困难：给予病人高斜坡卧位，遵医嘱吸氧，根据病情鼓励病人下床活动，以增加肺活量。大量胸腔积液者，协助医生进行胸腔穿刺，抽出胸腔积液。

4. 放疗护理
   - （1）放疗前：应做好病人的思想工作，避免紧张、恐惧情绪。
   - （2）放疗时：协助病人取舒适体位，嘱其不要随意移动身体，以免损伤其他部位皮肤。
   - （3）在放疗过程中，如白细胞低于$3.0×10^9$/L，血小板低于$8.0×10^9$/L，应及时查找原因，或暂停放疗，给予综合治疗。
   - （4）放疗后
     - 1）病人应穿着宽松柔软衣服。
     - 2）保持照射部位的干燥，清洁。
     - 3）避免物理和化学刺激，不能让日光暴晒、风吹和热敷。
     - 4）不能用刺激性强的洗涤用品。
     - 5）不能涂抹保湿性药物与含有金属离子的药物。

5. 心理护理。

九、健康教育

1. 疾病预防
   - （1）提倡健康生活方式，劝导戒烟，避免被动吸烟。
   - （2）改善工作及生活环境，减少和避免吸入致癌物质。
   - （3）高危人群定期筛查，做到早发现早治疗。

2. 疾病知识指导
(1) 加强病人营养支持，合理安排休息和活动。
(2) 督促病人坚持化疗或放疗，如出现呼吸困难、疼痛等症状加重或不缓解，应及时就诊。
(3) 做好心理支持，消除病人恐惧心理。

要点回顾

1. 与肺癌发生有关的因素。
2. 肺癌的分类方法。
3. 肺癌早期的常见症状。
4. 肺癌胸外转移常见部位，最常见的转移部位。

模拟试题栏——识破命题思路，提升应试能力

一、专业实务

A₁型题

1. 放化疗效果最好的肺癌类型是
   A. 鳞状上皮细胞癌　　B. 小细胞未分化癌
   C. 大细胞未分化癌　　D. 腺癌
   E. 肺泡细胞癌

A₂型题

2. 病人，男，48岁。近3个月来出现刺激性咳嗽，痰中带血丝，诊断右肺癌入院治疗。该病人可能出现的副肿瘤综合征表现是
   A. 体重下降
   B. 头痛、呕吐
   C. 锁骨上淋巴结转移
   D. 库欣综合征
   E. 咳嗽、咯血

A₃/A₄型题

(3、4题共用题干)

病人，男，75岁。数月来出现刺激性呛咳、咳白色黏痰，偶尔痰中有血丝。诊断为原发性支气管肺癌，为手术治疗入院。

3. 护士对病人进行评估时，发现下面因素与患肺癌最有关系的是
   A. 体重过重　　　　B. 母亲患高血压
   C. 吸烟30年　　　　D. 发现糖尿病
   E. 退休前是司机

4. 护士采集病人的痰液标本做细胞学检查，目的是确定痰中是否有
   A. 红细胞　　　　　B. 黏液管型
   C. 癌细胞　　　　　D. 致病菌
   E. 白细胞

二、实践能力

A₁型题

5. 支气管肺癌常见的呼吸系统早期症状是
   A. 声音嘶哑　　　　B. 胸痛
   C. 气促　　　　　　D. 刺激性呛咳
   E. 发热

A₂型题

6. 病人，女，63岁。20年前曾患肺结核，近2个月来出现刺激性咳嗽，痰中带血丝，伴左胸疼、发热，X线片示右上肺4cm×3.5cm大小的阴影，边缘模糊，周围毛刺，痰液找癌细胞为阳性。应考虑的诊断为
   A. 肺结核　　　　　B. 肺囊肿
   C. 非良性肿瘤　　　D. 肺脓肿
   E. 肺癌

7. 病人，男，72岁。诊断为中期肺癌，对于此中度癌性疼痛病人应选用下列镇痛药物中的
   A. 布洛芬　　　　　B. 吗啡
   C. 哌替啶　　　　　D. 曲马多
   E. 阿司匹林

8. 病人，男，70岁。诊断为左上肺腺癌，近日病人出现左眼下垂，左瞳孔缩小，球结膜充血，此时病人可能出现
   A. 脑转移　　　　　　B. 上腔静脉综合征
   C. Horner综合征　　　D. 异位内分泌综合征
   E. 库欣综合征

A₃/A₄型题

(9~12题共用题干)

病人，男，50岁。支气管肺癌。病理组织报告为"鳞状细胞癌"。

9. 按解剖学部位分类，该癌肿最常见的类型是
   A. 周围型　　　　　B. 混合型
   C. 边缘型　　　　　D. 中央型
   E. 巨块型

10. 病人进行肿瘤切除术后，需要进行化疗，输注化疗药前与病人沟通，最重要的注意事项是
    A. 健康教育　　　　B. 评估血管
    C. 保护血管　　　　D. 血液检验指标正常
    E. 告知病人，并要求签署化疗同意书

11. 病人在输注化疗药过程中，突然感觉静脉穿刺处

疼痛，紧急处理措施是
A. 安慰病人
B. 检查有无回血，如有回血继续输注
C. 拔掉液体
D. 立即停止输液，做进一步处理
E. 通知医生

12. 病人治疗过程中，白细胞低于多少时应停止化疗或减量
A. $6.5×10^9$/L B. $5.5×10^9$/L
C. $4.5×10^9$/L D. $3.0×10^9$/L
E. $2.5×10^9$/L

第10节 慢性呼吸衰竭

一、概述

1. 呼吸衰竭指各种原因引起的肺通气和（或）换气功能严重障碍，导致缺氧和（或）二氧化碳潴留，从而引起一系列病理生理改变和相应临床表现的综合征。
2. 静息条件下呼吸大气压空气时，$PaO_2<60mmHg$ 和（或）$PaCO_2>50mmHg$ 即为呼吸衰竭。
3. 根据血气的变化将呼吸衰竭分型
   （1）缺氧性呼吸衰竭（Ⅰ型）：仅有 PaO_2 下降，$PaCO_2$ 正常。
   （2）高碳酸性呼吸衰竭（Ⅱ型）：既有 PaO_2 下降，也有 $PaCO_2$ 升高。
4. 根据病程可分为急性呼吸衰竭和慢性呼吸衰竭。

二、病因

1. 气道阻塞性病变　如COPD、严重哮喘等，是引起慢性呼吸衰竭最常见的原因。
2. 肺组织病变　严重肺炎、肺气肿、肺水肿等。
3. 肺血管病变　肺栓塞等。
4. 心脏疾病　缺血性心脏病、严重心瓣膜疾病等。
5. 胸廓与胸膜病变　胸膜畸形、气胸、广泛胸膜增厚等。
6. 神经肌肉病变　脑血管意外、重症肌无力等。

三、发病机制

1. 肺泡通气不足。
2. 通气/血流失调　是低氧血症最常见原因。
3. 气体弥散障碍　肺泡膜对氧的弥散力仅为二氧化碳的1/20，故以低氧血症为主。
4. 肺内动-静脉分流增加。
5. 耗氧量增加。

四、临床表现　除原发病症状外，其临床表现主要与缺氧和高碳酸血症有关。

1. 呼吸困难　最早、最突出的表现。
2. 发绀　缺氧的典型表现，可见口唇、指甲等处发绀。
3. 精神神经症状
   （1）缺氧 1）出现注意力分散，智力、定向力减退。
   　　　　 2）缺氧程度加重，出现烦躁不安、神志恍惚、嗜睡、昏迷。
   （2）二氧化碳潴留 1）轻度：表现兴奋症状，如多汗、烦躁、嗜睡、失眠。
   　　　　　　　　　2）重度：表现中枢症状，出现神志淡漠、间歇抽搐、昏睡、昏迷等现象，称肺性脑病。
4. 循环系统症状　早期血压升高、心率加快，晚期心率减慢、血压下降、心律失常甚至心脏停搏。二氧化碳潴留者出现静脉充盈、皮肤潮红、温暖多汗、血压升高等症状，部分病人因脑血管扩张出现搏动性头痛。

五、辅助检查　动脉血气分析（是诊断呼吸衰竭的主要依据）显示 $PaO_2<60mmHg$ 和（或）$PaCO_2>50mmHg$，动脉血氧饱和度<90%；血pH常降低。

六、治疗

1. 治疗原则
- （1）保持呼吸道通畅。
- （2）正确运用氧疗，纠正缺氧。
- （3）增加通气量，改善二氧化碳潴留，及时纠正酸碱失衡和电解质紊乱。
- （4）积极处理原发病和诱因。
- （5）维持心、脑、肾等重要脏器的功能，预防和治疗并发症。

2. 治疗要点
- （1）氧疗：低浓度（28%～30%）、低流量（1～2L/min）吸氧。
- （2）机械通气：无创或有创机械通气。
- （3）抗感染：慢性呼吸衰竭急性加重的常见诱因是感染。
- （4）应用呼吸兴奋剂
  - 1）主要用于以中枢抑制为主所致的呼吸衰竭。不宜用于以换气功能障碍为主所致的呼吸衰竭。
  - 2）使用时需在保持气道通畅的前提下，否则会加重呼吸肌疲劳，加重二氧化碳潴留。

七、护理诊断/问题

1. 气体交换受损　与肺泡通气不足、通气与血流比例失调、肺泡弥散障碍有关。
2. 清理呼吸道无效　与呼吸道分泌物多而黏稠、咳嗽无力、意识障碍或人工气道有关。
3. 意识障碍　与缺氧和二氧化碳潴留所致中枢神经系统抑制有关。
4. 焦虑　与病情危重、死亡威胁及需求未能满足有关。

八、护理措施

1. 一般护理
- （1）休息和体位：尽量减少活动，卧床休息，取半卧位或坐位。
- （2）饮食护理：给予高热量、高蛋白、高维生素、清淡、易消化的流质或半流质饮食，不能进食者给予鼻饲或肠外营养。

2. 病情观察　密切观察生命体征，呼吸困难程度；注意观察有无发绀、球结膜充血、皮肤温暖、湿润等缺氧和二氧化碳潴留的表现，有无肺性脑病症状，一旦发现，立即报告医生并协助处理。

3. 对症护理
- （1）氧疗护理
  - 1）氧疗适应证：慢性呼吸衰竭病人 $PaO_2 < 60mmHg$，是氧疗的绝对适应证。
  - 2）氧疗方法：鼻导管、鼻塞或面罩（面罩给氧一般用于低氧血症比较严重的Ⅰ型呼吸衰竭和急性呼吸窘迫综合征的病人）给氧。①对Ⅰ型呼吸衰竭病人，短时间内间歇给予高浓度（>50%）或高流量（4～6L/min）吸氧。②对Ⅱ型呼吸衰竭病人，应低流量（1～2L/min）、低浓度（28%～30%）、持续给氧，以免缺氧纠正过快引起呼吸中枢抑制。
  - 3）氧疗疗效观察：①若吸氧后呼吸困难缓解、心率减慢、发绀减轻、尿量增多，表示氧疗有效。②若发绀消失，神志清楚，精神好转，$PaO_2 > 60mmHg$，$PaCO_2 < 50mmHg$，可考虑终止氧疗。③若呼吸过缓或意识障碍加深，须警惕二氧化碳潴留。
- （2）清理呼吸道，保持呼吸通畅
  - 1）及时清除痰液。
  - 2）按医嘱应用支气管扩张剂，对病情重或昏迷病人行气管插管或气管切开，使用人工机械呼吸机。

4. 用药护理
- （1）呼吸兴奋剂（如尼可刹米、洛贝林等）：必须保持呼吸道通畅。使用药物过程中如出现恶心、呕吐、颜面潮红、烦躁、肌肉抽搐、心律失常、皮肤瘙痒、皮疹等现象提示呼吸兴奋剂过量，应立即报告医生。
- （2）对烦躁不安、夜间失眠病人，慎用镇静剂，以防引起呼吸抑制。

5. 心理护理。

九、健康教育

1. 指导病人和家属学会合理家庭氧疗的方法及注意事项。鼓励病人做缩唇腹式呼吸以改善肺通气。
2. 预防上呼吸道感染，保暖，季节更替和流感季节少外出，少去公共场所。
3. 劝告戒烟酒。定时专科门诊复查，如出现发热、气促、发绀等症状请立即就医。

要点回顾

1. 呼吸衰竭的分类方法。
2. 呼吸衰竭最主要的诊断依据，呼吸衰竭病人主要的临床表现，其中最早出现、最突出的临床表现。
3. Ⅱ型呼吸衰竭的病人应采取低流量给氧的原因。

模拟试题栏——识破命题思路，提升应试能力

一、专业实务

A₁型题

1. 氧气的弥散能力是二氧化碳的
   A. 1/10倍   B. 1/20倍   C. 10倍
   D. 20倍   E. 40倍

A₂型题

2. 病人，女，70岁。患肺源性心脏病20余年，两周前咳嗽、咳痰加重入院，今晨呼吸困难加重，烦躁不安，神志恍惚。查体：体温37.4℃，脉搏110次/分，呼吸36次/分，节律不齐，口唇发绀。$PaCO_2$ 65mmHg，PaO_2 50mmHg。此病人产生二氧化碳潴留的最主要机制是
   A. 通气不足   B. 通气/血流失调
   C. 肺动-静脉分流   D. 弥散障碍
   E. 氧耗量增加

A₃/A₄型题

（3～5题共用题干）

病人，男，71岁。吸烟40多年，反复咳嗽、咳痰、气喘30年，近1周来咳黄痰且黏稠不易咳出，白天嗜睡，夜间不眠，今晨被发现唤之不醒而急诊。查体：血压148/90mmHg，昏睡状，瞳孔等大，球结膜水肿，桶状胸，双肺可闻及较多干、湿啰音，心率120次/分，心律不齐，双下肢凹陷性水肿，未引出病理反射。

3. 护士发现病人上述情况，除立即通知医生外，同时采取的护理措施是
   A. 使用利尿剂
   B. 使用祛痰药物
   C. 持续低浓度吸氧
   D. 使用支气管扩张剂
   E. 气管插管或气管切开

4. 该病人昏睡最可能的原因是
   A. 脑出血   B. 脑血栓   C. 脑梗死
   D. 肺性脑病 E. 代谢性碱中毒

5. 为进一步确定昏睡原因，最有意义的首选检查是
   A. 心脏超声波检查   B. 胸部X线检查
   C. 动脉血气分析   D. 脑部CT检查
   E. 心电图检查

二、实践能力

A₁型题

6. 呼吸衰竭发生时，最早因缺氧发生损害的组织器官是
   A. 大脑   B. 心脏   C. 肝脏
   D. 肾脏   E. 肺脏

7. 慢性呼吸衰竭病人最早、最突出的临床表现是
   A. 发绀   B. 发热
   C. 咳嗽   D. 神经精神症状
   E. 呼吸困难

8. 慢性呼吸衰竭痰多的病人，使用以下哪种药物后可能会引起痰液黏稠度增加使排痰困难
   A. 泼尼松   B. 沙丁胺醇
   C. 氨茶碱   D. 呋塞米
   E. 盐酸氨溴索

A₂型题

9. 病人，男，78岁。COPD病史5年。因受凉并发肺部感染咳嗽、咳痰入院。血气分析：PaO_2 50mmHg，$PaCO_2$ 55mmHg，pH 7.35。该病人最可能的诊断是
   A. 支气管哮喘   B. 支气管肺炎
   C. 支气管扩张   D. Ⅰ型呼吸衰竭
   E. Ⅱ型呼吸衰竭

10. 病人，男，65岁。诊断"COPD，Ⅱ型呼吸衰

竭，肺性脑病"。护理人员应避免使用的处理措施是
A. 持续低流量给氧
B. 静脉滴注抗生素
C. 肌内注射呋塞米
D. 烦躁时使用镇静剂
E. 口服解痉平喘类药物

11. 病人，男，67岁。因"呼吸衰竭"入院，应用辅助呼吸和呼吸兴奋剂过程中，出现恶心、呕吐、烦躁不安、面颊潮红、肌肉颤动等现象。应考虑为
A. 呼吸兴奋剂过量 B. 肺性脑病
C. 呼吸性碱中毒 D. 肺泡通气不足
E. 痰液阻塞

A₃/A₄型题
(12～14题共用题干)
病人，男，65岁。患COPD 12年，近3年来出现下肢水肿，2天前感冒后病情加重，口唇发绀，神志恍惚，双下肢闻及湿啰音，心率120次/分。

12. 护士观察此病人时，提示病情危重的表现是
A. 呼吸频率加快 B. 呼吸频率减慢
C. 间歇呼吸 D. 库斯莫尔呼吸
E. 浅快呼吸

13. 护士针对此病人的护理措施中，不妥的是
A. 取半卧位 B. 保持呼吸道通畅
C. 保持口鼻清洁 D. 快速补充水分
E. 立即给予低流量氧气吸入

14. 该病人血气分析当前结果：pH 7.30，PaO₂ 40mmHg，PaCO₂ 80mmHg。护士判断病人的酸碱平衡为
A. 代谢性酸中毒代偿期
B. 代谢性酸中毒失代偿期
C. 呼吸性酸中毒代偿期
D. 呼吸性酸中毒失代偿期
E. 呼吸性酸中毒合并代谢性碱中毒

第11节 急性呼吸窘迫综合征

一、定义
1. 急性呼吸窘迫综合征（ARDS）是指由各种肺内、外致病因素导致的急性弥漫性、炎症性肺损伤引起的急性呼吸衰竭。
2. 主要表现为进行性呼吸困难、难治性低氧血症。
3. 主要病理特征为肺毛细血管通透性增加所致的高蛋白渗出性肺水肿和透明膜形成，可致肺间纤维化。
4. 根据氧合指数（PaO₂/FiO₂）分类
   （1）轻度：200mmHg＜PaO₂/FiO₂≤300mmHg。
   （2）中度：100mmHg＜PaO₂/FiO₂≤200mmHg。
   （3）重度：PaO₂/FiO₂≤100mmHg。

二、病因
1. 肺内因素
   （1）化学性因素：吸入烟雾、化学性物质、胃内容物、氧中毒等。
   （2）物理性因素：肺损伤，放射性损伤。
   （3）生物性因素：重症肺炎，是我国最主要病因。
2. 肺外因素 严重休克、败血症等。

三、发病机制 发病机制仍不清楚，目前认为是除各种危险因素对肺泡膜造成直接损失外，还激发了机体产生系统性严重反应综合征，导致多种细胞及其释放的炎性介质和细胞因子间接介导肺发生炎症反应，致使肺毛细血管通透性增加，导致肺广泛充血、水肿和肺泡内透明膜形成。

四、临床表现 除原发病症状与体征外，主要表现为顽固的低氧血症和进行性呼吸窘迫。（一般在受到发病因素攻击后72小时内出现）。
1. 症状
   （1）最早出现的症状是呼吸困难，为进行性加重的呼吸困难，伴严重低氧血症。
   （2）表现：呼吸深快、费力、胸部紧束、呼吸窘迫，用普通的吸氧疗法不能改善。
2. 体征 早期无异常，或仅在双肺闻及少量湿啰音，后期闻及水泡音，可有管状呼吸音。

五、辅助检查
1. 动脉血气
   （1）以低PaO₂、低PaCO₂和高pH为典型改变：PaO₂＜60mmHg，PaCO₂＜35mmHg，pH升高。
   （2）氧合指数（PaO₂/FiO₂）≤300mmHg是诊断ARDS的必备条件。

2. X线检查　早期仅表现为肺纹理增多、边缘模糊，继而出现斑片状阴影，并逐渐融合成大片磨玻璃样阴影或实变浸润影；后期可出现肺间质纤维化改变。
3. 床边肺功能监测　肺顺应性降低，无效肺通气量比例增加。
4. 血流动力学监测　肺动脉压增高、肺动脉楔压（PAWP）＞18mmHg，提示左心衰竭。

六、治疗要点

1. 积极治疗原发病，是治疗的首要原则和基础。
2. 纠正缺氧
   - （1）迅速纠正低氧血症是抢救ARDS最重要的措施。
   - （2）一般需用面罩进行高浓度（＞50%）给氧，尽快使$PaO_2 \geq 60mmHg$或$SaO_2 \geq 90\%$。
3. 机械通气
   - （1）一旦诊断为ARDS应尽早进行机械通气，以提供充分的通气和氧合，支持器官功能。
   - （2）肺保护性通气
     - 1）呼气末正压通气（PEEP）：先从$5cmH_2O$，逐渐增加至合适水平。通常$8 \sim 18cmH_2O$。以维持$PaO_2 \geq 60mmHg$而$FiO_2 < 0.6$。
     - 2）小潮气量：6～8ml/kg，使吸气平台压控制在$30 \sim 35cmH_2O$以下，以防肺泡过度通气。
4. 液体管理
   - （1）为减轻肺水肿，应合理限制液体入量
     - 1）以可允许的较低循环容量来维持有效循环，保持肺处于相对"干"的状态。
     - 2）在血压稳定和保证脏器组织灌注前提下，液体出入量宜轻度负平衡。可使用利尿剂促进水肿消退。
     - 3）有低血压和重要脏器低灌注者，应首先保证充足的血容量。
   - （2）除低蛋白血症外，早期不宜给胶体溶液。
5. 营养支持与监护　提倡全胃肠营养。
6. 其他　非感染性引起的ARDS，早期可以应用激素。ARDS伴有败血症或严重呼吸道感染忌用激素。

七、护理诊断/问题

1. 气体交换受损　与肺毛细血管损伤、肺水肿、肺泡内透明膜形成有关。
2. 潜在并发症：多器官功能衰竭。

八、护理措施

1. 一般护理
   - （1）环境：安置于呼吸监护病房，专人专护。
   - （2）饮食护理：通过鼻饲或静脉高营养及时补充热量和给予高蛋白、高脂肪饮食。
   - （3）生活护理：加强皮肤和口腔护理，防止继发感染。
2. 病情观察
   - （1）观察生命体征、呼吸，发绀严重程度，有无烦躁、呼吸困难等，准确记录出入量。
   - （2）如呼吸频率由快变慢，节律不整，经高流量吸氧后，发绀仍进行性加重，提示病情危重，及时通知医生抢救。
   - （3）如出现皮肤、黏膜、呼吸道、阴道等处出血，提示弥散性血管内凝血，及时通知医生抢救。
3. 对症护理
   - （1）氧疗护理：给予高浓度（＞50%）、高流量（4～6L/min）吸氧，迅速提高$PaO_2 > 60mmHg$，$SpO_2 > 90\%$；如$PaO_2 < 50mmHg$，需机械通气，并使用呼气末正压通气。
   - （2）做好呼吸道护理。
4. 心理护理　使用机械通气的清醒病人，注意加强沟通，缓解病人的紧张和焦虑。

九、健康教育

1. 积极预防上呼吸道感染，避免受凉和过度劳累。
2. 适当锻炼身体，劳逸结合，保持生活规律，心情愉快，增强机体抵抗力。
3. 进食营养丰富、易消化的食物，戒烟酒。

锦囊妙"记"

ARDS早期"三无"表现

肺部无啰音；口唇无发绀；X线无变化。

要点回顾

1. 原发疾病发生后，ARDS的发生时间。
2. ARDS的主要临床表现。
3. 诊断ARDS的必备条件。
4. ARDS发生时最重要的措施。

模拟试题栏——识破命题思路，提升应试能力

一、专业实务

A₁型题

1. 诊断急性呼吸窘迫综合征的必要条件是
   A. $PaO_2/FiO_2 < 200mmHg$
   B. $PaO_2/FiO_2 < 300mmHg$
   C. $PaO_2/FiO_2 < 400mmHg$
   D. $PaO_2/FiO_2 < 500mmHg$
   E. $PAWP < 18mmHg$

A₃/A₄型题

（2~4题共用题干）

病人，男，28岁。因车祸入院，今晨起呼吸困难，鼻导管吸氧未见好转。查体：体温39℃，脉搏115次/分，呼吸32次/分，血压110/70mmHg。双肺闻及细、湿啰音及管状呼吸音。动脉血气分析：PaO_2 50mmHg，$PaCO_2$ 45mmHg。胸部X线：双肺可见大片阴影。诊断为急性呼吸窘迫综合征（ARDS）。

2. 对ARDS的诊断和病情的判断有重要意义的检查是
   A. 呼吸功能监测   B. 动脉血气分析
   C. 血流动力学监测 D. X线检查
   E. 心电图检查

3. 病人此时最主要的护理问题是
   A. 气体交换受损   B. 清理呼吸道无效
   C. 活动耐力下降   D. 焦虑
   E. 知识缺乏

4. 关于病人的护理措施错误的是
   A. 安置病人于重症监护室
   B. 维持体液的正平衡
   C. 可用利尿剂促进水肿的消退
   D. 提倡全胃肠营养
   E. 主张早期、大剂量、短疗程使用糖皮质激素

二、实践能力

A₂型题

5. 病人，女，28岁。剖宫产术后3天突发气促、大汗，立即给予面罩氧气吸入（吸入氧浓度50%），不能改善而转科。查体：血压90/60mmHg，呼吸38次/分。端坐呼吸，口唇发绀，双肺布满湿啰音和少量哮鸣音，白细胞$11.3×10^9/L$、中性粒细胞87%。该病人可能发生了
   A. 急性呼吸窘迫综合征
   B. 重症肺炎
   C. 腹腔感染
   D. 失血性休克
   E. 急性左心衰竭

6. 病人，男，37岁。因感染性休克入院。护士在观察病情时，下列症状最能提示其发生急性呼吸窘迫综合征的是
   A. 呼吸音减弱   B. 肺部湿啰音
   C. 躁动不安   D. 动脉氧分压下降
   E. 呼吸困难迅速加重

A₃/A₄型题

（7、8题共用题干）

病人，男，40岁。急性胰腺炎5天，今晨起突发呼吸困难，面罩吸氧未见好转。查体：体温39℃，脉搏117次/分，呼吸32次/分，血压116/70mmHg，双肺闻及细、湿啰音及管状呼吸音。动脉血气分析：PaO_2 55mmHg，$PaCO_2$ 50mmHg。胸部X线：双肺可见密度增高的大片状阴影。临床诊断为急性呼吸窘迫综合征。

7. 该病人抢救措施中最重要的是
   A. 鼻导管吸氧   B. 机械通气
   C. 维持酸碱平衡 D. 营养支持
   E. 维持液体平衡

8. 最有效的通气方式是
   A. 间歇正压通气   B. 间歇指令通气
   C. 间歇负压通气   D. 呼气末正压通气
   E. 面罩法给氧

（梁晓雁）

第3章 循环系统疾病病人的护理

考点提纲栏——提炼教材精华，突显高频考点

第1节 常见症状护理

一、心源性呼吸困难 心源性呼吸困难是指由各种心血管疾病引起的呼吸困难。

1. 护理评估
   - (1) 健康史评估
     - 1) 左心衰竭：最常见的原因，主要与肺循环淤血有关。
     - 2) 右心衰竭。
     - 3) 其他：心包积液、心脏压塞等。
   - (2) 身体评估
     - 1) 劳力性呼吸困难：①特点：体力活动时发生或加重，休息后缓解，是左心衰竭最早的症状。②机制：体力活动时回心血量增加，肺循环淤血加重。
     - 2) 夜间阵发性呼吸困难：①特点：病人夜间入睡后突然憋醒，被迫坐起，大多于端坐休息后缓解。重者可出现哮鸣音，称为"心源性哮喘"，是左心衰竭最典型的表现。②机制：睡眠平卧时回心血量增加，肺淤血加重；横膈抬高、肺活量减少；夜间迷走神经张力增高，小支气管收缩。
     - 3) 端坐呼吸：①特点：晚期可以出现端坐呼吸。表现为静息状态仍觉呼吸困难，不能平卧，被迫采取高枕卧位、半坐卧位、端坐位，甚至双下肢下垂坐位。重者可咳粉红色泡沫痰，发生急性肺水肿，是最严重的心源性呼吸困难。②机制：坐位时回心血量减少，膈肌下降，呼吸困难减轻。

2. 护理诊断/问题
   - (1) 气体交换受损 与肺淤血、肺水肿或伴肺部感染有关。
   - (2) 活动耐力下降 与组织供氧不足有关。

3. 护理措施
   - (1) 一般护理
     - 1) 环境：温湿度适宜，衣着宽松，盖被轻软，避免憋闷感。
     - 2) 休息与体位：①休息可减轻心脏负担，利于心功能恢复。明显呼吸困难者应卧床休息。②根据病情取适宜体位。呼吸困难时，取高枕卧位、半卧位或端坐位，急性肺水肿时给予双腿下垂坐位。③根据心功能分级确定活动量、时间和频度，循序渐进。活动范围可遵循床上—床边—病室内—科室内—上下楼梯—户外活动。
   - (2) 氧疗
     - 1) 一般氧流量为2~4L/min。
     - 2) 急性肺水肿时，高流量6~8L/min给氧，加乙醇（20%~30%）湿化。
     - 3) 肺源性心脏病时，低流量1~2L/min持续给氧。
   - (3) 病情观察
     - 1) 加强夜间巡视和床边安全监护。
     - 2) 注意观察呼吸困难有无改善、发绀有无减轻、SaO_2和血气分析结果是否正常等。
   - (4) 治疗配合：输液总量24小时在1500ml内，输液速度20~30滴/分。
   - (5) 心理护理：多巡视、多关心，稳定情绪。

二、心源性水肿
心源性水肿是心血管疾病引起的水肿。

1. 护理评估
   - (1) 健康史评估
     1) 右心衰竭：最常见的病因。
     2) 全心衰竭。
     3) 其他：渗出性心包炎或缩窄性心包炎。
   - (2) 身体评估
     1) 水肿特点：①下垂性。非卧床病人足踝部、胫前部明显，卧床病人见于腰骶部及会阴部，严重时延及全身，甚至出现胸腔积液、腹水。②凹陷性，对称性。③活动后加重，休息后减轻或消失。④伴随症状：尿量减少、近期体重增加。
     2) 机制：①右心功能不全→体循环静脉淤血→有效循环血量减少→肾血流量减少→继发性醛固酮分泌增多→水钠潴留→水肿。②静脉淤血→静脉压升高→毛细血管静脉端静水压增高→组织液生成增加→回吸收减少→水肿。

2. 护理诊断/问题
   - (1) 体液过多　与体循环淤血和水钠潴留有关。
   - (2) 有皮肤完整性受损的危险　与水肿、卧床过久、营养不良有关。

3. 护理措施
   - (1) 一般护理
     1) 休息与活动：①多卧床休息，下肢水肿者可抬高，伴胸腔积液或腹水者宜取半卧位。②原因：休息可增加肾血流量，提高肾小球滤过率，增加尿量，减轻肾脏负担。
     2) 饮食护理：①给予低盐、高蛋白、清淡易消化饮食。②限盐，摄盐量 <5g/d，限制含盐食物如腌熏制品、干海货、香肠、罐头、苏打饼干、含钠的饮料和调味品等。③限水，"量出为入"，一般每日入液量限制在1500ml以内，严重水肿者为前一天尿量+500ml。避免输注氯化钠溶液。
     3) 皮肤护理：①保持床褥清洁、柔软、平整、干燥，严重水肿者使用气垫床。②保持皮肤清洁，嘱病人穿柔软、宽松的衣服和鞋袜。③定时协助或指导病人更换体位，保护病人受压部位。④勿强行推、拉，防止擦伤皮肤。防止热水袋烫伤。⑤发生会阴部水肿时，应保持局部皮肤清洁、干燥，男病人可用托带支托阴囊部。
   - (2) 病情观察
     1) 观察水肿消长情况，记录尿量、24小时液体出入量，定期测体重、腹围。
     2) 观察有无肝大、颈静脉充盈等右心衰竭体征。
     3) 监测有无电解质紊乱。控制输液速度，一般20~30滴/分为宜。

三、心前区疼痛
心前区疼痛是指由各种原因所引起的心前区或胸骨后疼痛。

1. 护理评估
   - (1) 健康史评估
     1) 心绞痛、心肌梗死是引起心前区疼痛最常见的原因。
     2) 心包炎、胸膜炎等。
   - (2) 身体评估
     1) 典型心绞痛：位于胸骨后和心前区，发作性压榨样，持续3~5分钟，一般不超过15分钟，于体力活动或情绪激动时诱发，就地休息或含服硝酸甘油可缓解。
     2) 急性心肌梗死：程度较心绞痛重，常伴濒死感，持续时间长，多无明显诱因，休息或含服硝酸甘油不能缓解疼痛。
     3) 梗阻性肥厚型心肌病：含服硝酸甘油无效甚至加重。
     4) 急性主动脉夹层：疼痛位于胸骨后或心前区，撕裂样剧痛或烧灼痛，可向背部放射。
     5) 急性心包炎：疼痛可随呼吸或咳嗽加重，呈刺痛，持续时间较长。
     6) 心血管神经症：心前区针刺样疼痛，部位不固定，常发生在休息时。

2. 护理诊断/问题
   - (1) 急性疼痛：心前区疼痛　与心肌缺血、缺氧或心肌坏死有关。
   - (2) 恐惧　与剧烈疼痛伴濒死感有关。

3. 护理措施　见心绞痛、心肌梗死、肥厚型心肌病、心包炎等相关章节。

四、心悸　心悸是指病人自觉心跳或心慌的不适感。

1. 护理评估
   - （1）健康史评估
     1) 心律失常是最常见的病因。
     2) 心搏增强：各种器质性心脏病、甲状腺功能亢进症、严重贫血、高热、低血糖反应等。
     3) 生理性因素：剧烈运动、精神紧张、大量饮酒、饮浓茶和咖啡、使用某些药物（如阿托品、氨茶碱、肾上腺素）等。
   - （2）身体评估
     1) 严重程度并不一定与病情成正比。
     2) 初发、敏感者、夜深人静或注意力集中时明显，久病适应后反而减轻。
     3) 心悸一般无危险性，少数病人可猝死。心悸时心率或快或慢或节律不齐。

2. 护理诊断/问题
   - （1）活动耐力下降　与心悸有关。
   - （2）焦虑　与心悸反复发作有关。

3. 护理措施　见心律失常部分。

五、心源性晕厥　心源性晕厥是指心脏疾病引起的心输出量骤减或中断，使脑组织一时性缺血、缺氧而导致的突发短暂意识丧失。

1. 护理评估
   - （1）健康史评估：常由严重心律失常、主动脉瓣狭窄、梗阻性肥厚型心肌病、急性心肌梗死等引起。
   - （2）身体评估
     1) 多在用力活动、奔跑时发生，一般1～2分钟恢复。
     2) 反复发生晕厥是病情严重和危险的先兆。
     3) 心脏供血暂停2～4秒产生黑矇，5秒以上出现晕厥。
     4) 最严重的表现为阿-斯综合征，先兆症状不明显，持续时间极短。
     5) 伴有面色苍白、冷汗、恶心、乏力等。

2. 护理诊断/问题
   - （1）有受伤的危险　与晕厥发作有关。
   - （2）恐惧　与晕厥反复发作、疗效欠佳有关。

3. 护理措施
   - （1）休息与活动：发作频繁者应卧床休息，避免单独外出，防止意外发生。
   - （2）生活护理
     1) 避免剧烈运动、情绪激动或紧张、快速改变体位等。
     2) 一旦出现头晕、黑矇等先兆时立即平卧，以防摔伤。
   - （3）发作处理
     1) 立即置于空气流通处，取头低脚高位，注意保暖，松解衣领。
     2) 有条件时立即给予中流量吸氧，改善组织缺氧。
     3) 备好急救用物，做好抢救准备。
     4) 密切观察生命体征，一旦出现意识丧失、大动脉搏动消失、呼吸停止及抽搐，立即配合抢救。

要点回顾
1. 心源性呼吸困难的特点。
2. 心源性水肿的机制。
3. 心源性水肿的特点。

模拟试题栏——识破命题思路，提升应试能力

一、专业实务

A₁型题

1. 心源性呼吸困难最常见的原因是
   - A. 左心衰竭
   - B. 右心衰竭
   - C. 心包积液
   - D. 缩窄性心包炎
   - E. 主动脉瓣狭窄

2. 符合端坐呼吸表现的是
   - A. 睡眠中憋醒、咳嗽、咳痰，坐起后缓解
   - B. 常发生在体力活动时，休息可缓解
   - C. 体力活动时发生，含服硝酸甘油可缓解
   - D. 休息时有呼吸困难，不能平卧，被迫取坐位或半卧位
   - E. 常出现在夜间，睡眠中突然憋醒

3. 胸骨后或心前区撕裂样剧痛或烧灼痛常见于

A. 稳定型心绞痛　　B. 急性心肌梗死
C. 急性主动脉夹层　D. 心血管神经症
E. 心包炎

二、实践能力

A₁型题

4. 长期卧床的心源性水肿病人，水肿一般最先发生于
   A. 胸部　　B. 眼睑　　C. 腹部
   D. 腰骶　　E. 踝部

A₂型题

5. 王先生，68岁，因心前区不适来院就诊。护士发现王先生心悸非常明显，正确的护理措施是
   A. 取左侧卧位休息　B. 充分休息
   C. 避免使用镇静剂　D. 多做运动
   E. 饮用咖啡

6. 李女士，心源性水肿3个月，下列护理措施中，正确的是
   A. 给予低蛋白饮食
   B. 每天食盐摄入量少于3g
   C. 输液速度一般40～50滴/分为宜
   D. 每日入液量500ml左右
   E. 伴腹水者宜采取半卧位

第2节　心力衰竭

一、定义

1. 心力衰竭简称心衰，是各种**心脏结构或功能异常导致心室充盈和（或）射血能力受损，心输出量不能满足机体组织代谢需要，以肺循环和（或）体循环淤血、组织器官灌注不足**为临床表现的一组综合征。
2. 主要表现是**呼吸困难、乏力和体液潴留**。
3. 心功能不全或心功能障碍是一个更广泛的概念，伴**有临床症状的心功能不全**，称为心力衰竭。

二、类型

1. 根据解剖部位分型
   （1）左心衰竭：由左心室代偿功能不全所致，以**肺循环淤血为特征**，临床较为常见。
   （2）**右心衰竭**：单纯的右心衰竭主要见于肺源性心脏病、某些先天性心脏病，以**体循环淤血为主要表现**。
   （3）全心衰竭：左心衰竭后肺动脉压力增高使右心负荷加重，右心衰竭继之出现。

2. 按发病缓急分型
   （1）急性心力衰竭：**心脏在短时间内发生衰竭或慢性心力衰竭急剧恶化**，临床以**急性左心衰竭常见**，表现为急性肺水肿或心源性休克。
   （2）慢性心力衰竭：一般均有**代偿性心脏扩大或肥厚**及其他代偿机制的参与，**发展过程缓慢**，临床多见。

三、病因

1. 基本病因
   （1）原发性心肌损害
   　1）**缺血性心脏病**：冠心病、心肌炎、心肌病等。
   　2）**心肌代谢障碍性疾病**：糖尿病心肌病、心肌淀粉样变性等。
   （2）**心脏负荷过重**
   　1）**前负荷（容量负荷）过重**：①二尖瓣、主动脉瓣关闭不全。②间隔缺损、动脉导管未闭。③甲状腺功能亢进症、慢性贫血等。
   　2）**后负荷（压力负荷）过重**：①左心室压力负荷过重：高血压、主动脉瓣狭窄等。②右心室压力负荷过重：肺动脉高压、肺动脉瓣狭窄、肺栓塞等。

2. 诱因
   （1）**感染**：**最常见、最重要的诱因，尤其是呼吸道感染**。
   （2）生理和心理压力过大：过度劳累或情绪激动。
   （3）循环血量增加或锐减：如输液过多过快、摄入高盐食物、妊娠及大量失血、严重脱水等。
   （4）严重心律失常：特别是快速心律失常，如心房颤动。
   （5）治疗不当：如洋地黄过量或用量不足、利尿剂使用不当等。
   （6）妊娠及分娩过程。
   （7）其他：水、电解质、酸碱平衡紊乱，合并甲状腺功能亢进、贫血等。

慢性心力衰竭

慢性心力衰竭是心血管疾病的终末期表现和最主要死因。在我国引起慢性心力衰竭的病因依次为冠心病、高血压、风湿性心脏病等。

一、临床表现

1. 左心衰竭　以肺循环淤血和心输出量降低为主要表现。
   - （1）症状
     1）呼吸困难：劳力性呼吸困难最早出现；阵发性夜间呼吸困难最典型；最严重时出现急性肺水肿；晚期端坐呼吸。
     2）咳嗽、咳痰、咯血：咳嗽、咳痰早期即可出现，多发生在夜间，坐位、立位可减轻。急性肺水肿咳粉红色泡沫痰。
     3）心输出量降低：倦怠、乏力、头昏、失眠、嗜睡、烦躁、少尿等。
   - （2）体征
     1）两肺底湿啰音。侧卧时下垂的一侧啰音较多。
     2）一般有心脏扩大及相对性二尖瓣关闭不全的杂音、肺动脉瓣第二心音亢进及舒张期奔马律。

2. 右心衰竭　以体循环淤血为主要表现。
   - （1）症状
     1）消化道症状：食欲缺乏、恶心等，最常见。与胃肠道及肝淤血有关。
     2）呼吸困难：继发于左心衰竭者业已存在，单纯右心衰竭多为肺部疾病所致，呼吸困难也较明显。
   - （2）体征
     1）水肿：对称性、下垂性、凹陷性；重者波及全身，出现胸腔积液、腹水等。
     2）颈静脉怒张和肝颈静脉回流征阳性（后者更具特征性）。
     3）肝大和压痛。
     4）发绀：体循环静脉淤血，血流缓慢，血中还原血红蛋白增多所致。

3. 全心衰竭　右心衰竭继发于左心衰竭，肺循环淤血症状可减轻。
4. 心功能评估　见表3-2-1。

表3-2-1　心功能分级临床表现、活动和休息原则

心功能分级	临床表现	活动和休息原则
Ⅰ级	体力活动不受限制	不限制一般体力活动，但避免剧烈运动和重体力劳动
Ⅱ级	体力活动轻度受限制，日常活动可引起气急、心悸	适当从事轻体力工作和家务劳动，强调下午多休息
Ⅲ级	体力活动明显受限制，稍事活动即引起气急、心悸，有轻度脏器淤血体征	日常生活可以自理或在他人协助下自理，严格限制一般体力活动
Ⅳ级	体力活动完全受限制，休息时亦气急、心悸，有重度脏器淤血体征	绝对卧床休息，生活需他人照顾

二、辅助检查

1. X线检查　心影大小及外形可为病因诊断提供重要依据；有无肺淤血及其程度直接反映心功能状态。
2. 超声心动图　诊断心力衰竭最主要的仪器检查。观察心腔大小及心瓣膜结构情况，计算射血分数（EF），反映心脏收缩功能，正常射血分数＞50%。射血分数≤40%提示收缩功能障碍。
3. 有创性血流动力学检查　右心漂浮导管测定心脏指数（CI）及肺毛细血管楔压（PCWP），直接反映左心功能。正常CI＞2.5L/(min·m^2)，PCWP＜12mmHg。
4. 放射性核素检查　判断心室腔大小，计算EF值及左心室最大充盈速率，反映心脏收缩和舒张功能。
5. 血液检查　血浆B型利钠肽和氨基末端B型利钠肽前体有助于诊断及判断预后。

三、治疗要点

1. 治疗病因、消除诱因
   - （1）控制高血压。
   - （2）改善冠心病心肌缺血。
   - （3）心瓣膜病手术治疗。
   - （4）积极控制感染，纠正严重贫血、甲状腺功能亢进及心律失常。

2. 减轻心脏负担
- （1）休息：限制体力活动，避免精神紧张，减轻心脏负荷。
- （2）饮食：限盐，<5g/d为宜，少食多餐。水肿明显时限水摄入。
- （3）吸氧：持续吸氧，流量2~4L/min，改善呼吸困难。

3. 药物治疗
- （1）利尿剂
  - 1）目的：排出体内潴留的体液，减轻心脏前负荷，改善心功能。
  - 2）种类：①排钾利尿剂（噻嗪类利尿剂如氢氯噻嗪；袢利尿剂如呋塞米）。②保钾利尿剂（如螺内酯、氨苯蝶啶）。
- （2）肾素-血管紧张素-醛固酮系统抑制剂
  - 1）血管紧张素转化酶抑制剂（ACEI）：目前慢性心力衰竭首选用药。扩张血管，抑制交感神经兴奋性；改善和延缓心室重塑，维护心肌功能，延缓心力衰竭进展，降低远期死亡率。
  - 2）血管紧张素Ⅱ受体阻滞剂（ARB）：ACEI引起干咳时，可选用。
  - 3）醛固酮受体拮抗剂：螺内酯。对抑制心血管重塑、改善慢性心力衰竭的远期预后有较好作用。
- （3）β受体阻滞剂：卡维地洛、美托洛尔等。支气管哮喘、心动过缓、二度及以上房室传导阻滞者禁用。
- （4）正性肌力药物
  - 1）洋地黄类：①是临床最常用的强心药物。具有增加心肌收缩力和减慢心率作用。②适应证：充血性心力衰竭，尤其对伴有心房颤动和心室率增快者适用。对室上性心动过速、心房颤动和心房扑动有效。③药物禁忌证：洋地黄中毒或过量（绝对禁忌）、严重房室传导阻滞、肥厚性梗阻型心肌病、急性心肌梗死24小时内不宜使用。④地高辛为口服制剂，适用于中度心力衰竭的维持治疗。⑤毛花苷C为静脉制剂，适用于急性心力衰竭或慢性心力衰竭加重时，尤其适用于心力衰竭伴快速心房颤动者。⑥毒毛花苷K适用于急性心力衰竭。
  - 2）非洋地黄类：多巴胺、多巴酚丁胺、米力农等。
- （5）扩血管药物
  - 1）扩张小动脉，减轻心脏后负荷：如ACEI、卡托普利、贝那普利；α_1受体阻滞剂哌唑嗪等。
  - 2）扩张小静脉，减轻心脏前负荷：以硝酸酯制剂为主，如硝酸甘油。

4. 非药物治疗
- （1）心脏再同步化治疗。
- （2）左心室辅助装置。
- （3）心脏移植。
- （4）细胞替代治疗。

四、护理诊断/问题
1. 气体交换受损　与左心衰竭致肺循环淤血有关。
2. 体液过多　与右心衰竭致体循环淤血、水钠潴留、低蛋白血症有关。
3. 活动耐力下降　与心功能不全、心输出量下降有关。
4. 潜在并发症：洋地黄中毒。

五、护理措施
1. 休息与活动
- （1）休息可以减轻心脏负荷。
- （2）长期卧床者防止静脉血栓形成、肺栓塞、便秘、压疮等发生。
- （3）根据心功能情况决定活动和休息原则。见表3-2-1。

> **锦囊妙"记"** Ⅰ级：活动不喘；Ⅱ级：剧动才喘；Ⅲ级：稍动则喘；Ⅳ级：不动也喘。
> 一正二轻三受限，四级卧床是关键。

2. 氧疗　氧流量2~4L/min。肺源性心脏病者宜1~2L/min持续吸氧。

3. 饮食护理
- （1）低热量、高蛋白、高维生素、易消化清淡饮食。
- （2）少食多餐，避免过饱、饮浓茶或咖啡、进食产气或刺激性食物等。
- （3）限制水、钠摄入，每日食盐摄入量<5g。

4. 输液护理 严格控制输液量和速度，以防诱发急性肺水肿。

5. 病情观察
- （1）观察水肿消长情况。定期测量体重和腹围，准确记录出入量。
- （2）观察呼吸困难、发绀、肺部啰音等变化，及时发现心功能变化情况。
- （3）监测体温、咳嗽咳痰、呼吸音的变化，及时发现肺部感染。
- （4）防止低钾血症诱发洋地黄中毒或加重心力衰竭。
- （5）注意并发症：压疮、下肢静脉血栓等。

6. 用药护理

（1）利尿剂
1) 小剂量、间歇或交替性使用。早晨或日间给药为宜。
2) 监测血钾。
3) 用排钾利尿剂者注意有无乏力、腹胀、肠鸣音减弱等低钾血症表现，多补充含钾丰富食物，必要时遵医嘱补充钾盐。
4) 使用保钾利尿剂者需注意有无胃肠道反应、嗜睡、乏力、皮疹、高血钾等不良反应。
5) 口服补钾宜在饭后或与水剂果汁同饮。静脉补钾每500ml液体中氯化钾含量不宜超过1.5g。

（2）洋地黄
1) 严格遵医嘱用药。治疗剂量与中毒剂量接近，易发生中毒。必要时监测血清地高辛浓度。
2) 个体差异大，用药时需谨慎，加强巡视。老年人、心肌缺血缺氧、重度心力衰竭、低钾血症、高钙血症及肝肾功能不全等人群，易发生中毒。
3) 不与奎尼丁、普罗帕酮（心律平）、维拉帕米（异搏定）、钙剂、胺碘酮等药物合用，以免增加药物毒性。
4) 用药前监测脉搏。如脉搏<60次/分或节律不规则（婴幼儿心率<80次/分）时应暂停给药并通知医生。
5) 静脉给药时应稀释后缓慢静脉注射（不少于15分钟），同时监测心率、心律及心电图变化。
6) 洋地黄中毒反应：①心律失常：以室性期前收缩二联律最常见。②胃肠道反应：食欲下降、恶心、呕吐等。③神经系统反应：头痛、头晕、视物模糊、黄视、绿视等。④心电图ST段鱼钩样改变。
7) 药物毒性反应处理：①立即停用洋地黄类药物。②停用排钾利尿剂，观察血钾，适当补钾。③快速心律失常，可用利多卡因或苯妥英钠治疗，禁用电复律。④对缓慢心律失常者，可用阿托品治疗或安装临时起搏器。

（3）血管扩张剂
1) 应用硝酸酯制剂应注意观察和预防不良反应的发生，如头痛、面红、心动过速、血压下降等。
2) 硝酸甘油静脉滴注时要严格控制滴速，监测血压变化，如血压下降超过原血压的20%或每分钟心率增加20次应停药。
3) 应用ACEI时谨防直立性低血压、皮炎、咳嗽、蛋白尿等不良反应。

7. 心理护理
- （1）焦虑、抑郁能加重心脏负担，应关心体贴、指导病人自我调适，保持情绪稳定。
- （2）对高度焦虑、情绪不稳者可遵医嘱使用小剂量镇静药物。

六、健康教育

1. 向病人及家属介绍病因和诱因，帮助树立战胜疾病的信心，保持情绪稳定。

2. 日常生活指导
- （1）避免感冒，积极治疗呼吸道感染。
- （2）饮食宜清淡、富有营养，少食多餐，避免过饱，限制钠盐，多食蔬菜水果，避免便秘，戒烟酒。

2. 日常生活指导
- （3）合理休息与活动：根据心功能情况选择平地散步、太极拳、气功等运动，避免举重、快跑等耗氧量大的运动。

3. 用药指导
- （1）严格遵医嘱用药，不得随意增减或撤换药物。出现漏服时不应补服，以免药物中毒。
- （2）服用洋地黄制剂时，应学会自测脉率和识别洋地黄中毒反应。如心率小于60次/分，并有厌食、恶心、呕吐，应立即停服并就诊。
- （3）服用血管扩张剂时，改变体位动作不宜过快，防止发生直立性低血压。

4. 自我监测指导
- （1）定期监测体重变化。
- （2）观察气急、水肿、咳嗽、夜尿、厌食等症状是否出现或加重。气急加重，夜间平卧时咳嗽是左心衰竭的表现。

急性心力衰竭

以急性左心衰竭最常见。其是急性发作或加重的心肌收缩力明显降低、心脏负荷加重，造成急性心输出量骤降、肺循环压力突然升高、周围循环阻力增加，导致急性肺淤血、肺水肿，并可伴组织器官灌注不足和心源性休克的临床综合征。其包括慢性心力衰竭急性失代偿、急性冠状动脉综合征、高血压急症、急性心瓣膜功能障碍、急性重症心肌炎、围产期心肌病和严重心律失常。其是严重的急危重症，抢救是否及时、合理，与预后密切相关。

一、临床严重程度分级 见表3-2-2。

表3-2-2 急性心力衰竭的临床严重程度分级

分级	皮肤	肺部啰音
I	温暖	无
II	温暖	有
III	寒冷	无或有
IV	寒冷	有

二、临床表现

1. 急性肺水肿
- （1）症状：突发严重呼吸困难，频率达30~40次/分，端坐呼吸，频繁咳嗽，咳粉红色泡沫痰，有窒息感而极度烦躁不安、恐惧。面色灰白或发绀，大汗，皮肤湿冷，尿量减少。
- （2）体征：心率快，两肺布满湿啰音和哮鸣音，心尖区可闻及舒张期奔马律，肺动脉瓣第二心音亢进。

2. 心源性休克 持续性低血压，收缩压降至90mmHg以下持续30分钟以上，PAWP≥18mmHg，CI≤2.2L/(min·m²)，伴组织低灌注状态，如皮肤湿冷、苍白和发绀，尿量显著减少，意识障碍，代谢性酸中毒。

三、抢救配合与护理

1. 体位 立即取坐位，双腿下垂，减少静脉回流，减轻心脏负荷。

2. 氧疗
- （1）适用于有低氧血症者，通过氧疗将血氧饱和度维持在≥95%。
- （2）保持呼吸道通畅，立即鼻导管吸氧。
- （3）高流量（6~8L/min）吸氧，乙醇（20%~30%）湿化（目的：降低肺泡及气管内泡沫的表面张力，使泡沫破裂，改善肺通气）。
- （4）严重者面罩呼吸机加压给氧。

3. 药物治疗
- （1）迅速开放两条静脉通道给药。
- （2）镇静：吗啡，可镇静、减慢心率、扩张小血管。呼吸衰竭、昏迷、严重休克者禁用。
- （3）快速利尿：静脉注射呋塞米，可减轻心脏负荷。
- （4）血管扩张剂：硝普钠、硝酸甘油静脉滴注，严密监测血压。维持收缩压90~100mmHg，硝普钠为动、静脉血管扩张剂，应缓慢滴注，不宜连续超过24小时。硝酸甘油静脉滴注可扩张小静脉，减少回心血量。

3. 药物治疗
 (5) 强心剂
  1) 洋地黄类：毛花苷C稀释后静脉注射，尤其适用于快速心房颤动或已知心脏增大伴左心衰竭者。
  2) 非洋地黄类：多巴胺、多巴酚丁胺、米力农等，适用于低心排血量综合征。
 (6) 平喘：静脉滴注氨茶碱，可缓解支气管痉挛，并兼有正性肌力和扩血管利尿作用。
4. 非药物治疗　主动脉球囊反搏、血液净化、心室机械辅助装置等。
5. 出入量管理
 (1) 保持每天出入量负平衡约500ml。每天入量约1500ml，不宜超过2000ml。
 (2) 负平衡状态下防止低血容量、低血钾和低血钠。
 (3) 肺淤血、水肿明显消退，应减少水负平衡量，逐步过渡到出入量平衡。
6. 其他　加强病情监测、心理护理、基础护理等。

锦囊妙"记"
急性左心衰竭记忆口诀
左心衰竭，呼吸快；泡沫痰，粉红色；听诊肺，湿啰音；端坐位，腿下垂；快给氧，高流量；酒湿化，泡沫消。

要点回顾
1. 心力衰竭的基本病因和诱因。
2. 心脏负荷加重的常见疾病。
3. 心力衰竭的表现。
4. 洋地黄类药物中毒表现及处理。
5. 急性左心衰竭的表现及抢救要点。

模拟试题栏——识破命题思路，提升应试能力

一、专业实务

A₁型题

1. 临床治疗心力衰竭时，应用洋地黄的主要目的是
　A. 增强心肌收缩力　　B. 减慢心室率
　C. 降低心肌耗氧量　　D. 抑制心脏传导系统
　E. 提高异位起搏点的自律性

2. 引起左心室后负荷增加的原因是
　A. 二尖瓣狭窄　　　　B. 二尖瓣关闭不全
　C. 主动脉瓣狭窄　　　D. 主动脉瓣关闭不全
　E. 三尖瓣关闭不全

A₂型题

3. 病人，女，37岁。因急性左心衰竭入院，住院期间病人突然烦躁不安、口吐粉红色泡沫痰，遵医嘱给予吸氧。应给予吸入氧气的乙醇湿化液浓度是
　A. 10%～20%　　　　B. 20%～30%
　C. 30%～40%　　　　D. 40%～50%
　E. 50%～60%

4. 病人，男，72岁。因心力衰竭入院，遵医嘱服用洋地黄类药物。病人现需使用保钾利尿药，应选用的利尿剂是
　A. 呋塞米　　　　　　B. 螺内酯
　C. 氢氯噻嗪　　　　　D. 布美他尼
　E. 环戊噻嗪

5. 病人，男，46岁。最近因劳累后出现咳嗽、咳痰、胸闷、呼吸困难、尿少等症状。入院后诊断为心力衰竭。心力衰竭最常见的诱因是
　A. 劳累　　　　　　　B. 循环血量增多
　C. 摄入盐过多　　　　D. 洋地黄应用不当
　E. 感染

6. 病人，女，76岁。因咳嗽、咳痰、呼吸困难加重入院。医生考虑为急性左心衰竭，其咳痰的性质最可能是
　A. 巧克力色痰　　　　B. 粉红色泡沫痰
　C. 铁锈色痰　　　　　D. 脓臭痰
　E. 砖红色胶冻样痰

二、实践能力

A₁型题

7. 慢性左心功能不全最早出现的症状是
　A. 劳力性呼吸困难　　B. 心源性哮喘
　C. 水肿　　　　　　　D. 咳粉红色泡沫痰
　E. 食欲减低

A₂型题

8. 病人，男，55岁。因心力衰竭使用洋地黄进行治疗。治疗期间的下列医嘱中，护士应对哪项质疑，并且核对
　A. 氯化钾溶液静脉滴注
　B. 生理盐水静脉滴注
　C. 5%葡萄糖溶液静脉滴注

D. 葡萄糖酸钙溶液静脉滴注
E. 乳酸钠溶液静脉滴注

9. 病人，女，50岁。因支气管扩张合并肺部感染、左心衰竭入院治疗。入院时体温39℃，呼吸急促，呈端坐呼吸。经抗感染、利尿、强心治疗后，体温39℃，呼吸急促，呈端坐呼吸。经抗感染、利尿、强心治疗后，体温降至正常，可平卧。现改用地高辛口服，护士给药时特别注意
   A. 饭后服药　　　B. 空腹服药
   C. 用药前测体温　D. 用药前测脉率
   E. 用药前测血压

10. 病人，男，62岁。因"慢性心力衰竭"进行输液治疗时，其输液速度宜控制在
    A. 10～20滴/分　B. 20～30滴/分
    C. 30～40滴/分　D. 40～50滴/分
    E. 50～60滴/分

11. 病人，男，55岁。因心力衰竭收住入院，采用地高辛治疗，护士查房时，病人主诉食欲明显减退，视物模糊，护士测心率为50次/分，心律不齐，上述症状最可能的原因是
    A. 心力衰竭加重　B. 颅内压增高
    C. 心源性休克　　D. 低钾血症
    E. 洋地黄中毒

A₃/A₄型题

（12、13题共用题干）

病人，男，68岁。患慢性阻塞性肺疾病18年。近3天感冒后出现咳嗽、咳痰、气喘。体格检查：右下肢凹陷性水肿。

12. 考虑该病人并发了
    A. 上呼吸道感染　B. 右心衰竭
    C. 肺部感染　　　D. 左心衰竭
    E. 支气管扩张

13. 该病人特有的临床表现是
    A. 肝颈静脉回流征阳性
    B. 三凹征
    C. 端坐呼吸
    D. 咳粉红色泡沫痰
    E. 交替脉

（14～16题共用题干）

病人，女，65岁。患风湿性心脏病8年余，近日上呼吸道感染后出现乏力，稍事活动就心悸、气急，伴有乏力，食欲缺乏，肝区胀痛，双下肢轻度水肿。查体：双肺底湿啰音，肝大，肝颈静脉回流征阳性，心率128次/分。

14. 护士为病人制订的休息活动计划是
    A. 活动不受限制
    B. 从事轻体力活动
    C. 可在床上做轻微活动
    D. 卧床休息，限制活动量
    E. 严格卧床休息，半卧位

15. 护士对病人进行饮食指导应采取
    A. 低热量、低蛋白、高维生素饮食
    B. 低盐、高蛋白、高维生素饮食
    C. 高热量、低蛋白、高维生素饮食
    D. 高脂肪、低蛋白、高维生素饮食
    E. 高热量、高蛋白、高维生素饮食

16. 治疗过程中病人突然出现心悸、气促，咳粉红色泡沫痰。查体：血压195/90mmHg，心率136次/分。护士应首先备好的药物是
    A. 毛花苷C、硝酸甘油、肾上腺素
    B. 硝普钠、毛花苷C、呋塞米
    C. 利多卡因、酚妥拉明、毛花苷C
    D. 毒毛花苷K、硝普钠、普萘洛尔
    E. 硝酸甘油、毛花苷C、多巴酚丁胺

第3节　心律失常

一、概述
1. 心脏的特殊传导系统包括窦房结、结间束、房室结、房室束、左右房室束支和浦肯野纤维。
2. 正常心脏的电激动起源于窦房结，兴奋心房的同时，激动沿结间束传导至房室结，然后循房室束、左右房室束支、浦肯野纤维顺序传导，最后兴奋心室，称为一个心动周期。
3. 各种原因引起心脏冲动起源或冲动传导的异常，均可引起心脏活动的规律发生紊乱，称为心律失常。

二、分类
1. 按发生时心率快慢 ｛（1）快速心律失常。
　　　　　　　　　　　（2）缓慢心律失常。

2. 按发生机制 { (1) 冲动形成异常 { 1) 窦性心律失常：窦性心动过速、窦性心动过缓、窦性心律不齐、窦性停搏。
2) 异位心律：期前收缩、阵发性心动过速、扑动、颤动、逸搏等。
(2) 冲动传导异常 { 1) 传导阻滞：窦房传导阻滞、房室传导阻滞、房内传导阻滞、室内传导阻滞。
2) 房室间传导途径异常，如预激综合征。

窦性心律失常

正常心脏起搏点窦房结产生的心律，频率60～100次/分，称为窦性心律。心电图特征：P波在Ⅰ、Ⅱ、aVF导联直立，aVR导联倒置，P-R间期0.12～0.20秒。

一、窦性心动过速
1. 定义　成人窦性心律频率100～150次/分，偶达200次/分。通常逐渐开始并逐渐终止。
2. 原因 { (1) 多数属生理现象。健康人可在吸烟、饮酒、激动等情况下发生。
(2) 某些疾病时也可发生如发热、甲状腺功能亢进、贫血、心肌缺血、心力衰竭、休克等。
(3) 应用某些药物时也可发生，如阿托品、肾上腺素等。
3. 心电图特征　窦性P波规律出现，频率＞100次/分，P-P间期＜0.6秒。
4. 治疗 { (1) 一般不需特殊治疗。
(2) 去除诱因、处理病因，必要时用β受体阻滞剂减慢心率。

二、窦性心动过缓
1. 定义　成人窦性心律频率＜60次/分。
2. 原因 { (1) 多见于健康青年人、运动员、睡眠状态，与迷走神经张力增高有关。
(2) 常发生于窦房结病变、急性下壁心肌梗死。
(3) 其他：颅内高压、严重缺氧、甲状腺功能减退、阻塞性黄疸等。
3. 心电图特征　窦性P波规律出现，频率＜60次/分，P-P间期＞1秒。
4. 治疗 { (1) 无症状的窦性心动过缓无须治疗。
(2) 因心率过缓出现心输出量不足症状者可用阿托品、异丙肾上腺素等。长期应用疗效不确切，且易发生严重不良反应，应考虑心脏起搏治疗。

三、窦性停搏
1. 定义　窦房结不能产生冲动。
2. 心电图特征 { (1) 较正常P-P间期显著长的时间内无P波发生或P波与QRS波群均不出现。
(2) 长的P-P间期与基本的窦性P-P间期无倍数关系。
3. 病因 { (1) 窦房结变性、急性下壁心肌梗死、脑血管意外等病变及迷走神经张力增高或颈动脉窦过敏。
(2) 应用洋地黄或乙酰胆碱等药物也可引起。
(3) 长时间窦性停搏后，低位的潜在起搏点可发出逸搏控制心率。一旦窦性停搏时间长而无逸搏，病人可出现头晕、黑矇、晕厥等，严重者发生阿-斯综合征甚至死亡。
4. 治疗　可参照病态窦房结综合征。

四、病态窦房结综合征
1. 病因 { (1) 硬化与退行性变、淀粉样变性、甲状腺功能减退、纤维化与脂肪浸润等均可损害窦房结，导致窦房结起搏与传导功能障碍。
(2) 窦房结周围神经和心房肌病变。
(3) 窦房结动脉供血减少。
(4) 迷走神经张力增高。
(5) 某些抗心律失常药物如洋地黄或乙酰胆碱等药物抑制窦房结功能。
2. 临床表现 { (1) 出现与心动过缓有关的心、脑血管供血不足症状，如发作性头晕、黑矇等。
(2) 如有心动过速发生，则可出现心悸、心绞痛等。

3. 心电图特征
- （1）持续而显著的窦性心动过缓。
- （2）窦性停搏与窦房传导阻滞。
- （3）窦房传导阻滞与窦室传导阻滞并存。
- （4）慢-快综合征，心动过缓与房性快速心律失常交替发作。
- （5）房室交界区性逸搏心律。

4. 治疗
- （1）病因治疗。
- （2）对症治疗：无症状者不必治疗，仅定期随诊观察，有症状者应用起搏器治疗。

房性心律失常

一、房性期前收缩

1. 定义　激动起源于窦房结以外心房任何部位的主动性异位心律。

2. 病因及临床表现
- （1）频发时可感心悸、胸闷，自觉心脏有停跳感。有些病人可无任何症状。多为功能性。正常成人进行24小时心电监测，约60%有房性期前收缩发生。
- （2）各种器质性心脏病病人房性期前收缩发生率明显增加。

3. 心电图特征
- （1）提早P′波；P-R间期≥0.12秒。
- （2）QRS波群形态正常。
- （3）期前收缩后有不完全代偿间歇。

4. 治疗要点
- （1）通常无须治疗。
- （2）吸烟、饮酒、咖啡等均可诱发，应劝病人戒除或减量。
- （3）症状明显时应给β受体阻滞剂、普罗帕酮等治疗。

二、房性心动过速

1. 定义
- （1）简称房速。起源于心房且无须房室结参与维持的心动过速。
- （2）根据起源点不同分为
  - 1）局灶性房性心动过速。
  - 2）多源性房性心动过速：亦称紊乱性房性心动过速，是严重肺部疾病常见的心律失常，最终可发展为心房颤动。

2. 发生机制　自律性增加、折返与触发活动。

3. 病因
- （1）冠心病。
- （2）慢性阻塞性肺疾病。
- （3）洋地黄中毒低血钾时。
- （4）大量饮酒。
- （5）各种代谢障碍。
- （6）心外科手术或导管消融术后瘢痕。

4. 临床表现
- （1）胸闷、心悸、头晕、憋气、乏力等。有些病人可无任何症状。
- （2）合并器质性心脏病者可出现晕厥、心肌缺血或肺水肿等。
- （3）症状发作可呈短暂、间歇或持续发生。
- （4）当房室传导比例改变时，听诊心律不恒定。

5. 心电图特征
- （1）局灶性房性心动过速
  - 1）心房率常为150～200次/分。
  - 2）P波形态不同于窦性。
  - 3）常出现二度Ⅰ型或Ⅱ型房室传导阻滞，以2∶1下传多见，但心动过速不受影响。
  - 4）P波之间等电位线仍存在。
  - 5）刺激迷走神经不能终止心动过速，仅加重房室传导阻滞。
  - 6）发作开始时心率逐渐加速。

5. 心电图特征
　（2）紊乱性房性心动过速
　　1）通常有3种或以上形态各异的P波，P-R间期各不相同。
　　2）心房率100~130次/分。
　　3）大多数P波能下传心室，但部分P波因过早发生而受阻，心室率不规则。

6. 治疗要点
　（1）房性心动过速合并房室传导阻滞时，心室率通常不太快，无严重血流动力学障碍者，无须处理。
　（2）由洋地黄中毒所致、心室率达140次/分以上或伴严重心力衰竭、休克时，应紧急治疗。见本章第2节。
　（3）非洋地黄中毒所致者的处理
　　1）病因与诱因治疗：针对基础病治疗。如肺部疾病注意纠正低氧、控制感染等。
　　2）控制心室率：可用β受体阻滞剂、非二氢吡啶类钙通道阻滞剂和洋地黄以减慢心率。
　　3）转复窦性心律：可用胺碘酮等抗心律失常药转复。血流动力学不稳定者宜立即行直流电复律。

三、心房扑动

1. 定义　简称房扑。介于房性心动过速与心房颤动之间的快速心律失常。

2. 病因
　（1）多见于心脏病病人如风湿性心脏病、冠心病、高血压心脏病等。
　（2）肺栓塞、慢性心力衰竭、房室瓣狭窄与反流致心房增大者，也可出现心房扑动。
　（3）其也可见于无器质性心脏病者。

3. 临床表现
　（1）心房扑动往往有不稳定的倾向，可恢复窦性心律或进展为心房颤动，亦可持续数月或数年。
　（2）心房扑动但心室率不快时，病人可无症状。
　（3）心室率快可引起心悸、胸闷、呼吸困难、头晕等症状，甚至诱发心绞痛与心力衰竭。
　（4）体检可见快速的颈静脉扑动。

4. 心电图特征
　（1）心房活动呈现规律的锯齿状扑动波，称F波。
　（2）心房率通常为250~300次/分。
　（3）房室传导恒定，心室律规则，传导比例发生变化，心室律不规则。
　（4）QRS波群形态正常，伴有室内差异传导或原有束支传导阻滞者QRS波群可增宽、形态异常。

5. 治疗要点
　（1）针对原发病治疗。
　（2）最有效的终止心房扑动方法为同步直流电复律。
　（3）血流动力学稳定者可选用药物治疗，可用钙通道阻滞剂（如维拉帕米）、β受体阻滞剂（如艾司洛尔）、洋地黄以减慢心室率。

四、心房颤动

1. 定义　简称房颤，是严重的心房电活动紊乱，是临床上最常见的心律失常之一。

2. 病因
　（1）器质性心脏病：最常见于风湿性心脏病，尤其是二尖瓣狭窄。冠心病、高血压心脏病、甲状腺功能亢进、心肌病等。
　（2）生理现象：情绪激动、手术后、急性酒精中毒、运动。

3. 临床表现
　（1）心室率<150次/分，可表现为心悸、气促、心前区不适等。
　（2）心室率>150次/分，可出现晕厥、急性肺水肿、心绞痛或休克。
　（3）持久性心房颤动，易形成左心房附壁血栓，脱落易引起动脉栓塞，以脑栓塞危害最大。
　（4）心脏听诊第一心音强弱不等，心律绝对不规则；脉搏快慢不均、强弱不等；发生脉搏短绌。

4. 心电图特征
　（1）窦性P波消失，代之以大小形态及规律不一的f波，频率350~600次/分。
　（2）QRS波群形态正常。
　（3）R-R间隔完全不规则，心室率极不规则，通常在100~160次/分。

5. 治疗要点
（1）急性期首选同步直流电复律治疗。
（2）心室率不快、发作时间短，无须特殊治疗。
（3）心室率快、发作时间长，可用维拉帕米、地尔硫䓬等药物除颤。
（4）持续心房颤动者，可同步直流电复律或药物复律。
（5）抗凝治疗非常重要，华法林是有效药物。

房室交界区性心律失常

一、房室交界区性期前收缩

1. 定义　简称交界性期前收缩。冲动起源于房室交界区，可前向或逆向传导，分别产生提前发生的QRS波群与逆行P波。通常无须治疗。

2. 心电图特征
（1）逆行P波可位于QRS波群之前（P-R间期＜0.12秒）、之中或之后（R-P间期＜0.20秒）。
（2）QRS波群形态正常，当发生室内差异传导时，QRS波群形态可有变化。

二、与房室交界区相关的折返性心动过速

1. 定义　又称阵发性室上性心动过速，简称室上速。由折返机制引起，以房室结内折返性心动过速最常见。病人通常无器质性心脏病。

2. 临床表现
（1）心动过速突发突止，持续时间长短不一。
（2）发作时有心悸、胸闷、头晕，少见有晕厥、心绞痛、心力衰竭、休克。
（3）症状轻重取决于发作时心室率快慢及持续时间。
（4）听诊心律绝对规则，心尖部第一心音强度恒定。

3. 心电图特征
（1）心率150～250次/分，节律规则。
（2）QRS波群形态及时限正常（伴室内差异传导或原有束支传导阻滞者可异常）。
（3）P波为逆行性，常埋藏于QRS波群内或位于其终末部分，与QRS波群保持恒定关系。
（4）起始突然，通常由一个房性期前收缩触发。

4. 治疗要点

（1）急性发作期
1）心功能、血压正常：刺激迷走神经，如诱导恶心、Valsalva动作、按摩颈动脉窦、将面部浸于冰水内等。
2）腺苷与钙通道阻滞剂：首选药物为腺苷，无效时改为静脉注射维拉帕米。
3）洋地黄类，如毛花苷C静脉注射。心力衰竭者可作为首选。
4）β受体阻滞剂（如艾司洛尔）与普罗帕酮。
5）升压药如去氧肾上腺素、间羟胺等。
6）食管心房调搏术常能有效终止发作。
7）同步直流电复律。

（2）预防复发
1）可选用洋地黄、长效钙通道阻滞剂、β受体阻滞剂或普罗帕酮等。
2）导管射频消融技术安全、迅速、有效且能根治，应优先考虑应用。

室性心律失常

一、室性期前收缩

1. 定义　是指房室束分叉以下部位过早发生使心室肌除极的心搏，是最常见的心律失常。

2. 病因
（1）正常人发生室性期前收缩的机会随年龄的增长而增加。
（2）心肌炎症、缺血、缺氧、麻醉和手术等均可使心肌受到机械、电、化学性刺激而发生室性期前收缩，常见于冠心病、心肌病、心肌炎、风湿性心脏病与二尖瓣脱垂者。
（3）药物中毒、电解质紊乱、精神不安、过量烟酒等亦能诱发。

3. 临床表现
- （1）可感到心悸。
- （2）听诊时，室性期前收缩的第二心音强度减弱，仅能听到第一心音，其后出现较长的停歇。
- （3）桡动脉搏动减弱或消失。

4. 心电图特征
- （1）提前发生的QRS波群，宽大畸形，时限通常大于0.12秒，其前无相关P波。
- （2）ST段与T波的方向与QRS主波方向相反。
- （3）室性期前收缩与其前面的窦性搏动的间期（称配对间期）恒定。
- （4）室性期前收缩后可见一完全性代偿间歇。

5. 类型
- （1）根据异位起搏点多少分类
  - 1）单形性：同一导联内室性期前收缩形态相同。
  - 2）多源性：同一导联内室性期前收缩形态不同。
- （2）根据异位起搏发生频率分类
  - 1）偶发性：偶尔出现期前收缩。
  - 2）频发性：超过5次/分。
- （3）根据出现异位起搏与窦性心律的关系分类
  - 1）二联律：每1个窦性搏动后出现1个室性期前收缩。
  - 2）三联律：每2个窦性搏动后出现1个期前收缩。
  - 3）成对期前收缩：连续发生两个室性期前收缩。
  - 4）R on T现象：室性期前收缩的R波落在前一个QRS-T波群的T波上。

6. 治疗要点
- （1）无器质性心脏病
  - 1）室性期前收缩不会增加此类病人发生心脏性死亡的危险。
  - 2）无明显症状，或轻微者不必药物治疗。
  - 3）若症状明显，以消除症状为目的，如减轻焦虑与不安，避免吸烟、咖啡等诱因，药物宜选用β受体阻滞剂等。
- （2）器质性心脏病
  - 1）合并心功能不全者，原则上只处理心脏本身疾病，不必应用治疗室性期前收缩的药物。若症状明显可选用β受体阻滞剂、非二氢吡啶类钙通道阻滞剂和胺碘酮等。
  - 2）急性心肌梗死合并室性期前收缩者，首选再灌注治疗。不主张预防性应用抗心律失常药物。

二、室性心动过速

1. 定义　简称室速，指起源于房室束分叉以下的特殊传导系统或者心室肌的连续3个或3个以上的异位心搏。

2. 类型
- （1）根据室性心动过速发作时QRS波形态分类
  - 1）单形性。
  - 2）多形性。
  - 3）双向性。
- （2）根据室性心动过速发作时的持续时间和血流动力学改变分类
  - 1）非持续性：发作时持续时间短于30秒，可自行终止。
  - 2）持续性：发作时持续时间超过30秒，需药物或电复律方能终止。
  - 3）无休止性：室性心动过速不间断反复发作。
- （3）根据出现异位起搏与窦性心律的关系。

3. 病因
- （1）见于器质性心脏病病人，冠心病最常见，尤其是心肌梗死者。
- （2）心肌病、心力衰竭、二尖瓣脱垂、心脏瓣膜病。
- （3）代谢障碍、电解质紊乱等。

4. 临床表现
- （1）非持续性室性心动过速通常无症状。
- （2）持续性室性心动过速可出现气促、少尿、低血压、晕厥、心绞痛等。
- （3）听诊心律轻度不规则。如发生完全性房室分离，则第一心音强弱不一。

5. 心电图特征
- （1）连续3次或3个以上室性期前收缩，通常起始突然。
- （2）QRS波群宽大畸形，时限超过0.12秒，ST-T波方向与QRS波群主波方向相反。
- （3）心室率100～250次/分，心律规则或略不规则。
- （4）心房独立活动，P波与QRS波无固定关系，形成房室分离。
- （5）心室夺获或室性融合波是确立室性心动过速诊断的重要依据。

6. 治疗要点
- （1）有器质性心脏病或有明确诱因者，应首先给予针对性治疗。
- （2）无器质性心脏病，发生非持续性室性心动过速，如无症状或血流动力学影响，处理原则同室性期前收缩。
- （3）持续性室性心动过速发作，无论有无器质性心脏病均应治疗。有器质性心脏病的非持续性室性心动过速也应考虑治疗。
- （4）终止室性心动过速发作，首选胺碘酮、利多卡因或普鲁卡因静脉注射。
- （5）药物无效时可行同步直流电复律。洋地黄中毒引起的室性心动过速，不宜应用电复律。
- （6）预防复发：治疗诱发与维持室性心动过速的各种可逆性病变。

三、心室扑动与颤动

1. 定义
- （1）简称室扑和室颤，为致死性心律失常。
- （2）常见于缺血性心脏病。抗心律失常药物，特别是引起Q-T间期延长与尖端扭转的药物，严重缺氧、缺血、预激综合征合并心房颤动、极快的心室率、电击伤等也可引起。

2. 临床表现　意识丧失、瞳孔散大、抽搐、呼吸停止甚至死亡。触诊大动脉搏动消失、听诊心音消失、血压无法测到。

3. 心电图特征
- （1）心室扑动呈正弦波图形，波幅大而规则，频率为150～300次/分。
- （2）心室颤动时QRS波群与T波消失，呈波形、频率、振幅不规则的波浪状曲线。

4. 治疗要点　发生心搏骤停应立即行非同步直流电除颤，配合胸外心脏按压、人工呼吸、经静脉注射复苏和抗心律失常药物等抢救措施。

房室传导阻滞

一、定义

1. 房室交界区脱离了生理不应期后，心房冲动传导延迟或不能传导至心室。
2. 房室阻滞可发生在房室结、房室束及束支等不同的部位。
3. 分度
- （1）一度：传导时间延长，但全部冲动仍能传导。
- （2）二度：
  - 1）莫氏Ⅰ型：文氏型。传导时间进行性延长，直至出现有1次冲动不能传导。
  - 2）莫氏Ⅱ型：间歇出现传导阻滞。
- （3）三度：完全性传导阻滞，冲动不能被传导。

二、病因

1. 正常人或运动员迷走神经张力增高，常发生于夜间。
2. 急性心肌梗死、冠状动脉痉挛、病毒性心肌炎、心肌病、急性风湿热、先天性心脏病、高血压、心脏手术、电解质紊乱、药物中毒等。

三、临床表现

1. 一度房室传导阻滞　常无症状，听诊第一心音强度减弱。
2. 二度房室传导阻滞　心悸与心搏脱漏，Ⅰ型病人第一心音强度逐渐减弱并有心搏脱漏，Ⅱ型病人亦有间歇性心搏脱漏，但第一心音强度恒定。
3. 三度房室传导阻滞　疲乏、头晕、晕厥、心绞痛、心力衰竭、阿-斯综合征，严重者可猝死。听诊第一心音强度经常变化，间或听到响亮清晰的第一心音（大炮音）。

四、心电图特征

1. 一度　P-R间期超过0.20秒。
2. 二度
- （1）Ⅰ型
  - 1）P-R间期进行性延长，相邻R-R间期进行性缩短，直至一个P波受阻不能下传至心室。
  - 2）R-R间期小于正常窦性P-P间期的两倍。
- （2）Ⅱ型
  - 1）心房冲动传导突然阻滞，但P-R间期恒定不变，下传搏动的P-R间期大多正常。
  - 2）易转变为三度房室传导阻滞。

3. 三度
- （1）心房与心室活动各自独立、互不相关。
- （2）心房率快于心室率。
- （3）阻滞部位如位于房室束及其附近，心室率40~60次/分，QRS波群正常，心律亦较稳定；如位于室内传导系统的远端，心室率可在40次/分以下，QRS波群增宽，心室率亦常不稳定。

五、治疗要点 二度Ⅱ型或三度房室传导阻滞如心室率慢伴有明显症状或血流动力学障碍，甚至阿-斯综合征发作者，应给予心脏起搏治疗。

心律失常护理要点

一、护理诊断/问题
1. 活动耐力下降　与严重心律失常引起的心输出量减少有关。
2. 有受伤的危险　与严重心律失常导致的晕厥有关。
3. 焦虑　与严重心律失常导致的躯体及心理不适有关。
4. 潜在并发症：心力衰竭、猝死、脑栓塞。

二、护理措施
1. 休息与活动
   - （1）影响心脏排血功能的心律失常者应绝对卧床休息。
   - （2）血流动力学改变不大者，劳逸结合，避免劳累、感染等。

2. 饮食护理
   - （1）低脂、易消化、营养饮食。
   - （2）不宜饱食，少吃多餐。
   - （3）避免吸烟、酗酒、刺激性或含咖啡因的饮料或饮食。

3. 病情观察
   - （1）观察脉搏、呼吸、血压、心率、心律及神志、面色等变化。
   - （2）严重心律失常者应行心电监护，观察有无引起猝死的危险先兆，如频发性、多形性、成联律及R on T（R落在前一搏动的T波之上）的室性期前收缩，二度Ⅱ型房室传导阻滞等。
   - （3）室性阵发性心动过速、心室扑动、心室颤动、三度房室传导阻滞随时有猝死危险，如发现应立即报告医生进行处理，并准备抗心律失常药物、除颤器、心脏起搏器等。

4. 用药护理
   - （1）利多卡因须注意静脉注射不可过快、过量。
   - （2）奎尼丁使用前须测血压、心率，用药期间监测血压和心电图，如出现血压明显下降、心率减慢或不规则，心电图Q-T间期延长，须暂停给药，并报告医生。
   - （3）胺碘酮心外毒性最严重，可导致肺纤维化。

5. 心脏电复律护理
   - （1）适应证
     - 1）非同步：心室扑动、心室颤动。
     - 2）同步：有R波存在的各种快速异位心律失常（心房颤动、阵发性室性心动过速）。
   - （2）禁忌证
     - 1）病史长、心脏明显扩大，同时伴二度Ⅱ型、三度房室传导阻滞的心房颤动和心房扑动。
     - 2）洋地黄中毒和低血钾病人。
   - （3）处理配合
     - 1）准备用物如除颤器、氧气、心电监护仪、急救车等。
     - 2）安排病人仰卧于绝缘床上、进行心电监护、建立静脉通路、遵医嘱静脉注射地西泮。电极板分别置于胸骨右缘第2、3肋间和心尖部，须用盐水纱布包裹或均匀涂导电糊。放电过程中医护人员避免直接接触铁床和病人，以防发生电击意外。
   - （4）复律后护理
     - 1）观察心律、心率、呼吸、血压，每半小时测量并记录1次直至平稳。
     - 2）观察电击局部皮肤有无烧伤，及时处理。
     - 3）遵医嘱给予抗心律失常药物，观察不良反应。

6. 心脏起搏器安置术后护理
   - （1）心电监护24小时。
   - （2）绝对卧床1~3天，取平卧或半卧位。6周内限制体力活动。
   - （3）遵医嘱应用抗生素，观察伤口有无渗血及感染。
   - （4）术后宣教
     - 1）观察起搏器工作情况和故障。
     - 2）定期复查。
     - 3）日常随身携带"心脏起搏器卡"。

锦囊妙"记"

房性心律失常与室性心律失常的心电图容易混淆，房性心律失常的心电图应关注P波的变化情况，室性心律失常的心电图应关注QRS波群的变化情况。

要点回顾

1. 房性期前收缩与室性期前收缩的心电图特征。
2. 室性心动过速心电图特征及处理方法。
3. 心房颤动的典型体征。
4. 心室颤动的心电图特征及抢救。
5. 如何选择直流电复律？

模拟试题栏——识破命题思路，提升应试能力

一、专业实务

A₁型题

1. 下列因素中，可能引起窦性心动过缓的是
   - A. 缺氧
   - B. 发热
   - C. 失血性贫血
   - D. 甲状腺功能亢进
   - E. 高钾血症

2. 图片所示的心电图对应的心律失常类型为

   - A. 窦性心律
   - B. 心房颤动
   - C. 心室颤动
   - D. 房性期前收缩
   - E. 室性期前收缩

A₂型题

3. 病人，女，47岁。自述有风湿性心瓣膜病病史，心慌入院，心电图：P波消失，代之以间距、振幅不等的畸形波，心率120次/分，QRS波形态正常，RR间距绝对不等。根据该病人的心电图特点，考虑诊断为
   - A. 心房扑动
   - B. 心房颤动
   - C. 房室交界性心动过速
   - D. 室上性心动过速
   - E. 室性心动过速

4. 病人，男，70岁。因冠心病并发室性心律失常，护士为其解释预防室性心律失常的最佳方法是
   - A. 适当锻炼
   - B. 保持情绪稳定
   - C. 良好的饮食习惯
   - D. 经常进行健康体检
   - E. 控制器质性心脏病病情

5. 病人，男，59岁。感觉心慌入院，经检查医生诊断为心房颤动。引起心房颤动最常见的原因是
   - A. 酗酒
   - B. 剧烈运动
   - C. 缩窄性心包炎
   - D. 风湿性心脏病
   - E. 情绪激动

6. 病人，男，60岁。入院后突然意识丧失，心电图示：QRS波群与T波消失，呈完全不规则的波浪曲线，属于
   - A. 窦性心律失常
   - B. 房性期前收缩
   - C. 室性期前收缩
   - D. 心室颤动
   - E. 心房颤动

二、实践能力

A₂型题

7. 病人，男，62岁。因心房颤动住院治疗，心率114次/分，心率脉率不一致，此时护士测量脉率与心率的方法是
   - A. 同一人先测心率，后测脉率
   - B. 同一人先测脉率，后测心率
   - C. 一人测心率，一人测脉率，两人同时开始测1分钟
   - D. 两人分别测脉率和心率后求平均
   - E. 一人测心率，然后另一个人测脉率

8. 某心脏病病人出现心悸，心率30~40次/分，律齐，首选的措施是

A. 加强巡视　　　B. 心电监护
C. 安慰病人　　　D. 立即报告医生
E. 做好生活护理

9. 病人，男，70岁。使用洋地黄类药物，发生频发室性期前收缩，每隔1个正常搏动后出现1次过早搏动，应采取的措施是
A. 不宜使用β受体阻滞剂
B. 减少洋地黄的用量
C. 增加洋地黄的用量
D. 洋地黄维持原量
E. 停用洋地黄并处理洋地黄中毒反应

A₃/A₄型题

（10～12题共用题干）

病人，男，28岁。自诉突然心慌、胸闷，听诊心率200次/分，心律齐，血压正常。

10. 你考虑病人是
A. 窦性心动过速　　B. 室上性心动过速
C. 室性心动过速　　D. 心房颤动
E. 心室颤动

11. 若该病人病情发作持续时间较久，病史尚不清楚，你采取何种较简便有效的措施
A. 刺激呕吐反射或嘱屏气
B. 静脉注射西地兰
C. 静脉注射去氧肾上腺素
D. 静脉注射利多卡因
E. 口服阿托品

12. 若用心电监护仪监护该病人时，荧光屏上突然出现完全不规则的波浪状曲线，且QRS波与T波消失。下列处理措施**不妥**的是
A. 严密观察病情变化
B. 心内注射利多卡因
C. 施行同步直流电除颤
D. 施行非同步直流电除颤
E. 立即做胸外心脏按压和口对口人工呼吸

（13～17题共用题干）

病人，男，72岁。心前区压榨性疼痛2小时急诊入院。入院后出现呼吸困难、心悸。护士查体血压85/50mmHg，心率160次/分，心电图示QRS波群宽大畸形，QRS时限>0.12秒，R-R间期略不规则，刺激迷走神经时心率无变化。

13. 该护士首先考虑病人出现的心律失常是
A. 室上性心动过速　　B. 室性心动过速
C. 心房颤动　　　　　D. 窦性心动过速
E. 心室颤动

14. 护士应首先备好的急救设备是
A. 呼吸机　　　　　　B. 准备安装心脏起搏器
C. 体外反搏器　　　　D. 除颤器
E. 心电图机

15. 护士如果为病人行心脏电复律，则电极板的位置是
A. 胸骨左缘2、3肋间和心尖部
B. 胸骨右缘2、3肋间和心尖部
C. 胸骨右缘4、5肋间和心尖部
D. 胸骨两侧2、3肋间
E. 剑突下和心尖部

16. 应首选的药物治疗是
A. 苯妥英钠　　　　　B. 毛花苷C
C. 利多卡因　　　　　D. 多巴胺
E. 胺碘酮

17. 护士在用药过程中，应注意观察病人
A. 房室传导阻滞、眩晕、色视
B. 头晕、黄视、胸闷
C. 心动过缓、低血压、房室传导阻滞
D. 兴奋、嗜睡、眩晕、抽搐
E. 心脏毒性、耳鸣失听、血小板减少、皮疹

第4节　心脏瓣膜病

一、概述

1. 由炎症、黏液样变、退行性变等多种原因引起的单个或多个瓣膜的结构和（或）功能异常，导致瓣口狭窄和（或）关闭不全，称为心脏瓣膜病。
2. 风湿性心脏病简称风心病，与A族乙型溶血性链球菌反复感染有关。
3. 最常受累的瓣膜为二尖瓣，其次为主动脉瓣。
4. 联合瓣膜病变以二尖瓣狭窄伴主动脉瓣关闭不全最常见。

二、临床类型及表现

1. 二尖瓣狭窄
   - （1）机制：左心房血液流入左心室减少→左心房压↑→左心房增大→肺静脉压↑→肺淤血→肺动脉压↑→右心室压力负荷↑→右心肥厚→右心衰竭。
   - （2）症状
     - 1）早期：左心衰竭表现。
     - 2）劳力性呼吸困难最早出现，常伴咳嗽、咯血。
     - 3）后期：右心衰竭表现。
   - （3）体征
     - 1）二尖瓣面容。
     - 2）最重要：心尖部可闻及舒张期隆隆样杂音。

2. 二尖瓣关闭不全
   - （1）机制：左心室血液反流至左心房→左心房压↑→左心室压↑（左心室容量负荷↑）→左心室肥大→左心衰竭→肺动脉压↑→右心肥大→右心衰竭→全心衰竭。
   - （2）症状
     - 1）重者：左心衰竭表现。
     - 2）后期：右心衰竭表现。
   - （3）体征：最重要的体征是心尖区全收缩期粗糙吹风样杂音，心尖搏动向左下移位。

3. 主动脉瓣关闭不全
   - （1）机制
     - 1）主动脉血液部分反流至左心室→左心室压↑（左心室容量负荷↑）→左心室肥大→左心衰竭→肺动脉压↑→右心衰竭→全心衰竭。
     - 2）主动脉血液部分反流至左心室→主动脉血液↓→冠状动脉血流↓→心肌缺血→心绞痛。
   - （2）症状
     - 1）重者：心悸、头颈部搏动感、心绞痛等左心衰竭表现。
     - 2）后期：右心衰竭表现、全心衰竭表现。

4. 主动脉瓣狭窄
   - （1）机制：左心室血液流至主动脉受阻→左心室压↑（左心室压力负荷↑）→左心室肥厚→左心衰竭→肺动脉压↑→右心衰竭→全心衰竭。
   - （2）症状
     - 1）左心衰竭表现。
     - 2）典型三联征：劳力性呼吸困难、晕厥、心绞痛。
   - （3）体征：最重要的体征是主动脉瓣区可听到粗糙、响亮、喷射性收缩期杂音。

三、并发症

1. 充血性心力衰竭
   - （1）首要并发症，也是就诊和致死的主要原因。
   - （2）诱因：感染、风湿活动、心律失常、洋地黄使用不当、劳累和妊娠。

2. 心律失常　以心房颤动最常见。

3. 亚急性感染性心内膜炎
   - （1）易发生于主动脉瓣关闭不全者。
   - （2）致病菌为草绿色链球菌。
   - （3）常表现为发热、寒战、皮肤黏膜瘀点、进行性贫血等。
   - （4）心内膜赘生物脱落可引起周围动脉栓塞。

4. 栓塞
   - （1）多见于二尖瓣狭窄伴有心房颤动者。
   - （2）以脑动脉栓塞最为常见。

四、辅助检查

1. 超声心动图　是诊断心脏瓣膜病的可靠方法。

2. X线
   - （1）二尖瓣狭窄：左心房、右心室增大，心影呈梨形，肺淤血征象。
   - （2）二尖瓣关闭不全：左心房及左心室增大，肺淤血。
   - （3）主动脉瓣关闭不全：左心室增大，心影呈靴形。
   - （4）主动脉瓣狭窄：心影正常或左心室增大和主动脉瓣钙化影。

3. 心电图
   - （1）二尖瓣狭窄：二尖瓣型P波。
   - （2）二尖瓣关闭不全：左心房增大、左心室肥厚，非特异性ST-T改变。
   - （3）主动脉瓣关闭不全：慢性者见左心室肥厚。
   - （4）主动脉瓣狭窄：重度者左心房增大、左心室肥厚、ST-T改变。

五、治疗要点

1. 非手术治疗
   - （1）保持和改善心功能，积极预防和控制风湿活动及并发症发生（防治A族乙型溶血性链球菌感染是预防风湿性心脏病最关键的措施）。
   - （2）有风湿活动者，应长期坚持使用苄星青霉素。
2. 手术治疗　治疗本病的根本方法。如二尖瓣分离术、人工心脏瓣膜置换术等。

六、护理诊断/问题

1. 活动耐力下降　与心输出量减少、冠状动脉灌注不足、脑供血不足有关。
2. 有感染的危险　与长期肺淤血、抵抗力下降及风湿活动有关。
3. 知识缺乏：缺乏治疗、用药相关知识。
4. 潜在并发症：心力衰竭、栓塞、心律失常等。

七、护理措施

1. 休息与活动
   - （1）根据心功能分级安排活动。
   - （2）长期卧床者协助生活护理，预防压疮，防止静脉血栓形成。
   - （3）风湿活动时卧床休息，病变关节制动、保暖，避免受压、碰撞、局部热敷或按摩，遵医嘱使用止痛剂等。
   - （4）左心房内有巨大附壁血栓者应绝对卧床休息。

2. 饮食护理
   - （1）高热量、高蛋白、低胆固醇、富含维生素及易消化饮食。
   - （2）每餐不宜过饱，保持大便通畅。
   - （3）心力衰竭者限钠盐。

3. 病情观察
   - （1）监测生命体征及意识变化。
   - （2）观察风湿活动表现：皮下红斑、皮下结节、关节肿痛等。
   - （3）观察心力衰竭征象：呼吸困难、乏力、食欲减退、尿少等。
   - （4）观察栓塞征象：
     1）脑栓塞：言语不清、偏瘫。
     2）四肢动脉栓塞：肢体剧痛、动脉搏动消失、局部皮肤苍白发凉。
     3）肾动脉栓塞：剧烈腰痛。
     4）肺动脉栓塞：突然剧烈胸痛和呼吸困难、发绀、咯血、休克等。
   - （5）一旦发生栓塞，立即报告医生，配合抢救。

4. 防止栓塞发生
   - （1）避免长时间盘腿或蹲坐、勤换体位、肢体保持功能位，腿部常活动保持肌肉张力，以防形成下肢静脉血栓。
   - （2）合并心房颤动者可服阿司匹林，以防附壁血栓形成。
   - （3）已有附壁血栓者，避免剧烈运动和突然改变体位，以免脱落导致动脉栓塞。

八、健康教育

1. 居住环境避免潮湿、阴暗。
2. 避免呼吸道感染，一旦发生，立即就诊用药。
3. 避免诱发因素。协助病人做好休息及活动安排，避免重体力劳动、过度劳累和剧烈运动。
4. 反复发生扁桃体炎者，风湿活动控制后2～4个月可手术切除。
5. 在拔牙、内镜检查、导尿、分娩、人工流产等手术前，应告诉医生自己有风湿性心脏病史，便于预防性使用抗生素。
6. 育龄妇女在医生指导下，根据心功能情况选择妊娠和分娩时机。

要点回顾

1. 风湿性心脏病最常累及的瓣膜。
2. 各瓣膜狭窄及关闭不全的最重要体征。
3. 风湿性心脏病病人的健康教育。

模拟试题栏——识破命题思路，提升应试能力

一、专业实务

A₁型题

1. 风湿性心脏病二尖瓣上的疣状赘生物是
   A. 透明血栓　　B. 白色血栓
   C. 蓝色血栓　　D. 混合血栓
   E. 血凝块

2. 主动脉瓣关闭不全的杂音听诊位置是

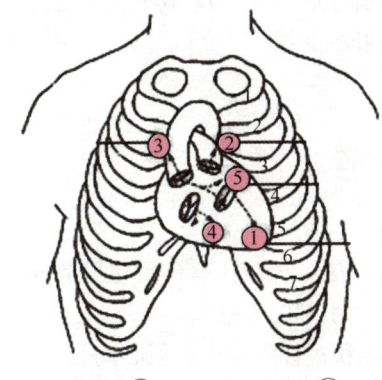

   A. ①　　B. ②　　C. ③
   D. ④　　E. ⑤

A₂型题

3. 病人，男，53岁。诊断为风湿性心脏病入院。目前该病人主诉活动耐力下降的最主要相关因素是
   A. 心输出量减少致组织缺血
   B. 肺循环淤血致呼吸困难
   C. 体循环淤血致机体水肿
   D. 胃肠道缺血致营养不良
   E. 冠状动脉灌注不足致心肌收缩无力

4. 病人，男，49岁。因风湿性心脏病入院。给予抗感染和抗心力衰竭治疗后好转，拟于今日出院，护士在指导中应强调，预防链球菌感染最重要的措施是
   A. 防止呼吸道感染
   B. 减少运动，多休息
   C. 坚持限制钠盐饮食
   D. 减轻心理压力，增强康复信心
   E. 定期复查，必要时做细菌培养

5. 病人，女，30岁。风湿性心脏病合并二尖瓣狭窄10年。近1个月常于夜间憋醒，呼吸深快，伴有哮鸣音，端坐后可稍缓解，对夜间易发生喘憋的机制，正确的叙述是
   A. 平卧回心血量增加　B. 膈肌下降
   C. 交感神经张力增高　D. 小支气管舒张
   E. 全身小动脉痉挛

6. 病人，女，50岁。患风湿性心脏病合并二尖瓣狭窄。与此病发病有密切关系的细菌是
   A. 乙型溶血性链球菌　B. 金黄色葡萄球菌
   C. 表皮葡萄球菌　　　D. 革兰氏阴性杆菌
   E. 大肠埃希菌

二、实践能力

A₁型题

7. 二尖瓣面容的特点是
   A. 两颊部蝶形红斑
   B. 两颊部紫红，口唇轻度发绀
   C. 两颊黄褐斑
   D. 午后两颊潮红
   E. 面部毛细血管扩张

8. 确诊二尖瓣狭窄的最可靠的辅助检查是
   A. 心电图　　　B. 胸部X线片
   C. 超声心动图　D. 心导管检查
   E. CT

9. 风湿性心脏病、二尖瓣狭窄病人，最常见的心律失常是
   A. 室性期前收缩　　B. 心房颤动
   C. 窦性心动过速　　D. 房室传导阻滞
   E. 室上性心动过速

10. 预防风湿性心瓣膜病的根本措施是
    A. 长期服用抗风湿药物
    B. 积极防治链球菌感染
    C. 防止复发，卧床休息
    D. 增加营养，避免过劳
    E. 居室要防寒避湿

11. 胸部X线检查心影呈梨形提示
    A. 心包积液　　　B. 三尖瓣关闭不全
    C. 二尖瓣关闭不全　D. 二尖瓣狭窄
    E. 主动脉瓣狭窄

A₂型题

12. 病人，女，43岁。有风湿性心脏病病史。病人于户外运动时，突然出现右侧肢体无力，站立不稳，并有口角歪斜。该病人最可能是并发了
    A. 脑栓塞　　　B. 短暂性脑缺血发作
    C. 颅脑肿瘤　　D. 蛛网膜下腔出血
    E. 颅内动静脉瘤破裂

13. 病人，女，27岁。患风湿性心脏病，二尖瓣狭窄伴关闭不全2年。1周前因感冒后病情加重入院治疗，不正确的护理措施是

A. 空腹服用阿司匹林
B. 定时测体温，注意热型
C. 卧床休息，减少活动
D. 进食高热量、高蛋白、清淡易消化饮食
E. 保持口腔清洁

14. 李女士，有主动脉瓣狭窄病史，病人最可能出现的突出临床表现是
A. 胸痛伴眩晕
B. 乏力、下肢水肿
C. 呼吸困难、心绞痛伴晕厥
D. 乏力、水肿、黑矇
E. 咯血伴声音嘶哑

15. 病人，女，34岁。因风湿性心脏病合并二尖瓣狭窄入院。二尖瓣狭窄最早出现的症状是
A. 咯血　　　　B. 水肿
C. 劳力性呼吸困难　D. 端坐呼吸
E. 咳嗽

16. 病人，男，51岁。有风湿性心脏病史。病人入院后出现心力衰竭，护士告诉病人应低盐饮食，其原因是
A. 提高心肌收缩力　B. 减轻肾脏负荷
C. 减轻肺水肿　　　D. 减少水钠潴留
E. 避免肝脏受损

第5节　冠状动脉粥样硬化性心脏病

一、概述

1. 冠状动脉粥样硬化性心脏病简称冠心病，又称缺血性心脏病，是冠状动脉粥样硬化后造成管腔狭窄、阻塞和（或）冠状动脉功能性痉挛，导致心肌缺血、缺氧或坏死引起的心脏病。
2. 动脉粥样硬化的血管改变特点是动脉管壁增厚变硬、失去弹性和血管腔缩小。冠心病是动脉粥样硬化引起器官病变的最常见类型。
3. 动脉粥样硬化的进展特点是病变从内膜开始，经过局部脂质和复合糖积聚、纤维组织增生、钙质沉着形成斑块，继之动脉中层病变，斑块内出血、斑块破裂、局部血栓形成。

二、临床分型

1. 1979年世界卫生组织（WHO）曾将冠心病分为隐匿型或无症状性冠心病、心绞痛、心肌梗死、缺血性心肌病、猝死5型。
2. 近年根据发病特点和治疗原则分为
   - （1）急性冠状动脉综合征（ACS）：不稳定型心绞痛（UA）、非ST段抬高性心肌梗死、ST段抬高性心肌梗死、猝死。
   - （2）慢性冠状动脉病（CAD）：稳定型心绞痛、缺血性心肌病、隐匿型或无症状性冠心病。

三、危险因素

1. 主要危险因素
   - （1）血脂异常
     1）脂质代谢异常是动脉粥样硬化最重要的危险因素。
     2）总胆固醇（TC）、三酰甘油（TG）、低密度脂蛋白（LDL）或极低密度脂蛋白（VLDL）增高，相应的载脂蛋白B增高。
     3）高密度脂蛋白（HDL）降低、载脂蛋白A降低。
     4）目前最肯定的是LDL的致动脉粥样硬化作用。LDL是治疗靶目标。
   - （2）高血压：高血压时血管内皮损伤，LDL易于进入动脉壁，并刺激平滑肌细胞增生，引起动脉粥样硬化。
   - （3）高血糖：糖化LDL，形成泡沫细胞，易于黏附、沉积在血管壁。
   - （4）吸烟：焦油、尼古丁等造成血管内皮损伤；动脉管壁缺氧加重内皮损伤。
   - （5）年龄、性别：多见于40岁以上。男性多于女性。

2. 其他危险因素
   - （1）肥胖。
   - （2）缺少体力活动。
   - （3）进食高胆固醇、高动物脂肪及高盐、高糖食物。
   - （4）遗传因素。
   - （5）A型性格。

稳定型心绞痛

一、定义

1. 稳定型心绞痛亦称劳力性心绞痛。在冠状动脉粥样硬化的基础上，由心肌负荷增加引起心肌急剧的、暂时的缺血与缺氧。
2. 临床重要特征是数周至数月内，疼痛发作的程度、频率、性质和诱因无明显变化。

二、病因与发病机制

1. 基本病因：冠状动脉粥样硬化。
2. 正常情况下，冠状动脉血流可随身体的生理情况发生变化，保证供求平衡。
3. 当动脉狭窄或部分分支闭塞时血流量减少，当血供减少到尚能应付平时需要，则休息时无症状。
4. 一旦心脏负荷突然增加，心肌耗氧增加，冠状动脉供血不能相应增加时，即可引起心绞痛。
5. 心脏负荷突然增加：体力劳动、情绪激动、饱餐、寒冷、吸烟、心动过速、休克等。

三、临床表现

1. 发作性胸痛
   - （1）部位：以胸骨体中段或上段之后常见，可波及心前区，可放射至左肩、左臂内侧达环指和小指，或至颈、咽或下颌部。
   - （2）持续时间：多在3～5分钟，一般休息或含服硝酸甘油可缓解。
   - （3）性质：紧缩感、压迫感、发闷或烧灼感。发作时，往往不自觉地停止原来的活动，直至症状缓解。
   - （4）诱因：体力劳动、情绪激动、饱餐、受冷、吸烟、心动过速等。
2. 体征　平时无明显体征，发作时可出现面色苍白、出冷汗、心率增快、血压增高等。

四、辅助检查

1. 实验室检查
   - （1）检查血糖、血脂有助于了解冠心病危险因素。
   - （2）胸痛明显者查血清心肌损伤标志物以排除心肌梗死。
2. 心电图检查
   - （1）发现心肌缺血、诊断心绞痛最常用的方法。
   - （2）缓解期可无任何改变，发作期ST段压低≥0.1mV，T波低平或倒置。
   - （3）运动心电图和24小时动态心电图可显著提高检出率。
   - （4）运动中出现典型心绞痛，ST段压低≥0.1mV，持续2分钟即为阳性。
3. 冠状动脉造影
   - （1）可发现冠状动脉堵塞的范围和程度，是诊断冠心病的"金标准"。
   - （2）冠状动脉狭窄超过70%～75%，将严重影响心肌供血。

五、治疗要点

1. 治疗原则
   - （1）改善冠状动脉血供，降低心肌耗氧，减轻症状和（或）缺血发作。
   - （2）治疗动脉粥样硬化，避免各种诱因和纠正各种危险因素。
   - （3）预防心肌梗死和猝死，提高生活质量。
2. 发作时的治疗
   - （1）立即就地休息。
   - （2）硝酸酯类药物
     1）最有效、作用最快的终止发作的药物。
     2）舌下含服硝酸甘油0.5mg，1～2分钟起效，作用持续30分钟左右。
     3）每隔5分钟可重复1次，但一般连续服用不超过3次。
     4）首次服用应注意可能发生直立性低血压。
     5）亦可舌下含化硝酸异山梨酯（消心痛）5～10mg，2～5分钟起效，作用持续2～3小时。

3. 缓解期的治疗
- （1）缓解期一般不需卧床休息，但要尽量避免各种明确的诱因。
- （2）治疗危险因素：高血压、血脂异常、糖尿病、肥胖等。
- （3）药物治疗
  - 1）改善心肌缺血及减轻症状：硝酸酯类药物、β受体阻滞剂、钙通道阻滞剂（维拉帕米、地尔硫䓬）等。
  - 2）预防心肌梗死和改善预后：①阿司匹林：抗血小板聚集，可降低心肌梗死、脑卒中或心血管性死亡风险。最佳剂量范围75～100mg/d。主要不良反应是胃肠道出血。②氯吡格雷：减少血小板激活和聚集。用于支架植入以后及阿司匹林有禁忌者。③他汀类药物：有效降低TC和LDL，延缓斑块进展，使斑块稳定，冠心病都应服用，并根据LDL水平调整剂量。④ACEI或ARB：合并糖尿病、心力衰竭的高危病人应使用ACEI，如卡托普利等；若出现干咳，可改用ARB。
- （4）非药物治疗
  - 1）运动锻炼：有助于提高运动耐量，改善症状。建议有氧运动30分/天，每周不少于5天。
  - 2）血管重建：①经皮冠状动脉介入治疗（PCI）。②冠状动脉旁路移植术（CABG）。

六、护理诊断/问题
1. 疼痛：胸痛　与心肌缺血、缺氧有关。
2. 活动耐力下降　与心肌氧供需失调有关。
3. 知识缺乏：缺乏纠正危险因素、控制诱发因素及预防心绞痛发作的知识。
4. 潜在并发症：急性心肌梗死。

七、护理措施
1. 休息
- （1）发作时应立即停止活动，同时舌下含服硝酸甘油。
- （2）给氧，保证氧饱和度95%以上。
- （3）缓解期适当活动，避免剧烈运动。

2. 饮食
- （1）低热量、低脂肪、低胆固醇、少糖、少盐饮食。
- （2）少食多餐，不宜过饱，不饮浓茶、咖啡，避免摄入辛辣刺激性食物。
- （3）多食蔬菜、水果和粗纤维食物，以保持大便通畅，从而避免用力排便。

3. 病情观察
- （1）诱因，疼痛部位、性质、持续时间、缓解方式、伴随症状及心电图等。
- （2）应警惕急性心肌梗死的先兆表现。

4. 观察药物不良反应
- （1）舌下含服硝酸甘油后，注意观察是否出现头晕、头痛、面红、心悸等不良反应。
- （2）含药后应平卧，以防低血压的发生。

八、健康教育
1. 定期复查，积极控制危险因素　高血压、血脂异常、糖尿病。
2. 避免诱发因素　避免过度劳累、情绪激动、饱餐、寒冷、吸烟等。
3. 洗澡注意　水温适宜、避免在饱餐或饥饿时洗澡、时间不宜过长、不要锁门。
4. 硝酸甘油　避光保存；开封后每6个月更换一次，确保有效；随身携带。
5. 发作时的缓解方法
- （1）一旦发作，立即停止一切活动，就地休息，舌下含服1片硝酸甘油。一般3～5分钟缓解。
- （2）如疼痛发作频繁、程度加重、持续时间长、硝酸甘油效果差，应警惕心肌梗死。应立即呼叫120或就近就诊。

不稳定型心绞痛

一、定义
1. 除稳定型心绞痛以外的缺血性胸痛的总称。
2. 常表现为静息状态下发生心绞痛或原有稳定型心绞痛的恶化、加重。

3. 分类
- （1）低危
  1) 新发的或原有稳定型心绞痛恶化、加重，持续时间＜20分钟。
  2) 发作期ST段压低≤0.1mV，胸痛期间心电图正常或无变化。
- （2）中危
  1) 就诊前1个月内发作一次或数次静息心绞痛及梗死后心绞痛，持续时间＜20分钟，但48小时内未发作。
  2) T波倒置≥0.2mV，或有病理性Q波。
- （3）高危
  1) 就诊前48小时内反复发作静息心绞痛，持续时间＞20分钟。
  2) 一过性ST段改变，新出现束支传导阻滞或持续性室性心动过速。

二、病因与发病机制

1. 基本病因　冠状动脉粥样硬化。
2. 与稳定型心绞痛的差别，主要在于冠状动脉内不稳定的粥样斑块继发的病理改变，如斑块内出血、斑块纤维帽出现裂隙、表面有血小板聚集和（或）刺激冠状动脉痉挛，使局部的心肌血流量明显下降，导致缺血性心绞痛。
3. 可因劳力负荷诱发，但劳力负荷终止后胸痛并不缓解。

三、临床表现

1. 部位、性质与稳定型心绞痛相似。
2. 心绞痛特点
   - （1）原有稳定型心绞痛在1个月内疼痛发作的频率增加、程度加重、时限延长、诱因发生改变，硝酸酯类药物缓解作用减弱。
   - （2）1～2个月内新发生的较轻负荷所诱发的心绞痛。
   - （3）休息状态下、夜间发作心绞痛或较轻微活动即可诱发，发作时表现有ST段抬高的变异型心绞痛。
3. 体征　可听到一过性第三心音或第四心音，以及由二尖瓣反流引起的一过性收缩期杂音，但不具特异性。

四、治疗要点

1. 原则　病情发展难以预料，应使病人处于监控之下。疼痛发作频繁或持续不缓解及高危病人应立即住院，做到即刻缓解心肌缺血和预防心肌梗死等急性事件的发生。
2. 一般处理　卧床休息，24小时心电监护，严密观察血压、脉搏、呼吸、心率、心律变化，有呼吸困难、发绀者应给氧，维持SaO_2≥95%。如有必要应重复检测心肌坏死标志物。
3. 缓解疼痛
   - （1）每隔5分钟可含化或喷雾硝酸酯剂1次，共用3次，再用硝酸甘油以10μg/min开始静脉滴注，每3～5分钟增加10μg/min，持续静脉滴注，直至症状缓解或出现血压下降。
   - （2）无低血压禁忌者，应及早应用β受体阻滞剂。也可用钙通道阻滞剂（如地尔硫䓬）等控制发作。
4. 抗凝抗血栓　应用阿司匹林、氯吡格雷和低分子量肝素以防止血栓形成。
5. 冠状动脉血管重建。
6. 其他　经治疗病情稳定后，应继续强调抗凝、调脂。注意随访和长期治疗。

五、护理诊断/问题

1. 疼痛：胸痛　与心肌缺血、缺氧有关。
2. 潜在并发症：急性心肌梗死。

六、护理措施及健康教育　同稳定型心绞痛。

急性心肌梗死

一、定义

1. 急性心肌梗死（AMI）是指在冠状动脉硬化的基础上，冠状动脉血液供应急剧减少或中断，使相应的心肌发生严重持久的缺血导致心肌坏死。
2. 急性心肌梗死临床重要特征是持久的胸骨后剧烈疼痛、发热、白细胞计数和血清心肌坏死标志物增高及心电图发生改变。
3. 急性心肌梗死可伴发心律失常、休克或心力衰竭，属ACS的严重类型。

二、病因与发病机制

1. 基本病因：冠状动脉粥样硬化（偶为冠状动脉栓塞、痉挛、先天畸形、冠状动脉口阻塞所致）。
2. 上述病因导致管腔严重狭窄、供血不足，而侧支循环尚未充分建立。
3. 一旦心肌需氧猛增或冠状动脉供血急剧减少或中断，使心肌缺血达20~30分钟以上，即可发生急性心肌梗死。
4. 多数是不稳定斑块破溃出血、管腔内形成血栓，使血管闭塞。
5. 少数是粥样斑块内或斑块下发生出血或血管持续痉挛，使血管闭塞。

三、临床表现

1. 先兆表现
   - （1）多数发病前数日出现乏力、胸闷、心悸、恶心、烦躁等。
   - （2）新发心绞痛或原有心绞痛加重（发作频繁、程度加重、持续较久、硝酸甘油疗效差、诱发因素不明显等）较常见。
   - （3）及时发现并处理先兆，可避免部分病人发生急性心肌梗死。

2. 表现
   - （1）胸痛
     1) 为最早、最突出的症状，多发生于清晨。
     2) 疼痛的性质、部位与心绞痛相似，但程度更剧烈，伴有恐惧及濒死感；持续数小时或数天；休息和服用硝酸甘油不缓解；诱因不明显。
   - （2）全身症状
     1) 在疼痛24~48小时后，可出现发热、白细胞计数增加、红细胞沉降率增快、心动过速等，与坏死物质吸收有关。
     2) 体温38℃左右，持续1周左右。
   - （3）胃肠反应
     1) 表现为恶心、呕吐、上腹胀痛、呃逆。与迷走神经受坏死心肌刺激和心输出量降低组织灌注不足有关。
     2) 下壁心肌梗死多见。
   - （4）心律失常
     1) 多在病后1~2天内发生，24小时内最多见。
     2) 以室性心律失常最多见，如频发室性期前收缩，成对出现或呈短阵室性心动过速，常为心室颤动先兆。心室颤动是急性心肌梗死病人早期的主要死因。
   - （5）心源性休克
     1) 起病数小时至1周内发生。与心肌广泛坏死致心输出量急剧下降有关。
     2) 表现为疼痛缓解而收缩压<80mmHg，烦躁不安、面色苍白或发绀、皮肤湿冷、脉搏细速、尿量减少，意识模糊甚至昏迷。
   - （6）心力衰竭
     1) 多起病最初几天内发生，或在疼痛或休克好转阶段发生。
     2) 主要是急性左心衰竭，与急性心肌梗死后心肌舒缩功能显著减弱或不协调有关。
     3) 表现为呼吸困难、咳嗽、发绀、烦躁等，重者可发生肺水肿。
     4) 体征：心尖部第一心音减弱、可闻舒张期奔马律，血压下降。

3. 并发症
   - （1）乳头肌功能失调或断裂：发生率高达50%，造成二尖瓣脱垂及关闭不全。
   - （2）心脏破裂：少见。
   - （3）栓塞。
   - （4）心室壁瘤：主要见于左心室。
   - （5）心肌梗死综合征。

四、辅助检查

1. 心电图
   - （1）特征性改变
     1) 面向坏死区导联：宽而深的异常Q波（病理性Q波）。
     2) 面向损伤区导联：ST段抬高，呈弓背向上型。
     3) 面向缺血区导联：T波倒置。
   - （2）动态性改变
     1) 起病数小时后ST段弓背向上抬高。
     2) 2天内出现病理性Q波。
     3) 数日后ST段恢复基线水平，T波低平、倒置或双向。
     4) 数周后T波逐渐恢复，病理性Q波永久存在。

1. 心电图
  - (3) ST段抬高性心肌梗死定位诊断
    1) $V_1 \sim V_5$ 导联：广泛前壁心肌梗死。
    2) $V_1、V_2、V_3$ 导联：前间壁心肌梗死。
    3) $V_3 \sim V_5$ 导联：局限前壁心肌梗死。
    4) Ⅱ、Ⅲ、aVF 导联：下壁心肌梗死。
    5) Ⅰ、aVL 导联：高侧壁心肌梗死。
    6) $V_7 \sim V_8$ 导联：正后壁心肌梗死。

2. 心肌坏死标志物
  - (1) 建议入院即刻、2～4小时、6～9小时、12～24小时测定。
  - (2) 肌钙蛋白
    1) 肌钙蛋白I（cTnI）或T（cTnT）是诊断急性心肌梗死最特异和敏感的首选指标。
    2) 起病2～4小时后升高。
    3) cTnI 10～24小时达高峰，7～10天降至正常。
    4) cTnT 24～48小时达高峰，10～14天降至正常。
  - (3) 肌酸磷酸激酶同工酶（CK-MB）
    1) 判断心肌梗死特异性较高。
    2) 起病4小时内升高。
    3) 16～24小时达高峰，3～4天降至正常。
    4) 适于短于4小时的早期急性心肌梗死诊断和再发心肌梗死诊断。
    5) 连续测定还可判断梗死后再通，此时峰值前移至14小时内。
  - (4) 肌红蛋白
    1) 有助于早期诊断，但特异性差。
    2) 起病2小时内即升高，出现最早。
    3) 12小时内达高峰，24～48小时恢复正常。

五、治疗要点

1. 治疗原则
  - (1) 尽快恢复心肌血液再灌注：到达医院后30分钟内开始溶栓或90分钟内行PCI。
  - (2) 保持和维护心功能。
  - (3) 及时处理各种并发症，防止猝死，注重二级预防。

2. 一般治疗
  - (1) 休息、监护、吸氧。
  - (2) 抗凝治疗：无禁忌证者嚼服肠溶阿司匹林150～300mg，连续3日，以后改为75～150mg，长期服用。

3. 解除疼痛
  - (1) 哌替啶50～100mg 肌内注射，吗啡5～10mg 皮下注射或罂粟碱30～90mg 肌内注射。
  - (2) 含服或静脉滴注硝酸甘油。

4. 再灌注心肌
  - (1) 时间
    1) 血管开通时间越早，挽救的心肌越多。
    2) 最佳时间窗，起病3～6小时（最多12小时）。
    3) 从非PCI医院转运至PCI医院的时间延迟不超过120分钟，理想时间是90分钟。
  - (2) 急诊PCI：有条件时对有适应证的病人直接行PCI，多可获得更好效果。
  - (3) 溶栓疗法
    1) 无条件及时行PCI，无禁忌证者应立即溶栓（接诊后30分钟）。发病3小时内溶栓获益最大。
    2) 年龄≥75岁者首选PCI，选择溶栓应慎重，并酌情减少溶栓药物剂量。
    3) 适应证：①≥2个相邻导联ST段抬高或急性心肌梗死伴左束支传导阻滞，发病<12小时，年龄<75岁。②ST段抬高明显的急性心肌梗死，年龄≥75岁，经慎重权衡利弊仍可考虑。③ST段抬高明显的急性心肌梗死发病时间已达12～24小时，仍有胸痛、ST段广泛抬高者，仍可考虑。
    4) 禁忌证：①既往有出血性脑卒中，6个月内有缺血性脑卒中或脑血管病。②近2～4周有内脏活动性出血、外科大手术、创伤史、在不能实施压迫的大血管穿刺等。③未控制的高血压（>180/110mmHg）。④出血性疾病或已知出血倾向，严重肝肾功能损害及恶性肿瘤等。⑤疑有主动脉夹层、中枢神经系统损伤、颅内肿瘤或畸形。

4. 再灌注心肌
- （3）溶栓疗法
  - 5）溶栓药物：①非特异性纤溶酶原激活剂：尿激酶30分钟内静脉滴注；链激酶30～60分钟静脉滴注。②特异性纤溶酶原激活剂：rt-PA 90分钟内静脉给药，需与肝素联合使用48小时。
- （4）介入或溶栓失败者，宜争取6～8小时内行主动脉-冠状动脉旁路移植术。

5. 处理并发症
- （1）纠正心律失常
  - 1）室性心律失常首选利多卡因缓慢静脉注射。
  - 2）心室颤动立即实施非同步电除颤。
  - 3）缓慢型心律失常可用阿托品、异丙肾上腺素，严重时安装心脏起搏器。
- （2）控制休克：扩容、升压、扩血管、纠正酸碱平衡。
- （3）治疗心力衰竭：急性左心衰竭应用吗啡（或哌替啶）和利尿剂为主，也可扩血管。急性心肌梗死24小时以内禁用洋地黄制剂。

6. 其他　抗凝治疗，极化液治疗等。

六、护理诊断/问题
1. 急性疼痛：胸痛　与心肌缺血坏死有关。
2. 恐惧　与剧烈胸痛引起濒死感有关。
3. 活动耐力下降　与心肌供氧不足有关。
4. 有便秘的危险　与进食减少，排便习惯改变有关。
5. 潜在并发症：心律失常、心力衰竭、心源性休克、猝死。

七、护理措施

1. 一般护理
- （1）休息与运动
  - 1）发病12小时内绝对卧床休息，保持环境安静，限制探视。
  - 2）卧床休息和有效睡眠可降低心肌耗氧量和交感神经兴奋性，利于缓解疼痛。
  - 3）住院期间开始康复的指征：①过去的8小时内没有新的或再发胸痛。②肌钙蛋白水平无进一步升高。③没有出现静息呼吸困难伴湿啰音等心力衰竭失代偿先兆。④过去8小时内没有新的明显的心律失常或心电图动态改变。⑤静息心率50～100次/分。⑥静息血压90～150mmHg/60～100mmHg。⑦血氧饱和度>95%。
  - 4）运动方式：若无并发症，在心电监护下，24小时内应鼓励病人在床上行肢体活动，若无低血压，第3天就可在病房内走动，梗死后第4～5天逐渐增加活动，直至每天3次步行100～150m。
- （2）饮食
  - 1）发病4～12小时给予流质饮食，以减轻胃扩张。
  - 2）随后过渡到低脂肪、低胆固醇清淡饮食，少量多餐。
- （3）吸氧
  - 1）急性期持续吸氧，4～6L/min，以增加心肌供氧，减轻缺氧和疼痛。
  - 2）发生急性肺水肿给予6～8L/min的高流量吸氧，20%～30%乙醇湿化。
- （4）排便指导
  - 1）预防便秘：指导规律排便、多食粗纤维食物、腹部环形按摩等。
  - 2）避免用力排便：遵医嘱用缓泻剂、润肠剂、低压灌肠等。

2. 溶栓疗法的配合
- （1）治疗前询问有无出血性疾病等溶栓禁忌证，检查血常规、出凝血时间、血型并配血。
- （2）观察不良反应：有无过敏和出血（牙龈、皮肤、穿刺点、大小便）。一旦大出血立即停止溶栓、输鱼精蛋白、输血。
- （3）溶栓成功指标
  - 1）抬高的ST段2小时内回落>50%。
  - 2）2小时内胸痛消失。
  - 3）2小时内出现再灌注心律失常。
  - 4）血清肌酸激酶同工酶（CK-MB）峰值提前出现。
  - 5）冠状动脉造影直接判断。

3. PCI术后护理
- （1）停用肝素4小时后复查凝血时间，在正常范围内可拔出动脉鞘管。
- （2）拔管后压迫穿刺点30分钟后加压包扎，压迫止血，继续卧床24小时，术肢制动。
- （3）观察足背动脉搏动情况，皮肤颜色、温度、感觉，鞘管留置部位有无渗血、血肿。
- （4）严密观察生命体征及胸痛情况。

4. 病情观察

- （1）安置在监护病房，急性期进行心电、血压、呼吸监护。监测心肌坏死标志物指标和出凝血指标。
- （2）观察心电图、心率、心律、血压、意识、尿量、胸痛及全身情况，判断组织灌注有无改善。
- （3）预防并发症
  - 1）心律失常：急性心肌梗死溶栓24小时后易发生再灌注心律失常，心电监护发现<u>频发性室性期前收缩、成对的、多源性的、呈R on T现象的室性期前收缩或房室传导阻滞</u>及时通知医生，遵医嘱用利多卡因等，警惕心室颤动、猝死。监测电解质和酸碱平衡状态，备好急救药物和设备，如<u>除颤器、起搏器</u>等。
  - 2）休克：平卧位或头低脚高位，遵医嘱升压、补液处理。
  - 3）心力衰竭：多为左心衰竭，严密观察，避免加重心脏负荷的因素。

八、健康教育

1. 疾病知识指导

- （1）树立<u>终身治疗的观念</u>，控制危险因素。治疗高血压、高血脂、糖尿病，控制体重，戒烟酒。避免饱餐，预防便秘。
- （2）饮食原则：<u>低饱和脂肪</u>（饱和脂肪占总热量7%以下）和<u>低胆固醇饮食</u>（胆固醇<200mg/d）。
- （3）心理指导：保持乐观、平和的心情，缓解压力。
- （4）康复指导
  - 1）康复运动前应进行医学评估与运动评估。
  - 2）运动原则：<u>有序、有度、有恒</u>。
  - 3）运动形式：以<u>行走、慢跑、打太极拳、游泳等有氧运动</u>为主。
  - 4）运动强度：根据个体心肺功能循序渐进，一般选择<u>靶心率（靶心率=170−年龄）的70%～85%</u>范围控制活动强度。
  - 5）持续时间：初始6～10分钟，逐渐延长至30～60分钟。
  - 6）运动频率：有氧运动每周3～5天，抗阻运动、柔性运动每周2～3天，最好每天运动。
  - 7）性生活指导：急性心肌梗死后6～8周可恢复适度性生活。如出现持续5分钟以上的胸痛、心悸，或持续20～30分钟以上的心率、呼吸增快，或疲惫等情况应节制性生活。
  - 8）工作强度：经2～4个月体力活动锻炼后，酌情恢复部分或轻工作，以后部分病人可恢复全天工作，但应避免重体力劳动或过度精神紧张。

2. 用药指导

- （1）<u>强调坚持用药的必要性</u>。
- （2）遵医嘱服药，<u>随身携带药物和保健卡</u>。
- （3）冠心病<u>二级预防ABCDE原则</u>
  - 1）A：aspirin（<u>抗血小板聚集阿司匹林、氯吡格雷</u>）；anti-anginal therapy（<u>抗心绞痛药硝酸酯类制剂</u>）。
  - 2）B：β受体阻滞剂；blood pressure control（<u>控制血压</u>）。
  - 3）C：cholesterol lowing（<u>控制血脂水平</u>）；cigarette quitting（<u>戒烟</u>）。
  - 4）D：diet control（<u>控制饮食</u>）；diabetes treatment（<u>治疗糖尿病</u>）。
  - 5）E：exercise（<u>适当运动锻炼</u>）；education（<u>冠心病知识教育</u>）。

3. 院外自救指导

- （1）<u>院外发作时，应立即就地休息，平卧</u>。
- （2）呼叫120，等待救援，<u>不要勉强步行</u>。
- （3）<u>立即舌下含服或嚼服硝酸甘油</u>，如不缓解可多次服用。
- （4）教会<u>家属心肺复苏</u>的基本技术以备急用。

要点回顾

1. 心绞痛的基本病因及诱因。
2. 心绞痛与心肌梗死胸痛特点比较。
3. 心绞痛与心肌梗死心电图特征比较。
4. 血清心肌酶测定中特异性最高的酶。
5. 心绞痛发作期治疗。

模拟试题栏——识破命题思路，提升应试能力

一、专业实务

A₁型题

1. 缓解心绞痛发作最有效、作用最快的药物是
   A. 硝苯地平　B. 普萘洛尔　C. 阿司匹林
   D. 硝酸甘油　E. 阿托品

2. 急性心肌梗死早期（24小时内）的主要死亡原因是
   A. 心律失常　B. 心室壁瘤　C. 发热
   D. 心源性休克　E. 心力衰竭

A₂型题

3. 病人，男，58岁。冠心病史6年，因心绞痛急诊入院。病人情绪紧张，主诉乏力，食欲缺乏。医嘱：药物治疗，绝对卧床休息。护士评估病人存在的健康问题，需要首先解决的是
   A. 焦虑　　　　B. 生活自理缺陷
   C. 疲乏　　　　D. 疼痛
   E. 便秘

4. 某冠心病病人将其每日服用的氨氯地平、阿司匹林、辛伐他汀、硝酸甘油和普萘洛尔放置于透明的塑料分药盒中，责任护士发现后立即告知病人有一种药物不宜放入此药盒中，这种药物是
   A. 氨氯地平　B. 阿司匹林　C. 辛伐他汀
   D. 硝酸甘油　E. 普萘洛尔

5. 牛先生，患冠心病10年，半个月来频繁出现心前区不适，含服硝酸甘油无效，疑为急性心肌梗死，最具诊断意义的检查是
   A. 血常规　　　B. 尿常规
   C. 红细胞沉降率　D. 超声波
   E. 心电图

6. 病人，男，67岁。突感心前区憋闷，有严重窒息感伴恶心、呕吐，休息及舌下含服硝酸甘油不缓解。考虑该病人发生了
   A. 不稳定型心绞痛
   B. 急性心肌梗死
   C. 主动脉夹层动脉瘤破裂
   D. 心包炎
   E. 病毒性心肌炎

A₃/A₄型题

（7～9题共用题干）
病人，女，70岁。既往有心绞痛发作史。3小时前无明显诱因出现心前区剧烈疼痛，含服硝酸甘油不缓解。

7. 病人入院后应先做的检查是
   A. 心脏X线检查　B. 心电图
   C. 测血压　　　　D. 心肌酶学检查
   E. 超声心动图

8. 此时，实验室检查该病人的心肌酶和心肌蛋白，其中最有特异性的是
   A. 肌酸磷酸激酶同工酶
   B. 肌钙蛋白
   C. 门冬氨酸氨基转移酶
   D. 乳酸脱氢酶
   E. 肌红蛋白

9. 给病人进行心电图检查，其表现**不包括**
   A. ST段弓背向上　B. T波倒置
   C. T波平坦　　　　D. ST段压低
   E. 病理性Q波

二、实践能力

A₁型题

10. 对急性心肌梗死病人给予吸氧的主要目的是
    A. 改善心肌缺氧，减轻疼痛
    B. 预防心源性休克
    C. 减少心律失常
    D. 防止心力衰竭
    E. 促进坏死组织吸收

11. 应用硝酸甘油缓解心绞痛，正确的护理是
    A. 药物用温开水送服
    B. 药物置于口中，立即咽下
    C. 舌下含化，药物被唾液溶解
    D. 服药后即可活动
    E. 观察头昏、血压偏高表现

12. 冠心病最常见的病因是
    A. 重度主动脉瓣病变
    B. 冠状动脉栓塞
    C. 冠状动脉粥样硬化
    D. 肥厚型心肌病
    E. 冠状动脉痉挛

A₂型题

13. 病人，女，60岁。因急性心肌梗死入院，情绪不稳定，该病人出现了哪项心律失常时需要高度警惕心室颤动的发生
    A. 房室传导阻滞　B. 窦性心动过缓
    C. 室上性心动过速　D. 心房颤动
    E. 室性心动过速

14. 病人，男，64岁。冠心病、心绞痛5年。3小时

前发生心前区剧烈疼痛,服用硝酸甘油3片未缓解,急诊入院。心电图检查发现病理性Q波,血压84/52mmHg,心率108次/分,律齐。入监护室观察治疗,经用药后疼痛缓解。2小时后心电监测示血压70/50mmHg,心率118次/分,病人烦躁不安,皮肤湿冷。此时最可能发生了
  A. 脑出血　　　　　B. 室壁瘤破裂
  C. 心源性休克　　　D. 心律失常
  E. 心力衰竭

15. 病人,女,44岁。患心肌梗死住院治疗。首次静脉泵入硝酸甘油时,在30分钟内应特别注意的是
  A. 尿量　　　　　　B. 中心静脉压
  C. 血氧饱和度　　　D. 心率
  E. 血压

16. 病人,女,70岁。急性下壁心肌梗死。收入冠心病监护病房,病人出现下列哪种心律失常最危险
  A. 窦性心动过速　　B. 偶发房性期前收缩
  C. 窦性心律不齐　　D. 三度房室传导阻滞
  E. 偶发室性期前收缩

17. 病人,女,65岁。肥胖,有高血脂史及高血压(180/100mmHg),近日心前区发生疼痛。如考虑为心绞痛,胸痛性质应是
  A. 隐痛持续整天　　B. 锻炼后可减轻
  C. 阵发针刺样痛　　D. 刀割样痛
  E. 压迫、发闷或紧缩感

18. 病人,男,44岁。近半年来出现劳累时心前区疼痛,确诊为心绞痛。病人吸烟多年,进食不规律,喜饮浓茶,三酰甘油水平高。护士为其进行健康教育,之后要求病人复述要点,以下病人复述出的内容不正确的是
  A. 戒烟、戒酒、不饮浓茶
  B. 含服硝酸甘油1片后心绞痛仍不缓解,可间隔1小时后再服1片
  C. 低盐、低脂饮食,不宜过饱
  D. 多吃粗纤维食物,保持排便通畅
  E. 注意休息,不可过度劳累

A₃/A₄型题
(19~21题共用题干)
　　病人,男,52岁。因"胸骨后压榨性疼痛半日"急诊入院。心电图:急性广泛前壁心肌梗死。
19. 升高最早也是恢复最早的心肌损伤标志物是
  A. 门冬氨酸氨基转移酶
  B. 乳酸脱氢酶
  C. 肌酸磷酸激酶

  D. 碱性磷酸酶
  E. 谷氨酸转移酶

20. 为减轻病人疼痛,首选的药物是
  A. 地西泮　　　　　B. 阿司匹林
  C. 吗啡　　　　　　D. 硝酸甘油
  E. 硝苯地平

21. 最有可能导致病人24小时内死亡的原因是
  A. 右心衰竭　　　　B. 心源性休克
  C. 心室颤动　　　　D. 心脏破裂
  E. 感染

(22、23题共用题干)
　　病人,男,67岁。与人争执后自感咽部及下颌有"紧缩性发闷",并放射至颈部,来院急诊前自含硝酸甘油后憋闷感逐渐缓解。
22. 该病人应考虑为
  A. 颈椎病　　　　　B. 咽喉炎
  C. 心功能不全　　　D. 心绞痛
  E. 脑供血不足

23. 护士告诉病人如何避免心绞痛发作的诱因,其内容不包括
  A. 保持情绪稳定,避免过度劳累
  B. 避免饱餐及受凉
  C. 需戒烟,可多饮酒以达活血目的
  D. 宜少食多餐,不宜过饱
  E. 积极控制高血压

(24~26题共用题干)
　　病人,男,69岁。情绪激动后突感剧烈压榨性胸痛、呕吐伴窒息感2小时入院。心率110次/分,血压82/60mmHg,心电图示V₁~V₄导联ST段弓背抬高,心律不齐。
24. 护士根据病人的病情,考虑病人可能出现的病情变化是
  A. 恶化型心绞痛　　B. 急性心肌梗死
  C. 急进型高血压　　D. 不稳定型心绞痛
  E. 长期应用硝酸甘油可能产生耐药性

25. 急诊护士对病人评估后,认为首优护理诊断是
  A. 活动耐力下降　　B. 恐惧
  C. 潜在并发症:感染　D. 焦虑
  E. 急性疼痛

26. 护士为病人采取的护理措施应除外
  A. 立即通知医生　　B. 安置病人静心休息
  C. 氧气吸入　　　　D. 及时更换汗湿衣服
  E. 心电监护

第6节　原发性高血压

一、概述

1. **定义**　高血压是指以<u>动脉收缩压和（或）舒张压持续升高</u>为主要临床表现的综合征。长期高血压引起心室肥厚、扩大、全身小动脉管腔内径缩小，导致<u>心、脑、肾和视网膜</u>等靶器官缺血，是脑血管意外、冠心病的主要危险因素，为最常见的心血管疾病。
2. **高血压的分类**　按病因是否明确分类。
   - （1）原发性高血压：原因未明，95%以上。以肾源性高血压最常见。
   - （2）继发性高血压：继发于某些疾病，约5%。
3. **血压水平定义和分级**　见表3-6-1。

表3-6-1　血压水平的定义和分级　　　　单位：mmHg

级别	收缩压	舒张压
正常血压	<120	<80
正常高值	120～139	80～89
高血压	≥140	≥90
1级高血压（轻度）	140～159	90～99
2级高血压（中度）	160～179	100～109
3级高血压（重度）	≥180	≥110
单纯收缩期高血压	≥140	<90

注：当收缩压和舒张压分属不同级别时，以较高的级别为准。

> **锦囊妙"记"**　高血压分级遵循一定规律
> 收缩压增加20mmHg，舒张压增加10mmHg。

二、病因

1. **遗传因素**　有明显的家族聚集性，双亲均有高血压的正常血压子女，以后发生高血压的概率高达46%，约60%高血压病人有高血压家族史。
2. **环境因素**
   - （1）饮食：<u>高钠盐、低钾、低钙</u>、高蛋白、高饱和脂肪酸、饮酒、叶酸缺乏等。
   - （2）精神应激：长期精神紧张、焦虑、环境噪声。
   - （3）吸烟。
3. **其他因素**
   - （1）<u>腹型肥胖</u>、睡眠呼吸暂停低通气综合征。
   - （2）服用某些药物：口服避孕药、麻黄碱、肾上腺皮质激素等。

三、危险因素

1. **主要危险因素**
   - （1）年龄：男＞55岁，女＞65岁。
   - （2）吸烟。
   - （3）高胆固醇血症。
   - （4）糖尿病。
   - （5）家族早发冠心病史（男＜55岁，女＜65岁）。
2. **次要危险因素**
   - （1）高密度脂蛋白下降、低密度脂蛋白升高。
   - （2）肥胖。
   - （3）糖耐量异常。
   - （4）缺乏体力活动。
   - （5）高纤溶酶原血症。

四、发病机制　多种因素在遗传背景作用下→交感神经系统活性亢进→肾性水钠潴留→肾素-血管紧张素-醛固酮系统激活等→血压调节机制失代偿→高血压。

五、临床表现

1. 一般表现
   - （1）症状
     - 1）起病缓慢而渐进，早期无特异性表现。
     - 2）部分可有头晕、头痛、耳鸣、眼花、疲劳等。
   - （2）体征
     - 1）血压升高。
     - 2）听诊主动脉瓣区第二心音亢进。

2. 并发症
   - （1）脑血管病：最常见，包括脑出血、脑栓塞、短暂脑缺血发作等。
   - （2）心力衰竭
     - 1）左心室后负荷加重，心肌肥厚与扩大，可出现左心衰竭。
     - 2）长期高血压致动脉粥样硬化形成而发生冠心病。
   - （3）肾衰竭：表现为夜尿增加、蛋白尿、血尿或管型尿。
   - （4）眼：视网膜动脉狭窄、出血、渗出、视盘水肿，引起视力及视野异常。

3. 高血压急症　血压突然显著升高（＞180/120mmHg），伴心、脑、肾重要靶器官功能不全。
   - （1）高血压危象：短期内血压明显升高，影响重要脏器血液供应。
     - 1）诱因：紧张、劳累、寒冷、嗜铬细胞瘤发作、突然停用降压药等。
     - 2）表现：头痛、心悸、恶心、气急、视物模糊、眩晕、烦躁等。
   - （2）高血压脑病：血压急剧升高导致脑水肿和中枢神经系统功能障碍。以脑病症状和体征为特点，出现剧烈头痛、喷射状呕吐、视物模糊、抽搐甚至昏迷。

4. 高血压心血管风险水平分层　根据血压升高水平、其他心血管危险因素、靶器官损害、伴临床疾病进行高血压心血管风险水平分层（表3-6-2）。

表3-6-2　高血压心血管风险水平分层

其他危险因素及病史	血压水平（mmHg）		
	1级（140～159/90～99）	2级（160～179/100～109）	3级（180～/110～）
无其他危险因素	低危	中危	高危
1～2个危险因素	中危	中危	很高危
3个以上危险因素	高危	高危	很高危
临床并发症或合并糖尿病	很高危	很高危	很高危

六、辅助检查

1. 基本项目　血常规、血生化（空腹血糖、血脂、电解质）、肾功能、尿常规、心电图。
2. 推荐项目　24小时动态血压监测、超声心动图、颈动脉超声、眼底检查、尿蛋白定量、餐后2小时血糖、X线胸片等。

七、治疗要点

（1）改善生活行为
  1）减轻体重，尽量控制体质指数（BMI）＜25kg/m²。
  2）限制钠盐摄入，食盐＜6g/日。
  3）补充钾、钙。
  4）减少脂肪摄入，脂肪量占膳食总热量25%以下。
  5）戒烟限酒。
  6）低中度等张运动，如慢跑、步行。

(2) 药物治疗：合理选用降压药，长期甚至终身服用。

1) 用药原则：①小剂量开始。②优选长效制剂。③联合用药。④个体化治疗。
2) 常用降压药物：见表3-6-3。

表3-6-3 常用降压药物的药理作用、副作用及禁忌证

药物种类	药理作用	代表药	副作用	禁忌证
利尿剂	抑制水钠重吸收，减少血容量，降低心排血量而降压	呋塞米 氢氯噻嗪	电解质紊乱和高尿酸血症	—
β受体阻滞剂	减慢心率、降低心输出量，抑制肾素释放、降低外周阻力而降压	普萘洛尔 美托洛尔	心动过缓和支气管收缩	哮喘、心动过缓病人禁用
钙通道阻滞剂（CCB）	阻止钙离子进入心肌细胞，从而降低心肌收缩力，扩张外周血管而降压	硝苯地平 维拉帕米	颜面潮红、头痛、胫前水肿（长期服用）	—
血管紧张素转化酶抑制剂（ACEI）	抑制血管紧张素Ⅱ的生成而降压	卡托普利 依那普利	干咳、味觉异味、皮疹等	高血钾禁用
血管紧张素Ⅱ受体阻滞剂（ARB）	阻滞组织的血管紧张素Ⅱ受体，阻断水钠潴留、血管收缩和组织的重构	氯沙坦 缬沙坦	心悸、头疼、嗜睡	—

(3) 高血压急症治疗

1) 迅速降血压：①严密监测血压的情况下，静脉给予降压药。②如病情允许，及时口服降压药治疗。
2) 控制性降压：逐渐降压，24小时内降压20%~25%，48小时内不低于160/100mmHg，在随后的1~2周逐渐降至正常。
3) 选择合适降压药：首选硝普钠静脉滴注。可扩张动脉和静脉，降低心脏前后负荷。

八、护理诊断/问题

1. 急性疼痛：头痛　与血压升高有关。
2. 有受伤的危险　与头晕、视物模糊、意识障碍及直立性低血压有关。
3. 知识缺乏：缺乏疾病预防保健知识和高血压用药知识。
4. 潜在并发症：高血压急症、心力衰竭、脑血管意外等。

九、护理措施

1. 一般护理
   (1) 休息与活动
      1) 初期不限制一般体力活动，避免重体力活动，保证足够睡眠。
      2) 血压较高、症状较多或有并发症者应卧床休息，避免体力和脑力过度兴奋。
      3) 高血压脑血管意外病人取半卧位，避免活动，遵医嘱用镇静剂，稳定情绪。
   (2) 生活方式调整
      1) 饮食：限制钠盐摄入<6g/d，减少水钠潴留，减轻心脏负荷，降低外周阻力。
      2) 减轻体重：控制总热量。
      3) 运动：跑步、行走、游泳等。

2. 直立性低血压的预防和护理
   (1) 直立性低血压表现：头晕、心悸、乏力、出汗、恶心呕吐等。
   (2) 避免长时间站立。
   (3) 改变体位时动作宜缓慢，头晕时立即平卧，取头低足高位。
   (4) 避免用过热的水洗澡或蒸气浴。
   (5) 平静休息时服药，服药后继续休息一段时间再下床。
   (6) 不宜大量饮酒。

3. 吸氧
   (1) 心力衰竭时给予4~6L/min吸氧。
   (2) 急性肺水肿时给予20%~30%乙醇湿化的6~8L/min吸氧。

4. 用药护理　遵医嘱用药，不可擅自增减药量或停药，以防血压急剧升高。

5. 避免诱因
（1）避免情绪激动、精神紧张、身心过劳、精神创伤等，避免噪声刺激和使精神过度兴奋的活动。
（2）避免寒冷刺激，冬天外出注意保暖，室温不宜过低。
（3）保持大便通畅，避免剧烈运动、用力咳嗽，防止脑血管意外。
（4）避免突然改变体位和长时间站立。

十、健康教育

1. 疾病知识指导
（1）讲解相关知识，使病人了解控制血压的重要性和终身治疗的必要性。
（2）指导病人重视综合治疗：去除高血压危险因素、改善饮食结构、适当体育运动、减轻体重。

2. 用药指导
（1）强调长期用药的重要性。
（2）遵医嘱服药，不可随意增减药量，或漏服、补服药物，或突然停药。
（3）注意观察不良反应。

3. 自我监测指导　教会病人及家属正确的测量血压方法，测量血压前休息5～10分钟，测量前30分钟内不要吸烟，避免喝咖啡、浓茶及其他刺激性饮料。

4. 定期复查，及时就诊　有并发症及时就诊。

> **要点回顾**
> 1. 高血压的诊断标准及三级的划分标准。
> 2. 主要降压药的种类。
> 3. 原发性高血压的主要危险因素。
> 4. 高血压急症治疗中用于迅速降压的首选药。

● ○ **模拟试题栏——识破命题思路，提升应试能力** ○ ●

一、专业实务

A₁型题

1. 通过利尿作用达到降压效果的药物是
   A. 氯沙坦　　　　B. 硝苯地平
   C. 普萘洛尔　　　D. 氢氯噻嗪
   E. 卡托普利

2. 根据血压水平的定义和分类，血压130/88mmHg属于
   A. 正常血压　　　B. 正常高值
   C. 1级高血压　　D. 2级高血压
   E. 3级高血压

3. 高血压病的治疗药物卡托普利最常见的副作用是
   A. 头痛　　　　　B. 乏力
   C. 心率增快　　　D. 心率减慢
   E. 刺激性干咳

A₂型题

4. 病人，男，50岁。高血压病史3年，入院后给予降压药等治疗，在用药护理中指导病人改变体位时动作宜缓慢，其目的为
   A. 避免发生高血压脑病
   B. 避免发生高血压危象
   C. 避免发生急进型高血压
   D. 避免发生直立性低血压
   E. 避免血压增高

5. 病人，女，50岁。初诊为高血压，目前血压维持在145/85mmHg。护士在评估中发现病人喜好下列食物。护士应指出，其中最不利于控制高血压的食物是
   A. 猪肝　　　　　B. 鲫鱼
   C. 瘦肉　　　　　D. 河虾
   E. 竹笋

6. 病人，男，68岁。因高血压来诊。医嘱予降压药口服治疗。护士应指导病人，为评估降压效果，病人应自行测量、记录血压。测量血压的最佳时段是
   A. 服用降压药前
   B. 服用降压药后
   C. 两次服用降压药之间
   D. 服用降压药半小时后
   E. 服用降压药两小时后

7. 病人，男，55岁。血压160/95mmHg，诊断为原发性高血压，需要长期降压治疗，护士对病人进行长期用药指导的内容，需避光使用的药物是
   A. 垂体后叶素　　B. 尼可刹米
   C. 硝普钠　　　　D. 脂肪乳
   E. 复方氨基酸

A_3/A_4型题

（8～10题共用题干）

病人，男，53岁。体重93kg，因工作压力大和应酬较多，近来经常出现恶心、呕吐、视物模糊、头晕等症状。查体：血压180/95mmHg。

8. 护士向其解释导致出现上述状况最主要的发病机制是
   A. 高级神经中枢功能紊乱
   B. 肥胖
   C. 饮酒
   D. 年龄偏大
   E. 高血压脑病

9. 病人入院后医生予降压治疗，病人出现面部潮红、头痛。产生此不良反应的可能药物是
   A. 呋塞米　　　　B. 硝苯地平
   C. 卡托普利　　　D. 阿托品
   E. 阿司匹林

10. 护士为病人测量血压，下列血压测定的结果，可作为高血压判断标准的是
    A. 140/90mmHg　　B. 120/75mmHg
    C. 90/60mmHg　　 D. 150/105mmHg
    E. 160/90mmHg

二、实践能力

A_1型题

11. 3级高血压是指血压的范围为
    A. 收缩压160～180mmHg，舒张压90～100mmHg
    B. 收缩压160～180mmHg，舒张压100～110mmHg
    C. 收缩压≥180mmHg，舒张压90～100mmHg
    D. 收缩压≥180mmHg，舒张压100～110mmHg
    E. 收缩压≥180mmHg，舒张压≥110mmHg

12. 高血压可造成哪些靶器官的损伤
    A. 心、脑、肾　　B. 心、肝、肾
    C. 心、肺、肾　　D. 肝、肺、肾
    E. 肺、心、肾

A_2型题

13. 病人，男，71岁。身高170cm，体重80kg，患高血压20年。为控制病人体重所采取的措施不包括
    A. 制订个体化膳食方案
    B. 监测体重变化
    C. 吃减肥药
    D. 规律运动
    E. 控制饮食

14. 病人，男，50岁。高血压2年，体态显肥胖，无烟酒嗜好，为减轻体重，适宜的运动是
    A. 散步　　　　B. 举重
    C. 冬游　　　　D. 攀岩
    E. 跳绳

15. 病人，男，42岁。诊断高血压3年，性情温和，体态均匀，平素喜食面食，爱吃咸菜和腌制食品，目前对其最主要的饮食指导是
    A. 低脂饮食　　B. 低磷饮食
    C. 低钠饮食　　D. 低蛋白饮食
    E. 低纤维素饮食

16. 病人，男，66岁。平时通过药物治疗将血压控制在150/70mmHg，今晨起服降压药后突感头晕、乏力，此时病人应采取的体位是
    A. 半坐卧位　　B. 平卧位
    C. 端卧位　　　D. 俯卧位
    E. 中凹卧位

17. 病人，女，52岁。诊断为高血压急症，医嘱呋塞米20mg，iv。执行后病人出现乏力、腹胀、肠鸣音减弱的症状。该病人可能发生了
    A. 高钾血症　　B. 低钾血症
    C. 高钠血症　　D. 低钠血症
    E. 低氯血症

A_3/A_4型题

（18、19题共用题干）

病人，男，65岁。有高血压病史12年，糖尿病病史3年。目前服用降压药血压能控制在150/95mmHg左右，病人吸烟，有高血压家族史。

18. 根据以上情况，该病人可诊断为
    A. 高血压病，极高危组
    B. 高血压病，高危组
    C. 高血压病，中危组
    D. 高血压病，低危组
    E. 高血压病，极低危组

19. 关于高血压护理措施，应除外
    A. 协助用药尽快将血压降至较低水平
    B. 改变体位动作宜缓慢
    C. 指导病人合理控制体重的方法
    D. 头晕、恶心时协助其平卧并抬高下肢
    E. 限制钠盐摄入

（20～22题共用题干）

病人，女，62岁。高血压病史7年，诉血压波动范围170/105mmHg至140/90mmHg，未予重视，只是在头晕、头痛时服降压药，缓解后即减量或停药，身体肥胖。近1周劳累过度，今日出现头痛、头晕，测血压160/92mmHg。

20. 护士建议病人每日食盐量应不超过
    A. 2g　　　　　　B. 3g
    C. 6g　　　　　　D. 8g
    E. 12g
21. 护士认为目前病人存在的主要护理诊断/问题是
    A. 潜在并发症：心力衰竭
    B. 活动耐力下降
    C. 急性疼痛
    D. 知识缺乏
    E. 潜在并发症：脑血管意外
22. 出院前，护士向病人介绍服用降压药的注意事项，其内容应除外
    A. 合理控制体重
    B. 应遵医嘱用药，不可自行增减或停药
    C. 用药从小剂量开始
    D. 服药期间不可采用非药物治疗
    E. 改变不良生活行为

第7节　感染性心内膜炎

一、概述

1. 定义　感染性心内膜炎是心内膜表面的微生物感染，伴赘生物形成；瓣膜是最常受累部位。

2. 分型及特点
   - （1）急性感染性心内膜炎
     1）主要由金黄色葡萄球菌引起。
     2）中毒症状明显。病情发展迅速，数天或数周引起瓣膜损害。
     3）迁移性感染多见。
   - （2）亚急性感染性心内膜炎
     1）草绿色链球菌感染多见，其次为肠球菌。
     2）中毒症状轻。病程长，可数周至数月。
     3）迁移性感染少见。

二、临床表现

1. 症状
   - （1）发热
     1）发热是感染性心内膜炎最常见的症状，常伴头痛、背痛、肌肉关节痛。
     2）亚急性感染性心内膜炎可有弛张性低至中度热，尤以午后及夜间明显。
     3）急性感染性心内膜炎常有急性化脓性感染，有高热、寒战。常可突发心力衰竭。
   - （2）非特异性症状：脾大、贫血、杵状指/趾。
   - （3）动脉栓塞
     1）多见于病程后期，约1/3病人为首发症状。
     2）栓塞可发生在任何部位：如脑、心脏、肺、脾、肾、肠系膜和四肢。
     3）脑栓塞最多见。
     4）三尖瓣赘生物脱落引起肺栓塞，表现为突然咳嗽、呼吸困难、咯血或胸痛。

2. 体征
   - （1）心脏杂音：多数病人可闻及。
   - （2）周围体征：可能是微血管炎或微栓塞所致。
     1）瘀点。
     2）指、趾甲下线状出血。
     3）Roth斑。
     4）Osler结节。
     5）Janeway损害。

3. 并发症
   - （1）心脏并发症：心力衰竭为最常见的并发症，主要由瓣膜关闭不全所致，以主动脉瓣受损病人最多见。其次可见心肌脓肿、急性心肌梗死、化脓性心包炎、心肌炎。
   - （2）细菌性动脉瘤：多见于亚急性感染性心内膜炎。
   - （3）迁移性脓肿：多见于急性感染性心内膜炎，多发生在肝、脾、骨髓和神经系统。
   - （4）神经系统并发症：脑栓塞、脑细菌性动脉瘤、脑出血、中毒性脑病、化脓性脑膜炎、脑脓肿
   - （5）肾脏：多数病人有肾脏损害。

三、辅助检查

1. 血培养　是确诊本病最有价值的方法。
2. 血常规　急性感染性心内膜炎病人血白细胞计数增高，并有核左移，红细胞沉降率升高。亚急性感染性心内膜炎病人常见正常色素型正常细胞性贫血。
3. 尿常规　显微镜下常有血尿和轻度蛋白尿。
4. 超声心动图　是感染性心内膜炎最基本的检查方法。发现赘生物等对明确感染性心内膜炎诊断有重要价值。
5. 其他　心电图、X线检查、免疫学检查。

四、治疗要点

1. 抗微生物药物治疗
   - （1）治疗本病最重要的措施。
   - （2）用药原则
     - 1）早期应用。
     - 2）充分用药，大剂量和长疗程。
     - 3）静脉用药为主，保持稳定、高的血药浓度。
   - （3）药物选择：大多数致病菌对青霉素敏感，可作为首选药物。
     - 1）病原微生物不明时，选择广谱抗生素，如萘夫西林、氨苄西林和庆大霉素等。
     - 2）培养出病原微生物时，选择敏感抗生素。
2. 外科治疗　有严重心脏并发症或抗生素治疗无效的病人，应考虑手术治疗。

五、护理诊断/问题

1. 体温过高　与微生物感染引起的心内膜炎有关。
2. 营养失调：低于机体需要量　与长期发热导致机体消耗过多有关。
3. 焦虑　与发热、病情反复、疗程长、出现并发症有关。
4. 潜在并发症：心力衰竭、动脉栓塞等。

六、护理措施

1. 一般护理　保持环境清洁、整齐，注意通风。注意防寒保暖，预防呼吸道、皮肤感染。
2. 饮食护理　高热量、高蛋白、高维生素、易消化的半流食或软食。
3. 发热护理　观察皮肤黏膜和体温，每4～6小时测量1次。
4. 正确采集血标本
   - （1）对未治疗的亚急性感染性心内膜炎病人应在第一日每间隔1小时采血1次，共3次。如次日未见细菌生长，重复采血3次后，开始抗生素治疗。
   - （2）急性感染性心内膜炎病人应在入院后3小时内，每隔1小时1次，共取3个血标本后开始治疗。
   - （3）已用过抗生素病人，应停药2～7天后采血。
   - （4）每次取静脉血10～20ml，进行需氧和厌氧培养，至少应培养3周。
5. 病情观察　严密观察生命体征及心脏杂音有无变化；注意脏器动脉栓塞有关症状。
6. 用药护理　遵医嘱给予抗生素治疗，要严格按时间、剂量准确地用药。注意保护病人静脉血管。

七、健康教育

1. 提高病人依从性。
2. 手术前，应预防性使用抗生素。
3. 嘱咐病人平时要注意防寒、保暖，保持口腔及皮肤清洁，不要挤压痤疮、疖、痈等感染病灶，减少病原菌侵入机会。
4. 教会病人自我观察体温变化及有无栓塞表现等的方法，定期门诊随诊，有病情变化及时就诊。

要点回顾

1. 急性、亚急性感染性心内膜炎分别与哪种细菌有关？
2. 感染性心内膜炎并发栓塞最好发的部位。
3. 诊断感染性心内膜炎的最有价值的辅助检查方法。

模拟试题栏——识破命题思路，提升应试能力

一、专业实务

A₁型题

1. 亚急性心内膜炎血培养标本采血量应为
   A. 1～3ml　　　B. 4～6ml
   C. 7～9ml　　　D. 10～15ml
   E. 16～18ml

2. 引起亚急性自体瓣膜心内膜炎最常见的致病菌是
   A. 草绿色链球菌　　B. 肺炎球菌
   C. 淋球菌　　　　　D. 流感嗜血杆菌
   E. 金黄色葡萄球菌

A₂型题

3. 病人，女，23岁。1个月前因寒战、高热入院。诊断为感染性心内膜炎。以下关于该病的治疗原则，**错误**的是
   A. 联合用药以提高杀菌能力
   B. 抗生素治疗时间至少持续4周
   C. 等待血培养及药敏结果报告后，方可用药
   D. 血培养及药敏结果报告后及时调整用药
   E. 以静脉用药为主

二、实践能力

A₂型题

4. 病人，男，38岁。感染性心内膜炎。病人住院期间突然出现失语、吞咽困难、瞳孔大小不等，神志模糊，最可能出现的并发症是
   A. 脑栓塞　　　B. 肾栓塞
   C. 肺栓塞　　　D. 脾栓塞
   E. 肝栓塞

A₃/A₄型题

（5、6题共用题干）

病人，女，27岁。患风湿性心脏病。不明原因持续发热1月余，体温波动在37.5～38.5℃，应用多种抗生素治疗无效，今晨以"感染性心内膜炎"收住入院。

5. 现遵医嘱行血培养检查，抽取血培养的目的是
   A. 检查血液是否正常
   B. 检查24小时内血液的致病菌
   C. 检查血液中含有的病菌种类
   D. 检查是否有并发症
   E. 测定血钙浓度

6. 抽取血培养标本时间的选择，正确的是
   A. 第1日间隔1小时采血，共3次，体温升高时采血
   B. 第1日间隔1小时采血，共3次，无须体温升高时采血
   C. 第1日间隔1小时采血，共3次，寒战时采血
   D. 入院3小时内采血，每次间隔1小时，共3次
   E. 停用抗生素2～7天后采血，无须体温升高时采血

第8节　心肌疾病

一、**概述**　心肌疾病是指除心脏瓣膜病、高血压心脏病、冠状动脉粥样硬化性心脏病、肺源性心脏病、先天性心血管病等以外的以心肌病变为主要表现的一组疾病。

二、**分类**

1. **心肌病**　是一组异质性心肌疾病，是不同病因（遗传性病因较多见）引起的心肌病变，导致心肌机械和（或）心电功能障碍，表现为心室肥厚或扩张。
   （1）扩张型心肌病。
   （2）肥厚型心肌病。
   （3）限制型心肌病。
   （4）致心律失常型右心室心肌病。
   （5）未定型心肌病。

2. **心肌炎**　是以心肌炎症为主的心肌病变，分为感染性和非感染性
   （1）感染性心肌炎：由细菌、病毒、螺旋体、立克次体、真菌、原虫、蠕虫等引起。病毒性心肌炎最常见。
   （2）非感染性心肌炎：由过敏、变态反应（如风湿热）、化学因素、物理因素或药物（如多柔比星）等引起。

扩张型心肌病

一、概述 临床心肌病中最常见的一种类型。主要特征是左心室或双心室扩大，心肌收缩功能减退，伴或不伴心力衰竭。好发于中青年。

二、病因 除特发性、家族遗传背景外，可能与感染（病毒感染最常见，尤其柯萨奇病毒B感染）、围产期、酒精中毒、抗肿瘤药、硒缺乏等有关。

三、病理变化 心腔扩大、室壁变薄、纤维瘢痕形成、伴附壁血栓。

四、临床表现

1. 症状　起病缓慢，早期无明显症状，主要表现为活动后呼吸困难、乏力，后多因心力衰竭入院。本病常有心律失常、栓塞和猝死。部分病毒性心肌炎发展到扩张型心肌病。
2. 体征　心脏扩大为主要体征。心音减弱，可闻及第三或第四心音，心率快时呈奔马律，心尖部收缩期杂音。

五、辅助检查

1. X线检查　心影明显增大，心胸比＞0.5，有肺淤血征。
2. 心电图　缺乏特异性诊断，少数有病理性Q波。
3. 超声心动图　诊断及评估最常用的重要检查手段。心脏各腔均增大，但以左心室扩大早而显著，室壁运动减弱，左心室射血分数明显下降，提示心肌收缩力下降明显。

六、治疗要点

1. 治疗原则
   - （1）防治基础病因介导的心肌损伤。
   - （2）控制心力衰竭和心律失常。本病易发生洋地黄中毒，应慎用。
   - （3）防止栓塞和猝死。
2. 治疗措施
   - （1）病因治疗。
   - （2）纠正心力衰竭和心律失常，防猝死。控制室性心律失常诱因，必要时置入心脏电复律除颤器。
   - （3）预防栓塞。有附壁血栓形成或发生栓塞的病人需长期口服华法林抗凝治疗。
   - （4）其他：改善心肌代谢、中医治疗、手术治疗。

肥厚型心肌病

一、概述

1. 肥厚型心肌病是以心室非对称肥厚、心室腔变小为特征，以左心室血液充盈受阻、舒张期顺应性下降为基本病态的心肌病。
2. 好发于男性，是青年猝死的常见病因。
3. 分类　根据左心室流出道有无梗阻
   - （1）梗阻性肥厚型心肌病。
   - （2）非梗阻性肥厚型心肌病。

二、病因

1. 遗传　常有家族史，是常染色体显性遗传病。
2. 其他　儿茶酚胺代谢、细胞内钙调节机制异常、高血压病史；高强度运动。

三、病理变化 心肌显著肥厚，心腔缩小，以左心室多见。

四、临床表现

1. 症状　主要症状为劳力性呼吸困难、胸痛、心悸、头晕及晕厥，梗阻性病人可出现黑矇。上述症状可在起立或运动时诱发或加重，甚至猝死。恶性心律失常等常是引起猝死的主要危险因素。最常见的持续性心律失常是心房颤动。
2. 体征　心脏轻度增大，能听到第四心音，梗阻性病人在胸骨左缘第3～4肋间听到较粗糙的喷射性收缩期杂音，心尖区可闻及收缩期杂音。使用β受体阻滞剂、下蹲位、抬高腿或体力活动可使心肌收缩力下降或左心室容量增加，杂音减轻；含服硝酸甘油、做Valsalva动作可使心肌收缩力增加或左心室容量下降，杂音增强。

五、辅助检查

1. X线检查　有心力衰竭时心影增大。
2. 心电图　最常见的表现为左心室肥大，ST-T改变，病理性Q波。
3. 超声心动图　是最主要的诊断手段。特征表现是心室不对称性肥厚而无心室腔增大。
4. 其他　磁共振对本病诊断有重要价值。心血管造影和心导管检查有助于诊断。

六、治疗要点　迟缓肥厚心肌，减轻流出道梗阻，减慢心率，降低心肌收缩力。

1. 避免诱因　避免剧烈运动、持重、突然屏气、起立等，减少猝死发生。
2. 药物治疗　β受体阻滞剂和钙通道阻滞剂是最常用的药物。避免使用增加心肌收缩力的药物（如洋地黄）和减轻心脏负荷的药物（如硝酸甘油）加重左心室流出道梗阻。
3. 介入治疗　对重度梗阻性肥厚型心肌病可介入治疗，必要时置入双腔起搏器或心脏电复律除颤器。
4. 手术治疗　切除最肥厚的部分心肌；心脏移植。

七、护理诊断/问题

1. 活动耐力下降　与心肌病变使心脏收缩力减弱，心输出量减少有关。
2. 气体交换受损　与心力衰竭有关。
3. 疼痛：胸痛　与劳力负荷下肥厚心肌耗氧量增加、冠状动脉供血相对不足有关。
4. 潜在并发症：心力衰竭、晕厥、栓塞、心律失常、猝死。

八、护理措施

1. 一般护理
   - （1）休息与活动
     1）症状不明显者可适当参加轻体力工作，避免劳累。
     2）症状明显者卧床休息，限制体力活动非常重要，可减慢心率，减轻心脏负荷，增加心肌收缩力，改善心功能。
   - （2）饮食护理
     1）高蛋白、高维生素、清淡易消化饮食。
     2）心力衰竭病人低盐饮食，限制水分摄入，少食多餐，避免饱餐和刺激性食物。
     3）增加蔬菜、水果和粗纤维食物的摄入，以保持大便通畅，减轻心脏负担。

2. 病情观察
   - （1）密切观察生命体征变化，必要时心电监护。
   - （2）观察有无心力衰竭、心律失常和栓塞的征象，肥厚型心肌病注意观察有无晕厥发生。

3. 用药护理
   - （1）遵医嘱使用β受体阻滞剂或钙通道阻滞剂，观察心率，少于50次/分暂停给药。
   - （2）使用ACEI期间，监测血压、血钾及肾功能。
   - （3）应用利尿剂，注意有无水、电解质紊乱。
   - （4）应用抗凝剂，注意有无皮肤黏膜出血。
   - （5）扩张型心肌病易发生洋地黄中毒，应慎用洋地黄；肥厚型心肌病病人避免使用增强心肌收缩力的药物如洋地黄，禁用硝酸酯类药物如硝酸甘油。
   - （6）严格控制输液量和输液速度，防止急性肺水肿发生。

4. 疼痛护理
   - （1）评估疼痛情况。
   - （2）发作时护理
     1）立即停止活动，卧床休息。
     2）给予吸氧，氧流量2~4L/min。
     3）安慰病人，解除紧张情绪。
     4）遵医嘱使用β受体阻滞剂或钙通道阻滞剂，注意观察疗效与不良反应（注意有无心动过缓）。
   - （3）避免诱因
     1）避免劳累、持重、突然起立或屏气、剧烈运动、情绪激动、饱餐或寒冷等诱发心绞痛的因素。
     2）疼痛加重或伴有冷汗、恶心、呕吐时及时报告医护人员。

5. 晕厥护理
- （1）评估晕厥情况：诱因、先兆、时间、体位、历时长短及缓解方式等。
- （2）发作时护理：立即平卧，将病人置于通风处，头低脚高位，解松领口，及时清除口、咽中的分泌物，以防窒息。
- （3）避免诱因
  - 1）避免情绪紧张或激动、过度劳累、突然变换体位等因素。
  - 2）一旦出现头晕、黑矇等先兆表现应立即平卧，以免摔伤。

6. 心理护理　陪伴、安慰病人，保持情绪稳定。

九、健康教育

1. 疾病知识指导
   - （1）合理休息。肥厚型心肌病病人切忌剧烈体育运动（跑步、各类球类比赛）、持重、突然起立或屏气、情绪激动、饱餐或寒冷等。有晕厥史的病人避免独自一人外出活动，以防发生意外。
   - （2）合理饮食，增强机体抵抗力。
   - （3）防控上呼吸道感染。

2. 用药指导与病情监测
   - （1）遵医嘱用药，观察药物疗效及不良反应。
   - （2）定期随访，症状加重时立即就诊。

病毒性心肌炎

一、概述　病毒性心肌炎是由于心肌受到病毒损害引起的心肌局限性或弥漫性的急性或慢性炎症病变。多见于儿童、青少年。

二、病因

1. 病毒感染　以呼吸道和肠道病毒感染较常见，如柯萨奇病毒A组和B组、埃可病毒、脊髓灰质炎病毒，尤其以柯萨奇病毒B组多见。
2. 细菌感染　营养不良、劳累、抵抗力下降、寒冷等情况更易感染。

三、病理变化　典型病理改变是心肌细胞的溶解、间质水肿、炎性细胞浸润。

四、临床表现

1. 症状
   - （1）病毒感染症状：发病前1～3周有病毒感染前驱症状，如发热、乏力、全身酸痛等上呼吸道病毒感染或呕吐、腹泻等消化道症状。
   - （2）心肌受累症状：轻者出现心悸、气促、心前区不适等表现，重者表现为严重心律失常、心力衰竭、心源性休克、阿-斯综合征、猝死等。心律失常最常见，房性期前收缩、室性期前收缩最多见，其次为房室传导阻滞。心律失常是造成病毒性心肌炎猝死的原因之一。

2. 体征　心率增快与体温升高不成比例；各种心律失常、交替脉；第一心音低钝；部分病人可闻及舒张期奔马律、心包摩擦音。

五、辅助检查

1. X线检查　心影正常或扩大。
2. 心电图　有ST-T改变，可出现各种心律失常（期前收缩、心动过速、心房颤动和心室颤动、房室传导阻滞）。
3. 超声心动图　可正常，也可显示左心室增大。
4. 其他
   - （1）白细胞计数正常或增多，红细胞沉降率增快。
   - （2）血清心肌酶谱测定：肌酸激酶（CK）及其同工酶（CK-MB）、乳酸脱氢酶（LDH）及其同工酶增高，在心肌炎早期有提示意义。心肌肌钙蛋白（cTnI或cTnT）具有高度特异性。
   - （3）病毒学检查可从咽部、粪便、血等标本中分离病毒。
   - （4）免疫学检查可查出C反应蛋白增加，IgG及补体C_3增高。
   - （5）心内膜心肌活检为诊断心肌炎的可靠证据。

六、治疗要点　无特异性治疗，主要处理好心力衰竭和心律失常。

1. 改善心肌营养与代谢　维生素C、ATP、辅酶A、极化液、丹参等。
2. 抗病毒治疗　急性期治疗关键。
3. 对症治疗　急性病例可用糖皮质激素以改善心肌功能、减轻炎性反应和抗休克，常用泼尼松。

七、护理诊断/问题

1. 活动耐力下降　与心肌受损、并发心律失常或心力衰竭有关。
2. 气体交换受损　与心力衰竭有关。
3. 潜在并发症：心律失常、心力衰竭、栓塞、猝死。

八、护理措施

1. 一般护理
   - （1）休息与活动
     - 1）无并发症者，急性期卧床休息1个月。
     - 2）重症病人绝对卧床休息4周至2～3个月，总休息时间不少于6个月。至症状消失，心肌酶、病毒中和抗体及体征恢复正常方可逐渐活动。
   - （2）饮食护理：富含优质蛋白和维生素（尤其维生素C）。
2. 病情观察
   - （1）密切观察并记录生命体征变化。
   - （2）观察有无心力衰竭、心律失常征象。
   - （3）必要时进行心电监护，同时备好抢救仪器与药物，一旦发生并发症，立即配合急救处理。
3. 用药护理
   - （1）遵医嘱应用抗病毒药物、抗心力衰竭和抗心律失常药物，观察疗效及不良反应。
   - （2）洋地黄制剂易中毒，剂量为有效剂量的2/3。
4. 心理护理　同其他心肌病。

九、健康教育

1. 疾病知识指导
   - （1）出院后继续卧床休息3～6个月，无并发症者可考虑恢复学习或轻体力工作。
   - （2）根据心功能状态，适当锻炼，增强机体抵抗力，6～12个月内避免剧烈运动或重体力劳动、妊娠。
   - （3）保持室内空气流通、阳光充足、温湿度适宜。注意防寒保暖，预防上呼吸道感染，避免过劳、寒冷、酗酒、营养不良、缺氧等诱因。
2. 用药指导与病情监测　坚持服药，教会病人及家属正确测量心率、心律，发现异常或胸闷、心悸等不适立即就诊。

要点回顾

1. 肥厚型心肌病的主要体征。
2. 肥厚型心肌病主要的诊断方法。
3. 扩张型心肌病的主要体征。
4. 病毒性心肌炎的常见病因。

模拟试题栏——识破命题思路，提升应试能力

一、专业实务

A₁型题

1. 扩张型心肌病的主要病理特征是
   A. 左心室或双心室扩张，室壁多变薄，有收缩功能障碍
   B. 右心室扩张，有收缩功能障碍
   C. 左心室扩张，超声心动图检查显示室壁运动呈节段性运动障碍
   D. 双心室扩张，室壁变薄，常伴有局限性肥厚
   E. 双心室扩张，瓣膜和冠状动脉多有改变

2. 某病毒性心肌炎病人出院时，护士对其限制重体力活动，预防病毒的反复感染，其目的是限制哪种疾病的发生
   A. 风湿性心脏病　　B. 二尖瓣脱垂
   C. 肥厚型心肌病　　D. 扩张型心肌病
   E. 限制型心肌病

3. 引起病毒性心肌炎最常见的病因是
   A. 疱疹病毒　　　　B. 柯萨奇病毒
   C. 肝炎病毒　　　　D. 流感病毒
   E. 轮状病毒

A_3/A_4型题

（4、5题共用题干）

病人，男，33岁。因梗阻性肥厚型心肌病入院治疗。病人常有胸痛症状出现。

4．护士需告知其避免胸痛的诱因，其中不包括
　A．突然屏气　　　B．持举重物
　C．情绪激动　　　D．饱餐
　E．长时间卧床

5．该病人禁用的药物是
　A．地高辛　　　　B．多巴酚丁胺
　C．米力农　　　　D．螺内酯
　E．美托洛尔

二、实践能力

A_1型题

6．梗阻性肥厚型心肌病病人可以进行的活动为
　A．跑步　　　　　B．篮球比赛
　C．做Valsalva动作　D．下蹲
　E．抬高腿

7．扩张型心肌病的主要体征是
　A．听诊心脏杂音　B．叩诊心界扩大
　C．咳粉红色泡沫痰　D．心率增快
　E．出现心律失常

8．肥厚型心肌病病人猝死的先兆症状是
　A．心悸　　　　　B．晕厥
　C．心前区疼痛　　D．全身乏力
　E．呼吸困难

A_2型题

9．病人，女，41岁。患有肥厚型心肌病，因胸痛1小时急诊入院。首要的护理措施是
　A．绝对卧床
　B．给予1～2L/min吸氧
　C．病情观察
　D．遵医嘱使用钙通道阻滞剂
　E．安慰病人，解除紧张情绪

第9节 心包疾病

一、概述

1．心包疾病是由感染、肿瘤、代谢性疾病、尿毒症、外伤、自身免疫病等引起的心包病理性改变。

2．心包炎分类
（1）按病因：感染性心包炎和非感染性心包炎。
（2）按病情进展：急性心包炎、亚急性渗出性缩窄性心包炎、慢性心包积液、粘连性心包炎、慢性缩窄性心包炎。临床上以急性心包炎和慢性缩窄性心包炎为最常见。

二、急性心包炎　心包脏层和壁层间的急性炎症。

1．病因
（1）感染性。
（2）非感染性：自身免疫、肿瘤、内分泌代谢性疾病、物理因素、化学因素等。

2．病理改变　分为纤维蛋白性心包炎和渗出性心包炎两个阶段。

3．临床表现
（1）症状
　1）胸痛：心前区疼痛。纤维蛋白性心包炎的主要症状。疼痛性质尖锐，与呼吸运动有关，常因咳嗽、深呼吸、变换体位或吞咽动作加重。
　2）呼吸困难：是心包积液时最突出的症状。可与支气管、肺脏受压及左心室受压导致肺淤血有关。
　3）全身症状：干咳、声音嘶哑、吞咽困难、乏力、烦躁、发热等。
　4）心脏压塞：如积液积聚较慢，可出现亚急性或慢性心脏压塞，表现为颈静脉怒张、静脉压升高、奇脉。

（2）体征
　1）心包摩擦音：纤维蛋白性心包炎典型体征，多位于心前区，以胸骨左缘第3、4肋间最为明显；坐位时身体前倾、深吸气或将听诊器胸件加压更容易听到。心前区听到心包摩擦音即可诊断心包炎。
　2）心包积液：心浊音界向两侧增大，且随体位变动而变化。心尖搏动弱、心音低钝、遥远。大量心包积液时可出现脉压减小、体循环淤血。
　3）心脏压塞：Beck三联征即低血压、心音低弱、颈静脉怒张。出现奇脉、肝大、腹水等。

（3）并发症
　1）复发性心包炎：是急性心包炎最难处理的并发症。
　2）缩窄性心包炎。

4. 辅助检查
- （1）实验室检查：原发病决定。
- （2）X线检查：对渗出性心包炎有一定价值，心影向两侧扩大（烧瓶心），心脏搏动减弱或消失。肺部无明显充血而心影显著增大是心包积液的X线表现特征。
- （3）心电图：aVR导联以外的其他导联ST段弓背向下抬高。
- （4）超声心动图：对诊断心包积液迅速可靠。
- （5）心包穿刺：确定病因，缓解心脏压塞，给予抗菌或化疗药。
- （6）心包镜及心包活检：有助于明确病因。

5. 治疗要点
- （1）病因治疗。
- （2）非特异性心包炎的治疗：非甾体抗炎药；无效时用糖皮质激素，如泼尼松。
- （3）复发性心包炎的治疗：秋水仙碱。
- （4）心包积液、心脏压塞的治疗：结核性或化脓性心包炎充分、彻底引流。心包积液中、大量者，将要或已经心脏压塞者行心包穿刺引流。

三、缩窄性心包炎 心脏被纤维化或钙化的心包致密厚实地包围，使心室舒张期充盈受限，引发循环障碍的疾病。

1. 病因　继发于急性心包炎，以结核性心包炎为最常见，其次为化脓或创伤性心包炎。

2. 临床表现
- （1）症状：肺淤血和心输出量减少，出现劳力性呼吸困难、疲乏、咳嗽、气促、食欲缺乏、上腹胀痛或胸痛。脉搏细弱、脉压减小、奇脉。
- （2）体征：有颈静脉怒张、肝大、腹水、下肢水肿、心率增快、心尖搏动减弱或消失或呈负性心尖搏动，心音减低，可见Kussmaul征。

3. 辅助检查
- （1）X线检查：心影偏小、正常或轻度增大。
- （2）心电图：QRS波低电压、T波低平或倒置。
- （3）超声心动图：心包增厚、僵硬、钙化，室壁活动减弱。
- （4）右心导管检查：血流动力学改变。

4. 治疗要点
- （1）外科治疗：尽早施行心包剥离术。术后继续用抗感染药1年。
- （2）内科辅助治疗：利尿剂、限盐。心房颤动伴心室率快的首选地高辛，后用β受体阻滞剂和钙通道阻滞剂。

5. 护理诊断/问题
- （1）疼痛：心前区疼痛　与心包纤维蛋白性炎症有关。
- （2）气体交换受损　与肺淤血及肺组织受压有关。
- （3）心输出量减少　与大量心包积液妨碍心室舒张充盈有关。
- （4）体温过高　与感染有关。
- （5）活动耐力下降　与心输出量不足有关。
- （6）潜在并发症：心脏压塞。

6. 护理措施
- （1）体位与休息：
  1）呼吸困难者取半卧位或前倾坐位。
  2）胸痛者卧床休息，避免用力咳嗽、深呼吸、突然改变体位。
  3）避免受凉，防止呼吸道感染。
- （2）饮食护理：高热量、高蛋白、高维生素的易消化饮食，限制钠盐。
- （3）病情观察：
  1）心前区疼痛、心脏压塞的表现。
  2）呼吸困难程度、吸氧效果及血压、心律、面色。
  3）明显水肿和应用利尿剂的病人，准确记录出入量，观察水肿部位皮肤弹性、完整性。观察有无乏力、恶心、呕吐、腹胀、心律不齐等低血钾表现，并定期复查血清钾，出现低钾血症时遵医嘱及时补充氯化钾。
- （4）用药护理：应用非甾体抗炎药，要注意有无胃肠道反应、出血等；控制输液速度。

6. 护理措施 （5）心包穿刺术的护理
1）设备、器械准备：心电监护仪、除颤器、心电图机、抢救车及复苏设备等。
2）术前护理：择期操作者可禁食4～6小时；病人取坐位或半卧位。备镇静剂、阿托品。
3）术中护理：①嘱病人勿剧烈咳嗽或深呼吸。②抽液过程随时夹闭胶管，防止空气进入心包腔。③抽液要缓慢，第一次抽液量不超过200～300ml，每次不超过1000ml。若抽出液为鲜血时，应立即停止抽液，观察有无心脏压塞征象，准备好抢救物品和药品。④记录抽出液体量、性质，按要求送实验室检查。⑤注意观察病情：面色苍白、头晕、脉搏、血压、心电变化。
4）术后处理：心包引流液＜25ml/d时拔除导管。

7. 健康教育
（1）增强抵抗力：充分休息、加强营养、预防呼吸道感染。
（2）坚持药物治疗：足够疗程，定期随访。
（3）积极治疗：尽早手术治疗。

要点回顾

1. 我国急性心包炎最主要的病因。
2. 纤维蛋白性心包炎的症状及典型体征。

模拟试题栏——识破命题思路，提升应试能力

一、专业实务

A₁型题

1. 急性心包炎早期表现中具有诊断价值的是
   A. 发热　　　　　B. 血压下降，脉压减小
   C. 心包摩擦音　　D. 呼吸深大
   E. 胸痛

2. 缩窄性心包炎最常见的病因是
   A. 结核性　　　　B. 化脓性
   C. 创伤性　　　　D. 肿瘤
   E. 放射性

二、实践能力

A₁型题

3. 护士配合医生进行心包穿刺操作时，正确的是
   A. 术前嘱病人禁食2～3小时
   B. 术前准备阿托品
   C. 第一次可抽液350ml以上
   D. 抽液中禁止夹闭胶管
   E. 术后待心包引流液小于50ml/d时可拔管

A₂型题

4. 病人，女，36岁。呼吸困难、干咳7天，伴发热、乏力、烦躁、上腹胀痛来诊。诊断为急性渗出性心包炎，心包积液。在为病人体检时，最不可能出现的体征是
   A. 心浊音界扩大　　B. 心包积液征
   C. 吸停脉　　　　　D. 动脉血压升高
   E. 心音遥远

（张俊玲）

第4章 消化系统疾病病人的护理

考点提纲栏——提炼教材精华，突显高频考点

第1节 常见症状护理

一、**恶心、呕吐** 恶心为上腹部不适和紧迫欲吐的感觉，常为呕吐先兆。呕吐是指因胃强烈收缩迫使胃或部分小肠内容物经食管、口腔排出体外的现象。

1. 护理评估
   - （1）健康史评估
     1) 病因：①反射性呕吐：胃炎、消化性溃疡等消化系统疾病；心力衰竭、青光眼等其他系统疾病。②中枢性呕吐：脑膜炎、脑出血等神经系统疾病；早孕、酮症酸中毒等。③药物或中毒性呕吐：洋地黄、抗肿瘤药物等；有机磷、一氧化碳中毒等。
     2) 症状特点：①上消化道出血呕吐物多呈咖啡色甚至鲜红色。②幽门梗阻呕吐常发生在餐后，呕吐物含酸性发酵宿食，且呕吐量大。③颅内高压者多为喷射状呕吐，吐后不感觉轻松。④餐后短时间呕吐，且集体发病，多为食物中毒。
     3) 伴随症状：①伴腹痛、腹泻：多见于急性胃肠炎、急性食物中毒等。②伴剧烈头痛：常见于颅内高压、青光眼等。
   - （2）身体评估
     1) 呕吐频繁且量大者可引起水、电解质紊乱，代谢性碱中毒。
     2) 长期呕吐伴畏食者可致营养不良。
     3) 昏迷者呕吐时易发生误吸，引起肺部感染、窒息等。
   - （3）辅助检查
     1) 血液生化检查：了解有无脱水、电解质及酸碱平衡紊乱。
     2) 必要时做呕吐物毒物分析或细菌培养。

2. 护理诊断/问题
   - （1）有体液不足的危险　与大量呕吐导致失水有关。
   - （2）活动耐力下降　与频繁呕吐导致失水、电解质丢失有关。
   - （3）有窒息的危险　与大量呕吐有关。

3. 护理措施
   - （1）监测失水征象
     1) 监测生命体征、出入量、尿比重、体重。
     2) 观察有无软弱无力，口渴，皮肤黏膜干燥、弹性减低，尿量减少等。
     3) 监测水、电解质、酸碱平衡情况。
   - （2）呕吐的观察与处理
     1) 注意呕吐的时间，频率，呕吐物的颜色、形状和量。
     2) 遵医嘱应用止吐药及其他治疗，注意观察药物不良反应。
     3) 及时补充水分和电解质。

二、**腹痛** 腹痛多由腹部脏器病变引起，也可由腹外脏器病变引起。按起病急缓、病程长短分为急性、慢性腹痛。

1. 护理评估
   - （1）健康史评估
     1) 病因：①急性腹痛：由腹腔脏器急性炎症、扭转或破裂，空腔脏器梗阻或扩张等引起。②慢性腹痛：由腹腔脏器慢性炎症、腹腔脏器包膜牵张、消化性溃疡、肿瘤压迫或浸润等引起。③腹外脏器疾病：急性心肌梗死、下叶肺炎等。

1. 护理评估
   - (1) 健康史评估
     - 2) 腹痛的特点：①胃、十二指肠溃疡：中上腹痛，发作呈周期性、节律性；与进食有关。②急性胰腺炎：右上腹刀割样疼痛，呈阵发性加剧，屈曲抱膝位可减轻。③急性腹膜炎：疼痛弥漫全腹，腹肌紧张，有压痛、反跳痛。④小肠病变：腹痛多在脐周，并有腹泻、腹胀等。
     - 3) 伴随症状：①伴黄疸提示与胰腺、胆系疾病有关。②伴休克可能与腹腔脏器破裂、急性胃肠穿孔、急性出血性坏死性胰腺炎、急性心肌梗死、肺炎等有关。
   - (2) 身体评估
     - 1) 全身情况：生命体征、神志、神态、体位、营养状况。
     - 2) 有关疾病的相应体征。
   - (3) 辅助检查
     - 1) 不同疾病选择相应的辅助检查。
     - 2) 必要时做X线钡餐检查、消化道内镜检查等。

2. 护理诊断/问题　疼痛：腹痛　与消化系统炎症、溃疡等有关。

3. 护理措施
   - (1) 病情观察：动态评估腹痛的部位、性质、程度及伴随症状；观察非药物性和（或）药物镇痛治疗的效果。
   - (2) 非药物镇痛：包括行为疗法、局部热疗法、针灸镇痛等。
   - (3) 药物镇痛：遵医嘱采用镇痛药物。当急腹症或腹痛原因不明时，不可随意使用镇痛剂，以免掩盖病情。
   - (4) 生活护理：剧烈腹痛应卧床休息。烦躁不安者防止坠床。

三、腹泻　腹泻是指排便次数增多，粪质稀薄或带有黏液、脓血或未消化的食物。多由肠道疾病引起。病程超过2个月者为慢性腹泻。

1. 护理评估
   - (1) 健康史评估
     - 1) 病因：①急性腹泻：溃疡性结肠炎急性发作、食物中毒、败血症、过敏性紫癜等。②慢性腹泻：肠结核、慢性菌痢、肝硬化、肠道恶性肿瘤、甲亢等。
     - 2) 腹泻特点：①感染或食物中毒，排便次数>10次/天，呈糊状或水样便。②阿米巴痢疾粪便呈果酱样。③霍乱粪便呈米泔水样。④结肠病变粪便中含有较多黏液，累及直肠可有里急后重。
     - 3) 伴随症状：①伴发热常见于细菌性痢疾、肠结核、溃疡性结肠炎急性发作等。②伴里急后重常见于细菌性痢疾、直肠肿瘤等。③伴重度脱水常见于霍乱、细菌性食物中毒等。④伴明显消瘦常见于胃肠道恶性肿瘤、溃疡性结肠炎、克罗恩病等。
   - (2) 身体评估
     - 1) 急性严重腹泻时，注意观察脱水征象。
     - 2) 慢性腹泻时，注意观察营养障碍表现。
     - 3) 腹部体征：多伴有肠鸣音亢进。
     - 4) 肛周皮肤：排便刺激可引起肛周皮肤糜烂。
   - (3) 辅助检查：采新鲜粪便标本进行显微镜检查，必要时进行细菌学检查。

2. 护理诊断/问题
   - (1) 腹泻　与胃肠道疾病有关。
   - (2) 有体液不足的危险　与严重腹泻导致体液丢失有关。

3. 护理措施
   - (1) 病情观察：监测生命体征、神志、尿量等，注意脱水征象。
   - (2) 饮食指导
     - 1) 急性腹泻应根据病情给予禁食、流质、半流质或软食。
     - 2) 以少渣、易消化食物为主，避免生冷、多纤维、刺激性食物。
   - (3) 用药护理
     - 1) 补充水分和电解质。
     - 2) 应用止泻药时密切观察排便情况，腹泻得到控制应及时停药。
     - 3) 应用阿托品等解痉止痛时，注意口干、视物模糊、心动过速等不良反应。
   - (4) 急性起病、全身症状明显者应卧床休息，注意腹部保暖。
   - (5) 保护肛周皮肤。温水清洗，保持干燥，涂凡士林或抗生素软膏。

四、呕血与黑便

呕血是十二指肠韧带以上的消化器官疾病或全身性疾病所致的上消化道出血，经口腔呕出的现象。上消化道出血时，部分血液经肠道排出，因血红蛋白在肠道内与硫化物结合成硫化亚铁，使大便色黑故称黑便。

1. 护理评估

   (1) 健康史评估　以消化性溃疡、急性糜烂出血性胃炎、食管-胃底静脉曲张破裂和胃癌常见。

   (2) 身体评估

   1) 呕血与黑便：①是上消化道出血的特征性表现。②出血部位在幽门以下多数只表现为黑便，幽门以上黑便、呕血症状兼有。③呕血一般都伴有黑便，黑便不一定伴有呕血。④呕血与黑便的颜色、性状取决于上消化道出血的部位、量及速度。⑤出血程度估计，见表4-1-1。

   表4-1-1　上消化道出血程度估计

分级	失血量（全身）	临床表现	血压	脉搏	血红蛋白
轻度	占10%~15%，成人失血<500ml	不引起全身症状或仅有头晕、乏力	基本正常	正常	无变化
中度	占20%左右，500~1000ml	眩晕、口渴、心悸、烦躁、尿少、面色苍白	收缩压下降	100次/分左右	70~100g/L
重度	占30%以上，达1600ml以上	神志恍惚、四肢湿冷、少尿或无尿	收缩压<90mmHg	>120次/分，细弱	<70g/L

   2) 失血性周围循环衰竭：可出现头晕、乏力、心率增快、脉搏细速、血压下降、皮肤湿冷等周围循环衰竭的表现，也可有少尿或无尿，如有发生应警惕并发急性肾衰竭。

   3) 氮质血症：大出血后数小时血尿素氮开始上升，24~48小时可达高峰，一般不超过14.3mmol/L，3~4天后降至正常。

   4) 发热：多数病人在24小时内出现低热，一般不超过38.5℃。

   (3) 辅助检查

   1) 实验室检查：①出血早期，血常规无变化。②出血后2~5小时白细胞升高，止血后2~3天恢复正常。③出血后3~4小时组织液渗入血管，出现贫血等改变。④24小时后网织红细胞即可增高，出血停止后逐渐下降。

   2) 内镜检查：为上消化道出血病因诊断的首选检查措施，一般在24~48小时内急诊检查。

   3) X线钡剂检查：宜在出血停止或病情稳定后检查。

2. 护理诊断/问题及护理措施　具体见本章第10节。

五、黄疸

血清胆红素浓度增高，使皮肤、黏膜和巩膜出现黄染称为黄疸。正常成人血清胆红素小于17.1μmol/L。血清胆红素达17.1~34.2μmol/L，虽高于正常，但临床不易察觉到黄染，称为隐性黄疸。

1. 护理评估

   (1) 健康史评估

   1) 病因：①溶血性黄疸见于新生儿溶血、ABO溶血等。②肝细胞性黄疸见于病毒性肝炎、肝硬化、肝癌等。③胆汁淤积性黄疸见于病毒性肝炎、胆管结石等。

   2) 伴随症状：①伴发热者常见于肝脓肿、病毒性肝炎等。②伴上腹疼痛常见于胆管结石、胆囊结石、肝癌等。

   (2) 身体评估

   1) 溶血性黄疸：皮肤、黏膜呈浅柠檬色，急性溶血时可有发热、寒战、腰痛，并有不同程度的贫血表现，排出酱油色尿（血红蛋白尿）。

   2) 肝细胞性黄疸：皮肤、黏膜呈深黄色，可伴有疲乏、食欲缺乏、肝区疼痛等，严重者可有出血倾向。

   3) 胆汁淤积性黄疸：皮肤、黏膜呈暗黄色，伴有皮肤瘙痒、心动过缓，尿色深，粪便呈陶土色。

   (3) 辅助检查

   1) 胆红素不同程度升高。溶血性黄疸可有血红蛋白、红细胞计数下降。

   2) B超可助于判断原发疾病。

2. 护理诊断/问题　有皮肤完整性受损的危险　与黄疸皮肤瘙痒有关。

3. 护理措施
- （1）病情观察：动态监测血胆红素、观察黄疸变化。
- （2）饮食：足够热量、适量蛋白、高维生素易消化饮食。避免高脂、高胆固醇饮食。
- （3）皮肤护理
  - 1）每天温水擦浴或洗浴，避免肥皂等刺激性物质接触皮肤。
  - 2）修剪指甲，避免用力抓挠皮肤，严重者可遵医嘱口服抗组胺类药物。

要点回顾
1. 呕吐的特征。
2. 腹痛的特征。
3. 黄疸的分类及特征。

模拟试题栏——识破命题思路，提升应试能力

一、专业实务

A₁型题

1. 喷射性呕吐可见于
   - A. 颅内压增高　　B. 前庭功能障碍
   - C. 幽门梗阻　　　D. 霍乱
   - E. 急性胃炎

2. 急性腹泻的常见病因是
   - A. 化学药物和毒物的刺激
   - B. 糖尿病
   - C. 变态反应性疾病
   - D. 食物中毒和急性传染病
   - E. 肠道肿瘤

3. 由主细胞分泌的物质是
   - A. 盐酸　　　　　B. 胃蛋白酶原
   - C. 内因子　　　　D. 碱性黏液
   - E. 促胃液素

二、实践能力

A₁型题

4. 下列有关呕吐的护理措施，**不恰当**的是
   - A. 呕吐时协助病人上半身抬高，并取侧卧位
   - B. 呕吐病人必须禁食
   - C. 止吐剂应用后需卧床休息
   - D. 呕吐频繁者应记录其24小时出入液量
   - E. 呕吐停止助病人漱口

A₂型题

5. 病人，男，80岁。1年前由脑梗死造成左侧肢体偏瘫，此后一直卧床。病人自患病以来长期便秘。引起该病人便秘的原因**不包括**
   - A. 食量减少　　　B. 长期卧床
   - C. 身体衰弱　　　D. 食物中纤维过多
   - E. 活动受限

第2节　慢性胃炎

一、概述

1. 慢性胃炎指多种病因引起的慢性胃黏膜炎症病变。
2. 患病率随年龄增长而增加，中年以上更为常见。
3. 幽门螺杆菌（Hp）感染是最主要病因。
4. 胃镜及组织活检是诊断和鉴别诊断的主要手段。
5. 分类
   - （1）浅表性胃炎：炎性浸润在黏膜浅层。以胃窦部最为明显。
   - （2）萎缩性胃炎
     - 1）多灶萎缩性胃炎：以胃窦病变为主，与Hp感染有关。
     - 2）自身免疫性胃炎：以富含壁细胞的胃体黏膜萎缩为主，与自身免疫有关。

二、病因

1. Hp感染
   - （1）Hp可在黏液层自由活动，并依靠其黏附素与胃黏膜上皮细胞紧密接触，直接侵袭胃黏膜。
   - （2）Hp分泌尿素酶产生NH₃，中和胃酸，既有利于定居和繁殖，又损伤上皮细胞膜。
2. 饮食　饮食中高盐和缺乏新鲜蔬菜、水果与慢性胃炎发生密切相关。

3. 自身免疫
（1）壁细胞分泌的内因子能与食物中的维生素 B_{12} 结合，使维生素 B_{12} 不被酶消化，到达回肠后，维生素 B_{12} 得以吸收。
（2）当体内出现针对壁细胞或内因子的自身抗体时，自身免疫炎症反应导致壁细胞数量减少，腺体萎缩，胃酸分泌减少。
（3）影响维生素 B_{12} 吸收，出现巨幼细胞贫血，称恶性贫血。以北欧多见。

4. 其他
（1）非甾体抗炎药破坏黏膜屏障。
（2）浓茶、烈酒、咖啡、过热、过冷、过于粗糙食物，损伤胃黏膜。
（3）各种原因所致十二指肠液反流，胆汁和胰液等削弱黏膜屏障功能。

三、临床表现

1. 进展缓慢，反复发作，缺乏特异性症状。
2. 70%～80%无任何症状，部分有上腹部痛或不适、反酸、饱胀、嗳气、恶心、呕吐等。
3. 少数可有小量上消化道出血。
4. 自身免疫性胃炎可有明显厌食、贫血及体重减轻。

四、辅助检查

1. 胃镜和活组织检查　是诊断慢性胃炎最可靠的方法。
2. Hp检测　可通过侵入性（如组织活检）和非侵入性（^{13}C 或 ^{14}C 尿素呼气试验）方法检测。
3. 血清学检测
（1）多灶萎缩性胃炎：血清促胃液素正常或下降。
（2）自身免疫性胃炎：血清促胃液素常中度升高，抗壁细胞抗体、抗内因子抗体常呈阳性。
4. 胃液分析
（1）慢性浅表性胃炎胃酸多正常。
（2）多灶萎缩性胃炎胃酸正常或偏低。
（3）自身免疫性胃炎胃酸缺乏。

五、治疗要点

1. 对因治疗
（1）Hp相关胃炎：目前倡导联合方案，见本章第3节中"根除Hp治疗"。
（2）十二指肠液反流者，可应用硫糖铝、碳酸镁等吸附胆汁。
（3）伴恶性贫血时肌内注射维生素 B_{12}。

2. 对症治疗
（1）疼痛发作时可应用阿托品、山莨菪碱等解痉药。
（2）胃酸增高时可使用抑酸剂或抗酸剂，如西咪替丁、雷尼替丁、氢氧化铝等。
（3）胃动力差时可使用促胃动力药，如西沙比利、多潘立酮片等。

六、护理诊断/问题

1. 疼痛：腹痛　与胃黏膜炎症病变有关。
2. 营养失调：低于机体需要量　与食欲减退、消化吸收不良等有关。

七、护理措施

1. 一般护理
（1）休息
1）急性发作期，应卧床休息。
2）恢复期，避免过度劳累，注意生活规律、劳逸结合。
（2）饮食护理
1）细嚼慢咽，少量多餐。食物多样，避免偏食。
2）高热量、高蛋白、高维生素、易消化饮食。
3）避免粗糙、浓烈、辛辣等刺激性食物及大量长期饮酒、吸烟。
4）急性发作期可给予无渣、半流质温热饮食。
5）剧烈呕吐、呕血者应禁食。

2. 病情观察　关注腹痛的部位、性质、程度及伴随症状；关注粪便的颜色、性状、量。
3. 用药护理　见本章第3节中"用药护理"。
4. 心理护理　指导病人掌握有效的自我护理和保健方法，减少复发。

八、健康教育

1. 疾病预防知识指导　定期门诊复查，防止病情进展。
2. 生活保健知识指导　合理饮食、规律进餐，保证充足的休息时间。
3. 用药指导　避免使用对胃黏膜有刺激的药物，注意药物的副作用。

> **要点回顾**
> 1. 慢性胃炎的主要病因及好发部位。
> 2. 确诊慢性胃炎的最可靠方法。

------○● 模拟试题栏——识破命题思路，提升应试能力 ●○------

一、专业实务

A₁型题

1. 确诊慢性胃炎的主要依据是
   A. 胃液分析　　　　B. 胃镜检查
   C. 活组织检查　　　D. 胃肠钡餐检查
   E. 血清学检查

A₂型题

2. 病人，女，50岁。反酸嗳气、上腹部饱胀、食欲缺乏、恶心1月余。查体：上腹部有轻度压痛。肝脾未触及。最可能的诊断为
   A. 急性胃炎　　　　B. 慢性胃炎
   C. 胃癌　　　　　　D. 慢性十二指肠溃疡
   E. 急性胰腺炎

二、实践能力

A₁型题

3. 下列哪项**不是**慢性胃炎的临床表现
   A. 反酸嗳气　　　　B. 上腹部疼痛有规律性
   C. 食欲缺乏　　　　D. 贫血
   E. 可能出现呕血与黑便

A₂型题

4. 病人，男，40岁。2个月前出现嗳气、腹痛、上腹部饱胀感，幽门螺杆菌检查结果阳性，最适宜的抗生素是
   A. 四环素　　　　　B. 庆大霉素
   C. 罗红霉素　　　　D. 阿莫西林
   E. 头孢类抗生素

5. 病人，男，60岁。近日常感上腹隐痛伴反酸嗳气，医生建议行胃镜检查。检查结果示：慢性胃炎。对于该病人的护理措施**错误**的是
   A. 应少量多餐，忌暴饮暴食
   B. 给予富有营养、易消化饮食
   C. 注意饮食卫生
   D. 忌饮烈性酒、吸烟
   E. 枸橼酸铋钾宜餐后服用，以减少胃肠道反应

第3节　消化性溃疡

一、概述

1. **定义**
   （1）消化性溃疡（PU）主要指发生在胃和十二指肠的慢性溃疡，即胃溃疡（GU）和十二指肠溃疡（DU）。
   （2）由于溃疡的形成与胃酸及胃蛋白酶的消化作用有关，故称为消化性溃疡。
   （3）溃疡的黏膜层缺损超过黏膜肌层，不同于糜烂。

2. **临床特点**
   （1）表现为慢性过程、周期性发作、中上腹节律性疼痛。
   （2）DU较GU多见。DU多见于青壮年，GU多见于中老年。
   （3）DU好发于球部，GU多见于胃角、胃窦、胃小弯。

二、病因

1. **幽门螺杆菌（Hp）感染**
   （1）最主要的病因。
   （2）破坏胃、十二指肠的黏膜屏障，损害黏膜的防御修复机制。
   （3）还可引起高促胃液素血症，促使胃、十二指肠黏膜损害。

2. **胃酸和胃蛋白酶**
   （1）胃酸对胃、十二指肠黏膜有侵袭作用。
   （2）胃蛋白酶的蛋白水解作用。
   （3）胃酸的作用占主导地位。

3. **非甾体抗炎药**
   （1）直接损伤胃黏膜。
   （2）抑制前列腺素和依前列醇的合成，损伤黏膜的保护作用。

4. 其他 吸烟、遗传、长期精神紧张等应激因素。

三、临床表现

1. 症状
   - （1）腹痛：上腹痛是最主要的症状。表现为慢性、周期性、节律性上腹疼痛。GU 和 DU 的疼痛特点比较，见表 4-3-1。
   - （2）胃肠道症状：表现为反酸、嗳气、恶心、呕吐等消化不良症状，以胃溃疡多见。
   - （3）全身症状：可表现为失眠、多汗等自主神经功能失调症状，也可有消瘦、贫血等症状。

表 4-3-1 胃溃疡和十二指肠溃疡疼痛特点比较

差异点	胃溃疡	十二指肠溃疡
疼痛部位	剑突下正中或稍偏左	上腹正中或稍偏右
疼痛时间	常在餐后 0.5~1.0 小时发生，较少发生夜间痛，故又称餐后痛、饱餐痛	常于餐后 2~4 小时，进食后缓解。故又称空腹痛、饥饿痛，部分病人于午夜发生，称夜间痛
疼痛的节律性	进食—疼痛—缓解	疼痛—进食—缓解

2. 体征 缓解期多无明显体征，发作时可有上腹部局限性压痛点。

3. 并发症
   - （1）出血：最常见。大量出血可表现为呕血和（或）黑便。
   - （2）穿孔：最严重。常发生于 DU，主要表现为腹部剧痛和具有急性腹膜炎的体征。
   - （3）幽门梗阻：上腹饱胀，餐后加重，常呕吐大量酸性宿食。
   - （4）癌变：少数 GU 可发生癌变，DU 则极少见。45 岁以上，粪便隐血持续阳性者，应考虑癌变。

锦囊妙"记"

消化性溃疡四大并发症

溃疡病，经常见；
四大恶魔常出现，
出血与穿孔，
梗阻与癌变，
出血为呕血黑便，
穿孔出现腹膜炎，
梗阻病人吐宿食，
少数病人会癌变。

四、辅助检查

1. 胃镜及胃黏膜活组织检查
   - （1）确诊消化性溃疡的首选检查方法。
   - （2）确定有无病变、部位、大小及分期。
   - （3）可鉴别病变良恶性。
   - （4）可判断疗效。
   - （5）合并出血时止血治疗。

2. X 钡餐检查
   - （1）适用于有胃镜检查禁忌证或不愿意接受胃镜检查的病人。
   - （2）龛影对溃疡诊断有确诊价值。

3. 幽门螺杆菌检测
   - （1）为 PU 诊断的常规检查项目。
   - （2）^{13}C 或 ^{14}C 尿素呼气试验常为根除治疗后复查的首选方法。

4. 粪便隐血试验
   - （1）粪便隐血试验阳性提示溃疡活动。
   - （2）GU 病人若持续阳性，应考虑癌变可能。

五、治疗要点
目的在于消除病因、缓解疼痛，促进溃疡愈合，减少复发、避免并发症的发生。

1. 抑制胃酸分泌
   - （1）抗酸剂：常为碱性药物，使胃内酸度降低，如氢氧化铝、铝碳酸镁等。
   - （2）抑酸剂：
     1) 质子泵抑制剂（PPI）：使壁细胞分泌胃酸的关键酶 H^+-K^+-ATP 酶失去活性，减少胃酸分泌，是目前最强的胃酸分泌抑制剂，如奥美拉唑、泮托拉唑等。
     2) H_2 受体拮抗剂（H_2RA）：选择性竞争结合 H_2 受体，使壁细胞分泌胃酸减少，如西咪替丁、雷尼替丁等。服药后基础泌酸特别是夜间泌酸明显减少。

2. 根除 Hp 治疗
   - （1）PU 不论活动与否，Hp 阳性病人均应根除 Hp。
   - （2）四联疗法：1 种 PPI+2 种抗生素（阿莫西林、克拉霉素、替硝唑等）+1 种铋剂，疗程 10~14 天。
   - （3）对有并发症和经常复发者应追踪抗 Hp 疗效，在疗程结束后至少 4 周复查 Hp。

3. 保护胃黏膜
- （1）枸橼酸铋钾
  - 1）与溃疡面渗出的蛋白质结合形成覆盖溃疡的保护膜。
  - 2）此外还具有抗幽门螺杆菌的作用。
- （2）硫糖铝：可中和胃酸，起效较快，可短暂缓解疼痛，但难治愈溃疡。已少用作一线药物。
- （3）前列腺素类：米索前列醇，主要用于非甾体抗炎药相关性溃疡预防。孕妇忌服。

4. PU治疗方案及疗程
- （1）为达到溃疡愈合，通常DU的PPI疗程4周，GU 6～8周。
- （2）根除Hp治疗所需的疗程可重叠在4～8周的PPI疗程内。

5. 手术　大量出血内科治疗无效，穿孔、梗阻、癌变等可行手术治疗。

六、护理诊断/问题

1. 疼痛：腹痛　与消化道黏膜溃疡有关。
2. 营养失调：低于机体需要量　与腹痛导致摄入量减少、消化吸收障碍有关。
3. 潜在并发症：上消化道出血、穿孔、幽门梗阻、癌变。
4. 知识缺乏：缺乏溃疡病防治的知识。

七、护理措施

1. 一般护理
- （1）休息
  - 1）急性发作期，应卧床休息。
  - 2）恢复期，病人生活要有规律，避免过度劳累，注意劳逸结合。
- （2）饮食护理
  - 1）定时定量，少食多餐，细嚼慢咽。
  - 2）饮食应清淡、富有营养，避免咖啡、浓茶、辛辣刺激性食物。
  - 3）两餐之间可给适量的脱脂牛奶，但不宜多饮。

2. 病情观察
- （1）观察疼痛的部位、程度、持续时间、伴随症状及节律。
- （2）注意有无恶心、呕吐等伴随症状。

3. 用药护理
- （1）抗酸剂：不良反应有骨质疏松、食欲缺乏、软弱无力、便秘等。应在饭后1小时和睡前嚼服，避免与酸性食物、牛奶等同服。
- （2）抑酸剂
  - 1）PPI：可出现头晕、荨麻疹、皮疹等。应在清晨空腹服用，不得嚼服。用药期间避免开车或从事高空作业等工作。
  - 2）H_2RA：可出现肝肾功能损害、白细胞减少，少数病人可出现头晕、幻觉、腹泻等。应在餐中或餐后即刻服用，或睡前顿服。与抗酸药合用时应间隔1小时以上。静脉给药时速度宜慢。
- （3）胃黏膜保护剂
  - 1）硫糖铝：可出现便秘、口干、恶心、皮疹等。宜餐前1小时服用，糖尿病病人慎用。
  - 2）枸橼酸铋钾：可出现黑便、便秘、口干等。宜餐前半小时服用，不宜长期使用，不可与抗酸药同服。

八、健康教育

1. 疾病预防知识指导　告知病人导致消化性溃疡发病和病情加重的相关因素。
2. 生活保健知识指导　帮助病人纠正不良的生活、饮食习惯，避免过度劳累。养成良好的生活、饮食习惯，避免暴饮暴食及摄入过量刺激性饮食。外出就餐使用公勺公筷。
3. 用药指导　遵医嘱用药，教会病人药物的正确服用方法，介绍常用药物的不良反应及预防。

要点回顾

1. 胃溃疡和十二指肠溃疡疼痛的区别。
2. 确诊消化性溃疡的方法。
3. 根除幽门螺杆菌治疗的方法。

模拟试题栏——识破命题思路，提升应试能力

一、专业实务

A₁型题

1. 消化性溃疡主要致病因素是
   A. 胆汁反流　　　B. 精神紧张
   C. 幽门螺杆菌感染　D. 饮食失调
   E. 药物刺激

2. 消化性溃疡最常见的并发症是
   A. 上消化道出血　B. 癌变
   C. 慢性穿孔　　　D. 幽门梗阻
   E. 急性穿孔

A₂型题

3. 病人，男，35岁。患"胃溃疡"7余年，因"反复上腹饱胀不适1个月，大量呕吐，呕吐宿食1天"就诊，该病人可能出现的并发症是
   A. 出血　　　　　B. 消化道穿孔
   C. 幽门梗阻　　　D. 贲门梗阻
   E. 胃癌

A₃/A₄型题

（4～6题共用题干）
　病人，男，35岁。有胃病史5年，近半年症状加剧，食欲缺乏。胃镜检查见胃小弯溃疡，幽门螺杆菌（+）。

4. 在问诊时最有诊断价值的病史是
   A. 上腹痛无规律性
   B. 饥饿痛为主，进食后缓解
   C. 午夜痛为主
   D. 餐后痛为主
   E. 发作性剧痛

5. 胃部良性溃疡与恶性溃疡的主要鉴别方法是
   A. 根据疼痛程度
   B. 根据全身情况
   C. 根据粪便隐血持续阳性
   D. 根据内科治疗疗效
   E. 根据胃镜与X线钡餐检查

6. 本病例的最佳治疗方法是
   A. 阿莫西林+甲硝唑　B. 多潘立酮+阿莫西林
   C. 手术切除　　　　　D. 饮食治疗
   E. 枸橼酸铋钾+阿莫西林+甲硝唑

二、实践能力

A₁型题

7. 十二指肠溃疡病人典型的疼痛规律是
   A. 疼痛—进食—缓解
   B. 进食—疼痛—缓解
   C. 疼痛—进食—疼痛
   D. 疼痛—便意—便后缓解
   E. 便意—疼痛—便后缓解

8. 消化性溃疡病人口服碱性药物的适宜时间是
   A. 餐前1小时　　　B. 餐前2小时
   C. 餐中　　　　　　D. 餐后1小时
   E. 餐后2小时

9. 十二指肠溃疡的好发部位是
   A. 球部　　　　　　B. 降部
   C. 水平部　　　　　D. 升部
   E. 降部和升部

A₂型题

10. 病人，女，40岁。餐后上腹部隐痛反复发作多年，突然出现剧烈腹痛。腹部触诊：腹肌紧张呈板状腹，有压痛和反跳痛。该病人突然出现剧烈腹痛最可能的原因是
    A. 急性胆囊炎　　　B. 溃疡穿孔
    C. 脾破裂　　　　　D. 急性胰腺炎
    E. 肾破裂

11. 病人，男，37岁。消化性溃疡病史7余年，3个月前胃镜显示：瘢痕性幽门梗阻，护士在对病人进行评估时，病人不可能出现的表现是
    A. 呕吐次数不多，呕吐量大
    B. 呕吐物中含有胆汁
    C. 呕吐物中有酸臭味和宿食
    D. 可有胃型和胃蠕动波
    E. 消瘦、脱水、低氯低钾性碱中毒

12. 病人，男，50岁。反复饱餐后中上腹疼痛3余年。胃镜示：胃小弯黏膜散在溃疡。护士对其进行健康教育，目前最重要的措施是
    A. 少食多餐　　　B. 保护胃黏膜
    C. 抑制胃酸　　　D. 阿司匹林镇痛
    E. 戒酒戒烟

13. 病人，男，30岁。消化性溃疡10余年，昨日进食后呕吐咖啡渣样物3次，每次约500ml。护理体检：体温38℃，脉搏105次/分，呼吸25次/分，血压92/60mmHg。护士在对他进行饮食指导时应告诉他
    A. 进食温凉软食

B. 禁食
C. 多饮水以补充水分
D. 进食碱性食物
E. 可以喝豆浆

14. 病人,男,40岁。患"十二指肠溃疡"6年余,于饱餐后突然出现上腹剧烈疼痛,腹肌紧张,有压痛、反跳痛,肝浊音界消失,首先应判断为
   A. 并发急性穿孔　　B. 并发慢性穿孔
   C. 并发幽门梗阻　　D. 急性胆囊炎
   E. 溃疡病变

A₃/A₄型题

(15、16题共用题干)

病人,男,32岁。反复上腹部疼痛2年,每年秋冬季节疼痛较为明显,疼痛多出现于凌晨,进餐后可缓解,近2日疼痛再发,粪便呈柏油样。体检发现剑突下压痛,血红蛋白92g/L,粪便隐血(++++)。

15. 该病人最有可能的诊断是
   A. 胃溃疡　　　　B. 急性胃黏膜损害
   C. 十二指肠溃疡　D. 胃癌
   E. 慢性糜烂性胃炎

16. 首先考虑进行的检查是
   A. 胃肠钡餐造影　B. 胃液分析
   C. 内镜检查　　　D. 腹部B超
   E. 幽门螺杆菌检测

(17~20题共用题干)

病人,男,70岁。有胃溃疡病史20余年,1天前出现排黑便2次,呕血数次,无排尿伴心悸、头晕急诊入院。

17. 依据病人的临床表现提示其出血量至少为
   A. 200ml　　　　B. 500ml
   C. 800ml　　　　D. 1000ml
   E. 1600ml

18. 以下护理诊断/问题应优先考虑的是
   A. 急性意识障碍
   B. 潜在并发症:有窒息的危险
   C. 组织灌注无效
   D. 心输出量减少
   E. 有受伤的危险

19. 对该病人首先应采取的护理措施是
   A. 四肢保温　　　B. 吸氧
   C. 静脉注射加压素　D. 开通静脉通路
   E. 准备三腔二囊管插入

20. 住院期间,病人的下列表现<u>不能</u>提示上消化道出血在继续的是
   A. 黑便次数增多　　B. 呕吐物为鲜红色
   C. 血压继续下降　　D. 血红蛋白计数继续下降
   E. 网织红细胞计数继续下降

第4节　肝　硬　化

一、概述

1. 肝硬化是一种由不同病因引起的慢性进行性弥漫性肝病。
2. 病理特点为广泛肝细胞变性坏死、再生结节形成、结缔组织增生,正常肝小叶结构破坏及假小叶形成。
3. 临床上常以肝功能损害和门静脉高压为主要表现,晚期常有严重并发症,如消化道出血、肝性脑病等。

二、病因及发病机制

1. 病因
   (1) 病毒性肝炎
      1) 在我国最常见,占60%~80%。
      2) 主要见乙型、丙型及丁型病毒性肝炎,重叠感染可加速病情进展。
      3) 甲型、戊型病毒性肝炎不演变为肝硬化。
   (2) 酒精中毒:为国外最常见病因。乙醇的中间代谢产物乙醛的毒性作用是引起酒精性肝炎、肝硬化的病因。
   (3) 胆汁淤积:持续存在肝外胆管阻塞或肝内胆汁淤积时,高浓度的胆汁酸和胆红素的毒性作用造成肝损害。
   (4) 非酒精性脂肪性肝炎:常见于肥胖、高血糖、高血脂病人。
   (5) 循环障碍:慢性充血性心力衰竭、缩窄性心包炎等可致肝细胞长期淤血、缺氧、坏死和结缔组织增生,继而造成心源性肝硬化。

1. 病因
- （6）化学毒物或药物：如长期使用异烟肼、甲基多巴等肝毒性药物或接触四氯化碳等化学毒物，亦可引起中毒性肝炎。
- （7）营养不良：长期营养失调可降低肝脏对致病因素的抵抗力，成为肝硬化直接或间接原因。
- （8）遗传和代谢性疾病：由于遗传性或代谢性疾病，某些物质或其代谢产物沉积于肝，造成肝损害，如先天性酶缺陷、肝豆状核变性等。
- （9）血吸虫病：反复或长期感染血吸虫病者，虫卵及其毒性产物在肝脏汇管区沉积，刺激纤维组织增生，导致肝纤维化和门静脉高压。
- （10）自身免疫性肝炎：自身免疫性慢性肝炎最终进展为肝硬化。

2. 发病机制　各种病因→肝细胞坏死、再生→肝纤维化形成→肝再生结节出现→假小叶形成→肝内血液循环紊乱→肝硬化。

三、临床表现

1. 肝功能代偿期
   - （1）症状轻、无特异性。以疲倦乏力、食欲减退为主要表现。
   - （2）症状呈间歇性，劳累或发生其他疾病时症状表现明显，休息或治疗后症状可缓解。
   - （3）体征：肝轻度大，质变硬，可有轻度压痛，脾轻度大。

2. 肝功能失代偿期
   - （1）肝功能减退表现
     1）全身症状：①皮肤干枯、面色晦暗无光泽，表现为肝病面容。②消瘦乏力、精神不振，营养状况较差，可有不规则低热。
     2）消化道症状：①食欲减退、畏食，进食后即感上腹饱胀不适，恶心呕吐，进食油腻食物易引起腹泻。②腹胀明显，晚期可出现中毒性鼓肠。③部分病人可有黄疸表现，提示肝细胞进行性坏死。
     3）出血倾向和贫血：①因凝血因子合成减少，病人多有出血倾向，表现为鼻出血、齿龈出血、皮肤黏膜瘀斑等。②因营养缺乏、肠道吸收功能低下可致不同程度的贫血。
     4）内分泌紊乱：①对雌激素灭活功能减退，导致面、颈、胸等上腔静脉引流区域出现蜘蛛痣，亦可出现肝掌；男性可有性欲减退、睾丸萎缩、乳房发育等症状；女性可有月经不调、闭经、不孕等症状。②继发性醛固酮和抗利尿激素增多，表现为尿量减少、水肿。③肾上腺皮质激素减少，面部及暴露部位皮肤色素沉着。
   - （2）门静脉高压表现
     1）脾大：①由于脾淤血，可有轻、中度脾大。②晚期可伴脾功能亢进，表现为红细胞、白细胞和血小板计数减少。
     2）侧支循环建立和开放：①食管-胃底静脉曲张，破裂时导致上消化道大出血。②腹壁和脐周静脉曲张，脐周与腹壁静脉以脐为中心向上及下腹延伸，脐周静脉出现明显曲张者，外观可呈水母头状。③痔静脉扩张，痔核形成，破裂时可引起便血。
     3）腹水：①是肝硬化最突出的表现。②大量腹水使横膈抬高可出现呼吸困难、脐疝、下肢水肿。③腹水形成的原因：门静脉压力增高；低血蛋白血症导致血浆胶体渗透压下降；肝淋巴液生成过多；醛固酮、抗利尿激素增多造成水钠潴留；有效循环血容量不足导致肾小球滤过率降低。

3. 并发症
   - （1）上消化道出血：为本病最常见的并发症。易出现休克及诱发肝性脑病，病死率较高。
   - （2）肝性脑病：为本病最严重的并发症，亦是常见死亡原因。
   - （3）感染：常易并发细菌感染，如肺炎、自发性腹膜炎等。自发性腹膜炎多为革兰氏阴性杆菌感染。
   - （4）肝肾综合征：又称功能性肾衰竭，表现为少尿或无尿、氮质血症、稀释性低钠血症。
   - （5）肝肺综合征：为严重的肝病、肺血管扩张和低氧血症的三联征。表现为呼吸困难、低氧血症。
   - （6）原发性肝癌：若短期内出现肝大且表面有肿块，持续肝区疼痛或腹水呈血性，应警惕。

3. 并发症 （7）其他：如电解质和酸碱平衡紊乱，常发生低钠血症、低钾低氯血症和代谢性碱中毒，常诱发肝性脑病。

四、辅助检查

1. 血液检查　失代偿期可有贫血，脾功能亢进时出现血细胞三系减少。
2. 尿常规　黄疸时尿胆红素阳性。并发肝肾综合征时可有血尿、管型尿、尿蛋白等。
3. 肝功能检查
   - （1）血清总蛋白可正常、降低或增高，但白蛋白降低、球蛋白增高。白/球蛋白比例降低或倒置。
   - （2）凝血酶原时间在代偿期可正常，失代偿期有不同程度的延长。
   - （3）氨基转移酶轻、中度增高。肝细胞严重坏死时，氨基转移酶耗竭性下降，出现胆-酶分离现象。
4. 免疫学检查　血清免疫球蛋白增高，以IgG增高最为明显。
5. 腹水检查　多为漏出液。腹水呈血性，应考虑癌变可能。
6. X线检查　可见食管下段或胃底静脉曲张。
7. 肝穿刺活检　诊断肝硬化的金标准，有助于明确病因、病理类型、炎症和纤维化程度，指导治疗和判断预后。

五、治疗要点
目前无特效治疗方法，关键在于早期诊断，针对病因和一般情况进行治疗、缓解和延长代偿期，对失代偿期病人主要是对症治疗、改善肝功能、处理并发症。

1. 一般治疗
   - （1）休息：注意休息，避免过度疲劳。
   - （2）饮食
     1) 给予高热量、高蛋白质、高维生素易消化饮食。
     2) 肝功能损害显著或有肝性脑病先兆者，应限制或禁食蛋白质。
     3) 腹水者应限制盐的摄入。
     4) 避免进食粗糙、坚硬食物。
   - （3）避免损害肝功能的因素
     1) 禁用对肝脏有损害的药物。
     2) 不滥用护肝药物。
     3) 忌酒。

2. 病因治疗
   - （1）抗病毒治疗：干扰素、拉米夫定等。
   - （2）抗纤维化治疗：秋水仙碱等。

3. 腹水治疗
   - （1）限制水、钠的摄入：限制钠盐500～800mg/d（氯化钠1.2～2.0g/d），进水量1000ml/d以内，如有低钠血症，应限制在500ml/d以内。
   - （2）增加水、钠的排泄
     1) 利尿：①利尿剂联合、间歇、交替使用为宜。②利尿治疗以每日体重减轻不超过0.5kg为宜。
     2) 导泻：利尿效果不佳时，可使用导泻药。如甘露醇。
   - （3）提高血浆胶体渗透压：每周输注新鲜血、白蛋白、血浆，可改善一般情况、恢复肝功能和消退腹水。
   - （4）腹腔穿刺放腹水：每放1000ml腹水需输注白蛋白8～10g。
   - （5）腹水浓缩回输。

六、护理诊断/问题

1. 营养失调：低于机体需要量　与肝硬化所致的摄食量少及营养吸收障碍有关。
2. 体液过多　与肝硬化所致的门静脉高压、低蛋白血症及水钠潴留有关。
3. 活动耐力下降　与肝硬化所致的营养不良有关。
4. 有皮肤完整性受损的危险　与营养不良、黄疸皮肤瘙痒、水肿及长期卧床有关。
5. 潜在并发症：上消化道出血、肝性脑病。

七、护理措施

1. 一般护理
   - （1）休息
     1）可减轻消耗，减轻肝脏负担，利于肝细胞修复，改善腹水和水肿。
     2）代偿期可参加轻体力工作，减少活动量。
     3）失代偿期应多卧床休息，适量活动，以不感疲劳为宜。
     4）卧床休息可使膈肌下降，利于呼吸运动，减轻呼吸困难和心悸。
   - （2）饮食护理
     1）给予高热量、高蛋白质、高维生素易消化饮食。
     2）肝功能损害显著或有肝性脑病先兆者，应限制或禁食蛋白质。
     3）对于剧烈呕吐或不能进食病人，可遵医嘱给予静脉补充足够的营养。

2. 病情观察
   - （1）腹水消长，准确记录出入量，测量腹围、体重。
   - （2）及时发现并纠正水、电解质紊乱，防止肝性脑病、肝肾综合征的发生。

3. 腹腔穿刺放腹水护理
   - （1）术前说明注意事项，测量腹围、体重、生命体征。
   - （2）术中、术后监测生命体征，观察不良反应。
   - （3）术毕绷紧腹带，以免腹内压骤然下降。
   - （4）记录腹水的量、性质、颜色。腹水培养应在床边进行，及时送检。

八、健康教育

1. 疾病预防知识指导
   - （1）介绍肝硬化的有关知识，避免病因和诱因。
   - （2）教会病人识别并发症的先兆，及时发现、及早治疗。

2. 生活保健知识指导
   - （1）规律生活，保证充足的休息时间。
   - （2）指导病人均衡饮食，保证充足的营养，选择温软易消化饮食。

3. 用药指导　遵医嘱服用药物，注意观察药物的不良反应和副作用。

要点回顾

1. 肝硬化门静脉高压的表现。
2. 肝硬化腹水形成的原因。
3. 肝硬化的并发症。
4. 腹水护理的要点。

模拟试题栏——识破命题思路，提升应试能力

一、专业实务

A₁型题

1. 视频中的操作在进行时可能出现的并发症除外哪一项
   A. 食管黏膜损伤　　B. 窒息
   C. 吸入性肺炎　　　D. 气囊漏气、破裂
   E. 肠粘连

A₂型题

2. 病人，男，60岁。患肝硬化。查体：面部蜘蛛痣、肝掌、乳房发育。导致此体征的原因主要是
   A. 门静脉高压　　B. 低蛋白血症
   C. 肾上腺皮质功能减退　D. 垂体性腺功能紊乱
   E. 肝功能不全导致雌激素灭活功能减退

3. 病人，男，48岁。肝硬化病史10年。今日饱餐后突然大量呕血，伴神志恍惚、四肢湿冷、血压下降。该病人最易出现的并发症为
   A. 自发性腹膜炎　　B. 心力衰竭
   C. 肾衰竭　　　　　D. 肝性脑病
   E. 水、电解质紊乱

4. 病人，男，50岁。肝硬化6年余。3天前进食大量海虾后出现昏睡，可唤醒，有扑翼样震颤，目前该病人最主要的护理问题是
   A. 焦虑　　　　B. 恐惧
   C. 知识缺乏　　D. 活动耐力下降
   E. 意识障碍

5. 病人，女，65岁。有肝硬化病史9年。出现呕血、黑便1天入院。呕吐暗红色液体3次，量约800ml，解黑便3次，量约600g。精神萎靡，言语不清，举止反常，不能完成简单计算。医嘱予以输血500ml。该病人出血最可能的原因为
   A. 胃溃疡
   B. 十二指肠球部溃疡
   C. 急性糜烂出血性胃炎
   D. 食管-胃底静脉曲张破裂
   E. 胃癌

A₃型题

（6、7题共用题干）

病人，男，56岁。乙肝病史10余年，3年前被

诊断为肝硬化。近一年来反复出现双下肢水肿伴食欲缺乏，以"肝硬化伴门静脉高压"收治入院。

6. 该病人不会出现的临床表现是
   A. 腹水　　　　　B. 食管下段和胃底静脉曲张
   C. 脾大　　　　　D. 肝大
   E. 腹壁静脉曲张

7. 这一类病人最常见的并发症是
   A. 上消化道出血　　B. 肝性脑病
   C. 原发性肝癌　　　D. 电解质紊乱
   E. 肝肾综合征

二、实践能力

A₁型题

8. 肝硬化出现全血细胞减少的主要原因是
   A. 出血倾向　　　　B. 并发感染
   C. 脾功能亢进　　　D. 合并肝肾综合征
   E. 食管下段静脉、胃底静脉破裂出血

9. 对肝硬化病人健康教育不正确的是
   A. 说明防治肝炎的重要性
   B. 避免使用对肝脏有害的药物
   C. 合理安排休息，保证充足睡眠
   D. 多用保肝药物
   E. 注意保暖和个人卫生，预防感染

10. 肝性脑病的诱发因素是
    A. 应用葡萄糖提供热量
    B. 遵医嘱应用常量的1/2量镇静剂
    C. 服用乳果糖
    D. 应用新霉素
    E. 为减轻水肿大量使用利尿剂

A₂型题

11. 病人，女，60岁。"肝硬化伴上消化道大出血"入院，出现性格改变、行为异常，有扑翼样震颤，该病人可能出现的并发症为
    A. 原发性肝癌　　　B. 中枢神经系统感染
    C. 肝性脑病　　　　D. 肝肾综合征
    E. 肝肺综合征

12. 病人，男，60岁。因"腹胀、尿少10天"收入院，因关节炎长期服用泼尼松、阿司匹林，实验室检查提示乙肝两对半阳性，B超示肝硬化腹水，考虑该病人肝硬化的主要病因是
    A. 酒精中毒　　　　B. 药物
    C. 循环障碍　　　　D. 营养失调
    E. 病毒性肝炎

13. 病人，男，50岁。因肝硬化大量腹水住院治疗。以下对该病人的护理措施正确的是

    A. 病人取平卧位，增加肝、肾血流量
    B. 每日进水量限制在1200ml
    C. 腹腔放液后应放松腹带，防止腹压增高
    D. 利尿剂应用以每天体重减轻不超过0.5kg为宜
    E. 腹腔穿刺后应尽快将腹水放完

14. 病人，男，67岁。因肝硬化10年内多次住院。此次因腹水和黄疸再次入院。根据其现病史，他的实验室检查结果可能有
    A. 血钾增高
    B. 血氨降低
    C. 凝血时间延长
    D. 丙氨酸氨基转移酶水平降低
    E. 白细胞增高

A₃/A₄型题

（15、16题共用题干）

病人，女，45岁。因肝硬化腹水入院，放腹水后出现精神错乱、幻觉、昏睡伴有扑翼样震颤，脑电图异常等表现。

15. 病人此时处于肝性脑病的
    A. 典型期　　　　　B. 嗜睡期
    C. 昏睡期　　　　　D. 浅昏迷期
    E. 深昏迷期

16. 该病人出现肝性脑病的诱因可能是
    A. 高蛋白质饮食　　B. 大量放腹水
    C. 上消化道出血　　D. 应用排钾利尿剂
    E. 应用镇静药

（17、18题共用题干）

病人，男，40岁。肝硬化9年余，常有上腹不适、食欲减退、乏力，今早餐后突然呕褐色胃内容物一次，量约300ml，来院急诊。

17. 该病人首选的治疗措施是
    A. 保肝治疗
    B. 静脉滴注止血药物
    C. 采用三腔二囊管压迫止血
    D. 口服去甲肾上腺素冰盐水
    E. 输新鲜血

18. 病人止血后，护士为清除肠道积血，减少氨生成，预防肝性脑病，应采取的措施是
    A. 肥皂水灌肠
    B. 轻泻剂
    C. 生理盐水或新霉素溶液灌肠
    D. 开塞露
    E. 多食膳食纤维丰富的食物，促进胃肠蠕动

第5节 肝性脑病

一、概述
1. 肝性脑病是严重肝病或门-体分流引起的以代谢紊乱为基础的中枢神经系统功能失调的综合病征。
2. 轻者仅表现为轻度智力损害，严重者可表现为意识障碍、行为失常和昏迷。

二、病因、诱因及发病机制

1. 病因
   - （1）各型肝硬化：特别是乙型肝炎后肝硬化是最常见的病因。
   - （2）门腔静脉分流术后。
   - （3）重症肝炎。
   - （4）其他：中毒性肝炎、原发性肝癌、严重胆管感染。

2. 诱因　上消化道出血；大量排钾利尿、放腹水；高蛋白饮食；感染；应用麻醉镇静药物等。

3. 发病机制
   - （1）氨中毒学说
     1) 胃肠道是氨生成的主要部位。游离的 NH_3 有毒性，并能透过血脑屏障；NH_4^+ 则以盐类形式存在，相对无毒，不能透过血脑屏障。
     2) 当结肠中pH＞6时，NH_3 大量弥散入血；pH＜6时，则 NH_4^+ 从血液中转至肠腔，随粪便排出。
     3) 游离的 NH_3 能通过血脑屏障进入脑组织，对中枢神经系统产生毒性。氨对脑的毒性作用主要是干扰大脑的能量代谢。
   - （2）假性神经递质学说：肝衰竭时，β-羟酪胺和苯乙醇胺增多，其化学结构与正常神经递质去甲肾上腺素相似，但不能传递神经冲动。当假性神经递质被脑细胞摄取而取代正常神经递质时，则发生神经传导障碍。
   - （3）γ-氨基丁酸/苯二氮䓬复合体学说：γ-氨基丁酸（GABA）是抑制性神经递质，可激活GABA受体，引起大脑功能障碍。这种受体还可与苯二氮䓬（BZ）类、巴比妥类药物结合，导致神经传导抑制。
   - （4）氨基酸代谢不平衡学说：肝衰竭时，芳香族氨基酸增多而支链氨基酸减少，可促使芳香族氨基酸更多进入脑组织形成假性神经递质，从而抑制神经冲动的传导。

三、临床表现
常因原有肝病的性质、肝细胞损害的轻重缓急、诱因的不同而表现各异。一般根据意识障碍程度、神经系统表现和脑电图改变，将肝性脑病分为4期，详见表4-5-1。

表4-5-1　肝性脑病各期临床表现

分期	意识状态	扑翼样震颤	脑电图
一期（前驱期）	轻度性格改变和行为失常	有	正常
二期（昏迷前期）	意识错乱、睡眠障碍、行为异常，理解力、定向力均减退	有	异常
三期（昏睡期）	昏睡、精神错乱。能唤醒、常有意识不清和幻觉	有	明显异常
四期（昏迷期）	昏迷，不能唤醒	无	明显异常

以上各期的临床分界不清晰，可有重叠。肝功能损害严重的肝性脑病常有明显黄疸、出血倾向、肝臭等。

> **锦囊妙"记"**
> 脑病分期轻松定，一期首看脑电图；
> 二期三期看神志，四期重看扑翼征。

四、辅助检查
1. 血氨
   - （1）慢性肝性脑病有血氨升高。
   - （2）急性肝性脑病时，血氨多正常。

2. 脑电图检查
- （1）前驱期正常，昏迷前期到昏迷期，脑电图明显异常。
- （2）典型的改变为节律减慢，出现δ波或三相波，4～7次/秒。
- （3）昏迷时出现高波幅δ波，1～3次/秒。

3. 心理智能测验 对诊断早期肝性脑病，亚临床肝性脑病最有价值。

五、治疗要点

1. 消除诱因。

2. 减少肠道内毒物的生成和吸收
- （1）减少或停止蛋白质的摄入。
- （2）灌肠或导泻。
- （3）口服新霉素、甲硝唑等抑制肠道内细菌生长。
- （4）口服乳果糖，酸化肠道。

3. 促进有毒物质的代谢清除、纠正氨基酸的代谢紊乱
- （1）降氨药物
  - 1）L-鸟氨酸-L-门冬氨酸：促进体内尿素循环而减低血氨，是目前有效的最常用降氨药物。
  - 2）谷氨酸钾和谷氨酸钠：与游离氨结合形成谷氨酰胺而减低血氨。
  - 3）精氨酸：促进尿素合成而降低血氨。
- （2）支链氨基酸：可纠正氨基酸代谢的不平衡，抑制大脑中假性神经递质的形成。

六、护理诊断/问题

1. 意识障碍 与血氨增高、大脑处于抑制状态有关。
2. 有受伤的危险 与肝性脑病致精神异常、烦躁不安有关。
3. 知识缺乏：缺乏预防肝性脑病发生的知识。
4. 潜在并发症：肝性脑病。

七、护理措施

1. 饮食护理
- （1）蛋白质：急性期限制蛋白质摄入。有意识障碍者禁食蛋白质。神志清楚后，可逐步增加蛋白质饮食，20g/d，以后每3～5日增加10g。但短期内不能超过40～50g/d，以植物蛋白为宜。
- （2）热量：提供充足热量，以碳水化合物为主，昏迷病人可鼻饲25%葡萄糖，以减少体内蛋白质分解，并促使氨转变为谷氨酰胺以降低血氨。
- （3）脂肪：减少脂肪摄入，利于胃排空。
- （4）维生素：提供丰富的维生素，禁用维生素B_6。
- （5）水、钠：腹水者限制水、钠的摄入。钠限制在500～800mg/d；显著腹水者限制进水量1000ml/d，限钠250mg/d。

2. 病情观察
- （1）严密监测病情，密切注意肝性脑病的早期征象，观察病人思维及认知改变，识别意识障碍的程度。
- （2）观察并记录病人的生命体征、瞳孔大小、对光反射等，如有异常反应及时报告医生，以便及时处理。

3. 去除和避免诱因
- （1）清除肠道积血，减少氨的吸收。防止上消化道出血诱发肝性脑病。可用生理盐水或乳酸钠溶液灌肠，禁用肥皂水灌肠。
- （2）避免快速大量排钾利尿和放腹水，以防有效循环血量减少、大量蛋白质丢失、低钾血症等加重病情。
- （3）避免应用催眠镇静药、麻醉药等，禁用吗啡、哌替啶等。
- （4）防止及控制感染，可减少氨的生成。
- （5）保持大便通畅，防止便秘，从而缩短有毒物质与结肠黏膜的接触时间，减少毒物吸收。
- （6）禁食者应保证足够热量，避免低血糖使氨的毒性增加。

4. 昏迷病人的护理
（1）保持平卧，头偏向一侧，确保呼吸道通畅，必要时给予吸氧。
（2）可用冰帽降低颅内温度，降低脑细胞代谢，保护脑细胞功能。
（3）加强口腔、皮肤护理，防止感染、压疮。
（4）加强肢体被动活动，防止静脉血栓形成和肌肉萎缩。
（5）留置导尿者详细记录尿量、色、气味，预防导管相关性尿路感染。

八、健康教育

1. 疾病预防知识指导　向病人及家属介绍肝性脑病的诱发因素和避免的方法。
2. 生活保健知识指导　鼓励病人树立战胜疾病的信心，坚持合理饮食、保持大便通畅、戒除烟酒等。
3. 用药指导　嘱病人按医嘱服药，讲明药物名称、剂量、服药方法及不良反应，指导病人定期复诊。

要点回顾

1. 肝性脑病常见的诱因。
2. 肝性脑病各期的特点。
3. 减少肠道内氨的生成和吸收的护理措施。
4. 肝性脑病病人的饮食护理。

模拟试题栏——识破命题思路，提升应试能力

一、专业实务

A₁型题

1. 肝性脑病应避免使用的药物有
   A. 水合氯醛、新霉素、苯巴比妥钠
   B. 吗啡、水合氯醛、哌替啶
   C. 甲硝唑、门冬氨酸钾镁、吗啡
   D. 门冬氨酸钾镁、利福昔明、哌替啶
   E. 利福昔明、新霉素、乳果糖

2. 肝性脑病的最常见病因是
   A. 重症病毒性肝炎　　B. 肝炎后肝硬化
   C. 门体分流术　　　　D. 原发性肝癌
   E. 急性脂肪肝

3. 肝性脑病的诱因**不包括**
   A. 上消化道出血　　B. 大量放腹水
   C. 感染　　　　　　D. 高蛋白饮食
   E. 贫血

4. 大量排钾利尿诱发肝性脑病的主要机制是
   A. 血容量减少　　　B. 肾功能减退
   C. 低钾性碱中毒　　D. 肝功能减退
   E. 机体蛋白分解增加

5. 氨中毒引起的肝性脑病的主要机制是
   A. 氨使蛋白质代谢障碍
   B. 氨干扰大脑的能量代谢
   C. 氨取代正常的神经递质
   D. 引起神经传导异常
   E. 加重氨基酸不平衡

A₂型题

6. 病人，男，50岁。因肝硬化腹水入院。住院期间病人突然出现淡漠少言，神情恍惚，衣冠不整，吐词不清。此时应警惕病人可能出现了
   A. 肝癌　　　　　B. 继发感染
   C. 肝性脑病　　　D. 肝肾综合征
   E. 上消化道出血

二、实践能力

A₁型题

7. 肝性脑病昏迷病人的饮食护理最重要的是
   A. 注意水、电解质平衡
   B. 增加糖的供应，降低血氨生成
   C. 供给足够热量，减少蛋白质生成
   D. 暂停蛋白质供应，减少氨的生成
   E. 每天饮水大于2L以增加氨排泄

8. 肝性脑病最具有特征性的体征是
   A. 腱反射亢进　　　B. 扑翼样震颤
   C. 病理性反射阳性　D. 腱反射减弱
   E. 意识改变

9. 治疗肝性脑病减少肠内有毒物质产生和吸收的措施**不包括**
   A. 使用降氨药物　　B. 禁蛋白质摄入
   C. 口服新霉素　　　D. 口服乳果糖导泻
   E. 弱酸性溶液灌肠

A₃/A₄型题

（10、11题共用题干）

病人，男，50岁。肝硬化10余年。此次因大量腹水入院。入院后给予利尿剂治疗，腹水明显减少，但此时病人出现了淡漠少言，昼睡夜醒等症状。

10. 根据病人的情况，考虑可能出现了

A. 自发性腹膜炎　　B. 脑出血
C. 肝肾综合征　　D. 肝性脑病
E. 肺性脑病
11. 此时饮食护理应注意
　　A. 易消化、高蛋白、高热量
B. 限制蛋白质每天在15g以内
C. 多饮水，多吃新鲜蔬菜和水果
D. 首选动物蛋白
E. 控制糖的摄入量

第6节　原发性肝癌

一、概述
1. 原发性肝癌是指发生于肝细胞和肝内胆管上皮细胞的癌，是我国常见的恶性肿瘤之一。
2. 本病好发于40～50岁人群，男性比女性多见。

二、病因
1. 病毒性肝炎　乙型肝炎是我国肝癌最常见的病因。
2. 肝硬化。
3. 黄曲霉素。
4. 其他致病因素　亚硝胺类化学致癌物、血吸虫等。

三、病理
1. 分型
　　(1) 按形态分型
　　　　1) 块状型：最多见。
　　　　2) 结节型。
　　　　3) 弥漫型。
　　　　4) 小癌型。
　　(2) 按组织学分型
　　　　1) 肝细胞型：最多见。
　　　　2) 胆管细胞型。
　　　　3) 混合型。
2. 转移途径
　　(1) 血行转移：癌细胞肝内血行转移发生最早、最常见。癌细胞肝外血行转移以肺转移率最高。
　　(2) 淋巴转移。
　　(3) 种植转移。

四、临床表现
1. 症状
　　(1) 肝区疼痛：最常见、最主要的症状，多呈间歇性或持续性钝痛或刺痛。
　　(2) 消化道及全身症状：常表现为食欲减退、腹胀、恶心、呕吐或腹泻等。早期病人消瘦、乏力不明显。晚期体重呈进行性下降，可伴有贫血、出血倾向、水肿等恶病质表现。
2. 体征　肝进行性增大、质坚硬、表面和边缘不规则。晚期可出现黄疸和腹水。
3. 并发症　肝性脑病、上消化道出血、肝癌结节破裂出血、继发感染。

五、辅助检查
1. 实验室检查
　　(1) 甲胎蛋白(AFP)测定：对诊断肝细胞癌有相对专一性，是目前诊断原发性肝癌最常用、最重要的方法。
　　(2) γ-谷氨酰转肽酶同工酶Ⅱ(GGT2)：用于原发性和转移性肝癌的诊断。
2. 影像学检查
　　(1) B超：是目前肝癌筛查的首选方法。AFP结合B超检查是早期诊断肝癌的主要方法。
　　(2) CT和MRI检查：可检出直径1cm左右的小肝癌。
3. 肝穿刺活检　多在B超引导下进行，具有确诊的意义。
4. 腹腔镜检查及剖腹探查。
5. 肝血管造影　可检出1cm以下的小肝癌，常用于小肝癌的诊断。

六、治疗要点

1. **手术切除** 肝切除术是目前治疗肝癌最有效的方法。
2. 非手术治疗 手术不能切除的肝癌，可采用肝动脉化疗栓塞（首选）、化疗、放射治疗等方法。
3. 其他治疗 免疫治疗、靶向治疗、基因治疗等。

七、护理诊断/问题

1. 疼痛 与肿瘤迅速生长导致肝包膜张力增加或手术、放疗、化疗后的不适有关。
2. 营养失调：低于机体需要量 与肿瘤消耗及治疗导致的胃肠道反应有关。
3. 潜在并发症：出血、肝性脑病等。
4. 预感性悲哀 与疼痛及担心预后有关。

八、护理措施

1. 一般护理
   - （1）休息：增加休息时间，晚期病人应卧床休息。
   - （2）饮食
     1) 高蛋白、适当热量、高维生素饮食。
     2) 避免高脂、高热量和刺激性饮食加重肝脏负担。
     3) 有肝性脑病先兆者应暂停蛋白质摄入。
     4) 晚期肝癌病人可考虑静脉补充营养。

2. 病情观察
   - （1）观察病人疼痛的部位、程度及性质的变化，发现异常及时处理。
   - （2）观察生命体征和血常规的变化，及时发现感染的征象。
   - （3）协助病人减轻疼痛。

3. 并发症的预防和处理
   - （1）出血
     1) 术前：①使用维生素K₁等改善凝血功能。②告诫病人尽量避免致肿瘤破裂的诱因，如剧烈咳嗽、用力排便等。
     2) 术后：①严密观察生命体征及病情变化。②术后卧床休息24小时，避免剧烈咳嗽。③观察引流液的颜色、性状、量，如有异常，及时报告医生。
   - （2）肝性脑病 详见本章第5节。

4. 肝动脉化疗栓塞护理
   - （1）术前
     1) 做好碘及普鲁卡因过敏试验。
     2) 禁食禁水6小时。
     3) 术前30分钟给予镇静剂。
   - （2）术后
     1) 术后禁食2～3天，可采用静脉补充营养。
     2) 穿刺部位压迫止血15分钟后，沙袋压迫6小时，穿刺侧肢体制动24小时。
     3) 观察穿刺点有无渗血、皮下血肿，关注穿刺侧肢体动脉搏动及指端血液循环情况。

九、健康教育

1. 疾病预防知识指导 介绍肝癌的有关知识；应用肝炎疫苗，预防肝炎；定期普查，早期诊治。
2. 生活保健知识指导 戒烟戒酒，规律生活，营养饮食，防霉去毒，改进饮用水质，减少与有害物质的接触。
3. 用药指导 按医嘱用药，了解药物不良反应，忌服有肝损害的药物。

要点回顾

1. 肝癌最常见的转移途径。
2. 肝癌普查项目。
3. 肝动脉化疗栓塞术后护理要点。

○—○ 模拟试题栏——识破命题思路，提升应试能力 ○—○

一、**专业实务**

A₁型题

1. 广泛用于原发性肝癌普查的实验室检查是
   - A. 动态监测GGT
   - B. 动态监测ALT
   - C. 动态监测B超
   - D. 选择性肝动脉造影
   - E. 动态监测AFP

2. 原发性肝癌最早、最常见的转移方式是
   - A. 淋巴转移
   - B. 肝内血行转移

C. 肝外血行转移　　D. 消化道转移
E. 种植转移

3. 最易引起原发性肝癌的疾病是
   A. 脂肪肝
   B. 血吸虫肝硬化
   C. 乙型肝炎后肝硬化
   D. 肝血管瘤
   E. 肝内胆管结石

4. 肝癌病人最常见和最主要的症状是
   A. 肝区疼痛　　B. 低热
   C. 乏力　　　　D. 消瘦
   E. 食欲减退

A₂型题

5. 病人，男，78岁。肝癌终末期。此时该病人最严重的并发症是
   A. 上消化道出血　　B. 肝肾综合征
   C. 继发感染　　　　D. 肝癌结节破裂出血
   E. 肝性脑病

二、实践能力

A₁型题

6. 霉变谷物内主要致肝癌物质是
   A. 亚硝胺类　　　　B. 有机氯农药残留
   C. 黄曲霉菌　　　　D. 黄曲霉毒素
   E. 蓝绿藻肝毒素

A₂型题

7. 病人，女，30岁。诊断为"原发性肝癌"，医嘱采取肝癌非手术治疗，此时首选方法是
   A. 肝动脉栓塞化疗　B. 抗肿瘤化学药物治疗
   C. 中医治疗　　　　D. 放射治疗
   E. 生物和免疫治疗

8. 病人，男，64岁。患慢性肝炎12年。若要监测其是否发生肝癌，可选择
   A. 肝功能检查+CT检查
   B. 肝功能检查+B超检查
   C. 肝功能检查+血管造影
   D. AFP检测+B超检查
   E. AFP检测+血管造影

9. 病人，女，36岁。入院诊断为"原发性肝癌"，无其余既往病史。此时最适宜该病人的治疗是
   A. 放疗　　　　　　B. 化疗
   C. 肝动脉化疗栓塞术　D. 手术治疗
   E. 中医治疗

A₃/A₄型题

（10～12题共用题干）

病人，男，63岁。肝硬化十余年，近半年来出现肝区疼痛、进行性消瘦、乏力、食欲缺乏、腹胀，遂来医院就诊，入院后确诊为原发性肝癌，拟行肝动脉化疗栓塞治疗。

10. 用于判断肝癌治疗效果最有价值的辅助检查是
    A. 腹部B超　　　　B. CT
    C. 磁共振成像　　　D. X线肝血管造影
    E. 甲胎蛋白

11. 下列关于肝动脉化疗栓塞治疗的叙述，错误的是
    A. 肝癌非手术疗法中的首选方案
    B. 采用的是经皮穿刺股动脉
    C. 采用抗肿瘤药和栓塞剂混合后注入
    D. 碘化钠和吸收性明胶海绵碎片是常用的栓塞剂
    E. 许多肝癌在治疗后明显缩小

12. 病人行肝动脉化疗栓塞治疗时，护理措施不正确的是
    A. 术前行碘过敏和普鲁卡因过敏试验
    B. 术前6小时禁食禁水
    C. 术后清淡、易消化饮食并少量多餐
    D. 穿刺部位包扎后无须压迫，以免影响穿刺侧肢体血液循环
    E. 术后应保持穿刺侧肢体伸直24小时

第7节　急性胰腺炎

一、概述

1. 急性胰腺炎是胰酶在胰腺内被激活引起胰腺组织自身消化、水肿、出血甚至坏死的化学性炎症。
2. 轻者以胰腺水肿为主，临床多见，预后良好，称为轻症急性胰腺炎（MAP）。表现为急性上腹痛、发热、恶心、呕吐，血、尿淀粉酶水平增高。
3. 少数重症常继发感染、腹膜炎和休克等并发症，死亡率高，称为重症急性胰腺炎（SAP）。
4. 临床表现介于MAP与SAP，在常规治疗基础上，器官衰竭可于48小时内恢复，称为中度重症急性胰腺炎（MSAP）。

二、病因与发病机制

1. 胆石症与胆道疾病
   - （1）胆石症与胆道疾病为我国最常见病因，占50%。其所致胰腺炎又称胆源性胰腺炎。
   - （2）由胆道炎症、结石、蛔虫等病变导致Oddi括约肌水肿、痉挛，使十二指肠壶腹部发生梗阻，胆管内压力高于胰管内压力，胆汁逆流入胰管，激活胰酶。
   - （3）胆石在移行过程中损伤胆总管等导致Oddi括约肌松弛，十二指肠液反流入胰管。
   - （4）胆道感染时细菌毒素、胆红素等可通过胆胰间淋巴管扩散至胰腺，激活胰酶。

2. 酗酒和暴饮暴食
   - （1）酗酒和暴饮暴食可刺激胰液分泌增加，也可导致Oddi括约肌痉挛和乳头水肿，胰液排出受阻，使胰管内压力增高。
   - （2）慢性嗜酒者常有胰液蛋白沉淀，形成蛋白栓堵塞胰管，使胰液排泄不畅。

3. 胰管阻塞　蛔虫、结石、水肿、肿瘤或痉挛等原因可使胰管阻塞，胰液排泄受阻。

4. 手术与创伤　腹腔手术特别是胰、胆或胃手术。

5. 内分泌与代谢障碍　任何原因引起的高钙血症或高脂血症，可通过胰管钙化或胰液内脂质沉着而引发胰腺炎。

6. 其他　某些传染病、药物、十二指肠邻近部位的病变等。

三、临床表现

1. 症状
   - （1）腹痛
     - 1）腹痛为本病的主要表现和首发症状。常于饱餐和饮酒后突然发生。
     - 2）疼痛剧烈而持续，阵发性加剧，呈钝痛、刀割样痛或绞痛。
     - 3）腹痛常位于中左上腹，向腰背部呈带状放射。弯腰抱膝位可减轻疼痛。
     - 4）水肿型3～5天缓解。坏死型持续时间长，常伴有腹膜炎，疼痛弥漫全腹。
   - （2）恶心、呕吐与腹胀
     - 1）起病后多出现频繁恶心、呕吐，呕吐物为胃内容物。
     - 2）重者可混有胆汁，甚至血液。呕吐后无舒适感。常伴腹胀，甚至出现麻痹性肠梗阻。
   - （3）发热
     - 1）大部分病人有中度以上发热，持续3～5天可自退。
     - 2）若持续1周以上，多表示胰腺或腹腔有继发感染。
   - （4）水、电解质、酸碱平衡紊乱
     - 1）常有不同程度的脱水。
     - 2）频繁呕吐者可有代谢性碱中毒。
     - 3）出血坏死型常有脱水和代谢性酸中毒。血钙降低提示预后不良。
   - （5）低血压和休克
     - 1）重症胰腺炎常发生。极少数突然出现休克，可发生猝死。
     - 2）主要与有效循环血容量不足、胰腺坏死释放心肌抑制因子有关。

2. 体征
   - （1）MAP：腹部体征轻，压痛往往与腹痛程度不相称。
   - （2）SAP：
     - 1）出现弥漫性急性腹膜炎体征。
     - 2）腰腹皮肤可呈灰紫斑（Grey-Turner征）或脐周皮肤青紫（Cullen征）。
     - 3）可出现移动性浊音，腹水多呈血性。
     - 4）低血钙时有手足抽搐，提示预后不良。

3. 并发症
   - （1）局部
     - 1）假性囊肿常发生于起病后3～4周。
     - 2）胰腺脓肿常发生于起病后2～3周。
   - （2）全身：重症胰腺炎可并发不同程度多器官衰竭，常在病后数天出现，如急性肾衰竭、败血症等。

四、辅助检查

1. 血常规　多有白细胞增多，中性粒细胞计数明显增高、核左移。

2. 淀粉酶测定
   - （1）血清淀粉酶一般在发病2～12小时后开始升高，48小时后开始下降，持续3～5天。血清淀粉酶超过正常值3倍即可诊断本病。
   - （2）尿淀粉酶升高较晚，常在发病12～14小时后开始升高，下降缓慢，持续1～2周。

3. 血清脂肪酶测定　常在发病24～72小时后开始增高，可持续7～10天。对就诊较晚的病例诊断有一定的价值，且特异性较高。
4. 生化检查　暂时性血糖升高较常见。若持续升高，高于11.2mmol/L反映胰腺坏死，提示预后不佳。血钙降低程度与临床严重程度平行，低于2mmol/L提示预后不良。
5. 影像学检查　X线平片检查可观察有无肠麻痹。B超检查及CT扫描观察胰腺大小和形态，并有助于发现假性囊肿。

五、治疗要点

1. MAP
   - （1）禁食及胃肠减压：减少胃酸分泌，从而减少胰腺分泌，减轻腹痛与腹胀。
   - （2）静脉输液：补充血容量，维持水、电解质平衡。
   - （3）吸氧：保证血氧饱和度大于95%。
   - （4）解痉镇痛：
     1) 阿托品、山莨菪碱：抑制腺体分泌，解除胃、胆管、胰管痉挛。
     2) 哌替啶：剧痛者加用哌替啶50～100mg，但禁用吗啡，因吗啡可引起Oddi括约肌痉挛，阻碍胰液流入十二指肠，加重病情。
   - （5）预防和抗感染。
   - （6）抑酸治疗：静脉给予H_2RA或PPI。

2. SAP
   - （1）以MAP治疗措施为基础，采取监护，营养支持，维持水、电解质平衡，抗感染等综合性措施。
   - （2）减少胰液分泌：生长抑素类药物，如施他宁等。
   - （3）抑制胰酶活性：仅用于早期，如加贝酯等。

六、护理诊断/问题

1. 疼痛：腹痛　与胰腺及周围组织炎症、水肿有关。
2. 体温过高　与胰腺炎症、坏死、继发感染有关。
3. 有体液不足的危险　与呕吐、禁食、胃肠减压有关。
4. 恐惧　与起病急、剧烈疼痛有关。
5. 潜在并发症：急性腹膜炎、休克、急性肾衰竭、DIC、急性呼吸窘迫综合征。

七、护理措施

1. 一般护理
   - （1）休息与体位：病人取舒适卧位，如屈膝侧卧位，以减轻疼痛。
   - （2）饮食护理
     1) 禁食与胃肠减压：多数病人需要禁食1～3天，明显腹胀的病人应进行胃肠减压，腹痛与呕吐基本消失，血、尿淀粉酶降至正常后，可进少量低脂、低碳水化合物流食，而后逐步恢复正常饮食。
     2) 加强营养支持：及时补充水分及电解质，早期一般给予全胃肠外营养（TPN），如无肠梗阻，尽早过渡到肠内营养（EN）。
     3) 鼻空肠管肠内营养：若禁食、禁饮1周以上，可考虑X线引导下经鼻腔置空肠营养管。

2. 疼痛护理
   - （1）观察疼痛的性质和特点，有无伴随症状。
   - （2）注意用药前后疼痛的改变和药物不良反应的发生。
   - （3）指导病人减轻疼痛的方法，如松弛疗法等。

3. 病情观察
   - （1）呕吐物及引流物的性质、颜色、量。
   - （2）观察病人的神志、生命体征、皮肤黏膜色泽弹性和尿量变化，记录24小时出入量。
   - （3）定期留取血尿标本。

4. 防治低血容量性休克
   - （1）维持水、电解质平衡，维持有效循环血容量，禁食者每日液体入量3000ml以上。
   - （2）出现低血容量休克表现，应积极配合抢救。
   - （3）准备好抢救物品，如人工呼吸器、气管切开包等。
   - （4）迅速建立静脉通道，及时补充血容量。并注意血管活性药物的使用和观察。

八、健康教育

1. 疾病知识指导　向病人及家属介绍本病的发病原因及诱发因素，积极治疗胆道疾病。

2. 生活指导　建立良好的生活习惯，避免暴饮暴食和刺激性食物；戒烟酒。

要点回顾

1. 胰腺炎常见病因。
2. 抑制胰腺分泌的治疗措施。
3. 急性胰腺炎为何禁止使用吗啡镇痛？
4. 急性胰腺炎血清标志物变化特点。

模拟试题栏——识破命题思路，提升应试能力

一、专业实务

A₁型题

1. 我国引起急性胰腺炎的最常见病因是
   A. 大量饮酒和暴饮、暴食
   B. 手术创伤
   C. 胆道疾病
   D. 高钙血症
   E. 感染因素

2. 下列关于急性胰腺炎引起腹痛的机制，错误的是
   A. 炎症刺激和牵拉胰腺被膜
   B. 炎性渗出液和胰液外溢刺激腹膜和腹膜后组织
   C. 炎症累及肠道致肠麻痹和肠胀气
   D. 胰管阻塞或伴有胆囊炎、胆石症
   E. 炎症侵及膈肌

3. 急性胰腺炎属于
   A. 感染性炎症　　B. 化学性炎症
   C. 免疫性炎症　　D. 无菌性炎症
   E. 化脓性炎症

A₂型题

4. 病人，男，30岁。与朋友聚餐饮酒后突发上腹部持续性剧痛并向左肩、腰背部放射，伴恶心、呕吐6小时后，来院急诊。目前最有助于诊断的检查是
   A. 血常规
   B. 腹腔穿刺
   C. 测定血、尿淀粉酶
   D. 腹部X线
   E. 腹部B超检查

A₃/A₄型题

（5~7题共用题干）
病人，男，55岁。1天前暴饮暴食后出现持续上腹痛，伴恶心、呕吐，来院急诊。实验室检查示血淀粉酶1650U。

5. 最可能的疾病诊断为
   A. 急性胃穿孔　　B. 急性胰腺炎
   C. 胆囊炎　　　　D. 胆道蛔虫病
   E. 急性腹膜炎

6. 要求病人禁食的目的是
   A. 减少胰液分泌　　B. 防止出血
   C. 解除胰管痉挛　　D. 减轻胰管水
   E. 控制饮食

7. 经治疗后病情已趋稳定，血淀粉酶正常，腹痛、呕吐基本缓解，此时适宜的饮食是
   A. 普食　　　　　　B. 低糖低脂半流质
   C. 低糖低脂流质　　D. 高糖高脂半流质
   E. 无渣流质或半流质

二、实践能力

A₁型题

8. 出血性胰腺炎与水肿型胰腺炎不同的表现有
   A. 腹痛　　B. 恶心、呕吐
   C. 腹胀　　D. 休克
   E. 发热

A₂型题

9. 病人，男，55岁。饮酒后突然发生中上腹持久剧烈疼痛。伴有反复恶心，呕吐胆汁。查体：上腹部压痛，腹壁轻度紧张。测血清淀粉酶明显增高。首选处理措施是
   A. 禁饮、禁食、胃肠减压
   B. 适当补钾、补钙
   C. 外科手术
   D. 立即应用抗生素
   E. 弯腰屈膝侧卧位

10. 病人，男，55岁。1周前参加同事婚宴后突发上腹部刀割样疼痛，未予以重视。自服止痛药后不缓解，1小时前腹痛加剧急诊入院。此时最有助于诊断的辅助检查为

A. 测定血清淀粉酶　B. 测定血清脂肪酶
C. 腹部X线平片　　D. 腹部B超
E. 腹部CT

11. 病人，女，30岁。诊断为急性胰腺炎入院。下列选项中，提示急性出血坏死性胰腺炎可靠性最高的实验室检查结果是
A. 低血磷　　　　B. 低血糖
C. 低血钙　　　　D. 血清淀粉酶显著增高
E. 白细胞计数下降

A₃/A₄型题
（12～14题共用题干）

病人，女，35岁。因周末聚餐后突发中上腹剧痛，伴恶心、呕吐就诊。既往有"胆总管结石"病史3年。身体评估：神志清楚，急性病容，上腹部肌紧张、轻压痛、反跳痛，肠鸣音减弱，拟诊断为急性胰腺炎。

12. 检查结果提示疾病预后不良的是
A. 血淀粉酶水平明显升高
B. 尿淀粉酶水平明显升高
C. 血钙过低
D. C反应蛋白水平明显升高
E. 腹部X线平片显示胰腺呈"哨兵样"

13. 针对该病人的治疗护理措施，不正确的是
A. 禁食和胃肠减压　B. 吗啡镇痛
C. 静脉输液　　　　D. 吸氧
E. 抗感染治疗

14. 假如病人治疗过程中出现了嗜睡、呼吸浅慢，提示发生了
A. 低血钾　　　　B. 呼吸性酸中毒
C. 代谢性酸中毒　D. 代谢性碱中毒
E. 低血钠

第8节　溃疡性结肠炎

一、概述

1. 溃疡性结肠炎（UC）与克罗恩病（CD）是炎症性肠病（IBD）的主要疾病类型。溃疡性结肠炎是由多种病因引起、异常免疫介导的慢性肠道炎症，有终身复发倾向。
2. 溃疡性结肠炎好发于乙状结肠和直肠。主要表现为腹泻、黏液脓血便、腹痛伴里急后重。
3. 本病可发生在任何年龄，常见于20～40岁。
4. 病程≥20年的病人发生结肠癌风险较正常人群增高10～15倍。

二、病因及发病机制
环境因素作用于遗传易感者，在肠道菌群的参与下，启动了难以停止的、发作与缓解交替的肠道天然免疫及获得性免疫反应，导致肠黏膜屏障损伤、溃疡经久不愈、炎症增生等病理改变。

三、临床表现
本病起病多为亚急性，偶见急性暴发起病。病程长，慢性经过，常有发作期与缓解期交替。

1. 症状
   - （1）消化系统
     1) 反复发作的腹泻、黏液脓血便：为最主要症状。黏液脓血便为活动期表现。病变限于直肠与乙状结肠者，偶有腹泻与便秘交替的现象。
     2) 腹痛：有腹痛—便意—排便后缓解的规律，多伴里急后重。
     3) 其他症状：严重者可有食欲缺乏、恶心及呕吐。
   - （2）全身表现
     1) 中、重型病人活动期有低热或中等度发热。
     2) 高热多提示有并发症或急性暴发型。
   - （3）肠外表现：可伴有口腔黏膜溃疡、结节性红斑、虹膜睫状体炎等。

2. 体征
   - （1）慢性病容，精神状态差。重者呈消瘦贫血貌。
   - （2）轻者仅有左下腹轻压痛，有时可触及痉挛的降结肠和乙状结肠。重症者常有明显腹部压痛和鼓肠。
   - （3）若伴有反跳痛、腹肌紧张、肠鸣音减弱等应注意中毒性巨结肠和肠穿孔等并发症的发生。

3. 并发症　中毒性巨结肠、直肠结肠癌变等。

锦囊妙"记"
溃疡性结肠炎＝反复发作的腹泻＋黏液脓血便＋腹痛—便意—排便后缓解＋抗生素无效

4. 临床分型
- （1）临床类型
  1) 初发型：首次发作，无既往史。
  2) 慢性复发型：最多见。发作期与缓解期交替。
  3) 慢性持续型：病变范围广，症状持续半年以上。
  4) 急性暴发型：少见，病情严重，易发生并发症。
- （2）严重程度
  1) 轻度：腹泻＜4次/天，便血轻或无，无发热，贫血轻或无，红细胞沉降率正常。
  2) 重度：腹泻＞6次/天，明显黏液脓血便，体温＞37.5℃、脉搏＞90次/分，Hb＜100g/L，红细胞沉降率＞30mm/h。
  3) 中度：介于轻、重度之间。
- （3）病变范围：分为直肠炎、直肠乙状结肠炎、左半结肠炎、全结肠炎及区域性结肠炎。
- （4）病情分期：分为活动期和缓解期。

四、辅助检查

1. 血液检查　可有红细胞和血红蛋白减少。活动期白细胞计数增高。红细胞沉降率增快和C反应蛋白增高是活动期的标志。
2. 粪便检查　呈黏液脓血便，显微镜检见红细胞和脓细胞，急性发作期可见巨噬细胞。有助于排除感染性结肠炎。
3. 结肠镜检查　是本病检查和诊断的重要手段。溃疡性结肠炎病变呈连续性、弥漫性分布，从直肠开始逆行向近端扩展。

五、治疗要点　治疗目的在于控制急性发作、缓解病情、减少复发、防治并发症。

1. 控制炎症反应
   - （1）氨基水杨酸制剂：首选柳氮磺吡啶（SASP）。适用于轻型、中型或重型经糖皮质激素治疗已有缓解者。
   - （2）糖皮质激素：对急性发作期有较好的疗效。适用于SASP疗效不佳的轻、中型病人。
   - （3）免疫抑制剂：适用于糖皮质激素治疗效果不佳或对糖皮质激素依赖的慢性持续性病例。
2. 对症治疗
   - （1）及时纠正水、电解质平衡紊乱；贫血者可输血。病情严重应禁食，并给予完全胃肠外营养治疗。
   - （2）重症病人禁用抗胆碱能药物或止泻药，以免诱发中毒性巨结肠。
3. 手术治疗　并发大出血、肠穿孔、中毒性巨结肠或癌变者可手术治疗。

六、护理诊断/问题

1. 腹泻　与炎症导致肠黏膜对水钠吸收障碍及结肠运动功能失常有关。
2. 疼痛：腹痛　与肠道炎症、溃疡有关。
3. 营养失调：低于机体需要量　与长期腹泻及吸收障碍有关。

七、护理措施

1. 一般护理
   - （1）环境：保持室内空气流通，维持适宜的温、湿度，注意保暖。
   - （2）休息：日常生活规律，急性期卧床休息。
   - （3）饮食护理：给予高热量、高营养、少纤维、易消化食物。避免生冷辛辣刺激性食物及乳制品摄入。重症者应禁食，并给予完全胃肠外营养治疗。
2. 病情观察
   - （1）生命体征及皮肤黏膜弹性。
   - （2）密切关注腹痛的部位、性质、腹泻情况及肠鸣音情况，及时发现并处理并发症。
3. 用药护理
   - （1）遵医嘱给予SASP、糖皮质激素、免疫抑制剂治疗，以控制病情。
   - （2）服用SASP时，病人可出现恶心、呕吐、皮疹、粒细胞减少及再生障碍性贫血，应定期复查血常规，应嘱病人餐后服药。
4. 腹泻护理
   - （1）注意观察排便次数，粪便的量、颜色、性状、气味等。
   - （2）协助病人做好肛门及肛周皮肤护理。

八、健康教育

1. **疾病预防知识指导** 向病人及家属介绍有关的疾病知识，阐明良好的心态对控制病情的重要意义。
2. **生活保健知识指导** 合理安排休息与活动，合理饮食，以提高机体抵抗力。
3. **用药指导** 遵医嘱服用药物，不得补服、漏服，注意药物的作用及不良反应。

要点回顾

1. 溃疡性结肠炎消化系统表现。
2. 溃疡性结肠炎首要检查手段、主要的治疗方法。
3. 柳氮磺吡啶主要的不良反应。

模拟试题栏——识破命题思路，提升应试能力

一、专业实务

A₁型题

1. 下列哪项**不是**溃疡性结肠炎的并发症
   A. 癌变　　　　　B. 肠穿孔
   C. 肠梗阻　　　　D. 上消化道出血
   E. 中毒性结肠扩张

二、实践能力

A₁型题

2. 溃疡性结肠炎腹痛的规律是
   A. 腹痛—进食—缓解
   B. 进食—腹痛加剧
   C. 腹痛—便意—排便后缓解
   D. 进食—腹痛—排便后缓解
   E. 腹痛—便意—排便后加剧

A₂型题

3. 病人，女，32岁。入院诊断为溃疡性结肠炎。该病人首选治疗药物是
   A. 糖皮质激素　　B. 柳氮磺吡啶
   C. 前列腺素　　　D. 兰索拉唑
   E. 阿莫西林

4. 病人，女，35岁。溃疡性结肠炎2年。针对病人出现腹泻和脓血便时，护士在进行饮食教育时应着重强调
   A. 给予易消化、富含膳食纤维饮食
   B. 低蛋白饮食
   C. 进食无渣流质或半流质饮食
   D. 多进食新鲜水果
   E. 多吃蔬菜

A₃/A₄型题

（5、6题共用题干）

病人，女，30岁。反复腹泻2年，伴下腹部疼痛1年。近2周腹泻加重，排便8～10次/天，粪便带黏液脓血。身体评估：左下腹部压痛，无反跳痛。粪便常规可见红细胞、脓细胞，粪便细菌培养阴性。结肠镜提示：乙状结肠黏膜充血水肿、糜烂，可见多发浅表溃疡。

5. 该病人最可能的诊断是
   A. 慢性细菌性痢疾　　B. 阿米巴性结肠炎
   C. 溃疡型肠结核　　　D. 溃疡性结肠炎
   E. 肠易激综合征

6. 对该病人的护理**不正确**的是
   A. 宜进食质软、易消化、少纤维素的食物
   B. 宜进食以牛奶和乳制品为主的高蛋白饮食
   C. 忌食冷饮、水果及多膳食纤维的蔬菜
   D. 病情严重者应禁食
   E. 遵医嘱给予静脉高营养

第9节　慢性便秘

一、概述

1. 便秘是指排便频率减少，1周内排便次数少于2～3次，排便困难，大便干结。
2. 正常时，每日便次为1～2次或2～3次，平均每日粪便重量为22～35g。但粪便的重量和便次常受食物种类以及环境的影响。

二、病因

1. **肠道病变**　肠易激综合征为常见的便秘原因。
2. 全身性疾病。

3. 神经系统疾病。
4. 药物　如长期服用镇痛剂、麻醉剂、肌肉松弛剂、抗胆碱能药物等。

三、临床表现

（1）排便次数减少：排便次数＜3次/周，严重者长达2～4周排便一次。
（2）排便困难：排便时间可长达30分钟以上，而每日排便多次，但排出困难。
（3）粪便性状：粪便硬结如羊粪状，且数量很少。

四、治疗要点

1. 食疗
   （1）食用富含膳食纤维的食物：麦麸、水果、蔬菜、燕麦、胶质、玉米等。
   （2）便秘为主的肠易激综合征病人，应注意逐渐增加膳食纤维的含量，以免加重腹痛、腹胀。
   （3）肠梗阻、巨结肠或巨直肠及神经性便秘的病人，则用增加膳食纤维不能达到通便的目的，应减少肠内容物，并定期排便。

2. 养成良好的排便习惯
   （1）定时排便能防止粪便堆积。
   （2）清肠、服用轻泻剂并训练排便习惯，常用于治疗习惯性便秘。

3. 药物治疗
   （1）容积性泻剂：起到膳食纤维的作用，使液体摄取增加。
   （2）润滑性泻剂：如液状石蜡，可软化粪，利于排便。
   （3）高渗性泻剂：如聚乙烯二醇和不吸收的糖类（乳果糖、山梨醇）混合的电解质溶液，增加粪便的渗透性和酸度。
   （4）盐类泻剂：如硫酸镁，在渗透压的作用下，使肠腔内保留足够的水分，促进肠蠕动。
   （5）刺激性泻剂：如蓖麻油、酚酞等，刺激肠蠕动，减少吸收，促进肠动力。

五、护理诊断/问题

1. 便秘　与肠蠕动减慢或药物不良反应引起排便不畅有关。
2. 焦虑　与便秘治疗效果不佳有关。

六、护理措施

1. 一般护理
   （1）休息：规律作息，进行适当的活动与锻炼，以增强体质和促进肠蠕动。必要时可进行顺时针腹部按摩。
   （2）饮食护理
      1）多饮水：每天清晨可饮一杯温开水或盐水。
      2）食物选择：多食含粗纤维丰富的食物，如芹菜、豆角、白菜等。水果或其他多渣食物也利于通便。

2. 排便护理
   （1）提供隐蔽的环境。
   （2）协助病人采取最佳的排便姿势，以合理利用重力和腹内压。
   （3）养成定时排便的习惯，即使无便意也要坚持蹲坐10～20分钟。

3. 用药护理
   （1）指导或协助病人正确使用简易通便法，如使用开塞露。
   （2）指导病人正确使用缓泻剂，但应告知病人长期使用可使肠道失去自行排便功能，甚至产生依赖性。

七、健康教育

1. 疾病预防知识指导　积极治疗原发病。
2. 生活保健知识指导　养成良好的生活、饮食、运动习惯。加强腹部肌肉的锻炼。
3. 用药指导　遵医嘱正确使用药物，注意观察药物的不良反应。

要点回顾

1. 慢性便秘的主要病因。
2. 慢性便秘病人的饮食护理。

模拟试题栏——识破命题思路，提升应试能力

专业实务

A₁型题

1. 便秘超过几个月即为慢性便秘
   A. 3   B. 4   C. 6
   D. 8   E. 10

A₃/A₄型题

（2、3题共用题干）

病人，男，82岁。近1个月来常排便困难，大便干结呈颗粒状。

2. 病人询问出现该症状的原因可能是

A. 肠粘连   B. 肠炎
C. 肠易激综合征   D. 活动减少
E. 肠梗阻

3. 护士对其进行健康教育时**不妥**的是
A. 腹部按摩
B. 多饮水
C. 多食新鲜蔬菜、水果
D. 定时使用缓泻剂
E. 多运动促进排便

第10节　上消化道出血

一、概述

1. 上消化道出血是指十二指肠韧带以上的消化道，包括食管、胃、十二指肠、胰腺、胆道病变引起的出血，以及胃空肠吻合术后的空肠等病变引起的出血。
2. 上消化道出血主要表现为呕血和（或）黑便。
3. 上消化道大出血是指在数小时内出血量超过1000ml或超过全身循环血容量的20%。

二、病因

1. 上消化道疾病 {（1）胃、十二指肠疾病：消化性溃疡最为常见。
                （2）食管、空肠疾病。
2. 肝门静脉高压　如食管-胃底静脉曲张破裂出血。
3. 上消化道邻近器官或组织疾病。
4. 全身性疾病　如血液病、血管性疾病等。

三、临床表现及辅助检查　见本章第1节。

四、治疗要点

1. 补充血容量　立即建立静脉通道，迅速补充血容量。用平衡盐溶液或右旋糖酐静脉输注，有条件者应尽早输入全血。肝硬化引起上消化道出血的病人需输注新鲜血。

2. 止血
   （1）药物止血 {1) 食管-胃底静脉曲张破裂出血，可应用垂体后叶素止血治疗。冠心病、高血压、孕妇禁用。
                 2) 急性胃黏膜损害及消化性溃疡引起的出血，可用H₂RA、PPI。
   （2）内镜止血：内科过程中如有活动性出血或暴露血管的溃疡应进行内镜直视下止血。
   （3）三腔二囊管止血：仅适用于食管-胃底静脉曲张破裂出血。
   （4）介入及手术治疗。

五、护理诊断/问题

1. 体液不足　与上消化道出血有关。
2. 活动耐力下降　与上消化道出血有关。
3. 潜在并发症：休克。

六、护理措施

1. 一般护理
   - （1）体位
     - 1）平卧位，下肢略抬高，以保证脑部供血。
     - 2）呕吐时头偏一侧，防止窒息或误吸，保持呼吸道通畅。
   - （2）休息与活动
     - 1）少量出血者卧床休息。
     - 2）大出血者应绝对卧床休息。
     - 3）病情稳定后，视病情采取适当的活动量。
   - （3）饮食护理
     - 1）大出血者应暂禁食。
     - 2）少量出血无呕吐者，可进食温凉清淡饮食。
     - 3）出血停止后改为营养丰富、易消化、无刺激半流质、软食。少量多餐，逐渐过渡到正常饮食。

2. 病情观察
   - （1）出血量的估计
     - 1）粪便隐血阳性：出血量5～10ml。
     - 2）黑便：出血量50～100ml。
     - 3）呕血：出血量250～300ml。
     - 4）出血量不超过400ml一般不出现全身症状。
     - 5）出血量超过1000ml，出现急性循环衰竭的症状。
     - 6）出血量超过1600ml、收缩压<90mmHg，出现少尿或无尿等休克症状。
   - （2）继续或再出血的判断
     - 1）反复呕血或黑便次数增多、形状变稀、颜色变鲜红或暗红色，肠鸣音亢进。
     - 2）快速补液输血后，周围循环衰竭仍未见明显改善，或好转后又恶化。
     - 3）红细胞计数、血红蛋白浓度持续下降，网织红细胞计数上升。
     - 4）在补液量充足情况下，血尿素氮持续升高或再次升高。
     - 5）门静脉高压原有脾大者，出血后脾暂时缩小。如脾不恢复肿大亦提示出血未停止。

3. 三腔二囊管的护理
   - （1）操作前：向病人做好解释、签署知情同意书。检查三腔二囊管，配合医生进行操作。
   - （2）操作中
     - 1）协助病人取半卧位或平卧位，头偏一侧。
     - 2）插管至50～65cm处时，抽出胃液证实管已达到胃内。
     - 3）抽出胃内积血后再充气胃囊150～200ml，再行牵引压迫。若仍有出血，则需再充气食管囊100～150ml。
     - 4）牵引重量以0.5kg为宜，牵引角度呈45°（顺鼻腔方向）。
   - （3）操作后
     - 1）定时测气囊内压力，以防压力不足达不到止血目的，或压力过高压迫组织引起坏死。
     - 2）定时抽吸食管引流管、胃管，观察出血是否停止，并记录引流液的颜色、性状、量。
     - 3）气囊充气压迫12～24小时后需放气15～30分钟。
     - 4）出血停止后，气囊放气但应保留三腔二囊管在胃内24小时，无出血者可拔管。
     - 5）三腔二囊管压迫时间一般不超过72小时。

七、健康教育

1. 疾病预防知识指导　帮助病人和家属了解上消化道大出血的病因、预防手段及治疗知识，减少再出血的概率。
2. 生活保健知识指导　保持乐观心态、规律饮食，避免摄入生冷刺激及粗糙食物，避免过度劳累，戒烟酒。
3. 用药指导　遵医嘱用药，了解药物的不良反应及副作用，定期复查。

要点回顾

1. 上消化道出血的病因。
2. 上消化道出血量的估计。
3. 上消化道再出血的判断。
4. 三腔二囊管注气的量，间歇放气的时间，置管压迫总时间。

模拟试题栏——识破命题思路，提升应试能力

一、专业实务

A₁型题

1. 关于上消化道出血的叙述，错误的是
   A. 均有黑便和呕血
   B. 有黑便不一定有呕血
   C. 有呕血一定有黑便
   D. 呕血会出现暗红色
   E. 可以出现鲜血便

A₃/A₄型题

（2~4题共用题干）

病人，女，52岁。患十二指肠溃疡10年。午饭后突然排出大量柏油样黑便，并出现恶心、头晕心悸、无力，由家人送至医院急诊。查体：体温36℃，呼吸22次/分，血压85/50mmHg，脉搏115次/分；病人面色苍白、出冷汗、四肢湿冷。腹部稍胀，上腹部有轻度压痛，肠鸣音亢进。初步考虑病人为十二指肠溃疡大出血。

2. 初步估计该病人的失血量至少为
   A. 300ml　　B. 400ml　　C. 500ml
   D. 800ml　　E. 1000ml

3. 目前该病人最主要的护理问题是
   A. 焦虑、恐惧　　B. 体液不足
   C. 疼痛　　　　　D. 有感染的危险
   E. 营养失调：低于机体需要量

4. 该病人应采取的体位是
   A. 高半卧位　　B. 低半卧位
   C. 中凹位　　　D. 头低足高位
   E. 端坐位

二、实践能力

A₁型题

5. 下列插置三腔二囊管注意事项中错误的是
   A. 插管后，先向胃气囊充气
   B. 突然出现胸闷气急，可能为胃内容物过多
   C. 唾液、痰液不宜下咽
   D. 拔管前宜吞服适量液状石蜡
   E. 插管太顺利，要检查是否盘在口腔里

6. 肝硬化上消化道出血时首选的止血药是
   A. 卡巴克络　　B. 维生素K
   C. 垂体后叶素　D. 氨甲苯酸
   E. 肝素

A₂型题

7. 病人，男，40岁。因消化性溃疡并发出血收治入院，经积极治疗后，24小时前出血停止，病情稳定。目前该病人的饮食应为
   A. 禁食　　　B. 冷流质
   C. 温流质　　D. 热流质
   E. 半流质

A₃/A₄型题

（8~10题共用题干）

病人，男，56岁。有肝硬化病史10余年。近日食欲明显减退，黄疸加重。今晨因剧烈咳嗽突然呕咖啡色液体约1200ml，黑便2次，伴头晕、眼花、心悸。急诊入院。体检：神志清楚，面色苍白，血压80/60mmHg，脉搏110次/分。

8. 病人上消化道出血最可能的原因是
   A. 消化性溃疡出血
   B. 食管-胃底静脉曲张出血
   C. 急性出血性胃炎
   D. 应激性溃疡
   E. 胃癌出血

9. 对该病人紧急处理措施中首要的是
   A. 内镜检查明确病因
   B. 积极补充血容量
   C. 立即采取止血措施
   D. 手术治疗
   E. 升压药提高血压

10. 若经过治疗，病人情况已基本稳定。下列选项提示出血停止的是
    A. 听诊肠鸣音10~12次/分
    B. 黑便次数增多，粪质稀薄
    C. 血红蛋白下降
    D. 尿量正常，血尿素氮持续增高
    E. 脉搏90次/分

（周　颖）

第5章 泌尿系统疾病病人的护理

考点提纲栏——提炼教材精华，突显高频考点

第1节 常见症状护理

一、肾性水肿 肾性水肿是由肾脏疾病引起的过多液体在人体组织间隙过多积聚，是肾小球疾病最常见的临床症状。按发病机制可分为：肾炎性水肿、肾病性水肿（表5-1-1）。

表5-1-1 肾炎性水肿与肾病性水肿鉴别

鉴别点	肾炎性水肿	肾病性水肿
机制	GFR↓，肾小管重吸收正常或增加，"球-管失衡"→水钠潴留	长期大量蛋白尿→血浆蛋白减少，血浆胶体渗透压↓，液体从血管内进入组织间隙→水肿
特点	多从眼睑及颜面水肿开始，常为轻、中度	多从下肢部位开始，常为全身性，凹陷性，易随体位改变
常见疾病	急、慢性肾炎	肾病综合征

注：GFR指肾小球滤过率。

1. 护理评估
   - （1）健康史评估
     1) 水肿的特点：病因、诱因、部位、时间、性质、程度、加重或减轻的因素，伴随症状，是否出现全身性水肿。
     2) 诊治经过，利尿剂使用情况。
     3) 每日水钠摄入量、输液量、尿量。
   - （2）身体评估
     1) 生命体征、尿量及体重的改变。
     2) 水肿的性质、范围、程度及皮肤的完整性。
     3) 有无肺部啰音、胸腔积液、腹部膨隆和移动性浊音。
   - （3）心理社会评估：有无精神紧张、焦虑、抑郁等不良情绪。
   - （4）辅助检查
     1) 尿常规、尿蛋白定性和定量。
     2) 血清电解质。
     3) 肾功能（内生肌酐清除率、血尿素氮、血肌酐）。
     4) 尿浓缩稀释试验、静脉肾盂造影、B超、尿路X线平片、肾组织活检等。

2. 护理诊断/问题
   - （1）体液过多 与肾小球滤过功能下降致水钠潴留、大量蛋白尿致血浆清蛋白浓度下降有关。
   - （2）有皮肤完整性受损的危险 与皮肤水肿、抵抗力降低有关。

3. 护理措施
   - （1）一般护理
     1) 休息：①严重水肿：应卧床休息，以增加肾血流量和尿量，缓解水钠潴留。②下肢明显水肿：可抬高下肢。③阴囊水肿：可用吊带托起。
     2) 饮食护理：①钠：限制食盐摄入，<3g/d，重度水肿无盐饮食。②水：视水肿程度及尿量而定。若尿量>1000ml/d，不用过分限水，若尿量<500ml/d 或有严重水肿者，应量出为入，每天液体入量不应超过前一天尿量+不显性失水量（约500ml）。③蛋白质：肾功能不全者，需根据GFR来调节摄入量，严重水肿伴低蛋白血症者，

3. 护理措施
- （1）一般护理：若无氮质血症，可给予0.8~1.0g/(kg·d)；有氮质血症的水肿病人，应限制摄入，一般给予0.6~0.8g/(kg·d)，50%以上为优质蛋白。优质蛋白富含必需氨基酸，如禽畜瘦肉、蛋、鱼、奶及大豆类食物。④补充足够的热量及维生素：热量不应低于126kJ/(kg·d)，即30kcal/(kg·d)。
- （2）病情观察：
  1）记录24小时液体出入量，尤其是尿量，记录体重和血压的变化。
  2）观察水肿的消长情况。
  3）观察有无胸腔积液、腹水和心包积液；有无急性左心衰竭和高血压脑病的表现。
  4）监测尿常规、GFR、血尿素氮、血肌酐、血浆蛋白、血清电解质等。
- （3）用药护理：长期使用利尿剂应观察有无低钾血症、低钠血症。

二、肾性高血压

肾性高血压是由肾脏疾病引起的高血压，是继发性高血压的主要组成部分，约占高血压病因的5%。终末期肾脏疾病伴高血压者超过80%。

1. 护理评估
- （1）健康史评估：
  1）有无急慢性肾炎、肾动脉狭窄、慢性肾盂肾炎及慢性肾衰竭等肾实质性疾病。
  2）有无原发性高血压病史。
- （2）身体评估：
  1）按病因分类：①肾血管性高血压：少见，主要由肾动脉狭窄和阻塞引起。②肾实质性高血压：多见，主要由急慢性肾炎及慢性肾衰竭等肾实质性疾病所致。
  2）按发病机制分类：①容量依赖型高血压：占80%以上，与水钠潴留导致血容量增多有关，常见于急、慢性肾炎和大多数肾功能不全者。②肾素依赖型高血压：10%左右，与肾实质缺血刺激肾素-血管紧张素-醛固酮系统兴奋有关，常见于肾血管疾病及少数慢性肾衰竭晚期病人。
  3）伴随症状：肾脏损害加重、心功能不全、脑血管病变，严重时高血压急症。
- （3）心理社会评估：易焦虑、绝望。
- （4）辅助检查：血、尿常规，肾功能及影像学检查等。

2. 护理诊断/问题
- （1）疼痛：头痛 与血压明显增高有关。
- （2）有受伤的危险 与头晕、视物模糊、发生直立性低血压等有关。
- （3）潜在并发症：高血压急症。

3. 护理措施
- （1）一般护理：见肾性水肿一般护理。
- （2）病情观察：监测血压，一旦出现血压急剧升高、剧烈头痛、呕吐、烦躁不安、视物模糊、意识障碍等症状，立即报告医生并处理。
- （3）用药护理：遵医嘱应用降压药，避免肾毒性药物。

三、尿异常

尿异常是指尿量异常或尿性质异常。尿量异常包括少尿、无尿、多尿和夜尿增多。尿性质异常包括蛋白尿、血尿、白细胞尿、脓尿和管型尿等。

锦囊妙"记"

管型及临床意义速记

急急肾炎红（红细胞管型见于急性肾炎、急进性肾炎）。

肾盂间质白（白细胞管型见于肾盂肾炎、间质性肾炎）。

上皮小管坏（上皮管型见于肾小管坏死）。

蜡管慢肾衰（蜡样管型主要见于慢性肾衰竭，尤其是尿毒症期）。

脂肪管肾综（脂肪管型多见于肾病综合征）。

颗粒管全来（颗粒管型见于各种肾炎、肾病）。

要点回顾

1. 肾炎性水肿与肾病性水肿的鉴别。
2. 尿异常的类别。
3. 体液过多的饮食护理。

模拟试题栏——识破命题思路，提升应试能力

一、专业实务

A_1 型题

1. 尿中红细胞管型常见于
   A. 急性肾小球肾炎　　B. 急性出血性膀胱炎
   C. 急性肾盂肾炎　　　D. 急性肾衰竭
   E. 慢性肾衰竭

A_2 型题

2. 病人，男，26岁。无明显诱因出现双下肢水肿2周，尿蛋白（++++），测血压150/86mmHg，导致其水肿最主要的因素是
   A. 肾小球滤过率下降　B. 血浆胶体渗透压下降
   C. 继发性醛固酮增多　D. 肾小管重吸收增多
   E. 毛细血管通透性增加

二、实践能力

A_2 型题

3. 病人，男，65岁。因尿毒症住院。24小时尿量为360ml，该病人的排尿状况是
   A. 正常　　　　　B. 尿量偏少
   C. 无尿　　　　　D. 少尿
   E. 尿潴留

第2节　慢性肾小球肾炎

一、概述　慢性肾小球肾炎简称慢性肾炎，是一组以<u>蛋白尿</u>、<u>血尿</u>、<u>高血压</u>、<u>水肿</u>为临床表现的肾小球疾病，起病隐匿，病情迁延，进展缓慢，最终将发展为慢性肾衰竭。病人以<u>青</u>、<u>中年男性居多</u>。

二、病因
1. 仅<u>少数是急性链球菌感染后肾小球肾炎发展</u>所致。
2. 大多起病即属<u>慢性</u>，与急性肾小球肾炎无关。

三、发病机制　<u>免疫介导性炎症</u>为起始因素，多数肾小球内有<u>免疫复合物沉积</u>，可导致持续性进行性肾实质受损。

四、临床表现　本病多起病隐匿、缓慢，可先为无症状期。不同的病理类型临床表现可不同。

1. 尿液改变
   （1）<u>蛋白尿</u>：必有，<u>多为轻、中度</u>。
   （2）<u>血尿</u>：多为镜下血尿，也可出现肉眼血尿及管型尿。
   （3）尿量多＜1000ml/d，肾小管功能损害明显时夜尿增多。

2. <u>轻、中度水肿</u>　多为眼睑、颜面和（或）下肢水肿。由水钠潴留所致。

3. <u>高血压</u>　多为轻、中度。

4. <u>肾功能进行性损害</u>　早期可出现夜尿增多，氮质血症，最终发展为慢性肾衰竭。

5. 肾功能急剧恶化的诱因　感染、劳累、妊娠、血压升高、应用肾毒性药物，高蛋白、高脂肪、高磷饮食。

五、辅助检查

1. 尿液检查　尿蛋白（+～+++），<u>定量1～3g/d</u>。肉眼血尿或镜下血尿、<u>颗粒管型</u>。<u>尿比重常＜1.020</u>，晚期固定在1.010。

2. 血常规　早期多正常或轻度贫血。晚期红细胞计数和血红蛋白明显下降。

3. 肾功能检查　晚期血肌酐和尿素氮增高，内生肌酐清除率明显下降。

4. B超检查　双肾缩小，皮质变薄。

5. <u>肾活组织检查</u>　确定病理类型。

六、治疗要点
治疗原则：**防止和延缓肾功能进行性恶化，改善症状及防止发生严重并发症。**

1. **低蛋白（优质蛋白为主）、低磷饮食，水肿、高血压者限盐。**
2. **降压**
   - （1）尿蛋白＞1g/d，血压控制在125/75mmHg以下；尿蛋白＜1g/d，控制在130/80mmHg以下。
   - （2）**首选ACEI（如卡托普利）、ARB（如氯沙坦）。可降压，减少尿蛋白和延缓肾功能恶化。**
3. **抗凝** 抗血小板药双嘧达莫和阿司匹林对系膜毛细血管性肾小球肾炎有一定的降低尿蛋白的作用。
4. **防治引起肾损害的各种诱因**
   - （1）**预防与治疗各种感染**，尤其上呼吸道感染。
   - （2）**禁用肾毒性药物**如氨基糖苷类抗生素、两性霉素、磺胺类等。
   - （3）治疗高脂血症、高尿酸血症等。

七、护理诊断/问题
1. **体液过多** 与肾小球滤过率下降导致水钠潴留等因素有关。
2. 营养失调：低于机体需要量 与低蛋白饮食，长期蛋白尿致蛋白丢失过多有关。
3. 有感染的危险 与机体抵抗力下降、应用激素和（或）免疫抑制剂有关。
4. 焦虑 与病程长、治疗效果不理想有关。
5. 潜在并发症：慢性肾衰竭。

八、护理措施
1. **一般护理**
   - （1）休息与活动：劳逸结合，急性发作或有并发症时限制活动，卧床休息。
   - （2）**饮食**：给予**优质低蛋白、低磷、低盐、高热量饮食。蛋白质摄入宜0.6～0.8g/（kg·d），其中60%以上为优质蛋白，高血压、明显水肿、少尿者应低盐（＜3g/d），限水。**
   - （3）**水肿**：下肢水肿者可抬高下肢，促进静脉回流，增加肾血流量，提高肾小球滤过率，减轻水肿。颜面部水肿者枕头稍高。定时翻身按摩，防压疮。
   - （4）**控制及预防感染**：保持口腔及皮肤的清洁，预防上呼吸道感染；严格无菌操作，预防穿刺部位皮肤感染。

2. **病情观察**
   - （1）生命体征，尤其血压。
   - （2）**记24小时液体出入量，观察水肿。**
   - （3）尿液、肾功能变化。
   - （4）观察各种征象
     - 1）尿毒症早期征象，如食欲减退、恶心、呕吐、头痛、嗜睡、尿少和出血倾向等。
     - 2）心脏损害的征象，如心悸、脉率增快、交替脉、心律失常，严重时有呼吸困难、夜间不能平卧、烦躁不安等心力衰竭表现。
     - 3）高血压脑病征象，如剧烈头痛、呕吐、黑矇和抽搐等，须定时测血压。

3. **用药护理**
   - （1）遵医嘱坚持用药，定期复查。
   - （2）使用降压药时注意预防直立性低血压。
   - （3）ACEI类可致血钾升高，刺激性干咳。
   - （4）避免使用肾毒性的药物。

九、健康教育
1. 认识疾病，树立控制疾病的信心。
2. 生活规律，勿劳累；合理饮食；**预防感染。**
3. 按医嘱坚持用药，介绍各类降压药的不良反应及使用注意事项；**避免应用对肾脏有损害的药物，如链霉素、庆大霉素和卡那霉素**等。
4. 女性病人不宜妊娠。
5. 病情自我监测和定期复查，监测肾功能、血压、水肿等的变化。

要点回顾

1. 肾小球疾病的临床表现。
2. 慢性肾小球肾炎的治疗要点。
3. 慢性肾小球肾炎的健康教育。

模拟试题栏——识破命题思路，提升应试能力

一、专业实务

A₁型题

1. 慢性肾小球肾炎病人出现夜尿增多，说明
   A. 肾血流减少　　B. 肾小管功能明显损害
   C. 发展为肾衰竭　D. 伴发尿路感染
   E. 急性发作

2. 慢性肾小球肾炎病理机制是
   A. 链球菌感染引起的化脓性炎症
   B. 病毒感染引起的非化脓性炎症
   C. 多种原因引起的免疫介导性炎症
   D. 急性肾小球肾炎迁延不愈所致
   E. 先天遗传性疾病

A₂型题

3. 病人，男，40岁。因下肢水肿3周就诊，体检：血压160/100mmHg。尿蛋白（+++），红细胞10～15个/HP，血肌酐150μmol/L，为了明确诊断，最有价值的进一步检查是
   A. 血常规　　　　B. CT
   C. 肾脏活检　　　D. 中段尿培养
   E. 血脂检查

4. 病人，女，28岁。因反复出现蛋白尿（++～+++）入院。查体：血压160/90mmHg，肾功能检查血肌酐持续升高。关于蛋白尿不正确的是
   A. 每日尿蛋白量超过150mg称为蛋白尿
   B. 最常见的是肾小管性蛋白尿
   C. 蛋白尿多由肾小球器质性病变所致
   D. 蛋白尿时，排出的尿液表面有细小泡沫，且不易消失
   E. 为肾小球滤过膜通透性增加，尿中蛋白量超过肾小管吸收能力

5. 病人，女，55岁。无明显诱因下出现泡沫尿，颜面及双下肢轻度水肿，以晨起明显，尿量可，尿蛋白（+++），尿红细胞（+），血肌酐165.2μmol/L。考虑该病人最可能的医疗诊断是
   A. 慢性肾盂肾炎　　B. 急性肾盂肾炎
   C. 慢性肾小球肾炎　D. 慢性肾衰竭
   E. 急性肾损伤

二、实践能力

A₁型题

6. 慢性肾小球肾炎的治疗原则为
   A. 以消除蛋白尿为主
   B. 以控制高血压为主
   C. 使用激素治疗为主
   D. 防止肾功能进行性恶化，改善症状
   E. 低蛋白饮食治疗为主

7. 肾炎性水肿最早发生的部位是
   A. 眼睑与颜面　　B. 上肢
   C. 下肢　　　　　D. 足部
   E. 全身

A₂型题

8. 病人，女，42岁。患慢性肾小球肾炎10年，病情反复发作，影响生活和工作，病人表现非常焦虑。对该病人进行心理护理，最不重要的是
   A. 注意观察病人心理活动
   B. 及时发现病人不良情绪
   C. 主动与病人沟通，增加信任感
   D. 与家属共同做好病人的疏导工作
   E. 向病人讲解慢性肾小球肾炎的病因

9. 病人，男，28岁。因慢性肾小球肾炎入院。表现为眼睑及双下肢轻度水肿，血压160/100mmHg。护士在观察病情中应重点关注
   A. 精神状态　　　B. 水肿情况
   C. 血压变化　　　D. 心率变化
   E. 营养状态

10. 病人，男，35岁。患慢性肾小球肾炎。有肉眼血尿，尿蛋白2g/d，可见红细胞管型，肌酐清除率110ml/min。为延缓病情恶化，血压应控制在
    A. 120/70mmHg以下　B. 135/95mmHg以下
    C. 130/80mmHg以下　D. 125/75mmHg以下
    E. 140/120mmHg以下

11. 病人，男，35岁。因血尿伴中度水肿2月余就诊，测血压140/95mmHg，诊断为"慢性肾炎"，治疗措施中错误的是
    A. 应用利尿剂
    B. 应用抗血小板药物
    C. 应用糖皮质激素
    D. 应用血管紧张素转化酶抑制剂
    E. 低蛋白低磷饮食

12. 病人，女，46岁。患慢性肾小球肾炎6年，因水肿明显给予噻嗪类利尿剂治疗，病情观察时应特别注意有无
    A. 低钠血症　　　B. 低镁血症
    C. 高钙血症　　　D. 低钾血症
    E. 高钠血症

A₃/A₄型题

（13～15题共用题干）

病人，男，55岁。慢性肾小球肾炎10年，3天前感冒后出现食欲减退、恶心、呕吐，夜尿增多。血压160/90mmHg，内生肌酐清除率为30ml/min。

13. 病人饮食中蛋白质的选择正确的是
    A. 大量动物蛋白　　B. 大量植物蛋白
    C. 少量动物蛋白　　D. 少量植物蛋白
    E. 禁食蛋白质

14. 为维持水、电解质、酸碱平衡，下列护理措施**不正确**的是
    A. 摄入含钾高的食物
    B. 限制磷的摄入
    C. 补充活性维生素D₃
    D. 限制钠、水摄入
    E. 补充钙、铁

15. 为减轻该病人水肿、维持体液平衡最主要的护理措施是
    A. 测量尿比重，观察浓缩稀释功能
    B. 每日测腹围检查水肿消退情况
    C. 监测病人的血浆蛋白、血脂
    D. 卧床休息，增加肾血液量和尿量
    E. 应用利尿剂，注意电解质的补充

（16～18题共用题干）

病人，女，28岁。反复血尿、蛋白尿3年。5天前感冒后出现乏力、食欲减退，查眼睑、颜面及双下肢中度水肿，血压160/90mmHg，血红蛋白90g/L，蛋白尿（+++），尿红细胞5个/HP，肾功能检查血肌酐持续增高，夜尿增多。

16. 治疗措施应首选
    A. 庆大霉素抗感染　　B. ACEI类药物降压
    C. 高钙饮食　　　　　D. 血液透析
    E. 腹膜透析

17. 针对病人眼睑、颜面及双下肢中度水肿应采取的措施是
    A. 严格控制钠、水的入量
    B. 给予高蛋白饮食
    C. 用强利尿剂
    D. 用速效强心剂
    E. 鼓励多饮水

18. 对病人进行健康教育的重点是
    A. 嘱病人预防感冒
    B. 嘱病人可以妊娠
    C. 饮食无特殊要求
    D. 保持卫生，每日洗澡
    E. 每周测量血压1次

第3节　肾病综合征

一、概述

1. 肾病综合征指由各种肾脏疾病所致的，以大量蛋白尿（尿蛋白＞3.5g/d）、低蛋白血症（血浆白蛋白＜30g/L）、水肿、高脂血症为临床表现的一组综合征。
2. 其中**大量蛋白尿、低蛋白血症**为诊断必需条件。

二、病因

1. 原发性肾病综合征
   （1）原发于肾小球疾病的肾损害，病因不明。
   （2）急性肾炎、急进性肾炎、慢性肾炎均可发生。

2. 继发性肾病综合征
   （1）继发于全身性或其他系统疾病的肾损害。
   （2）糖尿病肾病、狼疮性肾炎、肾淀粉样变、过敏性紫癜、乙型肝炎病毒相关性肾炎、骨髓瘤性肾病等均可发生。

三、发病机制　肾病综合征的发病机制为免疫介导性炎症导致肾脏损害。

1. **大量蛋白尿**　肾小球滤过膜通透性增高→大量血浆蛋白（以白蛋白为主）漏出，超过近曲小管回收能力→大量蛋白尿。
2. **低蛋白血症**　大量白蛋白从尿中丢失，而肝脏代偿性合成白蛋白增加不足时出现。
3. 水肿　低蛋白血症→血浆胶体渗透压下降→水分从血管腔内进入组织间隙引起。
4. 高脂血症　肝脏代偿性合成白蛋白时，脂蛋白合成增加导致。

四、临床表现

1. 大量蛋白尿
   - （1）第一个必备的特征。
   - （2）尿蛋白＞3.5g/d。
   - （3）可出现久置不消的泡沫尿。
   - （4）多为选择性蛋白尿。

2. 低蛋白血症
   - （1）第二个必备的特征。
   - （2）血浆白蛋白＜30g/L，由长期大量蛋白尿导致蛋白丢失引起。

3. 水肿
   - （1）最突出的体征。
   - （2）水肿为凹陷性、对称性，最早出现于下肢，可波及全身，严重时出现胸腔积液、腹水和心包积液，伴尿量减少。

4. 高脂血症　主要表现为高胆固醇血症和（或）高三酰甘油血症。

> **锦囊妙"记"**
> 肾病综合征临床表现
> "三高一低"，即大量蛋白尿、水肿、高脂血症、低蛋白血症。

5. 并发症
   - （1）感染：主要并发症。
     1）以呼吸道、尿道、皮肤感染最多见。
     2）与组织水肿使局部抵抗力下降，蛋白质营养不良、免疫功能紊乱及应用肾上腺皮质激素治疗有关。
   - （2）血栓、栓塞
     1）有效血容量减少及高脂血症→血液黏稠度增加呈高凝状态→常可自发形成血栓。
     2）以肾静脉、下肢静脉血栓最为多见。
   - （3）急性肾衰竭：最严重的并发症。
   - （4）动脉粥样硬化：高脂血症易引起动脉粥样硬化、冠心病等。

五、辅助检查

1. 尿液　尿蛋白定性可为（+++～++++），尿蛋白＞3.5g/d。尿中可有红细胞、颗粒管型等。
2. 血液　血浆白蛋白＜30g/L。血中胆固醇、三酰甘油、低密度脂蛋白（LDL）、极低密度脂蛋白（VLDL）均可增高，血IgG可降低。
3. 肾功能　内生肌酐清除率正常或降低，血肌酐、尿素氮可正常或升高。
4. 肾B超　双肾正常或缩小。
5. 肾活组织病理　可明确病理类型。

六、治疗要点

1. 一般治疗　合理休息及饮食。
2. 利尿消肿
   - （1）排钾利尿剂：氢氯噻嗪、呋塞米（速尿）。不良反应为低血钾。
   - （2）保钾利尿剂：螺内酯（安体舒通）、氨苯蝶啶。不良反应为高血钾，常与排钾利尿剂合用。
   - （3）渗透性利尿剂：提高血浆胶体渗透压，如低分子右旋糖酐，少尿者慎用。
3. 减少尿蛋白　ACEI类药物，直接降低肾小球内高压。
4. 抑制免疫与炎症反应　是主要的治疗方法。
   - （1）糖皮质激素：首选，如泼尼松。
     1）作用：抑制免疫反应，减轻、修复滤过膜损害，并有抗炎、抑制醛固酮和抗利尿激素等作用。
     2）用药原则：起始量足、缓慢减药、长期维持。
     3）不良反应：消化性溃疡、继发感染、高血压、低血钾、骨质疏松、无菌性骨坏死、向心性肥胖、多毛、痤疮等。
   - （2）细胞毒性药物：最常用环磷酰胺。
     1）用于"激素依赖型"或"激素抵抗型"肾病综合征，常与激素合用。
     2）不良反应有骨髓抑制、中毒性肝炎、出血性膀胱炎及脱发，并可出现性腺抑制（尤其男性）。
   - （3）环孢素A
     1）机制：可通过选择性抑制辅助性T细胞及细胞毒性T细胞而起作用。
     2）用于激素抵抗和细胞毒性药物无效的难治性肾病综合征。
     3）不良反应：肝肾毒性、高血压、高尿酸血症、多毛及牙龈增生等，停药后易复发。
   - （4）其他药物：如他克莫司、利妥昔单抗。

5. **降脂** 他汀类药物，如洛伐他汀。

6. 防治并发症
   - （1）感染：应选择敏感、强效及无肾毒性的抗生素进行治疗。
   - （2）血栓及栓塞：当血液出现高凝状态时应给予抗凝剂，如肝素，并辅以血小板解聚药，如双嘧达莫。
   - （3）急性肾衰竭：利尿无效且达到透析指征时，行透析治疗。

七、护理诊断/问题

1. 体液过多　与低蛋白血症致血浆胶体渗透压下降等有关。
2. 营养失调：低于机体需要量　与大量蛋白尿、摄入减少及吸收障碍有关。
3. 有感染的危险　与机体抵抗力下降、应用激素和免疫抑制剂有关。
4. 有皮肤完整性受损的危险　与水肿、营养不良有关。
5. 潜在并发症：血栓形成、急性肾衰竭、心脑血管并发症。

八、护理措施

1. 一般护理
   - （1）休息：严重水肿、体腔积液时需卧床休息，注意防止血栓发生。
   - （2）饮食
     - 1）盐：<3g/d。
     - 2）蛋白质：肾功能正常时，1g/(kg·d)；肾功能减退者，根据GFR调整摄入量，以优质蛋白为主。
     - 3）低脂饮食：应少食动物性脂肪，多食富含不饱和脂肪酸的食物。
     - 4）水：重度水肿尿少者应严格控制入量。
   - （3）皮肤护理
     - 1）保持皮肤清洁、干燥，避免皮肤长时间受压，经常更换体位。
     - 2）适当支托，预防水肿的皮肤受摩擦或损伤。
     - 3）避免医源性皮肤损伤。
   - （4）预防感染
     - 1）避免到人群聚集、空气不良的场所，防感染。
     - 2）保持环境清洁。
     - 3）加强全身皮肤、口腔黏膜和会阴部护理。

2. 病情观察
   - （1）生命体征、24小时液体出入量、体重、尿量和血压。
   - （2）监测尿常规、肾小球滤过率、血尿素氮、血肌酐、血浆蛋白、血清电解质等。
   - （3）有无体温升高、咳嗽、咳痰、尿路刺激征等感染征象。
   - （4）有无腰痛、下肢疼痛等判断是否合并肾静脉、下肢静脉血栓。
   - （5）有无急性肾衰竭征象，如少尿、无尿、血肌酐、尿素氮持续增高等。

3. 用药护理
   - （1）糖皮质激素
     - 1）应饭后服用，以减少胃黏膜刺激。早上6~8点服用最好，此时间段是人体激素分泌高峰，可减轻副作用。
     - 2）低盐、高钾饮食，补充钙剂和维生素D，防止骨质疏松。
     - 3）定期测血压、血糖，观察粪便颜色，及早发现药物性糖尿病、医源性高血压、胃黏膜出血。
     - 4）做好皮肤和口腔黏膜的护理，防止各种感染。
     - 5）严格遵医嘱用药，遵循起始量要足、撤减药量要慢、维持用药要久的原则，不能擅自减量或停药，以免引起反弹。
   - （2）免疫抑制剂
     - 1）多饮水，观察尿液颜色，及早发现膀胱出血情况。
     - 2）育龄女性服药期间应避孕。
     - 3）有脱发者，鼓励戴假发，心理护理。
   - （3）环孢素A：监测血药浓度，观察有无不良反应。
   - （4）利尿剂：观察利尿效果及不良反应。
     - 1）记24小时液体出入量，监测水、电解质及酸碱平衡情况，如有无低钾、低钠、低氯血症性碱中毒等。
     - 2）初始利尿不能过猛，以免血容量不足，诱发血栓形成和损伤肾功能，一般以每天体重下降0.5~1.0kg为宜。

九、健康教育

1. 休息与运动　充足休息，避免劳累，适当活动，以免发生肢体血栓等并发症。
2. 饮食　优质蛋白、高热量、低脂、高膳食纤维、低盐。
3. 预防感染　避免受凉、感冒，注意个人卫生。
4. 用药指导　不可擅自减量或停用激素，介绍各类药物的使用方法、使用时注意事项及可能的不良反应。
5. 病情自我监测与随访　监测水肿、尿蛋白和肾功能的变化；定期随访。

要点回顾

1. 肾病综合征的临床表现。
2. 糖皮质激素的用药指导。
3. 常用的利尿剂及护理。

模拟试题栏——识破命题思路，提升应试能力

一、专业实务

A₁型题

1. 肾病综合征最根本的病理生理改变是
   A. 水肿　　　　　　B. 高血压
   C. 低蛋白血症　　　D. 大量蛋白尿
   E. 高胆固醇血症

2. 肾病综合征发生感染的机制**不包括**
   A. 组织水肿使局部抵抗力下降
   B. 大量免疫球蛋白从尿中丢失
   C. 血浆白蛋白低下使抗体形成减少
   D. 大量使用免疫抑制剂
   E. 电解质紊乱

A₂型题

3. 病人，男，36岁。双下肢水肿、尿少2周，血浆白蛋白25g/L，24小时尿蛋白定量为9g，因肾病综合征并发肾静脉血栓收入院。该病人形成肾静脉血栓原因是
   A. 血小板增多　　　B. 血管内皮易受损
   C. 组织因子易释放　D. 血液多呈高凝状态
   E. 红细胞增多

4. 病人，女，40岁。患肾病综合征入院治疗，查体：双下肢水肿。实验室检查：尿蛋白5.5g/d，血浆白蛋白20g/L。导致水肿的原因是
   A. 醛固酮增多　　　B. 球-管失衡
   C. 饮水过多　　　　D. 肾小球滤过率下降
   E. 血浆胶体渗透压下降

5. 病人，女，65岁。全身水肿、尿少6天，以"原发性肾病综合征"入院。以下血生化及肾功能检查结果哪项**不符合**该病人目前的病情
   A. 血浆白蛋白＜30g/L
   B. 血胆固醇、三酰甘油可升高
   C. 肌酐清除率可正常或降低
   D. 血尿素氮可正常或升高
   E. 24小时尿蛋白定量1.5g

A₃/A₄型题

（6～8题共用题干）

病人，女，26岁。无明显诱因出现双下肢水肿2周。测血压140/95mmHg，24小时尿蛋白定量3.9g，诊断为原发性肾病综合征。

6. 该病人最可能患的原发病是
   A. 慢性肾小球肾炎　B. 慢性肾盂肾炎
   C. 糖尿病肾病　　　D. 系统性红斑狼疮肾炎
   E. 过敏性紫癜肾炎

7. 原发性肾病综合征的病因及发病机制中较肯定的是
   A. 感染引起的直接损害
   B. 免疫因素
   C. 变态反应
   D. 肾小动脉硬化
   E. 淀粉样变性

8. 导致该病人出现大量蛋白尿的原因是
   A. 肾小球滤过膜通透性增高
   B. 肾小管内皮细胞通透性增高
   C. 肾小管受刺激后产生的蛋白尿
   D. 肾小管代谢产生的蛋白质渗入尿液
   E. 肾小管对蛋白质重吸收能力未变

二、实践能力

A₁型题

9. 肾病综合征病人最突出的体征是
   A. 高血压　　　　　B. 水肿
   C. 肾区叩击痛　　　D. 嗜睡
   E. 昏迷

10. 肾病综合征诊断**不含**哪项表现
    A. 高脂血症　　　　B. 高血压

C. 大量蛋白尿　　D. 低血浆白蛋白
E. 水肿

A₂型题

11. 病人，男，15岁。全身重度水肿，24小时尿蛋白6.2g，血白蛋白22g/L，血压85/60mmHg，血尿素氮9.1mmol/L，血肌酐100μmol/L，应首选的治疗措施是
    A. 输白蛋白　　B. 输新鲜血浆
    C. 呋塞米　　D. 糖皮质激素
    E. 环磷酰胺

12. 病人，女，45岁。因"肾病综合征"以肾上腺皮质激素治疗5个月后水肿减轻、食欲增加，同时出现了双下肢疼痛，最应关注的药物副作用是
    A. 高血压　　B. 骨质疏松
    C. 门静脉压降低　　D. 消化性溃疡
    E. 库欣综合征

13. 病人，男，25岁。因"肾病综合征"以肾上腺皮质激素治疗，下列关于该病人应用糖皮质激素治疗用药原则的叙述，错误的是
    A. 小剂量开始　　B. 减少药物用量要慢
    C. 撤换药物要慢　　D. 维持用药要久
    E. 服用半年至1年或更久

14. 病人，男，36岁。全身水肿，尿蛋白8.6g/d，尿中红细胞5～10个/HP，血浆白蛋白18g/L，用泼尼松60mg/d，双嘧达莫300mg，治疗6周病情未见好转，应采取下列哪项措施为妥
    A. 停用泼尼松
    B. 增加泼尼松用量，延长治疗时间
    C. 改用地塞米松
    D. 继续用泼尼松原剂量，加用环磷酰胺
    E. 加用肝素

15. 病人，男，28岁。患肾病综合征给予环磷酰胺化疗。护士需要密切观察该病人的不良反应是
    A. 口腔溃疡　　B. 脱发

C. 胃肠道反应　　D. 出血性膀胱炎
E. 心脏损害

16. 病人，男，40岁。全身水肿，尿少6天，以"原发性肾病综合征"入院，护士进行健康评估时，最重要的评估内容是
    A. 饮食情况　　B. 大便情况
    C. 尿量情况　　D. 睡眠情况
    E. 水肿情况

17. 病人，男，42岁。出现明显水肿、大量蛋白尿，诊断为肾病综合征收治入院。该病人的饮食应选取
    A. 低盐饮食　　B. 高热量饮食
    C. 低蛋白饮食　　D. 低脂肪饮食
    E. 低胆固醇饮食

A₃/A₄型题

（18～20题共用题干）

病人，男，22岁。双眼睑水肿、尿少3天，以肾病综合征收入院。查体：双下肢水肿明显。实验室检查：血浆白蛋白27g/L，尿蛋白定性（+++）。

18. 目前该病人最主要的护理问题是
    A. 焦虑　　B. 知识缺乏
    C. 体液过多　　D. 有感染的危险
    E. 有皮肤完整性受损的危险

19. 该病人最常出现的并发症是
    A. 感染　　B. 电解质紊乱
    C. 血栓形成　　D. 急性肾损伤
    E. 生殖功能紊乱

20. 现阶段对该病人的护理措施，正确的是
    A. 绝对卧床休息
    B. 给予高蛋白饮食
    C. 增加钠盐、水的摄入量
    D. 加强皮肤护理
    E. 限制热量的摄入

第4节　尿路感染

一、概述

1. 尿路感染简称尿感，是由各种病原微生物感染所引起的尿路急慢性炎症。
2. 尿路感染多见于育龄女性、老年病人、免疫功能低下及尿路畸形者。
3. 根据感染发生的部位，可分为 { （1）上尿路感染：肾盂肾炎。
（2）下尿路感染：膀胱炎、尿道炎。

二、病因

1. 致病菌　主要为细菌感染，以革兰氏阴性杆菌为主，其中大肠埃希菌最多见，其次为副大肠埃希菌、变形杆菌、克雷伯杆菌等。
2. 5%～10%尿路感染由革兰氏阳性球菌引起。

三、发病机制

1. 感染途径
   - （1）上行感染：也称逆行感染，是细菌沿尿道上行至膀胱、输尿管及肾脏引起感染，为最常见途径（约占95%）。
   - （2）血行感染：较少见，多为体内感染灶的细菌侵入血液循环→肾脏→肾盂肾炎。
   - （3）直接感染：偶见外伤或肾周围器官发生感染时，该处细菌直接侵入肾脏引起感染。

2. 机体防御能力
   - （1）尿路通畅时，尿液可以冲刷大部分细菌。
   - （2）男性前列腺液有杀菌作用。
   - （3）尿路黏膜分泌有机酸、IgA、IgG有杀菌能力。
   - （4）酸性尿抑制细菌生长。
   - （5）尿液中高浓度的尿素起到抑菌作用。

3. 易感因素
   - （1）尿路梗阻：最重要的因素，如结石、前列腺增生、狭窄、肿瘤等。
   - （2）机体抵抗力下降：长期使用免疫抑制剂、糖尿病、慢性肾病、慢性肝炎、肿瘤、化疗等。
   - （3）女性：因尿道短直而宽，尿道口与肛门、阴道邻近，易被细菌感染；尤其经期、妊娠期、绝经期和性生活后更易发病。
   - （4）膀胱输尿管反流：可使膀胱内含菌尿液进入肾盂引发感染。
   - （5）使用尿道插入性器械：如留置导尿管、膀胱镜和输尿管镜检查等，可致尿路黏膜损伤、将细菌带入尿路导致感染。
   - （6）泌尿系统结构异常：如肾发育不良、肾盂输尿管畸形、多囊肾等。

四、临床表现

1. 膀胱炎　尿频、尿急、尿痛，伴耻骨弓上不适。一般无全身感染表现。
2. 急性肾盂肾炎　是病原微生物侵入肾盂、肾间质和肾实质所引起的感染性炎症。
   - （1）全身表现：寒战、发热、头痛、全身酸痛、乏力、恶心、呕吐等。轻症不明显。
   - （2）泌尿系统表现
     - 1）症状：尿频、尿急、尿痛、腰痛。部分病人不明显。
     - 2）体征：肋脊角压痛和（或）叩痛，肾区叩击痛。
3. 慢性肾盂肾炎　是指急性肾盂肾炎多次发作或迁延不愈超过半年，并有肾盂、肾盏黏膜和间质变形，或经治疗后仍有肾小管功能减退。
   - （1）临床表现多不典型，病程长，迁延不愈，反复发作。
   - （2）急性发作时可有全身及尿路刺激症状，与急性肾盂肾炎相似。
   - （3）部分病人以高血压、轻度水肿为首发表现。
   - （4）后期有肾功能减退症状。
4. 无症状菌尿症　有真性菌尿，而无任何刺激症状的尿路感染。
5. 并发症　严重急性肾盂肾炎，可出现肾乳头坏死、肾周脓肿。慢性肾盂肾炎反复发作迁延不愈可发展为慢性肾衰竭。

五、辅助检查

1. 尿常规
   - （1）白细胞管型：对肾盂肾炎有诊断价值。
   - （2）尿中白细胞＞5个/HP。
2. 血常规　急性肾盂肾炎血白细胞和中性粒细胞水平可增高，中性粒细胞核左移；慢性期血红蛋白水平可降低。
3. 尿细菌学检查　取新鲜清洁中段尿细菌定量培养
   - （1）真性菌尿：菌落计数≥10^5/ml，诊断金标准。
   - （2）可疑阳性：10^4～10^5/ml，需复查。
   - （3）污染：＜10^4/ml。
   - （4）无症状，需2次培养菌落数≥10^5/ml，且为同一菌种，方可确诊。

4. 影像学检查　静脉肾盂造影检查（IVP）、腹部平片、B超、CT、MRI等，以确定有无结石、梗阻、泌尿系统先天性畸形和膀胱-输尿管反流等。尿路感染急性期不宜做静脉肾盂造影。

5. 肾功能检查　慢性期可出现持续性损害，肾浓缩功能减退。

六、治疗要点

1. 一般治疗　膀胱刺激征和血尿明显者，口服枸橼酸钾、碳酸氢钠，以碱化尿液、缓解症状。

2. 抗菌治疗　首选对革兰氏阴性杆菌有效的药物。

（1）急性膀胱炎
1）短程疗法：推荐喹诺酮类，如氧氟沙星0.2g，每日3次，3天。
2）单剂疗法：常用复方磺胺甲噁唑2.0g，甲氧苄啶0.4g，碳酸氢钠1.0g顿服；或氧氟沙星0.4g，顿服。
3）妊娠妇女、老年人、糖尿病、机体免疫力低下者7天疗程。
4）复诊时处理：①停药7天后行尿细菌培养。②若细菌培养阴性，表示膀胱炎治愈。③若仍为真性菌尿，应继续治疗2周。

（2）急性肾盂肾炎
1）轻型：口服抗菌药14天，如喹诺酮类、头孢菌素类、氨基糖苷类、半合成青霉素等。
2）严重、明显毒血症状：多静脉用药。热退后继续用药3天，改口服2周。
3）获得尿培养结果后应根据药敏结果选药，必要时联合用药。

（3）慢性肾盂肾炎
1）急性发作者按急性肾盂肾炎处理。
2）反复发作者应积极寻找、治疗易感因素；小剂量抗菌药，联合间歇交替使用，疗程2周，总疗程2~4个月。

（4）无症状菌尿症
1）对于非妊娠妇女和老年人无症状菌尿，一般不予治疗。
2）妊娠妇女、学龄前儿童的无症状菌尿则必须治疗。选用肾毒性较小的抗菌药物如头孢类，不宜用喹诺酮类，慎用复方磺胺甲噁唑和氨基糖苷类。

3. 再发性尿路感染
（1）尿路感染经治疗，菌尿转阴后，再次发生真性菌尿，称为再发性尿路感染。可分为复发和重新感染。
（2）复发
1）复发指原致病菌再次引起感染，常在停药6周内发生，常见于慢性肾盂肾炎。
2）消除易感因素如尿路梗阻（关键）。
3）选用有效的强力杀菌性抗生素，治疗6周，可根据病情延长疗程或改为注射用药。
（3）重新感染
1）重新感染指因另一种新致病菌侵入而引起感染，常在停药6周后发生，提示病人尿路防御功能低下。
2）采用长程低剂量抑菌疗法进行预防性治疗：每晚临睡前排尿后口服复方磺胺甲噁唑半片，疗程半年。
3）如停药后再发，则再给予此疗法1~2年或更长时间。

4. 疗效评价
（1）有效：治疗后菌尿转阴。
（2）治愈：治疗后菌尿转阴，停药后2周和6周复查尿菌均为阴性。
（3）失败：治疗后菌尿仍阳性，或治疗后尿菌阴性，但2周和6周复查尿菌阳性，且为同一菌株。

七、护理诊断/问题

1. 排尿障碍：尿频、尿急、尿痛　与泌尿系统感染有关。
2. 体温过高　与急性肾盂肾炎有关。
3. 知识缺乏：缺乏预防尿路感染的知识。
4. 潜在并发症：肾乳头坏死、肾周脓肿。

八、护理措施

1. 一般护理
（1）急性发作期第1周卧床休息，慢性肾盂肾炎病人不宜进行重体力活动。
（2）饮食清淡，饮水量＞2500ml/d。
（3）每2~3小时排尿1次以冲洗细菌和炎症物质。
（4）高热护理。

2. 病情观察
（1）监测体温、尿液性状。
（2）肾区疼痛为炎症刺激肾脏包膜所致。如腰痛加剧，应考虑是否出现肾周脓肿、肾乳头坏死等并发症。

3. 清洁中段尿标本的采集
（1）宜在使用抗菌药前或停药后5天留取标本，不宜多饮水。
（2）采集晨尿，尿液需在膀胱内停留6～8小时以上。
（3）充分清洁会阴部及消毒尿道口，留取中段尿，1小时内送检。
（4）尿标本中切勿混入消毒液。
（5）女性留尿时，避开月经期，避免阴道分泌物及经血混入。

4. 用药护理
（1）遵医嘱用药，注意药物用法、剂量、疗程及注意事项，观察药物不良反应。
（2）磺胺类（复方磺胺甲噁唑等），多喝水，同服碳酸氢钠，以增强疗效、减少磺胺结晶形成。
（3）喹诺酮类（氧氟沙星、诺氟沙星）可引起轻度消化道反应、皮肤瘙痒等，儿童及孕妇忌用。
（4）氨基糖苷类药物（链霉素、庆大霉素）有耳毒性及肾毒性，可导致听力下降及肾功能损害，使用期间注意询问病人听力，肾功能减退者忌用。

九、健康教育

1. 疾病预防指导
（1）生活规律，避免劳累，坚持体育运动，增加机体免疫力。
（2）多饮水、勤排尿，不憋尿，尿量不少于1500ml/d。
（3）注意个人卫生，每天清洗会阴部，特别是月经期、妊娠期、产褥期。教会病人正确清洁外阴部的方法。
（4）与性生活有关者，在性生活后立即排尿，并口服抗生素。
（5）膀胱-输尿管反流者，要"二次排尿"，即每次排尿后数分钟再排尿一次。

2. 疾病知识指导
（1）告知尿路感染的病因、特点及治疗。急性感染者要坚持治疗，避免反复发作；对反复发作者，寻找原因并积极处理。
（2）嘱病人按时、按量、按疗程服药，勿随意停药，定期随访。
（3）教会病人识别尿路感染的临床表现，一旦发生及时诊治。

要点回顾
1. 尿路感染的主要感染途径。
2. 尿路感染的易感因素。
3. 尿细菌培养标本采集的注意事项。

●○ 模拟试题栏——识破命题思路，提升应试能力 ○●

一、专业实务

A₁型题

1. 尿路感染女性发病率高于男性，是因为女性尿道较男性尿道
   A. 短而宽　　　　　B. 长而窄
   C. 扁而平　　　　　D. 宽而长
   E. 短而窄

A₂型题

2. 病人，女，37岁。出租车司机，每天工作10小时。今日以尿频、尿急、尿痛1天，诊断肾盂肾炎收入院。护士向其进行健康宣教时，应说明最可能的感染途径是
   A. 上行感染　　　　B. 下行感染
   C. 血液感染　　　　D. 直接感染
   E. 淋巴系统播散

3. 病人，女，30岁。外伤后昏迷伴尿路感染。医嘱：尿细菌培养。留取尿细菌培养标本的正确方法是
   A. 导尿术留取　　　B. 留取前段尿
   C. 留取晨尿　　　　D. 采集24小时尿
   E. 留取12小时尿

A₃/A₄型题

（4～6题共用题干）

病人，女，24岁。发热、腰痛、尿痛、尿急、尿频1天来院就诊。尿液检查：尿红细胞5～10个/HP，白细胞2～3个/HP，肾区有叩击痛。诊断为急性肾盂肾炎。

4. 与肾盂肾炎发病相关的致病菌主要是
   A. 葡萄球菌　　　　B. 大肠埃希菌

C. 变形杆菌　　　D. 肠球菌
E. 粪肠球菌

5. 做清洁中段尿培养，菌落计数有意义的是
   A. $>10^3$/ml　　B. $>10^4$/ml
   C. 10^4/ml～10^5/ml　　D. $\geq 10^5$/ml
   E. 10^5/ml～10^6/ml

6. 其腰痛、肾区叩击痛的原因是
   A. 炎症累及肾包膜
   B. 肾盂炎症刺激神经末梢
   C. 肾实质坏死
   D. 肾盂内张力增高或肾包膜牵拉所致
   E. 炎症向输尿管扩散

二、实践能力

A_1型题

7. 尿中白细胞为多少时对肾盂肾炎有诊断价值
   A. >3个/HP　　B. >4个/HP
   C. >5个/HP　　D. >2个/HP
   E. 3～5个/HP

8. 尿沉渣检查对肾盂肾炎的诊断最有价值的是
   A. 红细胞管型　　B. 白细胞管型
   C. 透明管型　　　D. 蜡样管型
   E. 颗粒管型

9. 关于清洁中段尿培养标本的采集，叙述正确的是
   A. 收集标本前用消毒剂充分清洗外阴部
   B. 留取在膀胱内停留有6～8小时的尿液
   C. 留取初始尿液置于清洁容器内
   D. 应取病人停用抗菌药物后第3天尿液
   E. 若尿标本不能立即检查时，应加适量防腐剂

A_2型题

10. 病人，女，26岁。尿频，尿急，尿痛，以"急性尿路感染"在门诊应用抗生素治疗，进行尿细菌培养检查，应嘱病人停用抗生素
    A. 1天　　B. 2天　　C. 3天
    D. 4天　　E. 5天

11. 病人，女，28岁。3天前突然出现尿急、尿频伴腰酸乏力而就诊。血常规白细胞12.9×10^9/L，中性粒细胞88%，尿常规中白细胞（+++）。视频所示几项检查，哪项阳性对该病人的诊疗、护理最有价值
    A. A项　　B. B项　　C. C项
    D. D项　　E. E项

12. 病人，女，60岁。近2天出现尿频、尿急、尿痛且有肉眼血尿，初诊为急性膀胱炎，最适宜的口服药物是

    A. 红霉素　　　B. 氧氟沙星
    C. 甲硝唑　　　D. 氨苄西林
    E. 碳酸氢钠

A_3/A_4型题

（13～15题共用题干）

病人，女，35岁。尿频、尿急、尿痛5天，体温39.5℃，左肾区有叩击痛。尿常规：白细胞满视野，红细胞5～10个/HP。

13. 首先应予何种处理
    A. 做中段尿细菌培养后立即给抗革兰氏阴性杆菌药物
    B. 立即给抗革兰氏阴性杆菌药物
    C. 立即做中段尿细菌培养，待出结果后处理
    D. 先做肾B超和肾功能检查
    E. 先给抗革兰氏阳性球菌药物

14. 最可能的诊断是
    A. 尿道综合征　　B. 急性膀胱炎
    C. 急性间质性肾炎　　D. 慢性间质性肾炎
    E. 急性肾盂肾炎

15. 本次中段尿培养结果为大肠埃希菌，细菌计数$>10^5$/ml，病人在6周前有类似发作，中段尿细菌培养为变形杆菌，细菌计数$>10^5$/ml。此时应考虑
    A. 慢性肾盂肾炎　　B. 复发性尿路感染
    C. 慢性间质性肾炎　　D. 重新感染
    E. 慢性膀胱炎

（16～18题共用题干）

病人，女，27岁。纺织厂女工，每天工作10小时。尿频、尿急、尿痛3天，诊断为急性肾盂肾炎收入院。

16. 此时抗生素治疗方案应是
    A. 单剂疗法　　B. 3日疗法
    C. 低剂量抑菌疗法　　D. 2周治疗
    E. 系统联合用药

17. 医嘱给予碳酸氢钠口服，该药物的作用为
    A. 帮助消化　　B. 增加水钠潴留
    C. 中和胃酸止腰痛　　D. 缓解尿路刺激症状
    E. 增进食欲

18. 急性肾盂肾炎临床治愈的标准为
    A. 症状消失
    B. 症状消失+尿常规转阴
    C. 症状消失+尿培养1次转阴
    D. 6周后尿培养阴性
    E. 症状消失+菌尿转阴，停药后第2周、6周复查尿菌均为阴性

第5节 急性肾损伤

一、概述
1. 急性肾损伤是多种原因引起短时间内（数小时至数周）肾功能急剧下降而出现的临床综合征。
2. 急性肾损伤主要表现为少尿或无尿，氮质废物如血肌酐和尿素氮水平升高，水、电解质、酸碱失衡及全身各系统并发症。

二、病因
1. 肾前性急性肾损伤
   - （1）血容量不足：如呕吐腹泻、失血性休克、中暑、大面积烧伤、过度利尿等。
   - （2）心输出量减少：如心力衰竭、急性心肌梗死合并心源性休克或严重心律失常、心脏压塞、肾动脉栓塞或血栓形成等。
   - （3）末梢周围血管扩张或感染中毒：可致有效循环血量重新分布，如血压降低过快、感染性休克、中毒性休克。
   - （4）肾血管收缩及肾自身调节受损：如大手术后及麻醉时、使用去甲肾上腺素、非甾体抗炎药等。

2. 肾性急性肾损伤
   - （1）急性肾小管坏死
     1) 最常见。由肾缺血或肾毒性物质（包括外源性、内源性）引起。
     2) 外源性：①抗生素：氨基糖苷类抗生素、多黏菌素B、万古霉素、多种头孢菌素、磺胺类等。②造影剂：各种含碘造影剂。③重金属盐类：如氯化汞、硫酸铜、硝酸银等。④工业毒物：如氰化物、甲醛、杀虫剂、除草剂等。⑤生物毒素：蛇毒、蜂毒、斑蝥毒、鱼胆毒等。⑥其他：环孢素、抗肿瘤药物、大剂量静脉滴注甘露醇、肾毒性中药等。
     3) 内源性：血红蛋白增多如急性溶血综合征；肌红蛋白增多如横纹肌溶解等。
   - （2）急性间质性肾炎：如肾脏感染性疾病、肾脏毒性物质、X线长时间照射及各种药物中毒引起肾间质损害。
   - （3）肾小球和肾血管病变：如肾小球肾炎、肾病综合征、肾动脉栓塞和血栓形成、肾静脉血栓形成等。

3. 肾后性急性肾损伤　各种原因的急性尿路梗阻所致，常见有尿路结石、双侧肾盂积液、前列腺增生和肿瘤等。

三、发病机制
1. 肾血流动力学改变　各种原因→肾血流不足→肾小球滤过率降低。
2. 肾小管细胞损伤　肾小管重吸收钠减少；上皮细胞脱落，阻塞肾小管管腔等因素可导致肾小球滤过率降低。
3. 炎症反应　多种炎症介质引起肾实质进一步损伤。

四、临床表现　典型病程分3期：起始期、维持期、恢复期。

1. 起始期
   - （1）持续数小时至几天。
   - （2）有严重肾缺血，但尚未发生明显的肾实质损伤，症状不明显，及时处理可阻止发展为急性肾损伤。否则，肾小管上皮损伤进一步加重，肾小球滤过率下降，临床表现开始明显，进入维持期。

2. 维持期
   - （1）又称少尿期，一般1～2周，也可短至几天，长至4～6周。病人常少尿（<400ml/d）或无尿（<100ml/d）。部分病人尿量>400ml/d，称非少尿型急性肾损伤。
   - （2）全身表现
     1) 消化系统：为首发症状，可有食欲减退、恶心、呕吐、腹胀、腹泻等，严重者有消化道出血。
     2) 呼吸系统：为容量过多导致急性肺水肿和感染，呼吸困难、咳嗽、憋气、胸痛等。

2. 维持期
- （2）全身表现
  - 3）循环系统：多因尿少、水钠潴留出现高血压、心力衰竭和急性肺水肿的表现，心力衰竭是本病的主要死因之一。
  - 4）神经系统：意识障碍、躁动、谵妄、抽搐、昏迷等尿毒症脑病症状。
  - 5）血液系统：出血倾向、轻度贫血。
  - 6）其他：常伴感染，与营养不良、免疫力低下等因素有关，感染是本病的主要死因之一。
- （3）水、电解质和酸碱平衡失调
  - 1）高钾血症：①血清钾浓度常＞5.5mmol/L，是本病最严重的并发症，是起病第1周死亡最常见原因。与肾排钾减少、酸中毒、组织分解过快等因素有关。②表现为恶心、呕吐、四肢麻木、烦躁、胸闷等。血钾＞6.5mol/L，心电图出现异常变化，可发生房室传导阻滞、心率减慢、心律不齐，甚至心室颤动、心搏骤停。
  - 2）代谢性酸中毒：①血pH常＜7.35。与酸性代谢产物排出减少、高分解代谢状态使酸性产物增多有关。②当动脉血HCO_3^-＜15mmol/L，可出现明显症状，如恶心、呕吐、疲乏、嗜睡和呼吸深长等。
  - 3）水过多：见于尿少、水钠潴留、水摄入控制不严、大量输液时，表现为稀释性低钠血症、高血压、心力衰竭、急性肺水肿和脑水肿等。
  - 4）低钠血症：由水潴留引起稀释性低钠血症，或呕吐、腹泻引起钠盐丢失过多。
  - 5）其他：肾小球滤过率下降→肾排磷、排镁减少→高磷血症、高镁血症，并伴有低钙、低氯血症等。

3. 恢复期
- （1）持续1～3周。
- （2）少尿型病人尿量进行性增加，可达3～5L/d，是肾功能开始恢复的标志。肾小管上皮细胞功能（溶质和水的重吸收）恢复相对延迟，常需3～6个月恢复正常。

锦囊妙"记"
"三高三低"
高钾磷镁、低钠钙氯。

五、辅助检查

1. 血液检查
   - （1）轻至中度贫血，白细胞增多，血小板减少。
   - （2）血肌酐和尿素氮升高。
   - （3）电解质：钾升高＞5.5mmol/L，磷升高，钠正常或偏低，钙、氯降低。
   - （4）血pH：＜7.35。

2. 尿液检查
   - （1）尿量：少尿型尿量＜400ml/d。
   - （2）尿常规
     - 1）外观多混浊，尿色深，有时呈酱油色。
     - 2）尿比重降低（＜1.015）且固定。
     - 3）尿呈酸性；尿蛋白定性+～++，以小分子蛋白质为主；尿沉渣镜检可见肾小管上皮细胞、上皮细胞管型、颗粒管型、少许红细胞和白细胞等。
     - 4）尿钠：肾性急性肾损伤由于肾小管坏死，肾小管重吸收功能受损，钠的重吸收减少，使钠排出增多而导致尿钠增高，多在20～60mmol/L。

3. 影像学检查　首选尿路B超；CT、MRI等。
4. 肾活组织检查　是重要的诊断手段。

六、治疗要点

1. 起始期　纠正可逆的病因，预防损伤。
2. 维持期
   - （1）积极治疗原发病，对症处理。
   - （2）保持液体平衡："量出为入"原则，每日进水量=一天液体总排出量+500ml。

2. 维持期
- （3）高钾血症的处理
  - 1）10%葡萄糖酸钙10~20ml，稀释后缓慢静脉注射（≥5分钟），拮抗钾离子对心肌的毒性作用，为首要的治疗。
  - 2）5%碳酸氢钠100~200ml静脉滴注，纠正酸中毒并促使钾离子向细胞内移动。
  - 3）50%葡萄糖液50ml加普通胰岛素10U缓解静脉注射，促进糖原合成，使钾离子向细胞内转移。
  - 4）钠型离子交换树脂15~30g口服，每天3次，或20~30g加入25%山梨醇100~200ml高位保留灌肠。
  - 5）以上措施无效时，透析治疗是最有效的治疗。
- （4）透析疗法指征
  - 1）尚有争议，宜早期开始。
  - 2）血钾≥6.5mol/L。
  - 3）酸中毒（pH＜7.15或二氧化碳结合力＜13mmol/L）。
  - 4）容量负荷过重（如急性肺水肿）且对利尿药治疗无效者。
  - 5）血尿素氮≥21.4mmol/L或血肌酐≥442μmol/L。
  - 6）高分解状态（血肌酐每日升高≥176.8μmol/L或血尿素氮每日升高≥8.9mmol/L）。
  - 7）无尿2天或少尿4天。
- （5）其他：纠正水、电解质和酸碱平衡紊乱，控制心力衰竭，防治感染。

3. 恢复期 一般无须特殊处理，定期随访肾功能，避免肾毒性药物的使用。

七、护理诊断/问题

1. 体液过多 与急性肾损伤所致肾小球滤过下降、水分控制不严有关。
2. 营养失调：低于机体需要量 与营养摄入不足及透析等有关。
3. 有感染的危险 与限制蛋白质饮食、透析、机体抵抗力降低等有关。
4. 潜在并发症：高钾血症、代谢性酸中毒、高血压脑病、急性左心衰竭、心律失常、弥散性血管内凝血、多器官功能衰竭等。

八、护理措施

1. 一般护理
   - （1）休息
     - 1）少尿期应绝对卧床休息以减轻肾脏负担。
     - 2）活动下肢，防止静脉血栓形成。
   - （2）饮食
     - 1）蛋白质：限制摄入，优质蛋白，0.8g/(kg·d)，适量补充必需氨基酸。透析病人给予高蛋白质饮食，1.0~1.2g/(kg·d)。
     - 2）热量：135~145kJ/(kg·d)，主要由碳水化合物和脂肪提供。
     - 3）水：①严格计算24小时出入量，"量出为入"。②24小时补液量＝显性失液量＋不显性失液量－内生水量。③显性失液量：前一天的尿量、粪、呕吐、汗液、引流液、透析超滤量等。不显性失液量：从皮肤蒸发丢失的水分（300~400ml）和从呼气中丢失的水分（400~500ml）。
     - 4）钾：避免食用含钾丰富的食物，如坚果类、海产品、香蕉、橘子、白菜、萝卜、梨、桃、葡萄、西瓜、榨菜等。
   - （3）预防感染
     - 1）安置单人病室，做好清洁消毒，减少探视。
     - 2）透析及留置尿管等注意无菌操作。
     - 3）定期翻身，防压疮和肺部感染。
     - 4）做好生活护理，防呼吸道、尿路、皮肤等感染。

2. 病情观察
   - （1）严格记录24小时的液体出入量。
   - （2）监测生命体征、意识。
   - （3）观察水肿：范围、部位、特点、程度及消长等，每天测体重、腹围、有无全身严重水肿的征象。
   - （4）监测肾功能各项指标和血钠、血钾、血钙、血磷、血pH等，行心电监护，观察有无高钾血症的征象，如脉律不齐、肌无力、心电图改变等。

2. 病情观察 {
(5) 观察有无呼吸道、尿道、皮肤、胆道、血液等部位感染的征象。
(6) 观察有无上消化道出血、心力衰竭、肺梗死、高血压脑病等表现。
}

3. 用药护理 {
(1) 纠正高钾血症及酸中毒时，随时监测电解质。
(2) 输血要禁用库存血。
(3) 抗感染治疗避免用有肾毒性的抗生素。
}

九、健康教育

1. 限制水、钠及避免进食含钾高的食物。
2. 预防呼吸道、尿道、皮肤感染。
3. 定期随访，监测肾功能、尿量，教会病人家中自测和记录尿量。
4. 禁用库存血；不用肾毒性及收缩肾血管药物；避免应用大剂量造影剂；避免接触重金属、工业毒物等；避免妊娠、手术、外伤；误服或误食毒物时，应立即进行洗胃或导泻，并采用有效解毒剂。

要点回顾

1. 急性肾损伤的病因。
2. 急性肾损伤少尿期水、电解质、酸碱平衡失调的表现。
3. 高钾血症的诱发因素及治疗要点。

模拟试题栏——识破命题思路，提升应试能力

一、专业实务

A₁型题

1. 急性肾损伤病人可选用的抗生素是
   A. 磺胺药　　　　B. 卡那霉素
   C. 链霉素　　　　D. 青霉素
   E. 阿米卡星

A₂型题

2. 病人，男，60岁。因消化道出血入院，入院后尿量减少，600ml/d，血压90/60mmhg，查血肌酐402μmol/L，尿素氮每日升36～71mmol/L，血钾轻度升高，诊断急性肾损伤，可能的病因是
   A. 急性应激
   B. 血容量不足
   C. 双侧肾盂输尿管梗阻
   D. 尿量和血压下降
   E. 肾小球病变

3. 病人，男，50岁。因被毒蛇咬伤入院。入院后排尿明显减少，350ml/d，血压130/80mmHg，眼睑水肿，双下肢凹性水肿，尿蛋白（++），血肌酐810μmol/L，尿素氮17.2mmol/L。出现这些改变可能的原因是
   A. 肾后性急性肾损伤
   B. 肾前性急性肾损伤
   C. 急性肾小管坏死
   D. 慢性肾衰竭
   E. 急性间质性肾炎

二、实践能力

A₁型题

4. 典型少尿型急性肾损伤的临床病程可分为三期，以下叙述错误的是
   A. 起始期可持续数小时至几天
   B. 维持期又称少尿期，一般持续7～14天
   C. 维持期肾小球滤过率维持在低水平
   D. 恢复期持续多为1周
   E. 恢复期后部分病人的肾功能不能完全恢复

5. 急性肾损伤少尿期饮食的处理不正确的是
   A. 保证足够热量
   B. 热量供应以蛋白为主
   C. 热量供应以糖类为主
   D. 高维生素
   E. 可给适量的脂肪乳剂

A₂型题

6. 病人，男，35岁。一周前进食鱼胆后，出现颜面及双下肢水肿，尿量明显减少，血压160/90mmHg，心率120次/分；查血肌酐655μmol/L，尿素氮18.9mmol/L，血钾6.5mmol/L，pH 7.15，急需采取的治疗措施是
   A. 透析　　　　　B. 利尿
   C. 降压　　　　　D. 口服泼尼松
   E. 纠正酸中毒

7. 病人，男，28岁。车祸后大失血休克，出现少尿，考虑病人出现了急性肾损伤，通过测量尿比重可

了解
　A. 肾小球滤过功能
　B. 肾脏的浓缩功能
　C. 肾小管的分泌功能
　D. 肾小管酸碱平衡功能
　E. 肾小管重吸收功能

A₃/A₄型题

（8～10题共用题干）

病人，男，68岁。因一个月前上呼吸道感染多次使用庆大霉素和复方磺胺甲噁唑而出现颜面及双下肢水肿，排尿明显减少而入院。体检：眼睑水肿，双下肢凹陷性水肿。辅助检查：尿蛋白++，尿比重1.015，尿钠64mmol/L，血肌酐809μmol/L，尿素氮16.2mmol/L。

8. 此期病人最常见的酸碱平衡紊乱类型是
　A. 代谢性酸中毒　　B. 代谢性碱中毒
　C. 呼吸性酸中毒　　D. 呼吸性碱中毒
　E. 呼吸性碱中毒合并代谢性碱中毒

9. 此期该病人最容易出现的水平衡紊乱是
　A. 高渗性脱水　　B. 低渗性脱水
　C. 等渗性脱水　　D. 水肿
　E. 水中毒

10. 此期病人最有可能出现的电解质紊乱是
　A. 高钾、高钠血症　　B. 高钾、高磷血症
　C. 高磷、低钾血症　　D. 高钾、高钙血症
　E. 高钾、低镁血症

第6节　慢性肾衰竭

一、概述

1. 慢性肾衰竭（CRF）简称慢性肾衰，指各种原发性或继发性慢性肾脏疾病进行性进展引起肾小球滤过率（GFR）下降和肾功能损害。最终以代谢产物潴留，水、电解质和酸碱平衡紊乱为主要表现的临床综合征。
2. 分期　慢性肾脏病（CKD）分1～5期（表5-6-1），慢性肾衰竭为GFR下降至失代偿的阶段，相当于2～5期。

表5-6-1　慢性肾脏病的分期及治疗计划

分期	特征	GFR[ml/(min·1.73m²)]	治疗计划
1	肾损害，GFR正常或稍高	≥90	诊断和治疗；治疗合并疾病；延缓疾病进展；减少心血管患病危险因素
2	肾损害，GFR轻度降低	60～89	评估、减慢疾病进展
3a	GFR轻到中度降低	45～59	评估、预防和诊断并发症
3b	GFR中到重度降低	30～44	治疗并发症
4	GFR重度降低	15～29	准备肾脏替代治疗
5	终末期肾病	<15（或透析）	肾脏替代治疗

二、病因

1. 原发性肾脏疾病　肾小球肾炎、慢性肾盂肾炎。
2. 继发性肾脏疾病　糖尿病肾病、高血压肾病、狼疮性肾炎、过敏性紫癜肾炎等。
3. 其他　梗阻性肾病、多囊肾等。

我国以慢性肾小球肾炎为主要病因，在发达国家，糖尿病肾病、高血压肾小动脉硬化是主要病因。

三、发病机制

1. 慢性肾衰竭进行性恶化
　（1）肾小球高滤过：肾单位被破坏→健存肾小球代偿性滤过↑（高滤过）、血浆流量↑（高灌注）、毛细血管跨膜压↑（高压力）→加重肾小球损伤。
　（2）矫枉失衡学说：GFR↓→磷↑钙↓→甲状旁腺激素（PTH）↑→肾小管排磷↑→血钙↑→继发性甲状旁腺功能亢进→肾性骨病。
　（3）肾小管高代谢学说：引起肾小管萎缩等。
2. 尿毒症　与水、电解质、酸碱失衡，尿毒症毒素作用及肾的内分泌功能障碍有关。

四、临床表现

1. 水、电解质和酸碱平衡失调
   - （1）水、钠失衡：可有水肿或脱水，高钠或低钠血症。
   - （2）高血钾
     1) 当GFR降至25ml/min以下，肾脏排钾能力下降是主要因素。
     2) 钾摄入过多：食含钾高的食物；尿量少及使用保钾利尿剂螺内酯、氨苯蝶啶，降压药ACEI、ARB等造成。
     3) 酸中毒、感染、创伤、输库存血等情况下更易发生。
     4) 严重高钾血症（血清钾＞6.5mmol/L）需及时抢救。
   - （3）低血钾：摄入不足、利尿、呕吐、腹泻、应用排钾利尿剂可出现。
   - （4）**代谢性酸中毒**
     1) 因肾小管分泌H^+障碍或肾小管对HCO_3^-的重吸收能力下降。
     2) 当GFR降至25ml/min以下（Scr＞350μmol/L），磷酸、硫酸等酸性代谢产物因肾排泄障碍在体内潴留而发生酸中毒。
     3) 如动脉血HCO_3^-＜15mmol/L，可有较明显症状，如食欲缺乏、呕吐、虚弱无力、呼吸深快等。
   - （5）**低钙血症和高磷血症**
     1) GFR降至20ml/min以下可发生。
     2) 低钙血症：**主要与钙摄入不足、活性维生素D缺乏、高磷血症、代谢性酸中毒等因素有关**。
     3) 高磷血症：**尿磷排出减少所致**。
     4) 高血磷与血钙结合成磷酸钙沉积于软组织，导致软组织异位钙化。**高磷低钙→甲状旁腺激素分泌↑→骨钙释出**，早期血钙基本正常。晚期血钙下降，并可引起继发性甲状旁腺功能亢进和肾性骨营养不良。
   - （6）高镁血症：当GFR＜20ml/min时，肾排镁减少，常有轻度高镁血症。

2. 糖、脂肪、蛋白质代谢紊乱　表现：糖耐量减低、高三酰甘油血症、高胆固醇血症、蛋白质代谢产物蓄积（氮质血症）和白蛋白降低。

3. 各系统症状体征
   - （1）消化系统
     1) **食欲减退、腹部不适、恶心、呕吐，最早、最常见**。
     2) 唾液中的尿素被分解成为氨，口腔有尿味。
     3) 胃黏膜糜烂或消化性溃疡而发生胃肠道出血。
   - （2）心血管系统
     1) 高血压和左心室肥厚：①高血压：主要与水钠潴留有关，部分与肾素活性增高有关。②高血压→动脉硬化、左心室肥厚、心力衰竭、加重肾衰竭。
     2) **心力衰竭：①是尿毒症病人常见的死亡原因**。②与水钠潴留及高血压有关，部分亦与尿毒症性心肌病有关。③若急性左心衰竭可出现呼吸困难、不能平卧等症状。
     3) 尿毒症性心包炎：①多与尿毒症毒素沉着有关。②心前区可听到心包摩擦音。
     4) 动脉粥样硬化：高三酰甘油血症及轻度胆固醇升高。
   - （3）血液系统
     1) **肾性贫血是尿毒症必有表现。①主因肾脏产生的促红细胞生成素（EPO）减少**，同时伴缺铁、营养不良、出血等因素，可加重贫血。②多为轻、中度，正细胞正常色素性。
     2) 出血倾向：①主因血小板功能降低。②轻者可表现为皮下或黏膜出血点、瘀斑、鼻出血；重者可发生消化道出血、脑出血。
   - （4）呼吸系统：**酸中毒时呼吸深而长**，代谢产物潴留可引起尿毒症性支气管炎、胸膜炎、肺炎。
   - （5）神经、肌肉系统
     1) 中枢神经系统：尿毒症脑病，早期表现疲乏、失眠、注意力不集中。后期可出现性格改变、抑郁、淡漠、谵妄、惊厥、幻觉、昏迷等。
     2) 外周神经病变：晚期多见，最常见的是肢端袜套样分布的感觉丧失。
     3) 尿毒症时可出现肌肉震颤、痉挛、肌无力、肌萎缩等。

3. 各系统症状体征
- （6）皮肤症状
  - 1）皮肤瘙痒是常见症状，与尿素随汗在皮肤排出而形成尿素霜及甲状旁腺功能亢进引起钙沉着于皮肤有关。
  - 2）面色较深而萎黄，轻度水肿，称为尿毒症面容，与贫血、尿素霜的沉积有关。
- （7）肾性骨病
  - 1）可出现纤维囊性骨炎、尿毒症骨软化症、骨质疏松症和骨硬化症。
  - 2）发生与活性维生素D_3不足、继发性甲状旁腺功能亢进等有关。
- （8）性功能障碍：女性月经不规则甚至闭经；男性常有勃起功能障碍。
- （9）感染：为主要死因之一。与免疫功能低下、白细胞功能异常有关。肺部及尿路感染和皮肤感染多见。

锦囊妙"记"

尿毒症临床表现

尿毒真烦恼，胃肠不适早；
水电酸碱乱，钙低钾磷高；
骨病甲旁亢，皮痒面容憔；
贫血促红少，体弱感染闹；
心大心包炎，心衰命难保。

五、辅助检查

1. 血常规　红细胞、血红蛋白下降，白细胞可高或低。
2. 尿常规　夜尿增多，尿比重低，严重者尿比重固定在1.010～1.012。尿沉渣检查中可见红细胞、白细胞、颗粒管型和蜡样管型。蜡样管型对诊断有意义。
3. 肾功能　血肌酐、尿素氮、尿酸升高，内生肌酐清除率降低（肾衰竭的敏感指标）。
4. 血生化　血浆白蛋白下降，血钙下降，血磷升高，血钾、钠可升高或下降，可有代谢性酸中毒等。
5. B超或X线平片、CT检查　示双肾缩小。

六、治疗要点

1. 关键治疗
   - （1）治疗原发病如高血压、糖尿病肾病、狼疮肾炎等。
   - （2）纠正加重肾衰竭的因素
     - 1）纠正循环血容量不足，水、电解质和酸碱平衡紊乱、控制感染、解除尿路梗阻、控制心力衰竭等。
     - 2）停止使用肾毒性药物等。
2. 饮食治疗
   - （1）给予优质低蛋白，充足热量。
   - （2）应用必需氨基酸或α-酮酸。
3. 控制高血压
   - （1）血压应控制＜130/80mmHg，维持透析时不超过140/90mmHg即可。
   - （2）首选ACEI（如卡托普利）、ARB（如氯沙坦）。
   - （3）ACEI、ARB还可减少尿蛋白和延缓肾功能恶化。
4. 贫血的治疗　常用重组人类促红细胞生成素（EPO），同时补充造血原料如铁、叶酸、B族维生素等，严重贫血者予以输血。
5. 纠正水、电解质和酸碱平衡失调
   - （1）水、钠失衡
     - 1）水肿者应限制盐和水的摄入，明显水肿和高血压可使用呋塞米。
     - 2）急性左心衰竭者应尽早透析。
   - （2）高钾血症：尿毒症病人易发生，治疗同急性肾损伤。
   - （3）代谢性酸中毒：口服碳酸氢钠，严重者静脉补碱。若积极补碱仍不能纠正，应及时透析治疗。
   - （4）磷钙代谢失调
     - 1）CKD 4～5期，应限磷饮食和使用肠道磷结合药。
     - 2）肾性骨病血钙低，继发性甲状旁腺功能亢进明显者，可口服骨化三醇。
6. 控制感染　通过细菌培养和药敏试验，合理选择对肾无毒性或毒性低的抗菌药物。

七、护理诊断/问题

1. 营养失调：低于机体需要量　与长期限制蛋白质摄入、消化吸收功能紊乱等因素有关。
2. 体液过多　与肾小球滤过率下降导致水钠潴留或补液不当等因素有关。
3. 潜在并发症：水、电解质、酸碱平衡失调。

4. 活动耐力下降　与心血管并发症、贫血，以及水、电解质和酸碱平衡紊乱有关。
5. 有皮肤完整性受损的危险　与体液过多致皮肤水肿、瘙痒、凝血机制异常、机体抵抗力下降有关。
6. 有感染的危险　与机体免疫功能低下、白细胞功能异常、透析等有关。

八、护理措施

1. 一般护理
   - （1）休息与活动：尿毒症期应卧床休息以减轻肾脏负担。
   - （2）饮食护理
     - 1）热量：足够热量，以减少体内蛋白质的消耗。①每天热量为126kJ/kg（30kcal/kg），并主要由糖类和脂肪供给。②可选用热量高、蛋白质低的食物如小麦淀粉、藕粉、芋头、马铃薯等。
     - 2）蛋白质：①限制蛋白质摄入，优质蛋白为主，如鸡蛋、瘦肉、鱼、牛奶；少摄入植物蛋白，如花生及其制品，因其含非必需氨基酸多。②根据GFR调整摄入量：非糖尿病肾病病人，GFR＞60ml/min时，蛋白质摄入量为0.8g/（kg·d）；当GFR＜60ml/min时，0.6g/（kg·d）；当GFR＜25ml/min时，0.4g/（kg·d）。③糖尿病肾病：从出现尿蛋白起，蛋白摄入量减少至0.8g/（kg·d）；出现GFR下降后，减至0.6g/（kg·d）。
     - 3）其他：①钠：盐＜5g/d，明显水肿、少尿、高血压者，严格限盐。②钾：尿量＞1000ml，无须限制。高钾血症时应限制富含钾的食物，如紫菜、菠菜、坚果、香蕉、橘子、香菇、榨菜、海带等。③磷、钙：对氮质血症期者应采取低磷饮食，每日磷的摄入≤600mg，并摄入牛奶等含钙较高的饮食。④水：尿少、水肿、心力衰竭者，严格限量；尿量＞1000ml而又无水肿者，不限。⑤高维生素。
   - （3）皮肤护理
     - 1）瘙痒不适，可温水擦洗，忌用肥皂和乙醇。
     - 2）严重水肿卧床病人，定时翻身按摩，防止发生压疮。
   - （4）预防感染：加强生活护理，尤其是口腔及会阴部皮肤的卫生。

2. 病情观察
   - （1）观察生命体征、体重、尿量及准确记录出入液量。
   - （2）观察意识改变如嗜睡、意识模糊、昏睡、昏迷。
   - （3）有无恶心、呕吐、顽固性呃逆与消化道出血。
   - （4）观察贫血的进展及有无出血倾向。
   - （5）有无高钾血症、低钙血症的征象：高血钾可致心率缓慢传导阻滞，严重时可引起心脏停搏。

3. 对症护理
   - （1）胃肠道症状：口腔护理、饮食调节。
   - （2）神经系统症状：病室光线宜暗，注意安全，适量使用镇静剂。
   - （3）心血管系统症状
     - 1）高血压脑病：遵医嘱快速降压、控制抽搐和降低颅内压。
     - 2）急性肺水肿或严重心律失常：积极配合抢救。
   - （4）造血系统症状：有出血倾向者应避免应用抑制凝血的药物，如解热镇痛剂、右旋糖酐及纤溶药物，以免诱发出血。
   - （5）少尿、高钾血症
     - 1）观察血钾检验报告和心电图，有异常及时告知医生。
     - 2）采集血钾标本时针筒要干燥，采血部位结扎勿过紧；血取出后沿试管壁注入，以防溶血，影响检验结果。
     - 3）忌进含钾量高的食物和药物（包括钾盐青霉素、螺内酯等）。
     - 4）忌输库存血，因库存血含钾量较高。

4. 用药护理
   - （1）积极纠正贫血，遵医嘱用EPO。观察用药后反应，如头痛、高血压、癫痫发作等，定期查血红蛋白和血细胞比容等。
   - （2）使用骨化三醇，监测血钙、磷的浓度。
   - （3）遵医嘱使用降压、强心、降脂等药物，观察不良反应。

九、健康教育

1. **疾病预防** 早期发现和治疗可致肾损害的疾病，高危人群定期检查肾功能。已有肾脏基础疾病者，避免加速肾功能减退的各种因素，如血容量不足、肾毒性药物、尿路梗阻等。
2. **疾病知识** 讲解慢性肾衰竭的知识。避免劳累、防寒保暖，做好呼吸道、皮肤、会阴部护理，预防各种感染。
3. **饮食** 指导病人严格遵从慢性肾衰竭的饮食原则。
4. **病情监测** 准确记录每天尿量和体重。定期复查尿蛋白、肾功能、血清电解质、血常规、血压等。
5. **治疗指导** 遵医嘱用药，避免使用肾毒性药物，不要自行用药；保护前臂、肘等部位的大静脉，利于进行血透治疗。

要点回顾

1. 尿毒症心血管系统的临床表现。
2. 尿毒症血液系统的临床表现。
3. 尿毒症病人如何限制蛋白质的摄入？

模拟试题栏——识破命题思路，提升应试能力

一、专业实务

A₁ 型题

1. 肾性骨病主要的发生机制，正确的是
   A. 原发性甲状旁腺功能亢进症
   B. 酸碱平衡失调
   C. 继发性甲状旁腺功能亢进症
   D. 维生素 D 过量
   E. 甲状旁腺功能减退症

A₂ 型题

2. 病人，女，35岁。患慢性肾炎5年，现查内生肌酐清除率45ml/min，血尿素氮12mmol/L，血肌酐256μmol/L，判断其肾功能状况为
   A. CKD 1期   B. CKD 2期
   C. CKD 3期   D. CKD 4期
   E. CKD 5期

3. 病人，男，36岁。3年前诊断为慢性肾衰竭。1个月前出现进餐后上腹饱胀、恶心、呕吐，加重2天入院。病人尿量减少，内生肌酐清除率20ml/min。该病人出现消化道症状的原因是
   A. 肾素活性增高   B. 高磷低钙
   C. 水钠潴留   D. 低蛋白血症
   E. 尿素经消化道排泄

4. 病人，男，36岁。3年前诊断为慢性肾衰竭。查血肌酐708μmol/L，尿素氮23.8mmol/L，在心前区闻及心包摩擦音，病人有可能发生
   A. 心包积液   B. 胸腔积气
   C. 肋骨炎   D. 脑膜炎
   E. 心包炎

5. 病人，男，40岁。因"慢性肾衰竭"入院，尿沉渣检查对慢性肾衰竭的诊断最有价值的是
   A. 红细胞管型   B. 白细胞管型
   C. 透明管型   D. 蜡样管型
   E. 颗粒管型

二、实践能力

A₁ 型题

6. 尿毒症晚期病人的呼气中可有
   A. 尿味   B. 樱桃味
   C. 大蒜味   D. 甜味
   E. 烂苹果味

A₂ 型题

7. 病人，男，45岁。3年前诊断为慢性肾衰竭，1个月前出现恶心、呕吐，加重2天入院。病人尿量减少，双下肢严重水肿，内生肌酐清除率20ml/min，目前正确的饮食方法是
   A. 高钠饮食   B. 高钾饮食
   C. 高脂饮食   D. 高蛋白饮食
   E. 高热量饮食

8. 病人，男，46岁。患尿毒症3年。血常规示红细胞$2.35×10^{12}$/L。导致该病人贫血的最主要原因是
   A. 出血
   B. 低蛋白
   C. 促红细胞生成素缺乏
   D. 缺铁
   E. 叶酸缺乏

9. 病人，女，56岁。慢性肾衰竭尿毒症期。因酸中毒给予5%碳酸氢钠250ml静脉滴注后出现手足抽搐，发生抽搐的原因是发生了
   A. 高血钙   B. 低血钙
   C. 高钠血症   D. 碱中毒
   E. 低血钾

10. 病人，男，42岁。患慢性肾衰竭5年，一周前尿量明显减少，约400ml/d，双眼睑、双下肢重度水肿就诊。血肌酐710μmol/L，尿素氮22.8mmol/L，血钾5.5mmol/L，目前最重要的护理措施是
    A. 卧床休息　　　　B. 预防感染
    C. 保证饮食总热量　D. 严格控制水、钾摄入
    E. 限制蛋白质的摄入

A₃/A₄型题

（11～13题共用题干）

病人，男，50岁。一周前尿量减少，500～600ml/d，食欲差，双眼睑水肿就诊，查体：血压170/100mmHg，红细胞2.35×10^{12}/L，血红蛋白70g/L，血肌酐726μmol/L，尿素氮26.8mmol/L，血钾3.5mmol/L。初步诊断为肾衰竭收住入院。

11. 引起该病人高血压的最主要原因是
    A. 肾素活性增高
    B. 水钠潴留
    C. 使用环孢素等药物
    D. 精神应激
    E. 钠盐摄入过多

12. 该病人应避免摄取哪种食物
    A. 苹果　　B. 芋头　　C. 橘子
    D. 番茄　　E. 鸡蛋

13. 该病人每天摄入的液体量为
    A. 前一天的尿量加上500ml
    B. 相当于前一天的尿量
    C. 前一天的尿量减去500ml
    D. 2000～2500ml
    E. 一般不需严格限水，但不可过多饮水

（14～16题共用题干）

病人，男，36岁。入院前半个月发热、咽痛，热退5天后感乏力、恶心、呕吐、少尿，体检：血压168/100mmHg，贫血貌，双下肢水肿，呼吸深长，心脏临界大小，实验室检查：血红蛋白60g/L，尿蛋白++，血尿素氮34mmol/L，肌酐1002μmol/L，血钙1.56mmol/L，血磷3.2mmol/L，血钾6.0mmol/L，血钠135mmol/L，动脉血气pH 7.18，HCO_3^- 10mmol/L。

14. 病人最可能的诊断是
    A. 急进性肾小球肾炎
    B. 急性肾衰竭，少尿期
    C. 恶性高血压
    D. 慢性肾衰竭尿毒症期
    E. 慢性肾小球肾炎

15. 支持病人诊断的最有意义的酸碱平衡与电解质紊乱结果是
    A. 代谢性酸中毒，高钾血症、低钙血症
    B. 代谢性酸中毒，低钠血症、高钙血症
    C. 代谢性酸中毒，低磷血症、低钙血症
    D. 代谢性酸中毒合并呼吸性碱中毒
    E. 高钾血症，低钠血症，低磷血症

16. 高钾血症的抢救以下哪项是错误的
    A. 10%葡萄糖酸钙10～20ml稀释后缓慢静脉注射
    B. 5%碳酸氢钠100ml快速静脉滴注
    C. 50%葡萄糖液50ml加普通胰岛素10U缓解静脉注射
    D. 钠型离子交换树脂口服
    E. 以上措施无效时，予以透析治疗

（李小平）

第6章　血液及造血系统疾病病人的护理

考点提纲栏——提炼教材精华，突显高频考点

第1节　常见症状护理

一、**贫血**　单位容积外周血液中血红蛋白浓度、红细胞计数和（或）血细胞比容（HCT）低于相同年龄、性别和地区正常值下限称为贫血。以血红蛋白浓度降低更为可靠。

按照贫血病因及发病机制可分为红细胞生成减少性贫血、红细胞破坏过多性贫血、失血性贫血。按照红细胞形态特点可分为大细胞性贫血、正常细胞性贫血、小细胞低色素性贫血。按照骨髓红系增生情况可分为增生性贫血、增生低下性贫血。

1. 护理评估
   - （1）健康史评估
     1) 红细胞生成减少：再生障碍性贫血、白血病、缺铁性贫血、巨幼细胞贫血等。
     2) 红细胞破坏过多：G-6-PD缺乏、地中海贫血、溶血性贫血等。
     3) 失血性贫血：原发性血小板减少性紫癜、外伤、肿瘤、消化道出血等。
   - （2）身体状况
     1) 判断贫血严重程度：①轻度贫血＞90g/L，临床表现症状轻微。②中度贫血60～90g/L，活动后心悸、气促。③重度贫血30～59g/L，静息状态下仍感心悸、气促。④极重度贫血＜30g/L，常并发贫血性心脏病。
     2) 临床表现：①皮肤黏膜苍白：贫血最突出的体征，以观察甲床、口唇黏膜、睑结膜较为可靠。②骨骼肌肉系统：疲乏、无力为贫血最常见和最早的症状。③神经系统：常出现头晕、头痛、耳鸣、记忆力减退、注意力不集中。④循环系统：心悸、气短，活动后明显加重，严重者可出现贫血性心脏病。⑤呼吸系统：呼吸加快及不同程度的呼吸困难。⑥消化系统：食欲减退、腹胀、便秘等。⑦泌尿、生殖系统：可出现血红蛋白尿、少尿、无尿、急性肾损伤等。女性可有月经失调或闭经，男性可表现为男性特征的减弱。
   - （3）辅助检查
     1) 血常规检查：血红蛋白及红细胞计数是确定有无贫血及严重程度的基本检查项目。
     2) 骨髓检查：贫血病因诊断的必查项目。可反映骨髓细胞的增生程度，造血组织的结构、细胞成分、形态变化等。

2. 护理诊断/问题
   - （1）活动耐力下降　与贫血导致机体组织缺氧有关。
   - （2）营养失调：低于机体需要量　与各种原因导致的造血物质摄入不足、消耗增加或丢失过多有关。

3. 护理措施
   - （1）一般护理
     1) 休息与活动：①评估病人目前的活动耐力，防止跌倒受伤。②轻度贫血者无须太多限制，避免过度劳累。③中度贫血者，休息与活动交替进行，活动中如出现心慌、气短应立即停止活动。④重度贫血者，以卧床休息为主，给予舒适体位，协助进行生活护理；改变体位时宜慢，防止晕倒和摔伤。
     2) 给氧：严重贫血者应予常规氧气吸入，以改善组织缺氧。
     3) 饮食护理：①帮助病人建立良好的饮食结构和习惯。②给予高蛋白、高维生素、易消化的食物，多食富含所缺营养素的食品。

3. 护理措施 (2) 病情观察
- 1) 观察原发病及贫血的症状和体征。
- 2) 监测红细胞计数、血红蛋白浓度、网织红细胞计数等指标。

二、出血或出血倾向

出血或出血倾向指止血和凝血功能障碍而引起自发性出血或轻微创伤后出血不易停止。

1. 护理评估

(1) 健康史评估
- 1) 出血的主要表现方式，发生的急缓、主要部位与范围。
- 2) 有无明确的病因或诱因。
- 3) 个人或家族中有无出相关病史或类似病史。
- 4) 出血后病人的心理反应等。

(2) 身体状况
- 1) 轻度出血主要发生在皮肤、黏膜，表现为出血点、瘀斑或血肿。
- 2) 关节腔出血主要表现为关节肿痛及活动障碍。
- 3) 内脏出血视具体部位可表现为咯血、呕血、便血、血尿、阴道出血等。
- 4) 最严重出血部位为颅内，表现为突发头痛、视物模糊、呼吸急促、喷射性呕吐，甚至昏迷，双侧瞳孔变形不等大，提示颅内出血。

(3) 辅助检查：有无血小板减少、凝血时间延长、束臂试验阳性、凝血因子缺乏等异常变化。

2. 护理诊断/问题
- (1) 组织完整性受损　与皮肤黏膜出血有关。
- (2) 恐惧　与反复出血尤其是大出血有关。
- (3) 潜在并发症：颅内出血。

3. 护理措施

(1) 一般护理
- 1) 休息与活动：①合理安排休息与活动，避免增加出血的危险或加重出血。②血小板 $<50\times10^9/L$ 时应减少活动，增加卧床休息。③血小板 $<20\times10^9/L$ 时，应警惕颅内出血，须绝对卧床休息。
- 2) 饮食护理：①给予高蛋白、高维生素、适量纤维、易消化的软食或半流质饮食。②禁食过硬、粗糙及辛辣刺激性食物。③保持大便通畅，避免用力排便，便秘时遵医嘱使用开塞露或缓泻剂。

(2) 病情观察
- 1) 密切观察生命体征和意识状态。
- 2) 观察出血的部位、表现形式、严重程度等，及时发现新的出血和重症出血，特别留意有无内脏出血和颅内出血。
- 3) 监测血小板计数、血红蛋白浓度、出凝血时间等实验室指标。

(3) 出血的预防与护理
- 1) 皮肤出血：①重点在于避免人为的损伤而导致或加重出血。②床单位整洁，被褥衣服轻软，勤剪指甲，避免搔抓皮肤。③保持皮肤清洁，避免水温过高和用力擦洗皮肤。④各项护理操作动作轻柔，尽量减少穿刺操作。⑤高热病人禁用乙醇或温水拭浴降温。
- 2) 鼻出血：①防止鼻黏膜干燥而出血，保持室内适宜的温湿度。②避免人为诱发出血，勿用力擤鼻，勿用手挖鼻痂。③少量出血可用0.1%肾上腺素或凝血酶棉球填塞鼻腔压迫止血，局部冷敷。④若出血不止，用凡士林油纱条进行后鼻孔填塞，压迫出血部位。
- 3) 口腔、牙龈出血：①避免吃带刺、带骨头、带壳食物等，以防口腔黏膜损伤。②用软毛牙刷刷牙，忌用牙签剔牙齿。③牙龈渗血时，可用0.1%肾上腺素、凝血酶棉球或明胶海绵片贴敷牙龈。
- 4) 颅内出血：①立即去枕平卧，头偏向一侧。②保持呼吸道通畅，吸氧。③头部放冰袋或冰帽。④迅速建立2条静脉通道，遵医嘱给予脱水剂，如20%甘露醇、50%葡萄糖液、呋塞米等降低颅内压，必要时进行成分输血。⑤留置尿管。⑥观察并记录生命体征、意识状态、瞳孔、尿量、皮肤黏膜等变化。

三、继发感染

继发感染主要原因是白细胞减少和（或）功能缺陷、免疫抑制剂的应用，以及贫血或营养不良等，导致机体抵抗力下降，从而继发各种感染。

1. 护理评估
   - （1）健康史评估
     - 1）有无感染的诱因：疲劳过度、受凉、留置导管、接触感染性疾病病人等。
     - 2）了解发热出现的急缓、热度及其热型特点。
   - （2）身体状况：感染部位及表现，感染部位以口腔、牙龈、咽峡部最常见，其次是肺部、皮肤和皮下软组织、肛周和尿路感染等。严重者可发生败血症。
   - （3）辅助检查
     - 1）血常规、尿常规及胸部X线检查有无异常。
     - 2）血培养加药敏试验的结果。

2. 护理诊断/问题
   - （1）体温过高　与感染有关。
   - （2）有感染的危险　与正常粒细胞减少、免疫功能下降有关。

3. 护理措施
   - （1）一般护理
     - 1）休息与活动：①保持室内空气流通，温湿度适宜。②高热病人卧床休息，取舒适体位，必要时可吸氧。③若有寒战时给予有效保暖。
     - 2）饮食护理：①高热量、高蛋白、高维生素半流饮食或软食。②多饮水，不少于2000ml/d，必要时遵医嘱静脉补液。
     - 3）保持皮肤、口腔卫生。
   - （2）发热护理
     - 1）高热者先行物理降温。血液病病人禁止用乙醇拭浴，以免加重出血。
     - 2）必要时遵医嘱给予药物降温，慎用解热镇痛药，避免影响血小板数量和功能，诱发出血。
   - （3）病情观察
     - 1）定期监测体温并记录。
     - 2）观察感染灶的症状、体征及变化情况。
     - 3）协助做好各种检验标本的采集及送检工作。
   - （4）预防感染
     - 1）病室常通风换气，每天用紫外线消毒。
     - 2）限制探视人员，以防交叉感染。当白细胞<1×10^9/L，中性粒细胞<0.5×10^9/L，应实行保护性隔离。

要点回顾

1. 判断贫血最重要的指标是什么？贫血的严重程度如何划分？
2. 血液病病人高热护理应注意什么？
3. 出血最常见和最严重的部位是哪里？血小板减少病人的休息活动应如何安排？

模拟试题栏——识破命题思路，提升应试能力

一、专业实务

A$_1$型题

1. 最能反映贫血的实验室检查指标是
   A. 红细胞计数　　B. 网织红细胞计数
   C. 红细胞沉降率　D. 血红蛋白浓度
   E. 血清蛋白总量

A$_2$型题

2. 病人，女，28岁。乏力、心悸、头晕2个月就诊。病人面色苍白，皮肤干燥。医嘱血常规检查，护士在解释该检查目的时的正确说法是
   A. 检查是否有感染
   B. 检查是否有出凝血功能障碍
   C. 检查是否有贫血及其程度
   D. 检查肝脏功能是否有损害
   E. 检查肾脏功能是否有损害

3. 病人，女，28岁。下肢有紫癜，无其他部位出血。血常规检查：血小板减少，为确诊应首选的检查项目是
   A. 抗核抗体　　B. 出血时间
   C. 血肌酐　　　D. 凝血时间
   E. 骨髓穿刺

4. 病人，女，29岁。血常规如图所示，护士告诉该病人贫血程度为

项目	结果	单位	参考值
白细胞 WBC	8.45	*10^9/L	3.5~9.5
红细胞 RBC	4.0	*10^12/L	3.8~5.1
血红蛋白 HGB	88	g/L	115~150
血小板 PLT	220	*10^9/L	125~350
淋巴细胞 LYM PH%	21.1	%	20~50
中性粒细胞 Neut%	74.7	%	40~75
嗜酸性粒细胞 EO%	0.4	%	0.4~8.0
嗜碱性粒细胞 BA SO%	0.1	%	0~1
单核细胞 MONO%	7.9	%	3~10

报告日期：2017.11.8　送检者：王某
报告时间：11:35:54　检验者：于某

A. 无贫血　　　　B. 轻度贫血
C. 中度贫血　　　D. 重度贫血
E. 极重度贫血

二、实践能力

A₁型题

5. 贫血病人皮肤黏膜苍白最可靠的检查部位是
   A. 腹部皮肤黏膜　　B. 肢端皮肤
   C. 睑结膜　　　　　D. 指甲
   E. 面部皮肤

6. 鼻出血的预防及处理措施，错误的是
   A. 保持空气湿度在55%～65%
   B. 不要用力擤鼻
   C. 少量出血时可局部热敷
   D. 出血不止时可用凡士林油纱条行后鼻腔填塞
   E. 陈旧血痂不可直接剥去

A₃/A₄型题

（7、8题共用题干）

病人，男，25岁。严重贫血并伴明显出血倾向。护士巡视发现病人侧卧床上，表情痛苦、呕吐较多胃内容物，病人诉头痛剧烈，视物模糊。

7. 首先考虑发生了
   A. 食物中毒　　　B. 颅内出血
   C. 消化道大出血　D. 急腹症
   E. 合并脑部肿瘤

8. 下列护理措施中，护士首先应采取
   A. 保持呼吸道通畅　B. 持续心电监护
   C. 建立静脉通道　　D. 测量生命体征
   E. 判断病人意识

（9、10题共用题干）

病人，女，30岁。因反复发热1个月余入院。查体：体温39.5℃，脉搏100次/分，呼吸25次/分，血压120/85mmHg。精神萎靡，贫血貌。实验室检查：血白细胞110×10⁹/L，血红蛋白65g/L，血小板70×10⁹/L。外周血中可见到原始及早幼粒细胞。

9. 目前病人不存在的护理问题是
   A. 组织完整性受损
   B. 活动耐力下降
   C. 营养失调：低于机体需要量
   D. 体温过高
   E. 体液不足

10. 对该病人进行健康教育，不妥的是
    A. 可以用乙醇擦浴　B. 用软毛牙刷刷牙
    C. 多饮水　　　　　D. 不用阿司匹林退热
    E. 外出时戴口罩

第2节　缺铁性贫血

一、概述　缺铁性贫血是由于体内铁缺乏导致血红蛋白合成减少而引起的一种小细胞低色素性贫血，是我国最常见的贫血类型。

二、病因及发病机制

1. 铁的需要量增加而摄入量不足　是育龄女性和小儿发病的主要原因。
2. 铁吸收障碍　主要与胃酸缺乏、小肠黏膜病变及肠道功能紊乱等因素有关。如胃大部切除或慢性腹泻。
3. 铁丢失过多　慢性失血是成人缺铁性贫血最多见、最重要的原因。如消化性溃疡、痔出血、月经过多等。

三、临床表现

1. 贫血共有的表现
   （1）皮肤黏膜苍白，以口唇、甲床最明显，易疲乏、头晕等。
   （2）心率增快。

2. 缺铁性贫血的特殊表现
   （1）组织缺铁表现
     1）营养缺乏：①皮肤干燥、角化、无光泽、毛发枯黄无光泽。②指（趾）甲扁平、指甲条纹隆起及脆薄易裂，严重呈反甲（匙状甲）。③抵抗力低下，易发生感染。
     2）黏膜损害：表现为舌炎、口角炎及胃炎，严重时出现吞咽困难。

2. 缺铁性贫血的特殊表现
- （2）神经、精神系统异常
  - 1）儿童多见。表现为过度兴奋、易激惹、好动、发育迟缓、体力下降等。
  - 2）少数病人有异食癖，喜吃泥土、生米等。
  - 3）约1/3病人出现神经痛、末梢神经炎，严重者可出现智能发育障碍等。

3. 原发病的表现　如消化性溃疡、慢性胃炎和功能性子宫出血等。

四、辅助检查

1. 血常规
   - （1）呈小细胞低色素性贫血，血红蛋白降低比红细胞降低明显。
   - （2）网织红细胞计数正常或轻度增高。

2. 骨髓象　增生活跃，以中、晚幼红细胞增生为主。

3. 铁代谢的生化
   - （1）血清铁、血清铁蛋白、转铁蛋白饱和度降低，血清总铁结合力增高。
   - （2）血清铁蛋白降低是早期判断储存铁缺乏的常用指标，是缺铁重要诊断依据。

4. 血清转铁蛋白受体测定。

五、治疗要点

1. 病因治疗　是根治缺铁性贫血的关键。

2. 补铁治疗
   - （1）常用硫酸亚铁、富马酸亚铁、右旋糖酐铁等。
   - （2）口服及注射两种剂型，首选口服铁剂。
   - （3）疗效观察
     - 1）1周左右血中网织红细胞开始升高。
     - 2）2周左右血红蛋白上升，约2个月达正常。
     - 3）铁剂治疗至血红蛋白正常后，需继续服用铁剂6～8周左右，以补足体内储存铁。

3. 必要时输血。

六、护理诊断/问题

1. 活动耐力下降　与贫血致组织器官缺氧有关。
2. 营养失调：低于机体需要量　与铁摄入不足、吸收不良、丢失过多有关。
3. 知识缺乏：缺乏缺铁性贫血防治方面的知识。
4. 有感染的危险　与机体免疫功能低下有关。

七、护理措施

1. 一般护理
   - （1）休息与活动　同贫血一般护理，见本章第1节。
   - （2）饮食护理
     - 1）纠正不良饮食习惯，保持均衡饮食，避免挑食偏食。
     - 2）增加含铁食物摄入，如瘦肉、肝脏、动物血、肾、蛋黄、海带、香菇、黑木耳等。
     - 3）促进食物铁的吸收：搭配富含维生素C的蔬菜和水果。

2. 病情观察
   - （1）评估原发病及贫血的症状和体征。
   - （2）了解饮食疗法、药物应用的状况及不良反应。
   - （3）定期监测红细胞计数、血红蛋白浓度、网织红细胞计数及铁代谢有关指标的变化。

3. 用药护理
   - （1）口服铁剂护理
     - 1）口服铁剂可致胃肠道反应，在两餐之间服用，从小剂量开始。
     - 2）牛奶、茶、蛋类、咖啡及抗酸药等可抑制铁剂的吸收，应避免与含铁食物同服。
     - 3）与维生素C、果汁、乳酸或稀盐酸同服，促进铁的吸收。
     - 4）用吸管或服药后漱口，避免牙齿染黑。
     - 5）药物应妥善存放，以免误服过量中毒。
     - 6）服铁剂期间大便为黑色（铁与肠内硫化氢作用生成黑色硫化铁所致），应做好解释。
     - 7）定期复查，保证补足储存铁。

3. 用药护理 （2）注射铁剂的护理

1）不良反应：①注射局部肿痛、硬结形成。②皮肤发黑。③过敏反应，表现为面色潮红、头痛、肌肉关节痛和荨麻疹，严重可出现过敏性休克。

2）用药注意事项：①采取深部肌内注射法，并经常更换注射部位。②不在皮肤暴露部位注射，药液抽取后更换新针头，采用"Z"形或留空气的深部肌内注射法，避免皮肤发黑。③首次用药时用0.5ml试验剂量进行深部肌内注射，同时备用肾上腺素，若1小时后无过敏反应，即遵医嘱给予常规剂量治疗。

八、健康教育

1. 疾病知识指导　提高病人及家属对疾病的认识，积极防治原发病。
2. 饮食指导　提倡均衡饮食，指导选用含铁丰富的食物，家庭烹饪建议使用铁制器皿，纠正不良饮食习惯。
3. 用药与随访指导　嘱病人遵医嘱坚持用药，定期复查血常规，以便了解病情变化及疗效。

锦囊妙"记"

失多进少是病因，慢性失血是主因。
低色素性小细胞，补铁治疗两餐间。

要点回顾

1. 成人和儿童缺铁性贫血最常见的病因。
2. 缺铁性贫血的特殊表现。
3. 缺铁性贫血血常规的特点。
4. 口服铁剂的护理要点。

模拟试题栏——识破命题思路，提升应试能力

一、专业实务

A₁型题

1. 缺铁性贫血病人血常规的特点**不包括**
   A. 呈小细胞低色素性贫血
   B. 红细胞减少较血红蛋白明显
   C. 红细胞大小不等，以小细胞为多
   D. 网织红细胞数正常或轻度减少
   E. 白细胞、血小板多正常

2. 成人缺铁性贫血最常见的病因是
   A. 慢性肠炎　　　B. 慢性肝炎
   C. 慢性溶血　　　D. 慢性失血
   E. 慢性胃炎

A₂型题

3. 病人，女，40岁。近1个月来自觉疲惫无力、头晕。医嘱硫酸亚铁溶液口服，正确的给药指导是
   A. 饭前服用　　　B. 直接喝取
   C. 茶水送服　　　D. 牛奶送服
   E. 服药后及时漱口

A₃/A₄型题

（4~6题共用题干）

病人，女，34岁。现妊娠33周，近半个月自觉头晕、乏力、心悸、气促。查体：睑结膜、口唇苍白，心率102次/分，心律齐，胎位、胎心率正常，血红蛋白78g/L，血清铁蛋白水平降低。

4. 该病人最有可能的诊断是
   A. 再生障碍性贫血　　B. 溶血性贫血
   C. 缺铁性贫血　　　　D. 巨幼红细胞性贫血
   E. 妊娠生理性贫血

5. 该病人引起本病的主要原因是
   A. 慢性失血
   B. 铁需要量增加而摄入不足
   C. 体内铁代谢障碍
   D. 铁利用障碍
   E. 铁吸收不良

6. 病人铁剂治疗已10天，判断治疗是否有效，下列哪项血液指标的变化最可靠
   A. 红细胞计数升高　　B. 血红蛋白增多
   C. 网织红细胞数增加　D. 血清铁增加
   E. 红细胞比容增加

二、实践能力

A₁型题

7. 关于缺铁性贫血病人的表现，下列哪项**不正确**
   A. 感染发生率较低
   B. 口角炎、舌炎、舌乳头萎缩较常见
   C. 胃酸缺乏及胃肠功能障碍
   D. 毛发无光泽、易断、易脱

E. 指甲扁平，甚至反甲
8. 口服铁剂时，最宜与下列哪种维生素同服
A. 维生素 K   B. 维生素 B_2
C. 维生素 C   D. 维生素 B_6
E. 维生素 B_{12}

A_2型题

9. 病人，女，16岁。诊断为缺铁性贫血入院。护士为其进行饮食指导时，最恰当的食物组合是
A. 鱼、咖啡   B. 瘦肉、牛奶
C. 羊肝、橙汁   D. 鸡蛋、可乐
E. 豆腐、红茶

10. 病人，女，28岁。头晕、面色苍白2年，吞咽困难，血红蛋白65g/L，网织红细胞0.02，白细胞及血小板正常，血涂片见红细胞大小不等，以小细胞为主，中心浅染。首选抗贫血制剂为
A. 雄激素   B. 维生素 B_{12}
C. 泼尼松   D. 口服铁剂

E. 以上都不是

A_3/A_4型题

（11、12题共用题干）

病人，男，50岁。8年前行胃大部切除术，因长期疲乏无力、头晕、眼花来诊。检查：面色、口唇苍白，心肺无异常，红细胞3.14×10^{12}/L，血红蛋白70g/L，血清铁、血清铁蛋白、骨髓含铁血黄素、铁粒幼细胞均低于正常。

11. 该病人引起本病的原因可能是
A. 免疫障碍   B. 慢性失血
C. 营养不足   D. 铁吸收障碍
E. 肠蛔虫病

12. 该病人补充铁剂治疗的最佳给药途径是
A. 静脉注射   B. 皮下注射
C. 深部肌内注射   D. 皮内注射
E. 口服

第3节　再生障碍性贫血

一、概述

1. 再生障碍性贫血（简称再障）是一种可能由不同病因和机制引起的骨髓造血功能衰竭症。
2. 分类 {（1）按病因分为原发性再障和继发性再障。
（2）按起病方式和病情轻重分为急性再障和慢性再障。

二、病因

1. 原发性再障多于继发性再障，病因未明，多见于青壮年。
2. 继发性再障与下列因素有关 {（1）药物及化学物质：氯霉素最常见，其次是苯。
（2）物理因素：长期接触X线等。
（3）病毒感染：EB病毒、流感病毒、肝炎病毒等。

三、发病机制

{ 1. 种子学说　造血干细胞质量缺陷。
2. 土壤学说　造血微环境异常。
3. 虫子学说　免疫异常。

四、临床表现

1. 主要表现为进行性贫血、出血、感染，而肝、脾、淋巴结多无肿大。
2. 根据病人的病情、血常规、骨髓象及其预后，通常将该病分为重型再障（SAA）和非重型再障（NSAA） { （1）重型再障（SAA）：①起病急、进展快。②首发症状为出血和感染，病情延长出现进行性贫血。③预后不良，多数于数月至1年内因脑出血及严重感染死亡。
（2）非重型再障（NSAA）：①起病及进展较缓慢。②贫血是首发和主要表现。出血及感染较轻。③预后较好，少数病例病情恶化可演变为重型再障。

五、辅助检查

1. 血常规 {（1）呈正细胞贫血，全血细胞减少。但三系细胞减少的程度不同。网织红细胞绝对值低于正常值。
（2）白细胞计数多减少，以中性粒细胞减少为主。
（3）血小板减少，出血时间延长。

2. 骨髓象　为确诊再障的最主要依据。
- （1）特点：骨髓穿刺物中骨髓颗粒极少，脂肪滴增多。
- （2）重型再障
  - 1）骨髓增生低下或极度低下。
  - 2）红系、粒系明显减少。
  - 3）常无巨核细胞。
- （3）非重型再障
  - 1）由于造血组织有灶性增生，不同部位骨髓象不一致。
  - 2）受损部位造血细胞明显减少，增生部位粒、红二系减少不显著。
  - 3）共同点是巨核细胞都减少。

锦囊妙"记"　网织全血细胞少，肝脾不大要知晓，骨髓增生常低下，一般药物不疗效，原发继发各半数，分型标准需记牢。

六、治疗要点

1. 去除病因
   - （1）去除和避免接触导致骨髓损伤或抑制的因素。
   - （2）停用或禁用有骨髓抑制作用的药物。

2. 支持和对症治疗
   - （1）预防和控制感染
     - 1）做好个人卫生和环境清洁消毒，减少感染的机会。
     - 2）发生感染时，早期使用抗生素。
     - 3）必要时输注白细胞混悬液。
   - （2）纠正贫血
     - 1）血红蛋白低于60g/L，病人对贫血耐受比较差时，可输注浓缩红细胞。
     - 2）注意避免输血过多。
   - （3）止血
     - 1）皮肤、黏膜出血可用止血药物。
     - 2）严重出血可输注浓缩血小板、新鲜冷冻血浆或冷沉淀。

3. 雄激素
   - （1）治疗非重型再障首选药物。
   - （2）作用机制：可能是刺激肾脏产生促红细胞生成素，对骨髓有直接刺激红细胞生成作用。

4. 免疫抑制剂
   - （1）抗胸腺细胞球蛋白和抗淋巴细胞球蛋白，为目前治疗重型再障的首选药物。
   - （2）作用机制：抑制病人T淋巴细胞或非特异性免疫反应。

5. 造血细胞因子。

6. 骨髓移植　主要用于治疗重型再障。

7. 其他　脾切除、应用骨髓兴奋剂等。

七、护理诊断/问题

1. 活动耐力下降　与贫血有关。
2. 组织完整性受损　与血小板减少有关。
3. 有感染的危险　与白细胞减少有关。
4. 体像紊乱　与丙酸睾酮引起的副作用有关。
5. 焦虑　与再障久治不愈有关。
6. 潜在并发症：颅内出血。

八、护理措施

1. 一般护理　出血、贫血、感染等护理见本章第1节。

2. 病情观察
   - （1）监测体温，血、尿、痰等细菌培养结果。
   - （2）观察病人面色、呼吸、心律及心率变化等。
   - （3）观察病人皮肤黏膜有无新增出血点或内脏出血倾向。一旦出现意识障碍、头痛、呕吐、意识障碍等颅内出血征象，立即报告医生并配合抢救。

3. 用药护理
   - （1）免疫抑制剂
     1）抗胸腺细胞球蛋白和抗淋巴细胞球蛋白：①用药前需做皮肤过敏试验；用药过程中可配合使用小剂量糖皮质激素防治过敏反应。②每日剂量应维持静脉滴注12～16小时。③密切观察有无血清病（如猩红热样皮疹、发热、关节痛）、超敏反应（寒战、高热、多型性皮疹、高血压或低血压）、出血加重及继发感染等。

3. 用药护理
- （1）免疫抑制剂
  - 2）环孢素：①应监测骨髓象、血常规、血药浓度等。②定期检查肝、肾功能。③观察有无牙龈增生及消化道反应。
- （2）雄激素
  - 1）用法：①丙酸睾酮为油剂，不易吸收。②深部缓慢分层肌内注射，经常更换部位。
  - 2）不良反应：①男性化作用，须做好解释。②局部皮肤可形成硬块，甚至发生无菌性坏死。③长期应用有肝损害，定期复查肝功能。
  - 3）疗效观察：①疗程不应少于3～6个月。②起效者1个月网织红细胞升高，随后血红蛋白升高，3个月后红细胞升高，血小板上升需要较长时间。

九、健康教育

1. 尽可能避免或减少接触与再障发病相关的药物和理化物质。
2. 针对危险品的职业接触者，加强宣教，自觉遵守规章制度及劳动防护。定期检查血常规，有异常者及时就医。
3. 不可随便用药，避免使用损害骨髓造血功能的药物，如氯霉素、磺胺类、保泰松、阿司匹林等，需要时在医生指导下用药。
4. 坚持治疗，定期门诊复查。

要点回顾
1. 引起再生障碍性贫血最常见的药物。
2. 重型再生障碍性贫血常见的死亡原因。
3. 非重型再生障碍性贫血首选治疗药物、护理要点。

模拟试题栏——识破命题思路，提升应试能力

一、专业实务

A₂型题

1. 病人，女，30岁。诊断为再生障碍性贫血。血常规：红细胞$3.0×10^{12}$/L，血红蛋白80g/L，白细胞$2.8×10^9$/L，血小板$80×10^9$/L。护士不同意病人请假外出，理由主要是
   - A. 避免加重皮肤出血
   - B. 避免诱发颅内出血
   - C. 避免发生感染
   - D. 避免发生意外
   - E. 避免影响休息

2. 病人，女，32岁。因"慢性再生障碍性贫血"入院，给予丙酸睾酮治疗，应定期检查
   - A. 肝功能
   - B. 血压
   - C. 尿常规
   - D. 肾功能
   - E. X线片

A₃/A₄型题

（3、4题共用题干）

病人，男，40岁。头晕、心悸、齿龈出血半年余，曾在当地服止血药治疗未愈。近1周因呼吸道感染伴发热、牙龈出血加重来门诊检查，诊断为慢性再生障碍性贫血。

3. 下列药物中易引起再生障碍性贫血的是
   - A. 氯霉素
   - B. 氯丙嗪
   - C. 链霉素
   - D. 氨基糖苷类
   - E. 头孢呋辛酯

4. 病人使用丙酸睾酮治疗的说法错误的是
   - A. 作用机制是刺激肾脏产生促红细胞生成素
   - B. 需治疗3～6个月，才能判断疗效
   - C. 疗效判断指标为红细胞升高
   - D. 此药不易吸收，需做深部肌内注射
   - E. 长期可出现痤疮、水肿等不良反应

二、实践能力

A₁型题

5. 导致重型再生障碍性贫血病人死亡的主要原因是
   - A. 皮肤黏膜出血
   - B. 脑出血和严重感染
   - C. 败血症
   - D. 皮肤感染
   - E. 肺部感染

6. 慢性再生障碍性贫血病人首发的表现是
   - A. 贫血
   - B. 皮肤黏膜出血
   - C. 子宫出血
   - D. 呼吸道感染
   - E. 脑出血

A₂型题

7. 病人，男，35岁。因再生障碍性贫血入院治疗，入院当日血常规结果回报：血红蛋白56g/L，护士对该病人制订的休息与活动计划为
   - A. 绝对卧床休息，协助自理活动
   - B. 卧床休息为主，间断床上及床边活动
   - C. 床上活动为主，适当增加休息时间
   - D. 床边活动为主，增加午睡及夜间睡眠时间
   - E. 适当进行室内运动，避免重体力活动

8. 病人，女，32岁。因再生障碍性贫血接受丙酸睾酮注射治疗1个月余。护士每次在为病人进行肌

内注射前应首先检查
A. 注射部位是否存在硬块
B. 面部有无痤疮
C. 有无毛发增多
D. 有无皮肤黏膜出血
E. 口唇、甲床的苍白程度

9. 病人，男，28岁。因皮肤黏膜出血来诊。诊断为"再生障碍性贫血"入院。现病人有高热并且时有抽搐。此时最适宜的降温措施是
A. 温水擦浴　　B. 乙醇擦浴
C. 冰水灌肠　　D. 口服退热药
E. 头部及大血管处放置冰袋

10. 病人，女，36岁。以重型再生障碍性贫血入院。查体：四肢皮肤散在瘀斑，口腔多处溃疡，最大 1.1～1.5cm，触痛，牙龈渗血。咽部轻度充血。针对目前情况，预防口腔感染的护理措施是
A. 住单人病房　　B. 嘱病人戴上口罩
C. 暂时不要外出活动　D. 每日刷牙3次以上
E. 根据pH选择消毒液漱口，每日3次

A₃/A₄型题

（11～13题共用题干）
病人，女，40岁。石油化工工人，长期与苯接触，1年来全身乏力，血红蛋白60g/L，血小板计数50×10⁹/L，网织红细胞低于正常，肝脾不肿大，骨髓增生低下。

11. 病人可能的医疗诊断是
A. 缺铁性贫血　　B. 巨幼细胞性贫血
C. 溶血性贫血　　D. 再生障碍性贫血
E. 地中海贫血

12. 进行护理评估时下列哪项对其病因诊断最重要
A. 心理社会资料　B. 系统体格检查
C. 既往史、职业史　D. 血常规、骨髓象结果
E. 主要症状及治疗经过

13. 首选治疗为
A. 铁剂　　　　　B. 肾上腺皮质激素
C. 雄激素　　　　D. 维生素C
E. 卡巴克络

第4节　特发性血小板减少性紫癜

一、概述

1. 特发性血小板减少性紫癜（简称ITP）是一种自身免疫出血综合征，又称自身免疫性血小板减少症。
2. ITP是一种复杂的、多种机制共同参与的获得性自身免疫性疾病。
3. ITP的临床表现　自发性的皮肤、黏膜及内脏出血。
4. ITP临床上分为急性型和慢性型。

二、病因

1. 病因未明。
2. 可能相关致病原因
　（1）感染因素（病毒如麻疹、水痘病毒等，细菌）。
　（2）免疫因素。
　（3）脾脏功能。
　（4）雌激素。

三、临床表现　以皮肤、黏膜出血最常见。列表区别急性、慢性ITP临床表现（表6-4-1）。

表6-4-1　急、慢性ITP临床表现的区别

类别	急性ITP	慢性ITP
年龄	儿童多见	青年女性多见
起病情况	起病前1～2周有上呼吸道或病毒感染史，起病急促，可出现畏寒、发热	起病缓慢隐匿，一般无前驱症状
出血	严重，全身皮肤、黏膜广泛性出血；多有内脏出血，甚至颅内出血	较轻，以反复发作的皮肤黏膜瘀点、瘀斑为主；女性表现为月经过多；内脏出血、颅内出血少
贫血	可有不同程度的贫血，与出血程度相一致	长期月经过多者可有贫血
预后	多数有自限性，多数在4～6周恢复	反复发作，迁延数年

四、辅助检查

1. 血常规
　（1）血小板计数明显减少，急性型常低于20×10⁹/L，慢性型多为（30～80）×10⁹/L。
　（2）失血多可出现贫血，白细胞计数多正常，嗜酸性粒细胞可增多。

第6章 血液及造血系统疾病病人的护理

2. 骨髓象
   - （1）骨髓巨核细胞增多或正常。
   - （2）形成血小板的巨核细胞减少，巨核细胞出现成熟障碍。

3. 其他
   - （1）血小板寿命明显缩短，血小板相关免疫球蛋白增高。
   - （2）出血时间延长，血块回缩不良，束臂试验阳性。

五、治疗要点

1. 一般治疗
   - （1）血小板明显减少、出血严重者应卧床休息，避免外伤。
   - （2）避免使用降低血小板数量及抑制血小板功能的药物。
   - （3）感染时应用抗生素。

2. 糖皮质激素
   - （1）为首选药物，常用泼尼松。
   - （2）药理作用：抑制血小板与抗体结合，阻止单核巨噬细胞吞噬血小板，并降低血管壁通透性。
   - （3）血小板接近正常后，仍需小剂量（每日5～10mg）维持治疗3～6个月。

3. 脾切除
   - （1）适应证
     - 1）糖皮质激素治疗6个月以上无效者。
     - 2）糖皮质激素治疗有效，但维持量必须大于30mg/d。
   - （2）作用机制：减少血小板破坏及抗体的产生。

4. 免疫抑制剂 一般不作为首选，对以上治疗无效者可与糖皮质激素合用。

5. 丙种球蛋白
   - （1）常用剂量为400mg/(kg·d)静脉滴注，5天为1个疗程。
   - （2）用于ITP急症处理、不能耐受糖皮质激素、脾切除术前、ITP合并妊娠或分娩前等的一线治疗。

6. 其他 达那唑及促血小板生成药等。

7. 急症的处理 血小板输注、静脉输注丙种球蛋白、静脉注射大剂量甲泼尼龙等。

六、护理诊断/问题

1. 组织完整性受损 与血小板减少有关。
2. 有皮肤完整性受损的危险 与血小板减少有关。
3. 焦虑 与反复发作血小板减少有关。
4. 体像紊乱 与长期服用肾上腺皮质激素有关。
5. 潜在并发症：颅内出血。

七、护理措施

1. 一般护理
   - （1）休息与活动
     - 1）血小板计数＜50×10^9/L，应减少活动，增加卧床休息时间。
     - 2）血小板计数＜20×10^9/L，应绝对卧床休息，加强各种生活护理。
   - （2）饮食护理：高蛋白、高维生素、少渣、清淡易消化的饮食。

2. 病情观察
   - （1）出血部位、范围，出血量及出血是否停止。
   - （2）有无内脏出血症状及颅内出血先兆。
   - （3）监测血小板计数。

3. 预防脑出血
   - （1）血小板计数＜20×10^9/L时应警惕脑出血。
   - （2）便秘、剧烈咳嗽会诱发脑出血，故便秘时要使用缓泻药或开塞露，剧咳者可用镇咳药。

4. 用药护理
   - （1）向病人及家属解释药物副作用，说明减量、停药后副作用会逐渐消失，以免病人忧虑。
   - （2）定期为病人检查血压、血糖、白细胞计数，发现可疑副作用及时报告医生。

八、健康教育

1. 慢性病人适当限制活动，血小板＜50×10^9/L，勿做较强体力活动。
2. 避免使用引起血小板减少或抑制其功能的药物，如阿司匹林、双嘧达莫、吲哚美辛、保泰松、右旋糖酐等。
3. 指导病人进行自我保护，避免感染，预防各种损伤。

要点回顾

1. 特发性血小板减少性紫癜的主要发病机制。
2. 特发性血小板减少性紫癜病人首选的治疗药物。
3. 特发性血小板减少性紫癜病人病情监测的重点。
4. 需警惕颅内出血的情况。

模拟试题栏——识破命题思路，提升应试能力

一、专业实务

A₁型题

1. 特发性血小板减少性紫癜的主要发病机制是
   A. 巨核细胞数量减少
   B. 血小板功能异常
   C. 雄激素抑制血小板产生
   D. 病理性免疫产生抗血小板抗体
   E. 毛细血管脆性增加

A₂型题

2. 病人，女，25岁。因特发性血小板减少性紫癜入院。护士应知道其血小板破坏的主要场所是
   A. 肝脏   B. 脾脏
   C. 骨髓   D. 单核细胞
   E. 血管内皮

3. 病人，女，50岁。确诊为特发性血小板减少性紫癜1年。全身各处瘀斑3天入院，医嘱浓缩血小板悬液12U静脉滴注，以下输注浓缩血小板悬液的做法错误的是
   A. 从血库取血回来后应尽早输注
   B. 输注前需2位护士进行三查八对
   C. 输注前后均需输入少量生理盐水
   D. 输注速度调节至40滴/分
   E. 输注过程中应加强巡视病人

4. 病人，女，19岁。因月经量过多，皮肤紫癜收入院。查体：肝脾不大，血小板为$24×10^9/L$，怀疑为特发性血小板减少性紫癜，该病人以下检查最可能正常的是
   A. 出血时间   B. 凝血时间
   C. 血小板平均寿命   D. 毛细血管脆性试验
   E. 血小板相关免疫球蛋白

A₃/A₄型题

（5、6题共用题干）

病人，女，22岁。牙龈出血、月经量增多3个月，加重5天来诊。血常规：白细胞$4.5×10^9/L$，中性粒细胞70%，血红蛋白110g/L，血小板$16×10^9/L$。入院诊断为特发性血小板减少性紫癜。

5. 病人入院后，护士应首先告知
   A. 还将进一步做检查
   B. 绝对卧床休息
   C. 留尿常规和粪便常规标本
   D. 需进行心电监护
   E. 需请家属来陪伴

6. 询问该病人病史，哪项不大可能出现
   A. 1周前曾有上呼吸道感染
   B. 经期延长
   C. 曾有过鼻出血
   D. 曾有过皮肤针尖样红点
   E. 自幼发病

二、实践能力

A₁型题

7. 慢性特发性血小板减少性紫癜的叙述正确的是
   A. 病程呈自限性
   B. 好发于儿童及青少年
   C. 以组织血肿多见
   D. 血小板常低于$20×10^9/L$
   E. 女性病人可仅有月经过多

8. 特发性血小板减少性紫癜治疗首选
   A. 肾上腺糖皮质激素
   B. 脾切除术
   C. 输浓缩血小板
   D. 环磷酰胺静脉注射
   E. 静脉滴注大剂量丙种球蛋白

A₂型题

9. 病人，女，18岁。患特发性血小板减少性紫癜，治疗时应注意监测血常规指标，血小板计数低于一定数值时应限制病人活动，该数值是
   A. $<300×10^9/L$ B. $<100×10^9/L$
   C. $<50×10^9/L$ D. $<20×10^9/L$
   E. $<10×10^9/L$

10. 病人，女，28岁，印刷厂彩印车间工人。因"特发性血小板减少性紫癜"住院。应用糖皮质激素治疗半个月后好转出院。护士进行出院前的健康教育中，错误的是
    A. 必须调换工作
    B. 坚持饭后服药
    C. 避免到人多密集的地方
    D. 注意自我病情监测
    E. 若无新发出血可自行停药

11. 病人，女，28岁。经常出血不止，被诊为慢性特发性血小板减少性紫癜，经泼尼松治疗6个月后症状无好转，最近出血更为严重，应选择下列哪项治疗措施
    A. 改用地塞米松治疗
    B. 大量血浆置换术

C. 输血小板悬液
D. 应用免疫抑制剂
E. 脾切除

E. 避免外出活动

13. 目前病人最大的危险是易发生
 A. 贫血性心脏病　　B. 颅内出血
 C. 内脏出血　　　　D. 失血性休克
 E. 心力衰竭

A₃/A₄型题

（12～14题共用题干）

病儿，女，10岁。2天来出现全身皮肤黏膜广泛、散在性瘀点，口腔黏膜见瘀点。血常规：红细胞$3.0×10^{12}$/L，白细胞$5.5×10^9$/L，血小板$16×10^9$/L。诊断为急性特发性血小板减少性紫癜。

12. 以下哪项不是目前必须的注意事项
 A. 避免情绪激动　　B. 保持大便通畅
 C. 控制感染　　　　D. 保证充足的睡眠

14. 若病人突发头痛，下列哪项措施是错误的
 A. 立刻通知值班医生
 B. 保持环境安静
 C. 必要时保留尿管
 D. 建立静脉通道
 E. 首先安置病人于半卧位，头偏向一侧

第5节　白　血　病

一、概述

1. 白血病是骨髓造血干细胞恶性克隆性疾病，系造血干细胞的恶性病变。
2. 特点是大量异常的白细胞及幼稚细胞（白血病细胞）在骨髓和其他造血组织中进行性、失控性、弥漫性异常增生，进入血流并浸润、破坏其他器官和组织，抑制正常造血功能，使正常造血细胞减少。
3. 临床表现以发热、出血、贫血和不同程度肝、脾、淋巴结肿大，并伴有周围血中白细胞质和量的异常为特征。
4. 白血病是儿童及35岁以下成人恶性肿瘤死亡首要原因。

二、病因及分类

1. 病因
 - （1）病毒。
 - （2）放射。
 - （3）化学因素：苯及其衍生物、氯霉素、保泰松、烷化剂及细胞毒药物。
 - （4）遗传因素。

2. 分类　根据病情急缓及白血病细胞的分化程度分类。
 - （1）急性白血病：①起病急、进展快、病程短。②骨髓和周围血中以原始细胞及早期幼稚细胞为主，原始细胞一般超过30%。
 - （2）慢性白血病：①病情发展缓慢，病程相对较长。②骨髓和周围血中以异常的成熟细胞为主，伴有幼稚细胞，原始细胞常不超过10%～15%。

急性白血病

一、临床表现

1. 贫血
 - （1）常为首发症状，呈进行性加重。
 - （2）原因：主要是正常红细胞生成减少及无效性红细胞生成、溶血、出血等。

2. 发热
 - （1）发热可以由白血病本身引起，但高热常提示机体有继发感染发生，其主要原因是成熟粒细胞缺乏。
 - （2）感染常见部位：口炎最多见，牙龈炎、咽峡炎、肺部感染、肛周脓肿等。严重时可致菌血症或败血症。
 - （3）常见的致病菌：铜绿假单胞菌、肺炎克雷伯菌、大肠埃希菌及金黄色葡萄球菌等，疾病后期常伴有真菌感染。

3. 出血
- （1）最主要原因是正常血小板减少。
- （2）以皮肤瘀点或瘀斑，鼻、牙龈出血，月经过多为多见。
- （3）颅内出血最为严重，表现为头痛、呕吐、瞳孔大小不等、瘫痪，甚至昏迷死亡。

4. 白血病细胞浸润不同部位的表现
- （1）肝、脾及淋巴结肿大。
- （2）骨骼及关节：胸骨下段压痛较常见。
- （3）中枢神经系统白血病（CNS-L）：以急性淋巴细胞性白血病最多见。
  - 1）原因：化疗药物不易通过血脑屏障，隐藏在中枢神经系统的白血病细胞不能被有效杀灭。
  - 2）发作时间：多在疾病缓解期。
  - 3）表现：头痛、呕吐、颈强直，重者抽搐、昏迷，但不发热，脑脊液压力增高。
- （4）皮肤黏膜浸润：皮肤浸润表现为弥漫性斑丘疹、结节性红斑；牙龈可增生、肿胀。
- （5）其他：睾丸浸润表现多为一侧睾丸无痛性肿大；眼眶骨膜浸润可引起眼球突出、复视或失明。

二、辅助检查

1. 血常规
- （1）多数病人白细胞计数增多，部分病人白细胞数正常或减少，分类中发现原始及幼稚细胞。
- （2）贫血轻重不同，一般属于正细胞正色素性贫血。
- （3）早期血小板轻度减少或正常，晚期明显减少，可伴有出血时间延长。

2. 骨髓象
- （1）必查项目和诊断的主要依据。
- （2）骨髓一般增生明显活跃或极度活跃，主要细胞为白血病原始细胞和幼稚细胞，正常粒系、红系细胞及巨核细胞系统均显著减少。

3. 细胞化学染色。

4. 免疫学检查。

5. 其他检查　白血病病人血、尿中尿酸含量增加，化疗期间更显著，是由大量白血病细胞被破坏所致。

锦囊妙"记"
感染发热贫出血，肝脾肿大胸骨痛。
白球增高红板低，原始细胞超30%。

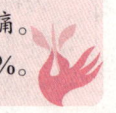

三、治疗要点

1. 对症支持治疗
- （1）防治感染
  - 1）严重感染是白血病病人的主要死亡原因。
  - 2）感染应进行咽拭子及血培养和药敏试验，同时应用经验性抗生素治疗，待阳性培养结果出来后再更换细菌敏感的抗生素。
  - 3）有条件可多次输注浓缩粒细胞。
- （2）控制出血
  - 1）血小板计数<20×10⁹/L，且出血严重者，应输注浓缩血小板悬液或新鲜血。
  - 2）轻度出血可使用各种止血药。
- （3）纠正贫血
  - 1）严重贫血可输注浓缩红细胞或全血。
  - 2）积极争取白血病缓解是纠正贫血最有效的方法。
- （4）防治高尿酸血症肾病
  - 1）形成原因：大量白血病细胞被破坏，产生尿酸结晶，形成肾结石，形成肾小管阻塞。
  - 2）处理：多饮水，给予别嘌醇以抑制尿酸合成。

2. 化学药物治疗
- （1）目前最主要的治疗措施，也是造血干细胞移植的基础。
- （2）化疗过程分为诱导缓解及巩固强化治疗2个阶段。
  - 1）诱导缓解：①指从化疗开始到完全缓解。②完全缓解的标准：白血病的症状、体征基本消失；血常规和骨髓象基本正常。③常用化疗方案：急淋白血病首选VP方案，长春新碱和泼尼松。急非淋白血病常选DA方案，柔红霉素和阿糖胞苷。
  - 2）巩固强化治疗：①继续消灭体内残存的白血病细胞，防止复发，延长缓解期，争取治愈。②巩固方法：可用原诱导缓解方案或轮换使用多种药物。

3. 中枢神经系统白血病
- （1）防治常用药物是甲氨蝶呤，在缓解前或后鞘内注射，可同时加用地塞米松，也可用阿糖胞苷鞘内注射。
- （2）同时做头颅和脊髓放射治疗。

4. 骨髓或外周造血干细胞移植。

四、护理诊断/问题

1. 组织完整性受损　与血小板过低致皮肤黏膜出血有关。
2. 活动耐力下降　与白血病引起贫血、代谢率增高、化疗药物不良反应有关。
3. 疼痛：全身骨骼痛　与白血病细胞浸润骨骼有关。
4. 有感染的危险　与正常粒细胞减少，免疫力低下有关。
5. 体温过高　与白血病引起感染有关。
6. 恐惧　与急性白血病疾病性质有关。
7. 知识缺乏：缺乏对急性白血病预防出血、感染的知识。
8. 潜在并发症：颅内出血。

五、护理措施

1. 一般护理
   - （1）休息与活动
     - 1) 病情轻或缓解期者可适当活动。
     - 2) 病情较重者，应绝对卧床休息。
     - 3) 对实施保护性隔离的病人，宜住无菌层流病房，加强生活护理。
   - （2）饮食护理
     - 1) 给予高蛋白、高维生素、高热量、清淡易消化饮食，少量多餐。
     - 2) 尽量满足病人的饮食要求，鼓励进食，增加食欲，保证足够营养。
     - 3) 嘱病人多饮水，特别是化疗期间饮水量3000ml/d以上，以预防尿酸性肾病。

2. 病情观察
   - （1）询问病人有无恶心、呕吐及进食情况，疲乏无力感有无改善。
   - （2）监测生命体征，有无感染、贫血加重及出血征象。
   - （3）监测白细胞计数及分类、尿量、血尿酸水平及骨髓象等变化。

3. 化疗不良反应的护理
   - （1）局部反应
     - 1) 合理使用静脉，首选中心静脉置管。
     - 2) 避免药物外渗：①注射前先用生理盐水冲管，确保输液无渗漏后，再给予化疗药物。②输注速度要慢，输注完毕后再用生理盐水冲洗后拔针，轻压穿刺部位数分钟。
     - 3) 药物外渗的处理：①疑有或发生外渗时，立即停止药物注入，尽量回抽渗入皮下的药液。②评估外渗部位。③局部给予解毒剂。④使用利多卡因局部封闭，或冷敷。⑤局部涂抹外用药。
     - 4) 静脉炎的处理：①发生静脉炎的局部血管禁止静脉注射，患处勿受压。②尽量避免患侧卧位，抬高患肢。③使用多磺酸黏多糖乳膏等药物外敷。
   - （2）骨髓抑制：定期查血常规、骨髓象，加强观察。
   - （3）消化道反应
     - 1) 最常见不良反应是胃肠道反应。
     - 2) 化疗期间病人饮食要清淡、易消化和富有营养，必要时可使用止吐镇静剂。
     - 3) 避免化疗前后2小时进食。
   - （4）鞘内注射化疗药物的护理
     - 1) 指导病人采取头低抱膝侧卧位，协助医生做好穿刺点的定位和局部的消毒与麻醉。
     - 2) 注射药物速度宜慢。
     - 3) 拔针后局部予消毒方纱覆盖、固定，嘱病人去枕平卧4~6小时。
     - 4) 注意观察有无头痛、呕吐、发热等化学性脑膜炎症状。

3. 化疗不良反应的护理 — （5）特殊用药的护理（表6-5-1）。

表6-5-1 特殊用药的护理

药物	特殊不良反应	处理
长春新碱	末梢神经炎、手足麻木感	观察末梢感觉情况，停药后可逐渐消失
柔红霉素高三尖杉酯碱	心肌及心脏传导损害	宜缓慢静脉滴注，每分钟不超过40滴，监测心率、心律，复查心电图
甲氨蝶呤	口腔黏膜溃疡	可用0.5%普鲁卡因含漱，减轻疼痛，应用亚叶酸钙以对抗其毒性作用
环磷酰胺	脱发及出血性膀胱炎	嘱病人多饮水，每日饮水量3000ml以上，有血尿必须停药
羟基脲	消化道反应和骨髓抑制	加强口腔护理，避免进食前后短时间内进行化疗，必要时可遵医嘱给予止呕剂；定期查血常规、骨髓象

4. 预防感染
 （1）加强口腔护理、会阴护理。
 （2）当白细胞≤$1×10^9$/L，粒细胞绝对值≤$0.5×10^9$/L时，做好保护性隔离。
 （3）严格执行消毒隔离制度和无菌技术操作，避免交叉感染。

5. 输血或输血浆护理　病人全血减少或贫血明显，遵医嘱输血或血浆，以恢复抵抗力及体力。

六、健康教育

1. 指导病人避免接触对造血系统有损害的药物及电离辐射。
2. 指导病人保证休息及营养，注意个人卫生，避免各种损伤。
3. 按医嘱坚持治疗，定期复查血常规和骨髓象。

慢性髓细胞白血病

一、临床表现

1. 慢性期　可出现乏力、低热、多汗或盗汗、消瘦等代谢亢进的表现，脾大是最突出的体征。慢性期可持续1～4年。
2. 加速期　表现不明原因的高热、体重下降、脾脏迅速肿大，骨、关节痛，以及逐渐出现的贫血、出血。
3. 急变期　表现与急性白血病相似。

> **锦囊妙"记"**
> 低热乏力食欲差，特征表现脾肿大。
> 化疗首选羟基脲，注意护脾查血象。

二、辅助检查

1. 血常规
 （1）白细胞计数明显增高。可见各阶段的中性粒细胞，且数量显著增多。
 （2）早期血小板计数正常或增多，晚期血小板可明显下降，并可出现贫血。
2. 骨髓象
 （1）骨髓呈现粒细胞系列增生明显至极度活跃。其中以中幼粒、晚幼粒、杆状核粒细胞明显增多。
 （2）慢性期原粒细胞<10%，急性变期可明显增高达30%～50%或更高。
3. 染色体检查　90%以上慢性髓细胞白血病病人血细胞中出现Ph染色体。
4. 血生化检查　血及尿中尿酸浓度增高，与化疗后大量白细胞被破坏有关。

三、治疗原则

1. 化学治疗　化疗药物有羟基脲、白消安、氮芥类药物，目前首选羟基脲。
2. α干扰素　用α干扰素治疗慢性髓细胞白血病慢性期病人效果较好，约70%的病人能缓解。
3. 异基因造血干细胞移植　需在慢粒慢性期缓解后尽早进行，移植成功者可获得长期生存或治愈。
4. 脾区放射治疗　脾大明显而化疗效果不佳时，可做脾区放射治疗。

四、护理诊断/问题

1. 有感染的危险　与正常粒细胞减少，免疫力低下有关。
2. 活动耐力下降　与贫血有关。
3. 知识缺乏：缺乏慢性粒细胞白血病相关疾病知识。
4. 潜在并发症：慢粒白血病急变后同急性白血病。

五、护理措施

1. 一般护理
   - （1）休息与活动
     1）治疗期间要注意休息，尤其贫血较重病人（血红蛋白＜60g/L），以休息为主，不可过度劳累。
     2）注意病人安全，防止跌倒。
     3）脾大显著者，易引起左上腹不适，可采取左侧卧位，尽量避免弯腰和碰撞腹部，避免脾破裂。
   - （2）饮食护理
     1）给予高蛋白、高热量、清淡易消化饮食，如瘦肉、鸡肉、新鲜蔬菜及水果。
     2）每日饮水1500ml以上。

2. 病情观察
   - （1）监测生命体征，有无感染、贫血加重及出血征象。
   - （2）观察病人有无脾脏迅速增大、脾栓塞或脾破裂征象。
   - （3）监测白细胞计数及分类、尿量、血尿酸水平及骨髓象等变化。

3. 药物护理
   - （1）遵医嘱给病人服用白消安（或羟基脲），定期复查血常规，以不断调整剂量。
   - （2）白消安可引起骨髓抑制、皮肤色素沉着、勃起功能障碍、停经。
   - （3）向病人说明药物副作用，使之能坚持治疗。

六、健康教育

1. 向病人及家属讲解疾病知识，争取缓解时间延长。
2. 帮助病人建立长期养病生活方式，积极主动自我护理。
3. 给病人及家属讲解饮食调理的重要性，给病人提供高热量、高蛋白、高维生素、易消化的饮食，保证营养摄入。
4. 按医嘱坚持治疗，定期复查血常规和骨髓象。
5. 出现贫血加重、发热、脾大时，及时到医院就诊。

要点回顾

1. 急性白血病的临床表现主要有哪些？其发生的原因是什么？
2. 白血病确诊的重要依据有哪些？
3. 常见化疗药物的不良反应有哪些？
4. 慢性髓细胞白血病最突出的体征是什么？慢性髓细胞白血病首选的化疗药物是什么？

模拟试题栏——识破命题思路，提升应试能力

一、专业实务

A_1型题

1. 急性白血病病人出血的主要原因是
   A. 反复感染
   B. 弥散性血管内凝血
   C. 血小板质和量的异常
   D. 白血病细胞浸润
   E. 感染毒素对血管的损伤

A_2型题

2. 病人，男，21岁。诊断为急性白血病，经化疗后缓解期出现中枢神经系统白血病，其主要原因是
   A. 化疗疗程不足
   B. 免疫功能低下
   C. 对化疗药物不敏感
   D. 化疗药剂量不足
   E. 化疗药物不能通过血脑屏障

3. 病人，女，20岁。在急性白血病化疗期间发生尿酸性结石，护士对病人解释其发生的原因是
   A. 合并泌尿系感染
   B. 大量白血病细胞被破坏使血尿酸升高所致
   C. 化疗药物不良反应
   D. 合并肾衰竭
   E. 合并痛风

4. 病人，女，28岁。因反复发热、鼻出血10天入院，

查体：牙龈增生似海绵状，胸骨中下段压痛明显。血常规：血红蛋白60g/L，白细胞计数42×10⁹/L，血小板计数20×10⁹/L。骨髓象：原始细胞0.9%。入院3天后该病人发生肺部感染，主要原因是

A. 白血病细胞增多
B. 继发性营养不良
C. 成熟粒细胞缺乏
D. 长期贫血导致机体抵抗力下降
E. 骨髓造血功能衰竭

5. 病人，女，42岁。因白血病入院化疗3个周期后出现足趾麻木、腱反射消失等外周神经炎的表现，引起此副作用的化疗药物为

A. 长春新碱　　　　B. 泼尼松
C. 柔红霉素　　　　D. 多柔比星
E. 甲氨蝶呤

A₃/A₄型题

（6、7题共用题干）

病人，女，20岁。10天前开始出现发热、乏力、牙龈出血，肝脾轻度增大，颈部淋巴结肿大，伴关节痛，血红蛋白60g/L，白细胞计数35×10⁹/L，血小板计数80×10⁹/L。

6. 首先考虑该病人是

A. 风湿热　　　　B. 病毒感染
C. 急性白血病　　D. 类风湿性关节炎
E. 系统性红斑狼疮

7. 病人肝、脾和淋巴结肿大的原因是

A. 全身感染　　　B. 体循环淤血
C. 免疫反应　　　D. 白血病细胞浸润
E. 肝、脾和淋巴结肿瘤

二、实践能力

A₁型题

8. 再生障碍性贫血与白血病共同的临床表现须除外

A. 贫血　　　　B. 出血
C. 感染　　　　D. 肝、脾、淋巴结肿大
E. 颅内出血

9. 与白血病发病无关的是

A. 药物化学因素　B. 免疫功能亢进
C. 物理因素　　　D. 生物因素
E. 遗传因素

A₂型题

10. 病人，男，43岁。慢性髓细胞白血病，脾大至脐平，白细胞50×10⁹/L，血红蛋白105g/L，血小板450×10⁹/L。护士健康教育时应向病人特别强调的是

A. 劳逸结合　　　B. 按时服药
C. 保持情绪稳定　D. 避免腹部受压
E. 预防感冒

11. 病人，男，55岁。患急性淋巴细胞白血病，医嘱静脉注射长春新碱，护理措施错误的是

A. 静脉注射时边抽回血边注药
B. 外周静脉应选择粗直的
C. 首选中心静脉
D. 注射药物前，先用生理盐水冲管，确定针头在静脉内方能注入
E. 输注时若发现外渗，立即拔管

12. 病人，男，20岁。患急性淋巴细胞白血病入院。治疗方案中有环磷酰胺。在化疗期间要特别加强监测的项目是

A. 心率　　　B. 血压　　　C. 脱发
D. 血常规　　E. 食欲

13. 病人，男，40岁。因"乏力、食欲减退、消瘦1个月余，伴发热1周"收入院。行化疗后出现恶心，但无呕吐。血常规检查：白细胞2×10⁹/L，血小板150×10⁹/L。该病人的护理问题不包括

A. 有感染的危险
B. 营养失调：低于机体需要量
C. 活动耐力下降
D. 舒适度改变：发热、恶心
E. 潜在并发症：颅内出血

14. 病人，男，30岁。低热、乏力伴左上腹肿块半年，查体肝肋下3.5cm，脾肋下9cm。血常规：血红蛋白84g/L，白细胞100×10⁹/L。骨髓象：原始粒细胞3%，Ph染色体阳性，正确治疗应为

A. DA方案　　　　B. HOAP方案
C. VP方案　　　　D. 羟基脲
E. 脾切除

A₃/A₄型题

（15～17题共用题干）

病人，女，30岁。因"无明显诱因出现乏力伴胸闷、气急，活动后症状加重3周"就诊，实验室检查：血红蛋白78g/L，白细胞61.8×10⁹/L，血小板183×10⁹/L，异常细胞86%。为进一步诊治收入血液科病房。

15. 为明确诊断，需行骨髓穿刺术。护士对病人解释穿刺的注意事项时，错误的内容是

A. 目的是帮助明确诊断
B. 穿刺时需采取膝胸卧位
C. 穿刺后可能会有酸胀的感觉

D. 穿刺后2～3天内不宜洗澡
E. 可以正常活动，不影响生活规律
16. 病人被确诊为急性单核细胞白血病，即予DAH方案化疗（柔红霉素、阿糖胞苷、高三尖杉酯碱）。应用化疗药物后，护士应重点观察的是
A. 心脏毒性表现
B. 骨髓抑制表现
C. 注射部位局部表现
D. 膀胱毒性表现
E. 神经毒性表现
17. 病人应用柔红霉素、高三尖杉酯碱做化疗。静脉滴注该药物时的最佳滴数是低于
A. 20滴/分 B. 40滴/分
C. 50滴/分 D. 60滴/分
E. 70滴/分

第6节 血友病

一、概述
1. 血友病是一组遗传性凝血因子缺乏的出血性疾病。
2. 血友病的临床主要表现为自发性关节腔和组织出血，以及出血导致的畸形。
3. 血友病分为血友病A（Ⅷ因子缺乏）、血友病B（Ⅸ因子缺乏）、遗传性凝血因子Ⅺ缺乏症，以血友病A最常见。

二、病因和发病机制
1. 血友病为遗传性疾病，多数情况是男性患病，女性作为缺陷基因携带者。
2. 血友病的病理机制为凝血因子基因缺陷导致其水平和功能低下，而使血液不能正常凝固。

三、临床表现
1. 出血
   - （1）最主要的临床表现。自发性或轻微损伤后出血不止。
   - （2）血友病A最严重，血友病B次之。
   - （3）具有以下特征
     1) 出生即有，伴随终身。
     2) 软组织或深部肌肉内血肿最常见。
     3) 负重关节（如膝、踝关节等）腔内反复出血甚为突出。
2. 血肿压迫的表现
   - （1）血肿致周围神经受压，局部疼痛、麻木及肌肉萎缩。
   - （2）咽喉部及颈部出血及血肿形成可致呼吸困难甚至窒息。
   - （3）压迫输尿管致排尿障碍。

四、辅助检查
1. 血常规及血小板功能
2. 筛查试验
   - （1）出血时间、凝血酶原时间和血小板计数。
   - （2）活化部分凝血活酶时间（APTT），凝血酶原消耗及简易凝血酶生成试验。
3. 确诊试验 凝血酶生成试验及纠正试验有助于诊断及分类鉴别。

五、治疗要点
1. 无根治方法，需终身治疗。
2. 替代治疗
   - （1）最有效治疗方法。将缺乏的凝血因子提高到止血水平，以防止出血。
   - （2）补充凝血因子。
   - （3）预防性治疗是最好的治疗方式。
   - （4）原则：尽早、足量和维持足够时间。

六、护理问题
1. 组织完整性受损 与凝血因子缺乏有关。
2. 疼痛：肌肉、关节疼痛 与肌肉组织血肿或关节腔积血有关。

3. 有废用综合征的危险　与反复多次关节腔出血有关。
4. 焦虑　与终身出血倾向、丧失劳动能力有关。

七、护理措施

1. 出血的护理
   - （1）防止外伤，预防出血
     1) 不要过度负重或做剧烈的接触性运动。
     2) 当使用刀、剪、锯等工具时应戴手套。
     3) 避免手术治疗，必须手术时，应根据手术大小调节补充凝血因子的用量。
   - （2）用药方式选择
     1) 尽量采用口服用药，不用或少用肌内注射、静脉注射。
     2) 在注射完毕至少压迫针刺部位5分钟，不使用静脉留置套管针，以免针刺点出血。
   - （3）保护黏膜，防止出血
     1) 注意口腔卫生，避免拔牙。
     2) 不食带骨、刺及油炸的食物，避免刺伤消化道黏膜。

2. 关节的护理
   - （1）急性期为避免出血加重，促进关节腔内血液的吸收，应予局部制动并保持肢体功能位，勿使患肢负重。
   - （2）出血控制后，帮助病人进行主动或被动关节活动。与病人一起制订活动计划，使其主动配合。

3. 病情观察
   - （1）观察有无肌肉及关节血肿的表现。
   - （2）监测生命体征，观察有无呕血、咯血等内脏出血的征象。
   - （3）有无颅内出血的表现，如头痛、呕吐、瞳孔不对称，甚至意识障碍等。

4. 用药护理
   - （1）凝血因子应在取回后立即输注。
   - （2）使用冷沉淀物或冷冻血浆时，应在37℃温水中10分钟内融化，并尽快输入。
   - （3）输注过程中观察有无输血反应。
   - （4）禁忌使用阿司匹林、双嘧达莫等抑制血小板聚集或使血小板减少的药物，以免加重出血。

八、健康教育

1. 介绍疾病相关知识，鼓励病人及家属积极配合治疗和康复。
2. 避免使用阿司匹林、双嘧达莫，以免增加出血频率及出血程度。
3. 避免剧烈的接触性运动，以减少外伤和出血的危险。
4. 注意口腔卫生，防止由拔牙等而引起出血。
5. 教会病人自我监测出血情况及应急处理方法，及时就医。
6. 外出远行时，应携带写明血友病的病历卡，以备出现意外时能得到及时处理。
7. 宣传遗传咨询、婚前检查、产前诊断能减少血友病胎儿的出生率。

> **要点回顾**
> 1. 血友病的主要临床表现。
> 2. 血友病的实验室检查指标。
> 3. 血友病病人输注凝血因子制品的注意事项。

○● 模拟试题栏——识破命题思路，提升应试能力 ●○

一、专业实务

A₁型题

1. 抗血友病因子是
   A. 凝血因子Ⅵ　　B. 凝血因子Ⅸ
   C. 凝血因子Ⅺ　　D. 凝血因子Ⅹ
   E. 凝血因子Ⅶ

2. 凝血因子缺乏病人最适合输入的血液制品是
   A. 新鲜血浆　　B. 冰冻血浆
   C. 干燥血浆　　D. 红细胞悬液
   E. 血小板浓缩悬液

二、实践能力

A₂型题

3. 病人，男，16岁。幼时即被诊断患有血友病，对其治疗和护理的做法不妥的是
   A. 可输新鲜血、血浆，补充缺乏的凝血因子
   B. 颈部或喉部软组织出血时，观察呼吸道是否通畅
   C. 关节腔出血时，应避免活动，早期可加压冷敷或压迫止血，并固定患肢
   D. 平时活动要适量、行走、慢跑、持重物时间不宜过长
   E. 头痛、发热时服用阿司匹林

第7节 弥散性血管内凝血

一、概述 弥散性血管内凝血（DIC）是一种发生在许多疾病基础上，由致病因素激活凝血及纤溶系统，导致全身微血管血栓形成，凝血因子大量消耗并继发纤溶亢进，引起全身出血及微循环障碍的临床综合征。

二、病因
1. 感染性疾病 最多见，常见的有败血症、斑疹伤寒、流行性出血热、重症肝炎、麻疹和脑型疟疾等。
2. 恶性肿瘤 次之，常见的有急性白血病、淋巴瘤、胰腺癌、肝癌、肾癌、肺癌及脑肿瘤等。
3. 病理产科 胎盘早剥、羊水栓塞、感染性流产、死胎滞留、重症妊娠高血压等。
4. 手术及创伤 少见，如广泛性手术、大面积烧伤、严重创伤、毒蛇咬伤。
5. 其他 几乎涉及各系统。

三、发病机制
1. 微血栓形成是DIC的基本和特异性病理变化。
2. 其发生部位广泛，多见于肺、肾、脑、心、肾上腺、肝、胃肠道及皮肤、黏膜等部位。
3. 主要为纤维蛋白血栓及纤维蛋白-血小板血栓。

四、临床表现

1. 分型及分期
   - （1）DIC按起病急缓、病情轻重分为3型：急性型、亚急性型、慢性型。
   - （2）按发展过程分为：高凝血期、消耗性低凝血期、继发性纤溶亢进期。

2. 出血倾向
   - （1）最常见的症状。突然发生，为自发性、多发性的出血。
   - （2）多见于皮肤、黏膜、伤口及穿刺部位出血，其次为内脏出血，如咯血、呕血、血尿，重者可发生颅内出血。

3. 低血压、休克或微循环衰竭
   - （1）一过性或持续性血压下降。
   - （2）早期即出现肾、肺、脑等器官功能不全，表现为肢体湿冷、少尿、呼吸困难、发绀及神志改变等。

4. 微血管栓塞。
5. 微血管病性溶血。

五、辅助检查
1. 消耗性凝血障碍方面的检测 血小板减少、凝血酶原时间（PT）延长。
2. 继发性纤溶亢进方面的检测 D-二聚体水平升高或阳性、3P试验阳性。

六、治疗要点

1. 治疗基础疾病，消除诱因
   - （1）救治DIC的前提和基础。
   - （2）抗感染、治疗肿瘤；纠正缺氧、缺血及酸中毒等。

2. 抗凝治疗
   - （1）首选肝素抗凝。
   - （2）急性期，通常给予肝素钠10 000～30 000U/d，用量每6小时不超过5000U，静脉滴注，根据病情连用3～5日。
   - （3）目前临床已广泛使用低分子肝素治疗。一旦病因消除，DIC被控制，应及早停用肝素。

3. 补充所减少的血浆凝血因子及血小板，应用低分子右旋糖酐及抗纤溶药等。
4. 溶栓治疗 主要用于DIC后期。

七、护理问题
1. 组织灌注量改变 与弥散性血管内凝血有关。
2. 潜在并发症：出血、多器官功能衰竭。

八、护理措施

1. 一般护理
   - （1）卧床休息，根据病情选择合适的体位，休克时取中凹位。
   - （2）加强皮肤的护理，预防压疮。
   - （3）保持呼吸道通畅，给氧。

2. 病情观察 {（1）监测病人生命体征，注意神志、尿量的变化，观察皮肤温度、颜色。
（2）有无各器官栓塞的症状和体征。

3. 抢救配合与护理 {（1）迅速建立两条静脉通道，注意维持静脉通道通畅。
（2）用药护理：遵医嘱使用肝素抗凝。{1）观察出血减轻或加重情况。
2）监测凝血酶原时间以指导用药。
3）肝素过量致出血时，可采用鱼精蛋白静脉注射。
4）肝素抗凝过程中，补充新鲜凝血因子，注意观察输血反应。

九、健康教育

1. 介绍疾病相关知识，解释反复实验室检查的必要性及重要性，特殊治疗的意义和不良反应，让病人及家属配合治疗。
2. 保证充足的休息和睡眠。
3. 提供营养饮食，循序渐进地增加运动，促进身体康复。

要点回顾

1. DIC最常见的病因。
2. DIC血液学检查特点。
3. DIC抗凝治疗常用药物及用药指导。

● ○ **模拟试题栏——识破命题思路，提升应试能力** ○ ●

实践能力

A₁型题

1. 引起弥散性血管内凝血最常见的原因是
   A. 严重感染　　　B. 严重创伤
   C. 恶性肿瘤　　　D. 休克
   E. 高血压

2. 弥散性血管内凝血最常见的表现是
   A. 休克　　　　　B. 出血
   C. 溶血　　　　　D. 栓塞
   E. 感染

A₃/A₄型题

（3~5题共用题干）

病人，男，50岁。1天前被毒蛇咬伤，护士在观察病情时发现病人神志模糊，脉细速，呼吸急促，已5小时未排尿，血压75/55mmHg，注射部位见大片瘀斑。检查：血小板$35×10^9$/L，3P试验阳性，凝血酶原时间延长。

3. 最可能发生的情况是
   A. 弥散性血管内凝血　B. 血管损伤
   C. 血小板减少　　　　D. 血小板减少性紫癜
   E. 纤维蛋白合成障碍

4. 目前首优护理问题是
   A. 排尿障碍　　　　B. 营养失调
   C. 组织完整性受损　D. 气体交换受损
   E. 组织灌注量改变

5. 为了控制病情，可使用
   A. 糖皮质激素　　　B. 肝素
   C. 维生素K　　　　D. 氨甲苯酸
   E. 巴曲酶

（李　凤）

第7章 内分泌与代谢性疾病病人的护理

考点提纲栏——提炼教材精华，突显高频考点

第1节 常见症状护理

一、**消瘦** 体重低于标准体重的10%或体重指数（BMI）＜18.5kg/m²。常见于甲状腺功能亢进症、1型糖尿病、肾上腺皮质功能减退症、神经性厌食症等。

1. 护理评估
   - （1）健康史
     1）消化系统疾病：消化性溃疡、肝硬化、胃癌等。
     2）内分泌及代谢性疾病：甲状腺功能亢进症、1型糖尿病等。
     3）恶性肿瘤：短期内体重明显下降。
   - （2）身体状况
     1）皮下脂肪减少、肌肉萎缩、皮下静脉显露、皮肤干燥等。
     2）轻度消瘦表现为精神萎靡、食欲减退、记忆力下降等。
     3）重度消瘦表现为反应迟钝、淡漠、体位性晕厥等。
     4）女性病人可出现月经失调或闭经、不孕。
   - （3）辅助检查：评估血糖、肾上腺皮质功能、甲状腺功能等。

2. 护理诊断/问题 营养失调：低于机体需要量 与营养摄入不足或消耗过多有关。

3. 护理措施
   - （1）休息：对重度消瘦者给予适当的生活照顾以减轻其体力消耗。
   - （2）饮食
     1）给予高热量、高蛋白、易消化食物。
     2）开始时少量多餐，逐渐过渡到正常饮食。
     3）对不能经口进食者可采用鼻饲。
     4）对重度消瘦者可遵医嘱静脉补充营养液，如脂肪乳剂、氨基酸等。
   - （3）心理护理
     1）解释消瘦对机体健康的影响，纠正病人对消瘦的错误认识。
     2）对神经性厌食者帮助消除心理上的障碍，建立正确的进食行为。

二、**肥胖** 体内脂肪堆积过多和（或）分布异常，体重超过标准体重的20%或体重指数（BMI）＞25kg/m²。

1. 护理评估
   - （1）健康史评估
     1）了解病人有无肥胖家族史和内分泌疾病史。
     2）了解肥胖发生的年龄。
     3）了解病人的饮食、运动习惯。
   - （2）身体状况
     1）单纯性肥胖：①与摄食过多或运动过少有关，并有一定的遗传倾向。②幼年期发病者，脂肪分布均匀，脂肪细胞数量增多，常引起终身性肥胖，有时可有外生殖器发育迟缓。③成年后发病者，脂肪细胞不变，但胞体肥大，治疗效果较前者为佳。
     2）继发性肥胖：①与某些内分泌疾病有关，脂肪分布有显著特征性。②肾上腺皮质功能亢进：向心性肥胖，以面部、肩背部、腰部最显著。③下丘脑病变：肥胖性生殖无能综合征，表现为大量脂肪积聚在面部、腹部、臀部及大腿，性器官和第二性征发育不全等。
   - （3）辅助检查：评估血糖、血脂、垂体功能、甲状腺功能等。

2. 护理诊断/问题 营养失调：高于机体需要量 与遗传、体内激素调节紊乱、饮食习惯不良、活动量少等有关。

3. 护理措施
   - （1）饮食护理
     1）根据具体情况限制总热量，避免进食高热量食物。
     2）重度肥胖者予低脂、低糖、低盐、高纤维素、适量蛋白质饮食。
     3）有强烈饥饿感时予低热量蔬菜如黄瓜、芹菜、冬瓜等以增加饱腹感。
     4）建立良好的进食习惯，如增加咀嚼次数，减慢进食速度。
   - （2）运动疗法
     1）根据具体情况选择有氧运动。
     2）循序渐进，持之以恒。
   - （3）心理护理：病人若有自卑、焦虑、抑郁等负性情绪，及时给予心理疏导。

4. 健康教育
   1）单纯性肥胖的预防应从幼年开始，调节饮食，加强体育锻炼，必要时遵医嘱应用减肥药物。
   2）树立现代健康观念，继发性肥胖者，治疗原发病。

要点回顾
1. 消瘦、肥胖的判断标准。
2. 对消瘦者的饮食指导。

模拟试题栏——识破命题思路，提升应试能力

一、专业实务

A_2型题

1. 病人，女，30岁。查体：身高163cm，体重42kg。护士评估其属于
   A. 体重过低　　B. 体重正常
   C. 超重　　　　D. 肥胖
   E. 偏胖

2. 病人，女，18岁。身高小于135cm，上下部量比例适当，骨龄落后；面容幼稚、皮肤细腻、第二性征缺如，智力正常，诊断为生长激素缺乏性侏儒症。与该病相关的原因是
   A. 糖皮质激素分泌过多
   B. 甲状腺素分泌不足
   C. 性激素分泌不足
   D. 促甲状腺素分泌过多
   E. 生长激素及生长激素释放激素缺乏

二、实践能力

A_1型题

3. 关于肥胖的护理，以下措施错误的是
   A. 宣传肥胖的危害性
   B. 指导病人体育锻炼
   C. 遵医嘱给予减肥药
   D. 改善进食行为
   E. 必须长期严格控制每日总热量

第2节 单纯性甲状腺肿

一、概述
1. 单纯性甲状腺肿是非炎症性或非肿瘤性甲状腺肿大，不伴甲状腺功能异常。
2. 以散发为主，约占人群的5%，随年龄增加患病率增加，女：男=（3~5）：1。
3. 若某地儿童发病率超过10%，称为地方性甲状腺肿。

二、病因与发病机制
1. 碘缺乏 是地方性甲状腺肿的主要原因。
2. 甲状腺激素（TH）合成或分泌障碍
   （1）摄入碘过多。
   （2）服用致甲状腺肿的物质或药物。
   （3）先天性TH合成障碍。
3. TH需要量增加 妊娠、哺乳、青春期等。
4. 遗传和环境因素。

三、临床表现

1. 甲状腺肿大　轻中度弥漫性肿大，表面光滑、质软、无压痛。
2. 压迫症状
   - （1）压迫气管：咳嗽、呼吸困难。
   - （2）压迫食管：吞咽困难。
   - （3）压迫喉返神经：声音嘶哑。
   - （4）压迫上腔静脉：面部青紫、水肿、颈部与胸部浅静脉扩张。
3. 呆小症　自幼碘缺乏严重。
4. 碘甲状腺功能亢进　摄入过多碘。

四、辅助检查

1. 甲状腺功能检查　血清TH（T_3、T_4）、促甲状腺激素（TSH）基本正常。
2. 甲状腺摄^{131}I率及T_3抑制试验　摄^{131}I率增高但无高峰前移，可被T_3抑制。
3. 甲状腺超声检查　可明确甲状腺肿的特征和程度，为本病的首选检查。可见均匀分布的弥漫性结节性甲状腺肿。
4. 甲状腺扫描　评价碘在甲状腺组织内部吸收情况。

五、治疗要点

1. 一般无需治疗，主要是改善碘营养状态。
2. 病因治疗
   - （1）碘缺乏所致者，补充碘剂。地方性甲状腺肿地区，采用碘化食盐是目前公认的预防碘缺乏病的有效措施。
   - （2）由摄入致甲状腺肿物质所致者，停用后甲状腺肿一般可自行消失。
   - （3）无明显原因单纯性甲状腺肿者，采用甲状腺制剂补充内源性甲状腺激素不足，抑制TSH，如左甲状腺素。
3. 手术治疗　出现压迫症状、药物治疗无好转或疑有甲状腺结节癌时。

六、护理诊断/问题

1. 体像紊乱　与颈部外形异常有关。
2. 知识缺乏：缺乏单纯性甲状腺肿的防治知识。

七、护理措施

1. 一般护理
   - （1）增加碘摄入：多吃海带、紫菜等海产品及含碘丰富的食物，烹调食物尽量使用碘盐。
   - （2）避免摄取过多抑制TH合成的物质或药物
     - 1）食物：花生、萝卜、菜花、菠菜等。
     - 2）药物：硫氰酸钾、保泰松、碳酸锂等。
2. 病情观察　观察甲状腺质地、肿大程度、有无结节及压痛，有无局部压迫症状。
3. 用药护理
   - （1）指导病人遵医嘱准确服药，不可擅自停药、随意增多和减少。
   - （2）观察甲状腺药物治疗效果和不良反应。
   - （3）如出现心动过速、呼吸急促、食欲亢进、怕热多汗、腹泻等甲状腺功能亢进症表现，应及时报告医生处理。
   - （4）结节性甲状腺肿病人避免大剂量使用碘治疗，以免诱发碘甲状腺功能亢进症。
4. 心理护理
   - （1）注意病人是否有自卑、焦虑、抑郁等情况，一旦发现及时给予心理疏导。
   - （2）教会病人适当自我修饰以增加病人心理的舒适度和美感。

八、健康教育

1. 饮食指导
   - （1）多进食含碘丰富的食物。
   - （2）补充碘盐，是预防缺碘性地方性甲状腺肿最有效的措施。避免摄入阻碍TH合成的食物。
2. 用药指导
   - （1）使用甲状腺制剂时应坚持长期服药，以免停药后复发。
   - （2）避免服用硫氰酸盐、保泰松、碳酸锂等阻碍TH合成的药物。
3. 防治指导
   - （1）地方性甲状腺肿流行区的居民，WHO推荐成年人每日摄碘量为150μg。
   - （2）处于妊娠期、哺乳期、青春期者，应增加碘摄入量。

要点回顾

1. 地方性甲状腺肿最主要的原因。
2. 单纯性甲状腺肿病人的甲状腺局部表现。
3. 单纯性甲状腺肿病人的饮食护理。

模拟试题栏——识破命题思路，提升应试能力

一、专业实务

A₁型题

1. 关于单纯性甲状腺肿错误的描述是
   A. 轻度或中度肿大
   B. 有压痛
   C. 质软
   D. 重度肿大者可出现压迫症状
   E. 无震颤和血管杂音

A₂型题

2. 病人，男，23岁。地方性甲状腺肿流行区的居民，地方性甲状腺肿的主要原因是
   A. 摄碘过多　　　B. 碘缺乏
   C. 服用硫脲类药物　D. 服用嘧啶类药物
   E. 先天性甲状腺素合成不足

3. 病人，女，25岁。因甲状腺肿大就诊，查体：甲状腺Ⅲ度肿大，无结节，TSH在正常范围，甲状腺功能正常，可能的诊断是
   A. 甲状腺功能亢进症
   B. 单纯性甲状腺肿
   C. 慢性甲状腺炎
   D. 甲状腺功能减退症
   E. 亚急性甲状腺炎

二、实践能力

A₂型题

4. 病人，女，33岁。单纯性甲状腺肿，出现压迫症状，行左甲状腺大部切除术后当晚，夜班护士巡视发现病人饮水呛咳，声调降低。估计最有可能的原因是
   A. 喉上神经内侧支损伤
   B. 喉上神经外侧支损伤
   C. 喉上神经内外侧支损伤
   D. 喉返神经损伤
   E. 甲状旁腺损伤

第3节　甲状腺功能亢进症

一、概述

1. **定义**　甲状腺功能亢进症（甲亢）是指各种原因导致的甲状腺功能增强，从而分泌过多甲状腺激素的临床综合征。
2. **分类**　Graves病（GD，毒性弥漫性甲状腺肿）、多结节性甲状腺肿伴甲状腺功能亢进症、高功能腺瘤、碘甲亢等，以毒性弥漫性甲状腺肿最常见，为本节主要阐述内容。
3. 女性多见，各年龄组均可发病，高发年龄为20～50岁。

二、病因

1. **自身免疫（主要病因）**　T、B淋巴细胞功能缺陷，合成多种针对自身甲状腺抗原的抗体（TSAb），如甲状腺刺激免疫球蛋白等。

> **锦囊妙"记"**　几种常见的由免疫因素所致疾病总结
> 甲状腺功能亢进症、急性感染性多发性神经炎、特发性血小板减少性紫癜、肾病综合征、干燥综合征、类风湿性关节炎、系统性红斑狼疮等。

2. 遗传因素　该病有家族性发病倾向。

3. 诱发因素　感染、创伤、精神刺激、劳累等为常见诱因，可引起机体免疫稳定性受损。有遗传性免疫监护和调节功能缺陷者易发病。

三、临床表现

1. 甲状腺毒症表现

（1）高代谢综合征
  1）TH增多促进营养物质代谢，产热与散热均明显增加。
  2）出现怕热、多汗、皮肤温暖潮湿、低热、多食易饥、体重下降等。

（2）精神、神经系统
  1）神经过敏，多言多动，易激动、烦躁、紧张、焦虑、失眠等。
  2）腱反射亢进，伸舌和双手向前平伸时有细震颤。
  3）注意力不集中、记忆力减退。

（3）心血管系统
  1）心悸、胸闷、气短。
  2）持续性心动过速，睡眠和休息时有所降低但仍高于正常。
  3）收缩压增高、舒张压下降，脉压增大（周围血管征：水冲脉）。
  4）心律失常，以心房颤动最常见。
  5）重者出现严重心律失常、心脏扩大、心力衰竭，称甲状腺功能亢进性心脏病。

> **锦囊妙"记"**　几种常见的脉压增大的疾病
> 动脉粥样硬化、主动脉瓣关闭不全、严重贫血、甲状腺功能亢进、高血压性心脏病等。

（4）消化系统
  1）食欲亢进、消瘦，严重者出现恶病质表现。
  2）胃肠道蠕动快，大便频繁，甚至慢性腹泻。

（5）运动系统
  1）部分病人有肌无力、肌萎缩、行动困难，称慢性甲亢性肌病。
  2）甲状腺毒症性周期性瘫痪，多见于青年男性，可伴重症肌无力。

（6）血液系统
  1）白细胞总数偏低、血小板寿命缩短，可出现紫癜。
  2）部分病人可出现轻度贫血。

（7）生殖系统
  1）女性月经稀少及闭经。
  2）男性勃起功能障碍、乳腺发育。
  3）男女生育力均下降。

2. 甲状腺肿大
  （1）甲状腺呈现弥漫性、对称性肿大，随吞咽上下移动，质软无压痛。肿大程度与甲状腺功能亢进症轻重无明显关系。
  （2）甲状腺血流增多，有震颤及血管杂音，为GD的特异性体征。

3. 眼征
  （1）单纯性突眼（良性突眼）
    1）与交感神经兴奋性增加，眼外肌群及上睑肌张力增高有关。
    2）治疗后可以缓解。
  （2）浸润性突眼（恶性突眼）
    1）与自身免疫有关，眼球后水肿，免疫复合物在球后堆积，突眼度>18mm。
    2）主诉怕光、视力减退，角膜外露，易受外界刺激，引起充血水肿、感染，重者失明。

4. 甲状腺危象（甲亢危象）
  （1）系病情恶化时的严重综合征，可危及生命。
  （2）与短时间内大量T_3、T_4释放入血有关。
  （3）诱因：感染、严重的精神刺激、^{131}I治疗反应、手术准备不充分等。
  （4）临床表现
    1）体温≥39℃，心率≥140次/分。
    2）恶心、畏食、呕吐、腹泻、大汗、休克等。
    3）神情焦虑、烦躁、嗜睡或谵妄、昏迷等。
    4）可合并心力衰竭、肺水肿等。

四、辅助检查

1. 血清甲状腺激素测定
  （1）血清总T_3、总T_4（TT_3、TT_4）：甲状腺功能基本筛选试验，不受外来碘干扰，甲状腺功能亢进症时增高。
  （2）血清游离甲状腺素（FT_4）、游离三碘甲状腺原氨酸（FT_3）：不受血中甲状腺结合球蛋白（TBG）影响，是诊断甲状腺功能亢进症的首选指标。

2. 促甲状腺激素 { (1) TSH是反映甲状腺功能最敏感的指标。
   （TSH）测定   (2) 甲亢时TSH降低。

3. 促甲状腺激素释放激 { (1) TRH给药后TSH增高可排除甲状腺功能亢进症。
   素（TRH）兴奋试验   (2) 试验安全，可用于老人及心脏病病人。

4. 甲状腺^{131}I摄取率 { (1) 甲状腺^{131}I摄取率测定是甲状腺功能亢进症诊断的传统方法。
                    (2) 甲状腺功能亢进症时摄^{131}I率增高、高峰前移。

5. TSH受体抗体 { (1) TRAb是诊断GD的重要指标之一。
   （TRAb）测定 (2) 其可判断病情活动与复发情况。
                (3) 其可作为停药及判断预后的重要指标。

五、治疗要点

1. 抗甲状腺药物（ATD）
   - （1）应用抗甲状腺药物是甲状腺功能亢进症治疗的基础措施。
   - （2）机制：抑制甲状腺过氧化物酶，阻断TH合成，具有一定的免疫抑制作用。
   - （3）种类
     - 1) 硫脲类：甲硫氧嘧啶（MTU）、丙硫氧嘧啶（PTU）。临床首选丙硫氧嘧啶，该药可抑制T_4转变为T_3。
     - 2) 咪唑类：甲巯咪唑（MMI）、卡比马唑（CMZ）。
   - （4）适应证
     - 1) 轻、中度病人。
     - 2) 甲状腺轻、中度肿大者。
     - 3) 年龄小于20岁、孕妇、高龄或由于其他严重疾病不宜手术者。
     - 4) 术前或^{131}I治疗前的准备。
     - 5) 术后复发而不宜用^{131}I治疗者。
   - （5）药物副作用
     - 1) 粒细胞缺乏症：白细胞<3×10^9/L或中性粒细胞<1.5×10^9/L时，应考虑停药。
     - 2) 其他：皮疹、中毒性肝病、血管炎等，严重者应停药。

2. 放射性^{131}I治疗
   - （1）机制：^{131}I释放β射线破坏甲状腺腺泡上皮，减少TH的合成与释放。
   - （2）适应证：30岁以上、不能用药物或手术治疗或复发者。
   - （3）禁忌证：禁用于妊娠哺乳妇女、肝肾功能差、活动性结核者。
   - （4）可致永久性甲状腺功能减退症，需用TH替代治疗。
   - （5）主要并发症：甲状腺功能减退、甲状腺危象。

3. 手术治疗
   - （1）常用甲状腺大部切除术。
   - （2）禁忌证：青少年病人、症状较轻、老年病人或有严重器质性疾病不能耐受手术者。

4. 甲状腺危象防治
   - （1）避免和去除诱因，尤其是做好防治感染和做好充分的术前准备。
   - （2）治疗
     - 1) 抑制TH合成及抑制T_4转换为T_3：首选丙硫氧嘧啶。
     - 2) 抑制TH释放入血：可选用碘化钠或复方碘液。
     - 3) β受体阻滞剂：普萘洛尔，可抑制外周组织T_4转换为T_3。
     - 4) 糖皮质激素：氢化可的松。
     - 5) 降低和清除血浆TH：血液透析、腹膜透析、血浆置换。
     - 6) 对症治疗：降温、给氧、防治感染、并发症治疗等。

六、护理诊断/问题

1. 营养失调：低于机体需要量　与代谢率增高致代谢需求大于摄入有关。
2. 活动耐力下降　与蛋白质分解增加、甲状腺功能亢进性心脏病、肌无力等有关。
3. 体像紊乱　与突眼和甲状腺肿大引起的身体外观改变有关。
4. 组织完整性受损　与浸润性突眼有关。
5. 潜在并发症：甲状腺危象。

七、护理措施

1. 一般护理
- （1）休息
  - 1）保持环境安静舒适，室温保持在20℃左右，避免强光和噪声等刺激。
  - 2）重症病人或有心律失常者应绝对卧床休息。
- （2）饮食护理
  - 1）给予高热量、高蛋白、高维生素饮食。
  - 2）限制高纤维素饮食，以减少排便次数。
  - 3）避免饮用浓茶、咖啡、酒等兴奋性饮料。
  - 4）避免进食含碘食盐或食物。
  - 5）戒烟对GD防治有重要意义。
  - 6）每日饮水2000～3000ml。

2. 病情观察
- （1）密切观察生命体征，尤其是心率和脉压。
- （2）每周测体重，评估体重变化。
- （3）注意有无甲状腺危象等并发症的发生，一旦发现，及时报告医生配合抢救。

3. 对症护理
- （1）突眼护理
  - 1）眼睛勿向上凝视，以免加剧眼球突出和诱发斜视。
  - 2）抬高头部、低盐饮食以减轻眼球后软组织水肿。
  - 3）常点眼药，外出时应戴深色眼镜，睡前涂眼膏、戴眼罩。
- （2）甲状腺危象护理
  - 1）避免诱因：避免感染、严重精神刺激、创伤等。
  - 2）病情监测：原有甲状腺功能亢进症症状加重，并出现发热（体温>39℃）、严重乏力、烦躁、多汗、心悸、心率>140次/分、食欲减退、恶心、呕吐、腹泻、脱水等警惕甲状腺危象发生。
  - 3）抢救配合：①绝对卧床休息，立即吸氧。②遵医嘱给药：丙硫氧嘧啶、复方碘溶液、β受体阻滞剂、氢化可的松等。③密切观察病情变化：定时测量生命体征、准确记录24小时出入量。④对症护理：高热者给予物理或药物降温。避免用阿司匹林等乙酰水杨酸类药物，因其可与甲状腺结合球蛋白结合而释放游离甲状腺激素，加重病情。

4. 用药护理
- （1）一般用药4周左右才开始有效，不得擅自中断或改变剂量。
- （2）注意观察药物疗效和副作用。

5. 心理护理
- （1）评估病人的心理状态，及时给予心理疏导。
- （2）告知突眼、甲状腺肿大等外貌改变随病情控制将得到改善，以消除病人的顾虑。

八、健康教育

1. 疾病知识指导
- （1）鼓励病人保持身心愉快，建立和谐的人际关系，避免精神刺激或过度劳累。
- （2）病人上衣领宜宽松，避免压迫甲状腺。严禁用手挤压甲状腺，以免导致TH分泌过多，加重病情。
- （3）指导突眼病人加强眼部护理。

2. 用药指导及病情监测
- （1）遵医嘱服药，不可随意减量或停药。
- （2）定期检测：服用抗甲状腺药物的初始3个月，每周查血常规1次，每隔1~2个月做甲状腺功能测定。脉搏减慢、体重增加是治疗有效的标志。
- （3）若出现高热、恶心、呕吐、不明原因腹泻、突眼加重等，警惕甲状腺危象的可能，应及时就诊。

3. 生育指导
- （1）对有生育需要的女性病人，应告知其妊娠可加重甲状腺功能亢进症，宜治愈后妊娠。
- （2）妊娠期甲亢病人：禁用^{131}I治疗，慎用普萘洛尔，选用丙硫氧嘧啶，产后如需继续服药，则不宜哺乳。

要点回顾

1. 甲状腺功能亢进症病人的高代谢综合征。
2. 甲状腺功能亢进症病人突眼的护理。
3. 抗甲状腺药物的副作用。
4. 甲状腺危象的临床表现。

模拟试题栏——识破命题思路，提升应试能力

一、专业实务

A₁型题

1. 甲状腺功能亢进症病人最常见的情绪改变是
   A. 神经过敏　　B. 抑郁
   C. 悲伤　　　　D. 激动、易怒
   E. 注意力不集中

A₂型题

2. 病人，男，20岁。诊断为甲状腺功能亢进症。查体：甲状腺Ⅰ度肿大。治疗首选
   A. 硫脲类药物　　B. 放射性碘治疗
   C. 手术治疗　　　D. β受体阻滞剂
   E. 肾上腺皮质激素

3. 病人，男，33岁。确诊甲状腺功能亢进症1年，甲状腺Ⅲ度肿大，待定手术治疗，空腹、安静、平卧位时，体温37.8℃，脉搏104次/分，血压130/90mmHg。该病人的基础代谢率是
   A. 33%　　B. 57%　　C. 44%
   D. 22%　　E. 25%

4. 病人，女，43岁。甲状腺功能亢进症病史2年，因"1周前上呼吸道感染，2天前发热、咳嗽、心悸症状加重"来诊。查体：体温39.8℃，脉搏140次/分；大汗淋漓，呕吐，腹泻，该病人最可能发生了
   A. 甲状腺危象　　B. 胃肠型感冒
   C. 甲亢性心脏病　D. 肺部感染
   E. 甲亢并发肺部感染

A₃/A₄型题

（5～7题共用题干）

病人，女，33岁。主诉近几个月来脾气急躁，易出汗、无力、手抖、失眠、多食，检查发现甲状腺呈弥漫性肿大，质软，有轻度突眼，颈部闻及血管杂音，测得基础代谢率+25%。

5. 初步诊断为
   A. 甲状腺功能亢进症
   B. 地方性甲状腺肿
   C. 甲状腺功能亢进性心脏病
   D. 生理性甲状腺肿
   E. 甲状腺危象

6. 最佳治疗方法是
   A. 手术治疗　　　B. 放射性¹³¹I治疗
   C. 普萘洛尔治疗　D. 地西泮治疗
   E. 甲巯咪唑治疗

7. 服上述药物过程中，下列哪项指导不正确
   A. 用药疗程长至1.5～2.0年
   B. 轻型药疹可用抗过敏药物缓解
   C. 开始服用时需每周检查血白细胞计数1次
   D. 用药后2周左右才开始有效
   E. 如发现白细胞计数3.5×10⁹/L要停药

二、实践能力

A₁型题

8. 抗甲状腺药物治疗过程中，须立即停药的情况是
   A. 甲状腺危象
   B. 粒细胞缺乏症
   C. 甲状腺功能亢进性心脏病
   D. 浸润性突眼
   E. 药物性甲状腺功能减退症

A₂型题

9. 病人，男，44岁。患甲状旁腺功能亢进症半年，服用甲巯咪唑治疗，同时应用糖皮质激素治疗突眼。眼部护理错误的是
   A. 睡眠时用眼罩　　B. 低盐饮食
   C. 外出戴有色眼镜　D. 经常以眼药水滴眼
   E. 头低仰卧位

10. 病人，女，35岁。心慌、多食、多汗、怕热、手抖4个月，确诊为甲状腺功能亢进症，目前使用抗甲状腺药物治疗。护士应特别注意观察药物哪种副作用
    A. 肾功能损害　　B. 肝功能损害
    C. 胃肠道反应　　D. 粒细胞减少
    E. 药疹

11. 病人，女，25岁。半年前诊断为甲状腺功能亢进症，给予咪唑类药物治疗，药物治疗有效的标志是
    A. 脉搏减慢，体重增加
    B. 脉搏增快，体重减轻
    C. 脉搏减慢，体重不变
    D. 脉搏增快，体重增加
    E. 脉搏减慢，体重减轻

12. 病人，女，19岁。甲状腺功能亢进症病史半年，近期压力较大，症状加重，护士为其触诊甲状腺以了解病情，以下视频所示几项操作正确的是

A. A项　　B. B项　　C. C项
D. D项　　E. E项

A₃/A₄型题

（13~15题共用题干）

病人，男，37岁。因甲状腺功能亢进症收入院治疗。昨日洗澡受凉出现高热、咳嗽，遵医嘱予以抗炎对症治疗。今晨突然出现烦躁不安、大汗淋漓、恶心、呕吐胃内容物3次，测体温39.4℃，脉搏142次/分，呼吸24次/分，血压128/90mmHg。

13. 出现病情加重的主要诱因是
    A. 体液不足　　B. 睡眠紊乱
    C. 烦躁不安　　D. 未规律用药
    E. 感染

14. 护士应首先采取的护理措施是
    A. 口腔护理
    B. 预防压疮
    C. 坚持治疗，不自行停药
    D. 将病人安置在安静低温的环境中
    E. 预防和尽快控制感染

15. 病人病情稳定后，护士指导心理护理错误的是
    A. 心率减慢、体重增加后立即停药
    B. 向病人家属解释病情
    C. 与病人交流鼓励其表达内心感受
    D. 指导病人家属勿提供兴奋、刺激的消息
    E. 理解同情病人，保持情绪稳定

第4节　甲状腺功能减退症

一、概述

1. 甲状腺功能减退症简称甲减，是由各种原因导致的低甲状腺激素（TH）血症或TH抵抗而引起的全身性低代谢综合征。
2. 成年型甲减多见于中年女性。
3. 起病于胎儿或新生儿的甲减称为呆小病，又称克汀病，常伴有智力障碍和发育迟缓。
4. 根据病变发生部位分为：原发性甲减（最常见）、中枢性甲减、甲状腺激素抵抗综合征。

二、病因及发病机制

1. 自身免疫损伤（最常见）　自身免疫性甲状腺炎引起的TH合成和分泌减少最常见。
2. 甲状腺破坏　甲状腺次全切除、^{131}I治疗等导致甲状腺功能减退。
3. 下丘脑和垂体病变　引起TRH和TSH产生和分泌减少。
4. 碘过量　引起具有潜在性甲状腺疾病者发生甲减。
5. 抗甲状腺药物的使用　如锂盐、硫脲类等可抑制TH合成。

三、临床表现

1. 一般表现
   - （1）症状：畏寒、乏力、少汗、体温偏低、食欲减退而体重不减。
   - （2）体征
     - 1）典型黏液性水肿表现：表情淡漠，面色苍白，皮肤干燥、粗糙脱屑，颜面、眼睑和手部皮肤水肿，毛发稀疏，眉毛外1/3脱落。
     - 2）少数病人指甲厚而脆，多裂纹，踝部呈非凹陷性水肿，手足掌面呈姜黄色。

2. 各系统表现
   - （1）精神、神经系统：智力低下、反应迟钝、嗜睡、精神抑郁等。重症者出现痴呆、幻觉、木僵、昏睡或惊厥。
   - （2）心血管系统：心动过缓、心脏增大。久病者易并发冠心病。
   - （3）消化系统：厌食、腹胀、便秘等，严重者可出现麻痹性肠梗阻。由于胃酸缺乏或维生素B₁₂吸收不良，可导致缺铁性贫血或恶性贫血。
   - （4）内分泌系统：性欲减退，女性病人常有月经过多或不育。男性病人可出现勃起功能障碍。
   - （5）肌肉与关节：肌肉软弱乏力，寒冷时可有暂时性肌强直、痉挛、疼痛等，偶见重症肌无力。

3. 黏液性水肿昏迷
   - （1）多见于病情严重者。
   - （2）诱因：寒冷、感染、手术、严重躯体疾病、中断TH替代治疗和使用麻醉、镇静剂等。

3. 黏液性水肿昏迷 ｛（3）表现：嗜睡，体温＜35℃，呼吸减慢，心动过缓，血压下降，四肢肌肉松弛，反射减弱或消失，甚至昏迷、休克，危及病人生命。

四、辅助检查

1. 一般检查 ｛（1）轻、中度正细胞正色素性贫血。
（2）血胆固醇、三酰甘油增高。

2. 甲状腺功能检查 ｛（1）血清TSH增高。
（2）TT_4、FT_4降低是诊断本病的必备指标。
（3）血清TT_3和FT_3在病重时降低。
（4）甲状腺摄^{131}I率降低。

3. TRH兴奋试验 ｛（1）血清TSH无增高反应者，提示为垂体性，延迟升高为下丘脑性。
（2）如血清TSH已经增高，TRH刺激后更高，提示原发性甲减。

4. 影像学检查　有助于判断病变部位。

五、治疗要点

1. 替代治疗 ｛（1）甲状腺功能减退症一般不能治愈，需用TH终生替代治疗。
（2）首选左甲状腺素（$L-T_4$）单药口服或甲状腺片口服。

2. 对症治疗 ｛（1）贫血：补充铁剂、维生素B_{12}、叶酸等。
（2）胃酸低：补充稀盐酸，与$L-T_4$合用方有效。

六、护理诊断/问题

1. 活动耐力下降　与甲状腺激素合成、分泌不足有关。
2. 体温过低　与机体基础代谢率降低有关。
3. 便秘　与代谢率降低及体力活动减少引起的肠蠕动减慢有关。
4. 潜在并发症：黏液性水肿昏迷。

七、护理措施

1. 一般护理 ｛（1）环境：调节室温在22～23℃，加强保暖，避免受凉。
（2）饮食：给予高蛋白、高维生素、低钠、低脂肪饮食，多饮水。
（3）皮肤：每日观察皮肤有无发红、发绀、起水疱或破损，一旦发现要及时处理，洗澡要避免使用肥皂。

2. 病情观察 ｛（1）观察神志、生命体征变化及全身黏液性水肿情况，每天记录病人体重。
（2）若体温低于35℃、呼吸浅慢、心动过缓、血压降低、嗜睡等，或出现口唇发绀、呼吸深长、喉头水肿等症状，应立即通知医生处理。

3. 对症护理
（1）便秘护理 ｛1）每天观察病人大便次数、性质、量，及时发现便秘、腹胀、腹痛等表现。
2）指导病人每天定时排便，为卧床病人创造良好的排便环境。
3）鼓励病人每天按摩腹部或散步、慢跑等，以促进胃肠蠕动和引起便意。
4）必要时根据医嘱给予轻泻剂。

（2）黏液性水肿昏迷的护理 ｛1）建立静脉通道，配合休克、昏迷的抢救。
2）保持呼吸道通畅、吸氧，必要时配合气管插管或气管切开。
3）监测生命体征和动脉血气分析，记录24小时液体出入量。
4）注意保暖，避免局部热敷，以免烫伤或加重循环障碍。

4. 用药护理 ｛（1）指导病人按时服用左甲状腺素片，注意观察有无药物服用过量的症状。
（2）替代治疗效果最佳的指标为血TSH恒定在正常范围内，长期替代者宜每6～12个月检测1次激素水平。

5. 心理护理。

八、健康教育

1. 疾病知识指导 { （1）解释病因，避免寒冷、感染、手术、使用麻醉剂、镇静剂等诱因。
（2）注意个人卫生，冬季保暖，少出入公共场所，预防感染和创伤。

2. 终身替代治疗 { （1）学会自我监测病情：病人应学会自我监测病情，尤其有心脏病、高血压、肾炎者，应注意调整剂量，不可随意减量或增量。
（2）出现嗜睡、体温＜35℃、呼吸减慢、低血压、心动过缓等，应及时就医。

3. 帮助病人识别黏液性水肿昏迷的征兆。

要点回顾

1. 甲状腺功能减退症的一般表现。
2. 甲状腺功能减退症首选疗法。
3. 黏液性水肿昏迷病人的表现。

模拟试题栏——识破命题思路，提升应试能力

一、专业实务

A₂型题

1. 病人，男，29岁。因甲状腺肿大就诊，查体：甲状腺Ⅱ度肿大，无结节，TSH在正常范围，甲状腺功能正常，可能的诊断是
   A. 甲状腺功能亢进症
   B. 单纯性甲状腺肿
   C. 慢性甲状腺炎
   D. 甲状腺功能减退症
   E. 亚急性甲状腺炎

2. 病人，女，30岁。近2个月来发现乏力、怕冷、体重增加、反应迟钝。查体：体温35.8℃，心率58次/分，黏液性水肿，血TSH升高，血FT₄降低，既往健康，诊断为甲状腺功能减退症，原发性甲状腺功能减退症最常见的原因是
   A. 自身免疫   B. 垂体肿瘤
   C. 缺碘   D. 碘摄入过多
   E. 各种原因导致的甲状腺破坏

二、实践能力

A₂型题

3. 病人，男，20岁。因双侧甲状腺肿大住院。甲状腺扫描可见弥漫性甲状腺肿，均匀分布。医生诊断为单纯性甲状腺肿，支持这一诊断的实验室检查结果是
   A. T₃、T₄升高，TSH降低
   B. T₃、T₄降低，TSH升高
   C. T₃、T₄升高，TSH正常
   D. T₃、T₄降低，TSH正常
   E. T₃、T₄正常，TSH正常

4. 病人，男，35岁。近一周来出现畏寒、乏力、少言、动作缓慢、食欲减退及记忆力减退、反应迟钝，入院检查后确诊甲状腺功能减退症，使用激素替代治疗时应首先使用
   A. 性激素   B. 甲状腺片
   C. 肾上腺皮质激素 D. 升压激素
   E. 促甲状腺素

5. 病人，男，50岁。患甲状腺功能减退症1年。家属主诉其记忆力严重减退、反应迟钝，经常猜疑别人，无法和家人进行和谐相处。目前该病人存在的主要心理问题是
   A. 恐惧   B. 焦虑
   C. 社交障碍   D. 角色混乱
   E. 体像紊乱

6. 病人，男，37岁。患甲状腺功能减退症。病人疲劳乏力，畏寒，体重增加。表情淡漠，面色苍白，眼睑水肿。皮肤粗糙脱屑，毛发和眉毛脱落。最符合该病人的护理诊断是
   A. 无望感   B. 体液过多
   C. 自我忽视   D. 自我认同紊乱
   E. 体像紊乱

第5节 库欣综合征

一、概述

1. 库欣综合征即皮质醇增多症，是一组因下丘脑-垂体-肾上腺轴调控失常，分泌过量糖皮质激素导致的综合征。
2. 以向心性肥胖、满月脸、紫纹、高血压、骨质疏松等为主要表现。
3. 成人多于儿童，女性多于男性，20~45岁多见。
4. 以垂体促肾上腺皮质激素（ACTH）分泌亢进所引起的临床类型最常见，称为库欣病。

二、病因及发病机制

1. 依赖ACTH的库欣综合征
   - （1）库欣病：最常见。绝大多数为垂体微腺瘤。
   - （2）异位ACTH综合征：垂体以外的肿瘤分泌ACTH，刺激肾上腺皮质增生。肺癌最常见。
2. 不依赖ACTH的库欣综合征
   - （1）肾上腺皮质腺瘤：男性相对更多。
   - （2）肾上腺皮质癌：病情重、进展快。
   - （3）不依赖ACTH的双侧肾上腺小结节或大结节性增生等。
3. 医源性库欣综合征　长期或大量使用ACTH或糖皮质激素等导致。

三、临床表现

1. 向心性肥胖、满月脸、多血质外貌。
2. 皮肤菲薄，紫纹形成，以臀部外侧、下腹两侧、大腿内外侧等处多见。
3. 代谢障碍
   - （1）糖：皮质醇抑制糖利用，促进糖异生，使血糖升高，葡萄糖耐量减低，部分病人继发性糖尿病，称类固醇性糖尿病。
   - （2）蛋白质：糖皮质激素抑制骨基质蛋白合成、加速蛋白分解，导致骨质疏松。
   - （3）水及电解质：皮质醇潴钠、排钾，可致低血钾、水肿等。
4. 心血管病变　高血压常见，可并发左心室肥大、心力衰竭和脑卒中。
5. 性功能异常　女性可出现月经减少、停经、不孕、痤疮等，男性可出现性欲减退、性征改变等。
6. 神经、精神障碍　失眠、情绪不稳定、注意力不集中等。
7. 感染　大量皮质醇分泌抑制免疫功能。以肺部感染多见。

四、辅助检查

1. 皮质醇测定
   - （1）血浆皮质醇水平增高且昼夜节律消失。诊断库欣综合征的敏感性和特异性大于96%。
   - （2）24小时尿17-羟皮质类固醇明显高于正常。
2. 地塞米松抑制试验
   - （1）小剂量地塞米松抑制试验：是库欣综合征定性诊断试验，各型库欣综合征都不能被小剂量地塞米松抑制。
   - （2）大剂量地塞米松抑制试验：能被抑制到对照值的50%以下，为垂体性库欣病；不能被抑制者可能为肾上腺皮质肿瘤或异位ACTH综合征。
3. ACTH兴奋试验
   - （1）垂体性库欣病和异位ACTH综合征者常有反应。
   - （2）原发性肾上腺皮质肿瘤者多数无反应。
4. 影像学检查　肾上腺部位病变以CT较敏感、垂体部位病变MRI最佳。

五、治疗要点

1. 库欣病　手术、放疗、药物3种方法。首选经蝶窦行腺瘤切除术。
2. 肾上腺肿瘤　患侧肿瘤手术摘除，可根除。
3. 不依赖ACTH的双侧肾上腺小结节或大结节性增生　手术切除后用激素替代治疗。
4. 异位ACTH综合征　切除原发肿瘤，必要时行双侧肾上腺切除以缓解症状。或用肾上腺皮质激素合成抑制剂，如双氯苯二氯乙烷、美替拉酮、氨鲁米特等。

六、护理诊断/问题

1. 体像紊乱　与库欣综合征引起身体外观改变有关。
2. 体液过多　与皮质醇增多引起水钠潴留有关。
3. 有感染的危险　与皮质醇增多导致机体免疫力下降有关。
4. 有受伤的危险　与代谢异常引起钙吸收障碍，导致骨质疏松有关。

七、护理措施

1. 一般护理
   - （1）休息与活动
     - 1）重者卧床休息，适当抬高双下肢，有利于静脉回流。
     - 2）轻者可适当活动，防跌倒或碰撞引起骨折。
   - （2）饮食护理
     - 1）低钠、高钾、高蛋白、低碳水化合物、低热量饮食。
     - 2）多食含钾高的食物如柑橘类、枇杷、香蕉、南瓜等。
     - 3）避免刺激性食物，忌烟酒。

2. 预防感染
   - （1）保持病室适宜的温度、湿度，做好清洁，减少感染机会。
   - （2）严格执行无菌操作技术，避免交叉感染。尽量减少侵入性治疗措施。
   - （3）加强皮肤、外阴、口腔护理，避免感染、压疮。

3. 病情观察
   - （1）注意血压、心率、心律的变化：及时发现高血压、心室肥大、心力衰竭等情况。
   - （2）观察血常规变化：定期检查血常规，注意有无感染征象。
   - （3）每天测量体重的变化：记录24小时液体出入量，观察有无糖尿病表现。
   - （4）监测电解质和心电图：有无恶心、呕吐、腹胀、乏力、心律失常等低血钾表现。

4. 用药护理
   - （1）肾上腺皮质激素合成抑制剂可导致食欲缺乏、恶心呕吐、嗜睡、共济失调等副作用，应注意观察疗效及不良反应。
   - （2）部分药物肝损伤大，应定期检测肝功能。

5. 心理护理。

八、健康教育

1. 告知病人疾病的有关知识，指导病人正确用药并观察药物疗效和不良反应。
2. 适当从事力所能及的活动，以增强病人的自信心和自尊感。
3. 教会病人自我护理，感染、不适当的活动方式可能导致病情加重。

> **要点回顾**
> 1. 依赖ACTH的库欣综合征的主要病因。
> 2. 库欣综合征的治疗要点。

●○ **模拟试题栏——识破命题思路，提升应试能力** ○●

一、专业实务

A₁型题

1. 库欣综合征的典型表现不包括
   - A. 月经不规律
   - B. 低血糖
   - C. 情绪不稳定，失眠、烦躁
   - D. 皮肤变薄，多血质面容
   - E. 向心性肥胖，皮肤紫纹

A₂型题

2. 病人，男，42岁。因向心性肥胖伴高血压、大腿内侧见皮肤紫纹就诊。为了进一步确诊，最主要的检查是

   - A. 24小时尿17-羟皮质类固醇
   - B. 24小时尿17-酮皮质类固醇
   - C. 血浆ACTH
   - D. 血浆皮质醇
   - E. 小剂量地塞米松抑制试验

二、实践能力

A₃/A₄型题

（3、4题共用题干）

　　病人，男，50岁。确诊为库欣病。

3. 在病情观察中，不属于该病常见观察内容和现象的是
   - A. 注意观察血压、心律、心率变化

B. 观察有无高钾血症的表现
C. 警惕有无左心衰竭的表现
D. 观察食欲减退等糖皮质激素抑制剂的副作用
E. 注意观察有无糖尿病表现

4. 下列关于饮食护理的指导错误的是
A. 高蛋白　　　　B. 低能量
C. 低钾　　　　　D. 高钙
E. 低碳水化合物

第6节　糖　尿　病

考点提纲栏——提炼教材精华，突显高频考点

一、概述　糖尿病（DM）是不同原因引起胰岛素分泌和（或）作用缺陷，导致碳水化合物、蛋白质和脂肪、水和电解质等代谢紊乱，以慢性高血糖为突出表现的内分泌代谢性疾病。

二、分类
1. 1型糖尿病（T1DM）　胰岛素依赖型糖尿病，需用胰岛素治疗。多见于年轻人，易发生酮症酸中毒（DKA），儿童期糖尿病多属于此种类型。
2. 2型糖尿病（T2DM）　非胰岛素依赖型糖尿病，多见于40岁以上成年人。
3. 其他特殊类型糖尿病　病因相对明确，如胰腺炎、库欣综合征、糖皮质激素等引起的一些高血糖状态。
4. 妊娠糖尿病　妊娠期间首次发生或发现的糖尿病或糖耐量降低。

三、病因及发病机制　糖尿病的病因和发病机制较为复杂，尚未完全明了。

1. 1型糖尿病
 （1）病因　与遗传、环境因素、自身免疫有关。
 （2）发病机制：外界因素作用于易感个体，激活自身免疫反应，引起胰岛B细胞破坏和衰竭，体内胰岛素分泌不足进行性加重。

2. 2型糖尿病
 （1）病因：遗传及环境因素相互作用。
 （2）发病机制：外周组织的胰岛素抵抗（胰岛素作用的靶器官对胰岛素作用的敏感性降低）和胰岛B细胞功能缺陷导致不同程度的胰岛素缺乏。

四、临床表现

1. 代谢紊乱症状群
 （1）多尿、多饮、多食和体重减轻，即"三多一少"，1型糖尿病典型症状。
 （2）皮肤瘙痒：高血糖及末梢神经病变导致皮肤干燥和感觉异常出现皮肤瘙痒，女性病人可因尿糖刺激导致外阴瘙痒。
 （3）其他症状：四肢酸痛、麻木、腰痛、性欲减退、勃起功能障碍、不育、月经失调、便秘、视物模糊等。

2. 急性并发症
 （1）酮症酸中毒
  1）最常见。是糖、脂肪、蛋白质严重代谢紊乱所致。以高血糖、高血酮、代谢性酸中毒为主要表现。
  2）1型糖尿病有自发酮症酸中毒倾向。酮症酸中毒是儿童糖尿病急症的主要死因。
  3）2型糖尿病在一定诱因作用下也可发生。诱因：感染（最常见）、胰岛素不适当减量或突然中断治疗、饮食不当、胃肠疾病、手术、妊娠、分娩、精神刺激等。
  4）临床表现：早期表现为乏力和"三多一少"症状加重，失代偿期出现食欲减退、恶心、呕吐、呼吸深快有烂苹果味（丙酮味）、脱水和酸中毒征象。
  5）实验室检查：尿糖、尿酮强阳性，血糖16.7～33.3mmol/L，血气分析pH<7.35，代谢性酸中毒。

2. 急性并发症
- (2) 高血糖高渗性非酮症综合征（高血糖高渗状态）
  1) 多见于老年2型糖尿病病人。
  2) 诱因：急性感染、外伤、手术、脑血管意外等应激状态。
  3) 临床表现：以严重高血糖、高血浆渗透压、脱水为特点，最初表现为多尿、多饮，但多食不明显或反而食欲减退，无明显酮症酸中毒，常有意识障碍和昏迷。
  4) 实验室检查：尿糖阳性，无或轻度酮症，血糖为33.3~66.6mmol/L。
  5) 发病率低于酮症酸中毒，病死率高于酮症酸中毒。
- (3) 糖尿病乳酸酸中毒
  1) 由葡萄糖无氧酵解产物乳酸堆积所致，故以伴肝、肾功能不全或慢性心肺功能不全等缺氧性疾病者多见。
  2) 临床表现：疲乏无力、厌食、恶心呕吐、呼吸深大、嗜睡等，酸中毒表现明显。
  3) 实验室检查：血、尿酮体不升高，血乳酸水平升高。

3. 感染
- (1) 原因
  1) 代谢紊乱致防御功能缺陷，对入侵微生物的反应能力减弱。
  2) 高血糖利于致病菌繁殖。
  3) 高血糖与严重感染互为因果，恶性循环。
- (2) 类型
  1) 呼吸道、泌尿系统、皮肤和女性病人外阴部感染常见。
  2) 以泌尿系统感染最常见，如肾盂肾炎、膀胱炎等。
  3) 肺炎球菌感染、合并肺结核等。
  4) 疖、痈等皮肤化脓性感染多见，可致败血症或脓毒血症。
  5) 女性病人出现真菌性阴道炎。

4. 慢性并发症
- (1) 糖尿病大血管病变
  1) 最严重而突出。主要表现为动脉粥样硬化。
  2) 易引起冠心病、缺血性脑血管病、高血压、下肢血管病变等。
  3) 冠心病、脑血管病是2型糖尿病的主要死因。
- (2) 糖尿病微血管病变
  1) 糖尿病肾病：是1型糖尿病的主要死因，多见于病史超过10年者。可出现蛋白尿、水肿、高血压和肾功能减退。
  2) 糖尿病视网膜病变：多见于病史超过10年者，是糖尿病失明的主要原因，严重者可出现视网膜剥脱。
- (3) 糖尿病神经病变
  1) 以周围神经病变最常见。
  2) 最常见类型是远端对称性多发性神经病变，典型表现呈手套或袜套式对称分布，下肢较上肢严重。
- (4) 糖尿病足
  1) 糖尿病足是糖尿病最严重和治疗费用最高的慢性并发症之一，严重可致截肢。
  2) 基本发病因素是神经病变、血管病变和感染。常见诱因有皮肤破溃、烫伤、碰撞伤、修脚损伤及新鞋磨破伤等。
  3) 轻者足部畸形、皮肤干燥和发凉、酸麻、疼痛等，重者出现足部溃疡及坏疽。

5. 低血糖症
- (1) 诊断标准：非糖尿病，血糖低于2.8mmol/L。糖尿病血糖≤3.9mmol/L。
- (2) 诱因
  1) 使用外源性胰岛素或胰岛素促泌剂。
  2) 未按时进食或进食过少。
  3) 运动量增加。
  4) 摄入乙醇，尤其是空腹饮酒。
  5) 胰岛素瘤等疾病。
  6) 胃肠外营养治疗等。

5. 低血糖症 （3）临床表现
- 1）交感神经兴奋：①肌肉颤抖、心悸、出汗、饥饿感、面色苍白、心率加快、四肢冰冷等。②老年人因自主神经功能紊乱导致症状不明显，应特别警惕夜间低血糖症。
- 2）中枢神经症状：①初为精神不集中、视物不清等，后有幻觉、性格改变、认知障碍。②持续6小时以上的严重低血糖常导致永久性脑损伤。

> **锦囊妙"记"** 糖尿病临床表现
> 多吃多喝又多尿，体重减轻两腿乏；视物模糊视力差，瘙痒多汗四肢麻；并发症，更凶险，眼病肾病真可怕；心脑血管多硬化，周围神经感觉差；一失"足"成千古恨，足部溃疡勿忘查。

五、辅助检查

1. 尿液检查
   - （1）尿糖阳性只提示血糖值超过肾糖阈（大约10mmol/L），尿糖阴性不排除糖尿病可能。
   - （2）尿酮体阳性提示有酮症酸中毒。
   - （3）尿蛋白阳性提示可能有肾脏的继发损害。

2. 血糖测定
   - （1）诊断糖尿病的主要依据。
   - （2）方法：静脉血浆葡萄糖测定、毛细血管血葡萄糖测定和24小时动态血糖测定。前者用于诊断糖尿病，后两者用于糖尿病的监测。
   - （3）糖尿病诊断
     - 1）空腹血糖≥7.0mmol/L和（或）餐后2小时血糖≥11.1mmol/L。
     - 2）有典型糖尿病症状并且餐后任意时刻血糖≥11.1mmol/L。
     - 3）葡萄糖负荷后2小时血糖检测＞11.1mmol/L。

3. 口服葡萄糖耐量试验（OGTT）
   - （1）仅用于无明显临床症状、尿糖偶尔阳性而血糖正常或稍高的病人。
   - （2）方法
     - 1）试验前准备：试验前禁食8～10小时，试验当日晨，空腹将75g无水葡萄糖（儿童按1.75g/kg，最大量不超过75g）溶于300ml水中，于5分钟内服完。
     - 2）从服糖第一口开始计时，在服糖前和服糖后30分钟、1小时、2小时和3小时取血测定血浆葡萄糖浓度，同时留取尿标本做尿糖定性检测。
     - 3）正常人群血糖水平：空腹血糖＜6.1mmol/L，服糖后30分钟至1小时血糖达高峰，一般为7.8～9.0mmol/L，峰值＜11.1mmol/L；2小时血糖＜7.8mmol/L；3小时血糖应恢复至空腹血糖水平。各检测时间点的尿糖为阴性。
     - 4）糖尿病病人：2小时血糖水平＞11.1mmol/L，且胰岛素峰值低下。
     - 5）注意事项：①试验前3～7天停服利尿药、避孕药等药物，且前3天每天饮食需含碳水化合物至少150g。②试验当天晨禁止注射胰岛素。③试验过程中禁烟、酒、咖啡和茶，不做剧烈运动，无须绝对卧床。

4. 糖化血红蛋白（HbA1c）测定 可反映取血前8～12周的血糖平均水平。
5. 果糖胺（FA） 可反映取血前2～3周的血糖平均水平。
6. 胰岛B细胞功能检查 主要用于评价基础和葡萄糖介导的胰岛素释放功能。
7. 血气分析 酮症酸中毒时，pH＜7.30，碳酸氢根离子＜15mmol/L时即可证实有代谢性酸中毒存在。
8. 其他 胆固醇、三酰甘油、游离脂肪酸增高等。

六、治疗要点

1. 原则 早期、长期、综合、全面达标及治疗方法个体化。
2. 综合治疗
   - （1）六个方面：健康教育、饮食治疗（最基础的治疗）、运动锻炼、药物治疗、自我监测、心理疏导。
   - （2）四项措施：降糖、降压、调脂、改变不良生活习惯。
3. 治疗目标 通过纠正不良的生活方式和代谢紊乱，防止急性并发症的发生和降低慢性并发症的风险，提高病人生活质量，降低病死率。

七、护理诊断/问题

1. 营养失调：高于机体需要量或低于机体需要量　与胰岛素缺乏导致代谢紊乱有关。
2. 有感染的危险　与血糖增高、脂代谢紊乱、营养不良、微循环障碍等因素有关。
3. 知识缺乏：缺乏有关热量计算、饮食换算、运动锻炼方式、病情监测、治疗方法等方面的知识。
4. 潜在并发症：酮症酸中毒、低血糖、糖尿病足、高渗高血糖综合征。

八、护理措施

1. 一般护理

   （1）饮食护理
   1）总原则：控制总热量、低碳水化合物、低脂肪、适量蛋白质和高纤维。
   2）制订总热量：根据病人性别、年龄、理想体重[理想体重（kg）=身高（cm）–105]、工作性质、生活习惯计算每天所需总热量。成年人休息状态下每天每千克理想体重给予热量25～30kcal，轻体力劳动30～35kcal，中体力劳动35～40kcal，重体力劳动40kcal以上。
   3）食物的分配：①碳水化合物50%～60%、脂肪＜30%且饱和脂肪酸＜7%、蛋白质10%～15%（优质蛋白＞50%），肾功能异常者遵医嘱控制蛋白质摄入。②三餐分配：1/5、2/5、2/5或1/3、1/3、1/3。
   4）其他注意事项：①超重者减少脂肪摄入。②戒烟限酒。③严格限制各种甜食。④每天食盐＜6g。⑤可根据营养评估结果适量补充维生素和微量元素。⑥每周定期测量体重1次，根据体重适当调整饮食方案。

   （2）运动护理
   1）运动方式：以有氧运动为主，如快走、骑自行车、广播操、太极拳等。
   2）运动时间：餐后1小时最佳，不可在空腹状态下做运动，以防止发生低血糖。
   3）运动量：每周至少150分钟，每次30～40分钟，合适的运动强度为心率=170–年龄。
   4）注意事项：①运动前评估糖尿病的控制情况，根据具体情况决定运动方式、时间及运动量。②运动时随身携带糖果，运动中注意补充水分。③运动时携带糖尿病卡，在运动过程中出现胸闷、胸痛、视物模糊等应立即停止运动，并及时处理。④运动后应做好运动日记，以便观察疗效和不良反应。⑤运动后要加强血糖监测，当空腹血糖＞16.7mmol/L，应减少活动，增加休息。

2. 病情观察
   （1）监测生命体征、神志、尿量、体重变化，监测血糖、尿糖、电解质、肾功能等生化指标。
   （2）并发症观察。

3. 并发症护理

   （1）酮症酸中毒
   1）预防措施：①定期监测血糖、合理用药，不随意减量或停用药物。②保证充足的水分摄入，尤其是发生呕吐、腹泻、严重感染时。
   2）急救配合与护理：①补液：输液是抢救酮症酸中毒的首要和关键措施，按静脉输液原则，遵医嘱快速补液以纠正脱水、酸中毒和电解质紊乱。②小剂量胰岛素持续静脉输入，严密监测血糖，根据血糖情况调节胰岛素剂量。③绝对卧床休息，保暖，持续低流量吸氧，加强生活护理。④治疗并发症：抗感染、纠正脱水、休克、心力衰竭等。

   （2）HHS：基本同酮症酸中毒治疗，当血糖降至16.7mmol/L左右可改用加胰岛素的5%葡萄糖。

   （3）低血糖
   1）预防措施：①告知病人和家属遵医嘱用药，不可随意更改降糖药物及其剂量。②严密监测血糖，根据血糖水平，调整饮食、运动、用药方案。③怀疑低血糖时立即测定血糖水平，无法测定血糖时按低血糖处理。
   2）急救配合与护理：①意识清醒者，口服15～20g糖类食物（葡萄糖为佳）。②意识障碍者，给予50%葡萄糖液20～40ml静脉注射，或胰高血糖素0.5～1mg，肌内注射。③每15分钟监测血糖1次，根据血糖情况配合医生做好相应处置。

3. 并发症护理
（4）糖尿病足
1) 保持足部清洁：勤换鞋袜，每天清洗足部，水温不可过高。
2) 加强足部观察：每天检查足部1次，检查足部皮肤有无颜色、温度改变及足背动脉搏动情况。
3) 预防足部外伤：选用合适的鞋袜，修剪指甲时勿过短或损伤皮肤，出现足部破损时应寻求专业处理。
4) 促进肢体血液循环：指导病人通过合理运动促进血液循环，避免盘坐或跷腿。
5) 加强全身治疗，严格控制血糖、血压、血脂，改善全身营养状况和纠正水肿。

4. 用药护理

（1）口服降糖药：主要有促胰岛素分泌剂（磺脲类和格列奈类）、双胍类、噻唑烷二酮类、α-糖苷酶抑制剂、DPP-Ⅳ抑制剂。其作用机制、适应证、不良反应等见表7-6-1。

表7-6-1　口服降糖药的作用机制及临床应用

分类	代表药物	作用机制	适应证	服用时间	不良反应
促胰岛素分泌剂	磺脲类：格列本脲、格列吡嗪 格列奈类：瑞格列奈、那格列奈	刺激胰岛B细胞释放胰岛素	磺脲类适合用于新诊断的2型糖尿病，饮食和运动疗法效果不佳的非肥胖病人；格列奈类较适合用于餐后高血糖的老年人	早餐前半小时	低血糖反应、体重增加、胃肠道反应
双胍类	二甲双胍	抑制肝葡萄糖输出，改善外周组织对胰岛素的敏感性，增加外周组织摄取和利用葡萄糖	2型糖尿病一线用药，与胰岛素联合应用可减少胰岛素用量和血糖波动	餐中或餐后可减轻胃肠道反应	胃肠道反应、乳酸酸中毒（最严重）
噻唑烷二酮类	罗格列酮	增强靶细胞对胰岛素的敏感性，减轻胰岛素抵抗	2型糖尿病（超重者）	不受进餐影响	水肿、体重增加
α-糖苷酶抑制剂	阿卡波糖（拜糖平）、伏格列波糖（倍欣）	抑制小肠α-糖苷酶活性，延迟碳水化合物吸收	2型糖尿病空腹血糖正常，餐后血糖升高者；1型糖尿病在胰岛素治疗基础上合用有助于降低餐后血糖	与第一口饭同时嚼服	腹胀、排气增多
DPP-Ⅳ抑制剂	沙格列汀、维格列汀、利格列汀	抑制DPP-Ⅳ活性而减少胰高血糖素样肽-1（GLP-1）的失活，提高内源性GLP-1水平	与其他降糖药物联合使用治疗2型糖尿病。可降低HbA1c 0.5%～1.0%。单独使用不增加低血糖风险，不增加体重	不受进餐影响	总体不良反应低，可有头痛、肝酶升高等，多可耐受

（2）胰岛素
1) 适应证：①1型糖尿病。②各种严重的糖尿病伴急、慢性并发症或处于应激状态（急性感染、创伤、手术、分娩等）。③新诊断的2型糖尿病，2型糖尿病伴明显高血糖或经饮食、运动、口服降糖药物治疗效果不佳。④新发病且与1型糖尿病鉴别困难的消瘦糖尿病病人。
2) 分类：①超短效（速效）胰岛素：控制餐后高血糖。②常规（短效）胰岛素：控制餐后高血糖。③中效胰岛素：控制两餐后高血糖，以第二餐为主。④长效胰岛素：提供基础水平胰岛素。⑤预混胰岛素：速效、短效、中效胰岛素的混合制剂。
3) 使用及保管方法：①注射途径：静脉注射、皮下注射。②注射工具：胰岛素专用注射器（1ml）、胰岛素笔、胰岛素泵。③保管：未开封的胰岛素放于冰箱4～8℃冷藏保存，已开封的放在室温不超过28℃的阴凉处，可使用28天。
4) 注意事项：①准确用药：胰岛素注射装置的合理选择和正确的胰岛素注射技术是保证胰岛素治疗效果的重要环节。②注射部位：皮下注射宜选择皮肤疏松部位，如腹部（吸收速度最快）、上臂三角肌、大腿前侧、臀大肌等，每次需更换部位，以防皮下脂肪萎缩硬化。③混合使用胰岛素方法：先抽取短效胰岛素，再抽取长效胰岛素，然后混匀。④监测血糖：常规监测血糖2～4次/天，发现异常，报告医生并配合处理。⑤防止感染：严格无菌操作、针头一次性使用，使用胰岛素泵应定期更换导管。⑥及时发现和处理并发症：低血糖、过敏反应、注射部位皮下脂肪萎缩或增生等。

5. **心理护理** 糖尿病为终身疾病，目前尚不能根治，不重视和过度重视都不利于治疗和康复，应向病人及家属指出心理治疗和心理护理对糖尿病的重要性。

九、健康教育

1. 疾病知识指导，加强宣教，提高依从性，树立起战胜疾病的信心。
2. 掌握自我监测的方法：血糖、血压、体重指数等。
3. 提高自我护理能力
   - （1）指导病人饮食治疗与运动疗法的方法，生活规律，戒烟酒，注意个人卫生。
   - （2）使用胰岛素的病人或其家属要掌握正确的注射方法。
   - （3）病人及家属应熟悉糖尿病常见急、慢性并发症的观察方法及护理知识。
   - （4）指导病人外出时随身携带健康卡，以便发生紧急情况时及时处理。
4. 定期复诊
   - （1）每3～6个月复检HbA1c。血脂异常者每1～2个月监测1次。
   - （2）每年定期对眼底、心血管和肾功能检查1次，尽早发现慢性并发症。

> **要点回顾**
> 1. 糖尿病的分类。
> 2. 1、2型糖尿病的主要区别。
> 3. 常用口服降糖药的种类及临床运用。
> 4. 胰岛素使用注意事项。

模拟试题栏——识破命题思路，提升应试能力

一、专业实务

A₁型题

1. 关于2型糖尿病的说法，正确的是
   - A. 与遗传、自身免疫和环境因素有关
   - B. 易发生酮症酸中毒
   - C. 多见于40岁以上的成年人
   - D. 可产生胰岛素抗体
   - E. 依赖胰岛素治疗

2. 关于磺脲类降糖药的作用及适应证，叙述**错误**的是
   - A. 刺激胰岛B细胞释放胰岛素
   - B. 不适用于1型糖尿病
   - C. 肝肾功能不全忌用
   - D. 适用于2型糖尿病
   - E. 适用于伴有严重感染的糖尿病

A₂型题

3. 病人，男，15岁。患1型糖尿病，三多一少症状明显，其饮食总热量为
   - A. 按实际体重计算再酌减
   - B. 按实际体重计算再酌增
   - C. 按标准体重计算再酌增
   - D. 按标准体重计算再酌减
   - E. 按标准体重计算不增不减

4. 病人，男，12岁。患1型糖尿病5年，用胰岛素治疗。体能测试后，病人出现了心悸、出汗、手抖、头晕、饥饿感。护士正确的判断是
   - A. 胰岛素过量
   - B. 饮食不足
   - C. 过度劳累
   - D. 低血糖反应
   - E. 心源性晕厥

5. 病人，男，70岁。因"糖尿病、阿尔茨海默病"入院。护士关于阿卡波糖服药时间的指导，以下表述正确的是
   - A. 空腹服用
   - B. 与第一口饭同服
   - C. 睡前服用
   - D. 饭后1小时服用
   - E. 饭前1小时服用

二、实践能力

A₁型题

6. 糖尿病病人最常见的神经病变是
   - A. 交感神经炎
   - B. 迷走神经炎
   - C. 周围神经炎
   - D. 脑卒中
   - E. 内脏感觉神经炎

7. 关于酮症酸中毒，**错误**的描述是
   - A. 1型糖尿病有自发酮症酸中毒倾向
   - B. 2型糖尿病在一定诱因下可发生酮症酸中毒
   - C. 酮症酸中毒可为糖尿病首发表现
   - D. 血糖多在33.3mmol/L以上
   - E. 多数病人在发生意识障碍前有糖尿病症状加重表现

A₂型题

8. 病人，男，25岁。因"烦渴、多饮、多尿2年余，腹痛伴呕吐2小时"入院。询问病史了解到3天前病人进食较多水果。实验室检查：尿酮体（+++），

尿糖（+++），血糖31.0mmol/L，血钾3.54mmol/L，血钠130.0mmol/L。该病人可能发生了

A. 低血糖昏迷　　B. 脑出血
C. 乳酸酸中毒　　D. 糖尿病酮症酸中毒
E. 高渗性非酮症糖尿病昏迷

9. 病人，女，58岁。诊断为糖尿病，病人拟在家中自行检测血糖。护士应告知其餐后2小时血糖的正常值是

A. <4.8mmol/L　　B. <5.8mmol/L
C. <6.8mmol/L　　D. <7.8mmol/L
E. <8.8mmol/L

10. 病人，女，70岁。诊断"2型糖尿病"10年。为病人进行糖尿病足预防的健康指导中，不妥的是

A. 每天检查清洁足部
B. 选择透气、柔软的鞋袜
C. 每天坚持适度运动
D. 足部出现破损及时自行处理
E. 外出不宜穿拖鞋

11. 病人，女，50岁。颜面水肿，空腹血糖12.3mmol/L，尿糖（++），尿蛋白（+），曾不规律治疗，目前降糖治疗应首选

A. 单纯控制饮食
B. 控制饮食+双胍类药
C. 控制饮食+磺脲类药
D. 控制饮食+胰岛素
E. 控制饮食+噻唑烷二酮类药

12. 病人，男，65岁。因2型糖尿病需注射胰岛素，出院时护士对其进行健康教育。对病人自行注射胰岛素的指导中，不妥的是

A. 行皮下注射，进针角度90°
B. 进针后不能有回血
C. 注射区皮肤要消毒
D. 应在上臂三角肌下缘处注射
E. 不可在发炎、有瘢痕、硬结处注射

13. 病人，女，12岁。近1年来多饮、多尿、多食，体重下降3.2kg，诊断为1型糖尿病，其治疗的关键是

A. 饮食治疗　　B. 控制体重
C. 运动治疗　　D. 胰岛素治疗
E. 口服降糖药

A₃/A₄型题

（14~16题共用题干）

病人，女，65岁。糖尿病史15年，突发右侧肢体无力，言语不利，逐渐加重2日，体检：神志清楚，血压正常，混合性失语，右侧鼻唇沟变浅，伸舌右偏，饮水自右侧口角漏出，右侧上下肢肌力0级，肌张力低，腱反射低下，右下肢病理征阳性，脑CT未见异常。

14. 当前最主要的护理问题是

A. 躯体移动障碍　　B. 语言沟通障碍
C. 吞咽困难　　　　D. 焦虑
E. 潜在并发症：颅内压增高

15. 在对病人进行足部的护理措施中错误的是

A. 小心剪趾甲
B. 加强足部观察与检查
C. 保持足部清洁、干燥
D. 寒冷季节，静坐时宜盘腿而坐，以利局部肢体保暖
E. 选取质地柔软、宽松合适、穿着舒适的鞋袜

16. 病人因上呼吸道感染，体温39.2℃，食欲减退，恶心、呕吐、腹痛。护理体检：呼吸深大，可闻到烂苹果味，皮肤干燥，烦躁和嗜睡交替。监测血糖21.5mmol/L，护士在协助医生进行抢救时，应除外的护理措施是

A. 迅速建立两条静脉通道
B. 给予低流量持续吸氧
C. 胰岛素应小剂量持续滴注
D. 抢救时将胰岛素加入5%葡萄糖盐液中
E. 监测电解质特别是血钾的改变

第7节　痛　风

一、概述

1. 痛风是嘌呤代谢障碍引起的代谢性疾病。
2. 临床特点　高尿酸血症、反复发作的痛风性关节炎、痛风石、间质性肾炎，严重者出现关节畸形及功能障碍。
3. 尿酸是嘌呤代谢的最终产物，人体尿酸主要来源于内源性嘌呤代谢。
4. 分类　原发性痛风和继发性痛风，以原发性痛风多见。

二、病因

1. 原发性痛风　属多基因遗传缺陷，大多数有阳性家族史。
2. 继发性痛风　肾病、血液病、药物及高嘌呤食物等。

三、发病机制

1. 高尿酸血症的形成
   - （1）尿酸生成过多。
   - （2）肾对尿酸排泄减少。

2. 痛风的发生
   - （1）仅少数高尿酸血症者发展为痛风。
   - （2）尿酸浓度过高或酸性环境使尿酸析出结晶，沉积在骨关节、肾脏和皮下组织导致痛风性关节炎、痛风性肾病、痛风石。

四、临床表现

1. 无症状期　仅有血尿酸持续性或波动性增高，无临床表现。可长达数年甚至终身。

2. 急性关节炎期
   - （1）急性关节炎为痛风的首发症状。多于春秋季发病。
   - （2）起病特点：多在午夜或清晨起病，多呈剧痛。数小时内受累关节可出现红、肿、痛、热和功能障碍。
   - （3）受累关节：单侧第一跖趾关节最常见，其余依次为踝、膝、腕、指、肘等。
   - （4）病程：初次发作常呈自限性，数日内自行缓解，此时受累关节局部皮肤出现脱屑和瘙痒，为本病特有表现。
   - （5）常见诱因：酗酒、过度疲劳、关节受伤、手术、感染、寒冷、摄入高蛋白和高嘌呤食物等。

3. 痛风石及慢性关节炎期
   - （1）痛风石是痛风的特征性损害，系尿酸盐沉积所致。
   - （2）痛风石多见于耳郭、跖趾指间和掌指处。
   - （3）关节内大量沉积的痛风石可造成关节骨质破坏、关节周围组织纤维化、继发退行性变。
   - （4）严重时痛风石突出隆起，该处皮肤发亮、菲薄、容易破溃，排出白色豆渣样尿酸盐结晶，瘘管周围呈慢性肉芽肿，虽不易愈合但甚少感染。

4. 肾病变期
   - （1）痛风性肾病：是痛风特征性病理变化之一。可出现蛋白尿、夜尿增多，进而高血压、肾衰竭。
   - （2）尿酸性肾结石：可出现肾绞痛、血尿等。

五、辅助检查

1. 血尿酸测定　男性或更年期女性＞420μmol/L，绝经前女性＞350μmol/L可确定为高尿酸血症。
2. 尿尿酸测定　若限制嘌呤饮食5天后，每天尿酸排出量＞3.57mmol/L，提示尿酸生成增多。
3. 滑囊液或痛风石检查　在偏振光显微镜下可见针形尿酸盐结晶，可确诊。
4. 影像学检查　X线、CT、MRI、关节镜检查等有助于发现骨、关节的相关病变或结石影。

六、治疗要点

1. 一般治疗
   - （1）控制饮食总热量、限制饮酒、适当运动，防止超重、肥胖。
   - （2）限制高嘌呤食物，如动物内脏。
   - （3）多饮水，以增加尿酸排泄。
   - （4）慎用抑制尿酸排泄的药物如噻嗪类利尿药。
   - （5）避免各种诱发因素和积极治疗相关疾病。

2. 高尿酸血症的治疗
   - （1）排尿酸药：苯溴马隆、丙磺舒等。
   - （2）抑制尿酸生成药物：别嘌醇。
   - （3）碱性药物：碳酸氢钠。

3. 急性痛风性关节炎期的治疗
   - （1）非甾体抗炎药（NSAID）：吲哚美辛、双氯芬酸、布洛芬、罗非昔布等。
   - （2）秋水仙碱：治疗痛风急性发作的传统药物，易引起骨髓抑制、肾衰竭。
   - （3）糖皮质激素：用于不能耐受非甾体抗炎药或秋水仙碱或肾功能不全者，停药后容易出现症状"反跳"。

4. 发作间歇期和慢性期处理
　（1）治疗目标是使血尿酸＜360μmol/L。
　（2）较大痛风石或经皮破溃者可手术剔除。

5. 其他　痛风常与代谢综合征伴发，应积极控制血压、血脂、体重，改善胰岛素抵抗等。

七、护理诊断/问题

1. 疼痛：关节痛　与尿酸盐结晶、沉积在关节引起炎症反应有关。
2. 躯体活动障碍　与关节受累、关节畸形有关。
3. 知识缺乏：缺乏与痛风有关的饮食知识。

八、护理措施

1. 一般护理
　（1）休息与活动
　　1）急性期绝对卧床休息，抬高患肢，避免受累关节负重。
　　2）关节疼痛缓解72小时后，鼓励病人适当活动，以不感到疲劳为度。
　　3）肥胖者应减轻体重。
　（2）饮食护理
　　1）饮食原则：**控制总热量、限制高嘌呤食物、控制蛋白质**。
　　2）严格**控制总热量**，尤其肥胖病人，总热量限制在1200～1500kcal/d，蛋白质控制在1g/(kg·d)，尽量避免进食蔗糖。
　　3）**避免高嘌呤和高蛋白食物，如动物内脏、鱼虾类、蛤蟹、肉类、菠菜、蘑菇、黄豆、豌豆、浓茶、酵母**等。
　　4）多食**碱性食物，如牛奶、鸡蛋、马铃薯、各类蔬菜、柑橘类水果**，使尿液呈碱性，增加尿酸在尿液中的可溶性，促进尿酸排出。
　　5）鼓励多饮水，**每天饮水2000ml以上**，增加尿酸排泄。为防止尿液浓缩，在临睡前或夜间适量饮水。
　　6）饮食宜清淡、易消化，忌辛辣和刺激性食物，禁酒。

2. 病情观察
　（1）观察疼痛部位、性质及发作时间，受累关节有无红、肿、热、痛和功能障碍。
　（2）有无**过度疲劳、寒冷、潮湿、紧张、饮酒、饱餐、脚扭伤等诱发因素**。
　（3）有无痛风石的体征，了解结石的部位及有无症状。
　（4）观察病人体温变化，监测尿酸变化等。

3. 局部护理
　（1）手、腕或肘关节受累时，可用夹板固定制动，减轻疼痛。
　（2）遵医嘱**冰敷或25%硫酸镁湿敷**，消除关节肿胀和疼痛。
　（3）皮肤破溃者做好皮肤护理，防止感染。

4. 用药护理
　（1）秋水仙碱，口服为主，常有胃肠道反应。若**一开始服药即出现恶心、呕吐、水样腹泻等严重胃肠道反应，应立即停药**。
　（2）苯溴马隆、丙磺舒等促进尿酸排泄，服药时应**多饮水**，可**同时服碳酸氢钠，以碱化尿液**，使尿酸不易在尿中形成结晶。
　（3）服用非甾体抗炎药，如吲哚美辛、双氯芬酸、布洛芬、罗非昔布等，应注意观察有无活动性溃疡或消化道出血发生。
　（4）别嘌醇，抑制尿酸合成。不良反应有皮疹、发热、胃肠道反应、肝损害、骨髓抑制等。**肾功能不全者遵医嘱剂量减半**。
　（5）糖皮质激素：观察疗效，注意"反跳"现象。

5. 心理护理
　（1）因疼痛影响进餐和睡眠，病人思想负担重，应宣教痛风相关知识，说明饮食与疾病的关系、处理高尿酸血症的方法，帮助病人树立信心。
　（2）鼓励家属情感支持，鼓励病人从事力所能及的工作。

九、健康教育

1. 疾病知识指导
　（1）告知诱因和治疗方法。
　（2）指导定期自我检查有无痛风石等。
　（3）定期复查血尿酸水平，病情变化时及时就诊。

2. 生活指导
　　（1）劳逸结合、生活规律，保证充足睡眠。
　　（2）按饮食护理原则安排膳食。
　　（3）肥胖者减轻体重。

3. 运动指导
　　（1）适度运动，掌握保护关节的技巧和注意事项。
　　（2）运动后疼痛超过1～2小时，应暂停此项运动。使用大肌群负重，如能用肩部负重者不用手提，能用手臂者不要用手指。
　　（3）交替完成轻、重不同的工作，不要长时间持续进行重体力工作。
　　（4）经常改变姿势，保持受累关节舒适，若有局部温热和肿胀，尽可能避免其活动。

要点回顾
1. 痛风的首发症状、诊断痛风的主要指标。
2. 治疗痛风常用药及作用机制。
3. 痛风性急性关节炎的主要表现。
4. 痛风病人的饮食指导。

模拟试题栏——识破命题思路，提升应试能力

一、专业实务

A_1型题

1. 痛风发生的关键因素是
　A. 类风湿性关节炎
　B. 高脂血症
　C. 高尿酸血症
　D. 长期用别嘌醇、丙磺舒药
　E. 长期吃柑橘等水果

二、实践能力

A_1型题

2. 控制痛风急性发作的一线药是
　A. 丙磺舒　　　B. 别嘌醇
　C. 秋水仙碱　　D. 糖皮质激素
　E. 吲哚美辛

A_2型题

3. 病人，女，50岁。痛风病史5年。该病人不需要加以限制的食物有
　A. 豆腐、蘑菇　　B. 土豆、鸡汤
　C. 水、空心菜　　D. 鸡肝、米饭
　E. 红酒、牛排

4. 病人，男，45岁。高尿酸血症5年余。近1个月常出现左侧足趾关节剧痛，诊断为痛风。病人感到非常焦虑。护士对其进行心理护理，不正确的是
　A. 积极配合治疗，可延缓关节障碍的发生
　B. 不是所有病人都会出现肾脏病变
　C. 应及早、足量使用控制关节炎的药物
　D. 适当调整生活方式和饮食习惯有助于治疗
　E. 告知痛风不属于终身性疾病

第8节　血脂异常和脂蛋白异常血症

一、概述

1. 血脂异常是指血浆中脂质的量和质的异常。
2. 通常指血浆中胆固醇和（或）三酰甘油（TG）升高以及高密度脂蛋白降低。
3. 血脂异常实为脂蛋白异常血症。
4. 血脂是血浆中的中性脂肪（胆固醇、三酰甘油）和类脂（磷脂、糖脂、固醇、类固醇）的总称。
5. 载脂蛋白（Apo）是脂蛋白中的蛋白质。与脂质结合后在血浆中转运脂类。
6. 脂蛋白是由蛋白质（载脂蛋白）、胆固醇、三酰甘油和磷脂等组成的球形大分子复合物。
7. 血浆脂蛋白分为乳糜微粒（CM）、极低密度脂蛋白（VLDL）、低密度脂蛋白（LDL）和高密度脂蛋白（HDL）。

二、病因及发病机制

1. 原发性血脂异常
　　（1）一般认为是多个基因与环境因素综合作用的结果。
　　（2）环境因素包括缺乏运动、摄入高热量食物、肥胖、吸烟、酗酒等。

2. 继发性血脂异常
- （1）全身系统性疾病：如糖尿病、甲状腺功能减退症、库欣综合征、肝肾疾病、系统性红斑狼疮、骨髓瘤等。
- （2）药物：如噻嗪类利尿剂、某些β受体阻滞剂、长期大量使用糖皮质激素。

三、临床表现

1. 多数病人无任何症状和体征，做血液生化检查时才发现。
2. 黄色瘤、早发性角膜环和视网膜脂血症。以黄色瘤较为常见。
3. **动脉粥样硬化**
   - （1）脂质在血管内皮沉积引起动脉粥样硬化、早发性和进展迅速的心脑血管和周围血管病变。
   - （2）血脂异常与肥胖症、高血压、冠心病、糖耐量异常或糖尿病等疾病常同时存在或先后发生。

四、辅助检查

测定空腹（禁食12~14小时）血浆或血清TC、TG、高密度脂蛋白胆固醇（HDL-C）、低密度脂蛋白胆固醇（LDL-C）。抽血前1天晚餐忌食高脂食物，不饮酒。

中国动脉粥样硬化性心血管疾病一级预防血脂适合水平和异常分层标准见表7-8-1。

表7-8-1　中国动脉粥样硬化性心血管疾病一级预防血脂适合水平和异常分层标准　　　单位：mmol/L（mg/dl）

分层	TC	LDL-C	HDL-C	TG
理想水平	—	<2.6（100）	—	—
合适范围	<5.2（200）	<3.4（130）	—	<1.7（150）
边缘升高	≥5.2（200）且<6.2（240）	≥3.4（130）且<4.1（160）	—	≥1.7（150）且<2.3（200）
升高	≥6.2（240）	≥4.1（160）	—	≥2.3（200）
降低	—	—	<1.0（40）	—

五、治疗要点

1. **生活方式干预**
   - （1）是首要的基本治疗措施。
   - （2）医学营养治疗（MNT）：是治疗血脂异常的基础，需长期坚持。根据病人血脂异常的程度、分型及性别、年龄和劳动强度等制订食谱。
   - （3）增加有规律的体力活动，控制体重，保持合适的体重指数。
   - （4）其他：戒烟、限盐、限酒，禁烈性酒。
2. **调脂药物治疗**
   - （1）高胆固醇血症和以胆固醇升高为主的混合型高脂血症，可选择他汀类、胆酸螯合剂（树脂类）、依折麦布等。
   - （2）高三酰甘油血症和以三酰甘油升高为主的混合型高脂血症，可选择苯氧芳酸类（贝特类）、n-3脂肪酸制剂等。
3. 血浆净化疗法。
4. 手术治疗。

六、护理诊断/问题

1. 知识缺乏：缺乏血脂异常饮食调节及药物治疗方面的知识。
2. 超重/肥胖　与能量摄入和消耗失衡等有关。
3. 潜在并发症：冠心病、脑卒中。

七、护理措施

1. 饮食指导
   - （1）制订个体化饮食计划。
   - （2）避免进食高脂、高胆固醇饮食，摄入高纤维素饮食。
   - （3）戒烟限酒，禁用烈性酒。
2. 运动指导
   - （1）提倡中、低强度的有氧运动方式。
   - （2）运动频率为每周5次以上，运动时间为每次30分钟。
   - （3）有利于减轻体重、降低TC和TG，升高HDL-C。

3. 用药护理
- （1）他汀类药物
  - 1）除阿托伐他汀和瑞舒伐他汀可在任何时间服药外，其余制剂均为每晚顿服。
  - 2）最严重的不良反应是横纹肌溶解。他汀类与其他调节血脂药合用时可增加药物不良反应，联合用药应慎重。
- （2）贝特类药物：主要不良反应为胃肠道反应，此类药可加强抗凝药作用，合用时抗凝药剂量宜减少。
- （3）烟酸类药物
  - 1）严重的不良反应可使消化性溃疡恶化，偶见肝功能损害。
  - 2）应在饭后服用。
- （4）树脂类药物
  - 1）主要不良反应为恶心、呕吐、腹胀、腹痛、便秘。
  - 2）也可干扰其他药物的吸收。应在服用本类药物前1～4小时或4小时后服其他药物。

八、健康教育

1. 疾病预防指导　提倡调整饮食、增加体力活动或体育运动，预防肥胖，建立良好生活习惯。对于45岁以上及有高血压、高血脂家族史的高危人群应定期监测血脂，早发现、早治疗。
2. 疾病知识指导　指导病人改变不良生活方式，坚持饮食控制和适当运动，控制体重。
3. 用药指导与病情监测　告知病人服用药物的重要性及长期调脂治疗的意义，使血脂保持在适当水平。

要点回顾

1. 血脂异常病人的首要的基本治疗措施。
2. 血脂异常病人的饮食护理。

模拟试题栏——识破命题思路，提升应试能力

一、专业实务

A_2型题

1. 病人，女，45岁。体检发现血脂增高。实验室检查：TC 4.6mmol/L，TG 5.6mmol/L。在询问病人高脂血症病因相关病史时应重点关注
   A. 酗酒史
   B. 神经性厌食病史
   C. 肾病综合征病史
   D. 原发性胆汁性肝硬化病史
   E. 甲状腺功能亢进病史

2. 病人，女，55岁。陈旧性前壁心肌梗死1年。糖尿病病史3年，无高血压病史。有吸烟史，查体：血压120/70mmHg，心率67次/分，律齐。该病人血低密度脂蛋白胆固醇的治疗目标值是低于
   A. 3.15mmol/L B. 3.37mmol/L
   C. 2.62mmol/L D. 4.13mmol/L
   E. 1.76mmol/L

二、实践能力

A_2型题

3. 病人，男，65岁。3个月前诊断为冠心病。实验室检查：血LDL-C 4.0mmol/L，TG 2.3mmol/L。该病人最适宜的治疗药物是
   A. 辛伐他汀 B. 华法林
   C. 硝苯地平 D. 非诺贝特
   E. 氢氯噻嗪

（郑高福　吴东洪）

第8章 风湿性疾病病人的护理

考点提纲栏——提炼教材精华，突显高频考点

第1节 常见症状护理

一、关节疼痛与肿胀 关节疼痛和肿胀是关节受累常见的首发症状，也是风湿病病人就诊的主要原因。多为关节腔积液或滑膜肥厚所致，是滑膜炎或周围组织炎的体征。

1. 护理评估
   - （1）健康史评估
     1）询问疼痛的起始时间、起病特点及发病年龄，是缓慢还是急骤发作，是游走性还是部位固定。
     2）疼痛呈发作性还是持续性，有无相关诱发因素，如寒冷、潮湿、日光、感染、药物等。
     3）了解疼痛程度，与活动是否相关。
     4）具体受累的关节，是大关节还是小关节，是多关节还是单关节。
     5）有无晨僵，晨僵持续时间、如何缓解。
     6）是否伴随其他症状，如乏力、长期低热、皮肤日光过敏等。
     7）询问既往有无特殊用药，如异烟肼、甲基多巴等。
   - （2）身体评估
     1）关节肿痛特点：①类风湿性关节炎：常累及腕、掌指、近端指间关节等小关节，呈对称性分布，呈持续性疼痛。②系统性红斑狼疮：常侵犯四肢关节，以指、腕、膝关节常见，呈对称性多关节炎，疼痛、肿胀，日晒后加重，可有晨僵。③强直性脊柱炎：以骶髂关节、髋、膝、踝关节受累最为常见，多为不对称性，呈持续性疼痛。④风湿性关节痛：多累及膝、髋、踝等大关节，呈游走性。⑤痛风：常累及单侧第一跖趾关节，疼痛剧烈。
     2）评估要点：①病人营养状况、生命体征等。②关节肿胀程度，受累关节有无压痛、触痛、局部皮肤温度升高、活动受限及畸形等。
   - （3）心理社会评估
     1）因反复持续的关节疼痛、肿胀，病程长且无特效的治疗手段，病人会出现失望、信心不足、焦虑、抑郁，应帮助开导。
     2）了解家属对病人的治疗支持程度。
   - （4）辅助检查：关节X线检查、自身抗体测定、滑液检查等。

2. 护理诊断/问题
   - （1）慢性疼痛 与关节的炎性反应有关。
   - （2）焦虑 与疼痛反复发作、病情迁延不愈有关。

3. 护理措施
   - （1）一般护理
     1）急性期关节肿胀，应卧床休息，减少活动。
     2）采取舒适体位，保持患侧关节功能位，保证患侧的血液循环。
     3）必要时可用石膏托、小夹板固定患侧，避免疼痛部位受压。
     4）注意保暖，协助日常生活护理。
   - （2）疼痛护理
     1）疼痛轻者：非药物止痛为主。如松弛术、物理疗法、中医按摩等分散注意力。
     2）疼痛重者：遵医嘱药物止痛。常用非甾体抗炎药，如布洛芬、阿司匹林等。注意观察疗效和不良反应。

3. 护理措施
- （3）心理护理
  1) 及时了解和鼓励病人说出内心感受，增进沟通，帮助病人树立信心。
  2) 教会病人及家属缓解疼痛的方法，如放松训练、音乐疗法等。
  3) 鼓励家属理解、支持和关心病人，予以情感支持。
- （4）健康教育
  1) 帮助病人认识疼痛是一种应激状态，应采取积极的态度。
  2) 避免长期使用止痛药产生耐受性、依赖性和成瘾性。
  3) 指导病人采取心理、行为疗法缓解疼痛。

二、关节僵硬与活动受限

关节僵硬与活动受限是指病人晨起或病人没有活动的一段静止时间内，当准备活动时出现的一种关节局部不适、不灵活感，又称为晨僵。轻度的关节僵硬在活动后可减轻或消失，重者需一小时至数小时才能缓解。

1. 护理评估
- （1）健康史评估
  1) 评估关节僵硬与活动受限发生的时间、部位、持续时间、缓解方式，关节僵硬与活动的关系。活动受限是突发的还是渐进的。
  2) 僵硬对病人生活的影响，病人以前僵硬减轻的措施及是否有效。
  3) 病人有无自理能力受限，对疾病相关知识的了解程度。
  4) 发病后是否能从事社会工作，有无自理能力受限。同时评估病人有无因活动受限而产生的不良心理反应。
  5) 有无相关诱发因素，如饮食、潮湿、寒冷等。
- （2）身体评估
  1) 关节僵硬与活动受限特点：①典型类风湿性关节炎者，晨僵可持续数小时。②其他病因所致的关节炎则持续时间较短，如系统性红斑狼疮等。
  2) 评估要点：①病人的全身状况。②僵硬关节的分布，活动受限的程度，有无畸形和功能障碍。③病人皮肤的完整性，耳郭、肩胛、肘、骶骨等骨突处有无发红和组织局部缺血。④有无血栓性静脉炎、肢体发红、局部肿胀、温度升高、腓肠肌痛等。
- （3）心理社会评估
  1) 因病人不能活动或活动受限，病人容易产生紧张、恐惧等不良心理。
  2) 了解家属对病人治疗的支持程度。
- （4）辅助检查：必要时做关节影像学或关节镜检查，可了解关节损害程度。自身抗体测定、肌活检等对病因诊断有帮助。

2. 护理诊断/问题　躯体移动障碍　与关节疼痛、僵硬及关节、肌肉功能障碍等有关。

3. 护理措施
- （1）一般护理
  1) 急性期关节肿痛，嘱病人适当限制活动，夜间睡眠时患侧关节保暖。缓解期鼓励病人坚持每天定时进行被动和主动的全关节活动锻炼。并逐步从主动的全关节活动锻炼过渡到功能性的活动，以恢复关节功能，加强肌肉的力量与耐力。活动量以能够忍受为限度。
  2) 活动前先进行理疗可改善局部血液循环，使肌肉松弛，并有止痛效果，有利于锻炼。理疗方法有应用热水袋、红外线、激光、推拿、按摩等。
  3) 根据病人活动受限的程度，协助病人洗漱、进食、大小便及个人卫生等，将常用物品放在病人健侧手容易触及的地方，鼓励病人使用健侧手臂从事自我照顾的活动，尽可能帮助病人恢复生活自理能力。
- （2）病情观察及预防并发症
  1) 观察出入量和营养状况，注意有无摄入量不足或负氮平衡。
  2) 严密观察患病肢体的情况，并做肢体按摩，防止肌肉萎缩。
  3) 卧床病人应鼓励有效咳嗽和深呼吸，以防止肺部感染。
  4) 加强保护措施，尤其病人活动初期应有人陪伴，防止受伤。
  5) 保持肢体功能位，如用枕头、沙袋或夹板保持足背屈曲以防止足下垂。
  6) 协助病人定时翻身、适当使用气圈、气垫等抗压力器材，以预防压疮。
  7) 采取预防便秘的措施，如保证充分的液体入量，多摄入富含纤维素的食物、多活动，必要时给予缓泻剂。

3. 护理措施
- （3）心理护理
  - 1）及时了解和鼓励病人说出内心感受，增进沟通，帮助病人树立信心。
  - 2）鼓励家属理解、支持和关心病人，予以情感支持。
- （4）健康教育
  - 1）指导并帮助关节畸形病人使用辅助工具，如拐杖、助行器、轮椅等，使病人既能避免长时间不活动而致关节僵硬，影响功能；又能在活动时掌握安全措施，避免损伤。
  - 2）告知病人及家属，功能训练是促进功能康复的关键，但要根据病情变化调整方法。
  - 3）指导病人及家属注意关节部位的保暖，并运用理疗保护关节。

三、皮肤受损

风湿性疾病常见的皮肤损害有皮疹、红斑、水肿、溃疡和皮下结节等，多由血管炎性反应引起。部分病人由寒冷、情绪激动等引起肢端和暴露部位皮肤苍白继而青紫、发红，并伴局部发冷、疼痛和感觉异常等表现，称雷诺现象。

1. 护理评估
- （1）健康史评估
  - 1）评估皮肤损害的开始时间、演变过程。
  - 2）评估有无光过敏、口眼干燥、胸痛等伴随症状。
  - 3）如有雷诺现象，注意评估其诱因、发作频率、范围和持续时间等。
- （2）身体评估
  - 1）皮肤损害特点：①系统性红斑狼疮病人最具特征性的皮肤损害是面部蝶形红斑。②类风湿性关节炎病人可出现皮下结节，多在肘鹰嘴附近、枕、跟腱等关节隆突部及受压部位的皮下，结节呈对称分布，大小不一、质硬无压痛。③风湿热病人可出现为淡红色、中央苍白、环形红斑，多分布在躯干、肢体的近端，时隐时现，大小不一，压之褪色，不痒。
  - 2）评估要点：①生命体征。②皮损的形态、大小及分布。③肢体末梢的颜色和温度，有无甲床瘀斑或肢体、口腔等部位的溃疡。
- （3）辅助检查：免疫学检查、皮肤狼疮带试验、肌活检等。

2. 护理诊断/问题　皮肤完整性受损　与血管炎性反应和免疫抑制剂的应用有关。

3. 护理措施
- （1）一般护理
  - 1）急性期卧床休息，减少活动。
  - 2）注意保暖，协助日常生活护理。
  - 3）高蛋白、高维生素易消化的饮食，提供组织修复的需要。
- （2）病情观察：观察肢体末梢的颜色及温度，有无发冷和感觉异常等。
- （3）皮肤护理
  - 1）注意避免阳光和紫外线照射，禁忌日光浴。
  - 2）避免接触刺激性物品：碱性肥皂、化妆品、染发等。
  - 3）避免服用诱发的药物：普鲁卡因胺、肼屈嗪等。
  - 4）慢性病，注意正确使用便器等用物，避免皮肤压疮。
- （4）用药护理
  - 1）非甾体抗炎药：久服可出现胃肠道反应，应在饭后服。
  - 2）糖皮质激素：常见不良反应为满月脸、水牛背、消化性溃疡、无菌性骨坏死。
  - 3）免疫抑制剂：不良反应是白细胞减少、胃肠道反应、出血性膀胱炎等。

要点回顾

类风湿性关节炎与系统性红斑狼疮关节肿痛各自的特点。

○● 模拟试题栏——识破命题思路，提升应试能力 ●○

一、专业实务

A₁型题

1. 风湿性疾病是指
   A. 累及关节及周围软组织的一类疾病
   B. 嗜碱性粒细胞增多的疾病
   C. 病毒感染的疾病
   D. 血尿酸增高的疾病
   E. 过敏疾病

2. 下列哪项不是风湿性疾病的共同特点
   A. 关节畸形
   B. 慢性起病
   C. 呈发作与缓解相交替的慢性病程
   D. 临床表现个体差异大
   E. 治疗效果有较大的个体差异

二、实践能力

A₁型题

3. 晨僵在哪类病因所致关节炎中表现较为突出
   A. 类风湿性关节炎   B. 强直性脊柱炎
   C. 系统性红斑狼疮   D. 淀粉样变
   E. 风湿性关节炎

4. 类风湿性关节炎关节疼痛肿胀特点正确的是
   A. 多为不对称性
   B. 常累及腕、掌指、近端指间关节
   C. 第一跖趾关节疼痛剧烈
   D. 多累及膝、髋、踝等大关节
   E. 关节疼痛多为游走性

5. 风湿性疾病关节表现下列哪项不常见
   A. 晨僵
   B. 关节肿胀
   C. 膝关节不能完全伸直
   D. 手的掌指关节有桡侧偏斜
   E. 关节压痛

第2节　系统性红斑狼疮

一、**概述**　系统性红斑狼疮（SLE）是一种累及全身多系统的自身免疫性疾病。以年轻女性好发，典型症状是面部蝶形红斑，并伴有多器官的受累。

二、**病因**　病因尚不清，目前认为与遗传、性激素、环境等有关。

三、**发病机制**　本病发病可能是具有遗传素质的人，在多种致病因素（感染、药物、阳光中紫外线等）的作用下产生多种自身抗体（其中以抗核抗体为主），引起自身组织发生免疫损伤所致。

四、**临床表现**

1. 发热　热型不一，以低、中度热为常见。
2. 皮肤黏膜损害　常见于暴露部位出现对称的皮疹，典型者在双面颊和鼻梁部有蝶形红斑。活动期病人有脱发、口腔溃疡。
3. 关节与肌肉疼痛　关节肿痛常为首发症状，出现在指、腕、膝关节，较少出现关节畸形，肌痛见于50%病人，有时出现肌炎，但很少引起肌肉萎缩。
4. 脏器损害
   （1）肾损害：几乎所有SLE病人均有肾损害，最终发展至尿毒症为死亡主要原因。
   （2）部分病人有心、肺、消化、血液、神经系统受累，中枢神经出现损害常预示病变活动和病情危重。

五、**辅助检查**

1. 血液检查　血沉增快，部分病人有轻、中度贫血及血小板和白细胞减少。
2. 免疫学检查
   （1）抗核抗体（ANA）：阳性率高但特异性不高。
   （2）抗Sm抗体：SLE的标志抗体。
   （3）抗双链DNA抗体：对确诊SLE和判断狼疮的活动性参考价值大。
   （4）补体CH₅₀、C₃、C₄：降低，提示狼疮活动。

六、**治疗要点**

1. 一般治疗　见护理措施。
2. 药物治疗
   （1）糖皮质激素：是目前治疗SLE的首选药，一般选用泼尼松、甲泼尼龙。
   （2）非甾体抗炎药：常用的有阿司匹林、吲哚美辛、布洛芬等。
   （3）免疫抑制剂：一般不单独使用。加用免疫抑制剂有利于更好地控制SLE活动，减少SLE暴发以及减少激素的剂量。常用的有环磷酰胺、硫唑嘌呤。
   （4）抗疟药：主要治疗盘状狼疮，常用磷酸氯喹。

七、护理诊断/问题

1. **皮肤完整性受损** 与疾病所致的血管炎性反应等因素有关。
2. 疼痛 与自身免疫反应有关。
3. 有感染的危险 与免疫功能紊乱、应用激素和免疫抑制剂有关。
4. 焦虑 与病情反复发作、面容毁损及多器官功能损害有关。
5. 知识缺乏：缺乏相关疾病的自我护理知识。
6. 潜在并发症：慢性肾衰竭等。

八、护理措施

1. 一般护理
   - （1）饮食护理：高蛋白、高维生素易消化的饮食。**忌食：芹菜、香菜、无花果、烟熏食品、蘑菇和辛辣食物。戒烟和禁饮咖啡**。
   - （2）保持口腔清洁，预防感染：口腔黏膜破损时，漱口后用中药冰硼散或锡类散涂敷溃疡部；细菌性感染用1:5000呋喃西林液漱口，真菌感染用1%～4%碳酸氢钠液漱口。

2. 病情观察 观察皮肤黏膜情况，观察受累关节疼痛的性质和程度等。

3. 对症护理
   - （1）缓解关节肌肉疼痛：**急性期及疾病活动期卧床休息**，采取舒适体位，使**关节处于功能位**，不要把膝部支起，适当热敷或理疗，使用床上支架支起盖被，避免下肢受压。指导病人掌握放松技巧。
   - （2）皮肤护理
     1）**避免阳光和紫外线照射，禁忌日光浴**。
     2）**皮损处用清水冲洗，红斑处用30℃左右温水湿敷每日3次、每次30分钟，忌用碱性肥皂**。
     3）避免用化妆品及化学药品。避免染发、卷发及用发胶。
     4）**脱发病人减少洗头次数，每周用温水洗头2次，边洗边按摩**。

4. 药物护理
   - （1）激素类药物：勿擅自停药或减量，以免造成病情"反跳"。
   - （2）非甾体抗炎药：宜饭后服。
   - （3）抗疟药：可引起视网膜退行性病变，应定期查眼底。

5. 心理护理。

九、健康教育

1. 介绍本病相关知识，帮助病人树立信心。
2. 指导病人避免诱因。
3. 指导按医嘱用药，**避免使用诱发SLE的药物，如普鲁卡因胺、青霉胺和异烟肼等**。
4. 定期复查，不适随诊。

锦囊妙"记"

免疫损害多器官，发热皮损蝶形斑。
不能化妆暴日光，关节肿痛肾损伤。
激素首选泼尼松，芹菜香菜食不中。
皮损护理碱忌用，清水冲洗温水敷。

要点回顾

1. 系统性红斑狼疮病人主要的临床表现。
2. 系统性红斑狼疮病人的皮肤护理措施。

模拟试题栏——识破命题思路，提升应试能力

一、专业实务

A_1型题

1. 系统性红斑狼疮病人会产生多种自身抗体，其中阳性率最高的是
   A. 抗单链DNA抗体　B. 抗双链DNA抗体
   C. 抗双链RNA抗体　D. 抗Sm抗体
   E. 抗核抗体（ANA）

2. 系统性红斑狼疮多发生在
   A. 儿童　　　　　　B. 育龄女性
   C. 更年期女性　　　D. 妊娠期

E. 老年人

A₂型题

3. 病人，女，20岁。面部有蝶形红斑，关节疼痛明显，诊断为"系统性红斑狼疮"，其皮肤红斑的形成原因主要是
   A. 抗生素不正当使用　B. 长期使用免疫抑制剂
   C. 免疫复合物沉积　　D. 青春痤疮
   E. 皮肤过敏

4. 病人，女，36岁。因系统性红斑狼疮入院。用药治疗过程中出现胃溃疡发作，考虑可能与下列哪种药物的不良反应有关
   A. 环磷酰胺　　　　B. 泼尼松
   C. 羟氟喹　　　　　D. 雷公藤总苷
   E. 磷酸氯喹

A₃/A₄型题

（5、6题共用题干）

病人，女，20岁，面部有蝶形红斑，关节疼痛明显，诊断为"系统性红斑狼疮"。

5. 护士嘱咐避免日光照射，外出穿长袖衣裤，用伞遮阳，主要原因是
   A. 紫外线可使雌激素作用增强
   B. 紫外线直接损害骨髓
   C. 紫外线直接破坏细胞
   D. 紫外线加重关节滑膜炎
   E. 紫外线可增加光的敏感性

6. 该病人实验室检查血红蛋白75g/L，该病的贫血属于
   A. 正色素性贫血
   B. 小细胞低色素性贫血
   C. 小细胞正色素性贫血
   D. 大细胞低色素性贫血
   E. 大细胞正色素性贫血

二、实践能力

A₁型题

7. 系统性红斑狼疮病人死亡的主要原因是
   A. 发热　　　　　　B. 皮肤黏膜损害
   C. 关节疼痛　　　　D. 肾衰竭
   E. 上消化道出血

8. 大多数系统性红斑狼疮病人的首发症状是
   A. 发热　　　　　　B. 蝶形红斑
   C. 关节肿痛　　　　D. 不同程度水肿
   E. 高血压

A₂型题

9. 病人，女，30岁。四肢关节疼痛6个月，近3个月出现对称性面颊部红斑，反复发作口腔溃疡，诊断为系统性红斑狼疮，以下护理措施**不合适**的是
   A. 避免辛辣刺激性食物
   B. 坚持饭后漱口
   C. 少量多餐
   D. 优质高蛋白饮食
   E. 可以进食无花果、芹菜等食物

10. 病人，女，34岁。因系统性红斑狼疮入院，面部明显蝶形红斑。对该病人进行健康指导时，**错误**的是
    A. 用清水洗脸　　　B. 忌用碱性肥皂
    C. 禁忌日光浴　　　D. 可适当使用化妆品
    E. 用消毒液漱口

11. 病人，女，32岁。不规则发热伴大小关节疼痛月余。查体面部红斑，口腔、鼻腔有溃疡，右膝及左踝关节轻度红肿，有压痛，但无畸形，拟诊为系统性红斑狼疮，该病人进一步实验室检查，还可能出现以下结果，其中**不包括**
    A. 血小板减少　　　B. 红细胞增多
    C. 抗Sm抗体　　　 D. 补体C_3降低
    E. 抗双链DNA抗体

12. 病人，女，26岁。四肢无力、双下肢水肿及皮下出血点3个月，查尿蛋白（++），红细胞（++），ANA 1：320，血小板$61×10^9$/L，有光过敏。最可能的诊断是
    A. 系统性红斑狼疮　B. 慢性肾小球肾炎
    C. 急性肾小球肾炎　D. 多发性肌炎
    E. 过敏性紫癜

A₃/A₄型题

（13～15题共用题干）

病人，女，35岁，面部有蝶形红斑，被诊断为"系统性红斑狼疮"15年。近日体温升高，关节红肿疼痛明显，出现蛋白尿、高血压和不同程度水肿，入院治疗。

13. 此病人可能已累及到
    A. 关节　　B. 心脏　　C. 肺脏
    D. 肾脏　　E. 膀胱

14. 对此病人的处理**不妥**的是
    A. 维持激素治疗　　B. 安排在背阳的病室
    C. 加强锻炼　　　　D. 禁用异烟肼
    E. 用清水洗脸

15. 病人因害怕服用激素体形改变而拒绝用药。她目前应主要解决的护理问题是
    A. 预感性悲哀　　　B. 药物副作用
    C. 皮肤完整性受损　D. 知识缺乏
    E. 战胜疾病信心不足

第3节 类风湿性关节炎

一、概述 类风湿性关节炎（RA）是一种以累及周围多关节为主的多系统、慢性炎症的自身免疫性疾病。女性多见。

二、病因 病因尚无定论，可能与遗传、感染等因素有关。

三、发病机制

1. 尚未完全明确。
2. 某些遗传背景的人，在环境及内分泌等因素影响下，经入侵抗原刺激后产生免疫反应，形成免疫复合物，引起免疫紊乱而发生。
3. 基本病理改变为滑膜炎和血管炎。

四、临床表现

1. 全身表现 起病缓慢，在明显的关节症状前出现乏力、全身不适、发热、食欲缺乏、手足发冷等全身症状。
2. 关节症状 慢性、多发性、对称性、反复发作的四肢小关节炎。
   - （1）晨僵：病变的关节在静止不动后可出现半小时甚至更长时间的僵硬，活动受限，适度活动后逐渐减轻，尤以晨起时最明显，称为晨僵。晨僵的程度和持续时间可作为判断病情活动度的指标。
   - （2）关节疼痛和肿胀：最早出现的关节症状。最常出现在腕、掌指、近端指间关节等小关节；多呈对称性、持续性。
   - （3）关节畸形及功能障碍：多见于较晚期病人。急性发作期出现梭状指。病变后期形成特异性的尺侧偏向、天鹅颈样畸形等，关节活动障碍。
3. 关节外表现
   - （1）类风湿结节：是本病较特异的皮肤表现，无压痛，呈对称分布。其存在表示本病的活动。
   - （2）肺、心、胃肠、肾及神经系统等均可出现受损表现。

五、辅助检查

1. 血液检查 轻、中度贫血；红细胞沉降率增快是活动性指标。
2. 免疫学检查 类风湿因子（RF）在80%病人中呈阳性，其滴度与本病活动性和严重性成正比。
3. X线检查 以手指和腕关节的X线片最有价值。

六、治疗要点

1. 非甾体抗炎药 可改善症状，但不能控制病情。常用有阿司匹林（乙酰水杨酸）、吲哚美辛、布洛芬。
2. 慢作用抗风湿药 可改善症状，阻止关节结构破坏。常用有甲氨蝶呤（MTX）、雷公藤、青霉胺、硫唑嘌呤、环磷酰胺等。
3. 糖皮质激素 常用泼尼松，适用于有关节外症状者。

七、护理诊断/问题

1. 有废用综合征的危险 与关节疼痛、畸形引起功能障碍有关。
2. 疼痛 与关节炎性反应有关。
3. 穿着自理缺陷 与掌指关节疼痛、功能障碍有关。

八、护理措施

1. 一般护理 急性活动期，卧床休息，但不宜绝对卧床。限制受累关节活动，保持功能位，如膝下放一平枕，使膝关节保持伸直位；足下放护足板，避免垂足。症状基本控制后，鼓励病人及早下床活动。活动强度应以病人能耐受为度。
2. 病情观察 主要观察关节疼痛的部位、性质，关节肿胀和活动受限的程度，晨僵的持续时间及其发作前驱症状和伴随症状。
3. 疼痛护理
   - （1）关节肿胀、疼痛剧烈时，遵医嘱给予消炎止痛剂。
   - （2）每日清晨起床时可进行15分钟温水浴或用热水泡手。
4. 药物护理 用药时间长，药物不良反应多，应指导病人按照医嘱服药。

5. 心理护理。

九、健康教育

1. 介绍疾病相关知识，指导病人在疾病缓解期有计划地进行功能锻炼。
2. 避免诱因。
3. 按医嘱用药。
4. 病情变化，及时就诊。

锦囊妙"记"

指指关节梭状形，关节畸形尺侧偏。
晨僵结节较特异，疼痛卧床不绝对。

要点回顾

类风湿性关节炎病人主要的临床表现。

模拟试题栏——识破命题思路，提升应试能力

一、专业实务

A₁型题

1. 对类风湿性关节炎关节病变分期最重要的辅助检查是
   A. 血液检查　　　　B. 免疫学检查
   C. 关节滑液检查　　D. 关节X线检查
   E. B超检查

2. 类风湿性关节炎滑膜炎症的活动性指标是
   A. 红细胞沉降率增快　B. C反应蛋白降低
   C. 类风湿因子阳性　　D. 外周血白细胞增多
   E. 抗Sm抗体阳性

A₂型题

3. 病人，女，38岁。确诊为类风湿性关节炎4年，下列对类风湿性关节炎的描述**不正确**的是
   A. 基本病变是滑膜炎
   B. 不引起脏器损害
   C. 有皮下结节提示病情有活动
   D. 类风湿因子为阳性
   E. 发病与自身免疫有关

A₃/A₄型题

（4、5题共用题干）

病人，女，38岁。确诊为类风湿性关节炎4年，因关节疼痛，医生医嘱：阿司匹林2g，每日3次，口服。

4. 在服用阿司匹林时，护士嘱其饭后服用的目的是
   A. 避免尿少时析出结晶
   B. 提高药物的疗效
   C. 降低药物的毒性
   D. 减少对肝脏的损害
   E. 减少对消化道的刺激

5. 类风湿性关节炎病人的特点是
   A. 主要侵犯大关节　　B. 全身游走性疼痛
   C. 属于单系统性疾病　D. 关节病变呈对称性改变
   E. 发病者男女之比为2∶1

（6、7题共用题干）

病人，女，32岁。对称性全身小关节肿痛反复发作5年，有晨僵，热水浸泡后减轻。辅助检查：类风湿因子阳性。拟诊为类风湿性关节炎。

6. 类风湿性关节炎的基本病理表现是
   A. 软组织炎　　B. 肌炎
   C. 骨膜炎　　　D. 滑膜炎
   E. 肌腱炎

7. 最常出现的关节病变是
   A. 肩关节　　B. 膝关节
   C. 肘关节　　D. 踝关节
   E. 腕、掌关节近端指关节

二、实践能力

A₁型题

8. 类风湿性关节炎病人在缓解期鼓励进行关节功能锻炼的目的在于
   A. 避免肌肉萎缩、关节失用
   B. 保持关节功能位
   C. 延缓关节破坏
   D. 减少晨僵发生
   E. 防止疾病活动

9. 类风湿性关节炎病人最早出现的关节表现是
   A. 关节疼痛　　B. 关节肿胀
   C. 关节畸形　　D. 发热
   E. 咳嗽

A₂型题

10. 病人，女，38岁。确诊为类风湿性关节炎半年。在为预防类风湿性关节炎病人发生晨僵而采取的护理措施中，不正确的是
    A. 鼓励多卧床休息
    B. 避免长时间不活动关节
    C. 晨起后用温水泡僵硬的关节15分钟
    D. 遵医嘱服用抗炎药
    E. 睡眠时使用弹力手套保暖

11. 病人，女，38岁。确诊为类风湿性关节炎半年。类风湿性关节炎活动期最常见的临床表现是
    A. 晨僵
    B. 指关节畸形
    C. 皮肤出现浅表结节
    D. 皮肤有大片出血点
    E. 贫血

12. 病人，女，45岁。患类风湿性关节炎6年，双侧腕、指关节肿胀畸形，为保持关节的功能，正确的做法是
    A. 腕关节背伸、指关节背伸
    B. 腕关节背伸、指关节掌屈
    C. 腕关节掌屈、指关节侧屈
    D. 腕关节掌屈、指关节背伸
    E. 腕关节侧屈、指关节掌屈

13. 病人，女，33岁。诊断为类风湿性关节炎3年，对称性全身小关节肿痛反复发作，有晨僵，热水浸泡后减轻。近来发现腕部出现如图中的肘部有皮下结节，提示
    A. 出现并发症
    B. 病情活动
    C. 已累及内脏
    D. 癌变
    E. 病情减轻

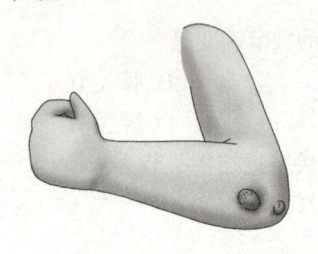

14. 病人，女，50岁。双手腕、掌指、肘关节疼痛、肿胀，时轻时重，病程约5年，诊断为"类风湿性关节炎"。病人病情缓解后，最主要的护理措施是
    A. 多休息
    B. 关节注意制动
    C. 注意保暖
    D. 温水泡关节
    E. 指导病人进行功能锻炼

A₃/A₄型题

(15～17题共用题干)

病人，女，35岁。诊断为类风湿性关节炎5年，对称性全身小关节肿痛反复发作，有晨僵，热水浸泡后减轻。

15. 治疗类风湿性关节炎疼痛选用
    A. 哌替啶
    B. 阿司匹林
    C. 山莨菪碱
    D. 吗啡
    E. 对乙酰氨基酚

16. 关节病变进展时，哪项护理不妥
    A. 保持关节功能位
    B. 按摩关节
    C. 热水浸泡
    D. 红外线理疗
    E. 关节完全制动

17. 天气变冷时，对该病人正确的健康指导是
    A. 睡前戴弹力手套
    B. 加大手关节的活动量
    C. 保持手关节伸展
    D. 加大手关节的活动范围
    E. 晨起冷敷手关节

(李 春)

第9章　神经系统疾病病人的护理

考点提纲栏——提炼教材精华，突显高频考点

第1节　常见症状护理

一、头痛

1. 概述
   - （1）头痛是指眉以上至下枕部之间（包括额部、顶部、颞部和枕部）的疼痛。
   - （2）各种原因刺激颅内外的疼痛敏感结构都可以引起头痛。
   - （3）全身性疾病和神经症也可以导致头痛。

2. 护理评估
   - （1）健康史
     1）了解头痛的部位、性质和程度。
     2）了解头痛的规律：起病的缓急、发作的频率、诱发因素，伴随症状。
     3）有无先兆及伴发症状：如头晕、恶心、呕吐、发热或昏迷等。
   - （2）身体评估
     1）偏头痛：①由颅内外血管舒缩障碍引起，多为一侧颞部搏动性头痛，伴恶心呕吐，反复发作。②头痛发作前先有视觉症状，表现为视物模糊、眼前闪光、暗点等。
     2）高颅内压性头痛：常为持续性整个头部胀痛，阵发性加剧，伴有喷射状呕吐和视力障碍。
     3）颅外局部因素所致头痛：①眼源性头痛，常位于眼眶周围及前额。②耳源性头痛，多表现为单侧颞部持续性或搏动性疼痛，常伴有乳突压痛。③鼻源性头痛常位于前额，多伴有发热、鼻腔脓性分泌物等。
     4）紧张性头痛：无固定部位，多表现为双侧枕部或全头持续性闷痛、胀痛，多伴有心悸、失眠、多梦、紧张等症状。

3. 护理诊断/问题　疼痛：头痛　与颅内外血管舒缩功能障碍或颅内占位性病变等因素有关。

4. 护理措施
   - （1）避免诱因：避免情绪紧张、饮酒、用力性动作、频繁使用止痛药物等诱因。
   - （2）一般护理：头痛剧烈的病人卧床休息，保持环境安静、舒适，光线柔和。
   - （3）对症护理：合理冷敷或热敷。
     1）脑血管扩张性头痛采用头部冷敷以收缩血管止痛。
     2）肌肉紧张性头痛用热敷及按摩等缓解肌肉痉挛。
     3）脑梗死病人头部禁用冷敷以免影响血供。
     4）脑出血病人采取冷敷，使头部降温从而减少脑组织耗氧，减轻脑水肿，保护脑细胞。
   - （4）用药护理：告知止痛药物的作用与不良反应，避免依赖使用止痛药，造成药物依赖性或成瘾性。应遵医嘱正确用药。

锦囊妙"记"　梗死禁冷、出血禁热。

二、惊厥

1. 概述
   - （1）由神经细胞异常放电导致。
   - （2）全身或局部肌群发生不自主的强直性或阵挛性收缩。
   - （3）伴有意识障碍。
   - （4）常见于婴幼儿，是儿科常见的急症。

2. 护理评估
   - （1）病因
     1) 感染性疾病：①颅内感染：脑膜炎、脑炎及脑脓肿等。②颅外感染：高热惊厥和中毒性脑病等，其中高热惊厥最常见。
     2) 非感染性疾病：①颅内疾病：原发性癫痫、占位性病变、颅脑损伤、畸形等。②颅外疾病：中毒，水、电解质紊乱，低血糖，阿-斯综合征，脑栓塞，高血压脑病及尿毒症等。
   - （2）身体评估
     1) 典型表现为突发意识丧失，眼球上翻，凝视或斜视，局部或全身肌群出现强直性或阵挛性抽动，持续数秒至数分钟。
     2) 若发作持续超过30分钟或2次发作间歇期意识不能恢复，称为惊厥持续状态。
     3) 热性惊厥多由上呼吸道感染引起，典型特点：①首次发作年龄多于生后6个月至3岁间，男孩多于女孩。②大多发生于急骤高热开始后12小时之内。③发作时间短，在10分钟之内，发作后短暂嗜睡。④在一次发热性疾病过程中很少连续发作多次，可在以后的发热性疾病中再次发作。⑤没有神经系统异常体征，热退后1周做脑电图正常。

3. 护理诊断
   - （1）体温过高　与感染有关。
   - （2）有窒息的危险　与惊厥发作有关。
   - （3）有受伤的危险　与意识丧失有关。

4. 护理措施
   - （1）发作时的护理
     1) 防止窒息：①就地抢救，不要搬运，立即取去枕仰卧位，头偏向一侧，松解衣领。②及时清除口腔分泌物、呕吐物等，保证气道通畅。③备好急救用品，按医嘱给予止惊药物（首选地西泮，其次是苯妥英钠、苯巴比妥及水合氯醛等）。
     2) 防止外伤：在上下臼齿之间放置牙垫，防止舌咬伤。放置床挡，防止坠床；若病人发作时勿强力按压或牵拉肢体，以免骨折或脱臼。
   - （2）健康教育：向病人解释惊厥的病因和诱因，指导病人及家属掌握预防惊厥的措施。演示惊厥发作时急救的方法。

三、意识障碍

1. 概述
   - （1）意识障碍是指人对外界环境刺激缺乏反应的一种精神状态。
   - （2）可通过病人的言语反应、对针刺的痛觉反应、瞳孔对光反射、角膜对光反射等来判断意识障碍的程度。

2. 护理评估
   - （1）健康史
     1) 了解病人的发病方式及过程。
     2) 既往健康状况，如有无高血压、心脏病、内分泌及代谢疾病史。
     3) 有无受凉、感染、外伤或急性中毒等诱因。
   - （2）身体评估：判断意识障碍的程度（详见第1章第2节）。

3. 护理诊断/问题　意识障碍　与脑部病变、受损、功能障碍有关。

4. 护理措施
   - （1）一般护理
     1) 体位：仰卧位时头偏向一侧，以保持呼吸道通畅。
     2) 饮食：给予高维生素、高蛋白、高热量饮食，补充足够水分，防止便秘。进食时至进餐前后30分钟抬高床头，防止食物反流。
   - （2）病情观察
     1) 严密监测并记录生命体征及意识、瞳孔变化。
     2) 有无恶心、呕吐及呕吐物的性状与量。
     3) 有无消化道出血和脑疝发生。

4. 护理措施
- （3）保持呼吸道通畅
  - 1）及时清除口鼻分泌物。
  - 2）肩下垫高，使颈部伸展，防止舌后坠阻塞呼吸道。
  - 3）备好吸痰器，以便及时吸痰，必要时气管切开和使用呼吸机，防止痰液阻塞呼吸道。
- （4）并发症护理
  - 1）**每2～3小时翻一次身**，同时叩击背部，预防压疮及肺部感染。
  - 2）**昏迷病人慎用热水袋，防止烫伤**。
  - 3）谵妄躁动者加床栏，防止坠床和自伤、伤人。
  - 4）**长期卧床者注意活动肢体，预防下肢深静脉血栓形成**。

四、感觉障碍
机体对各种形式刺激（痛、温度、触、压、位置、振动等）的感知缺失、减退或异常的综合征。

1. 护理评估
- （1）健康史
  - 1）评估病人的意识状态，有无认知、情感或意识行为方面的异常。
  - 2）是否有麻木感、冷热感、潮湿感、针刺感、振动感、自发性疼痛等。
- （2）身体评估
  - 1）感觉障碍的性质：感觉障碍可分为抑制性症状和刺激性症状。①抑制性症状：感觉减退或缺失。②刺激性症状：感觉过敏、感觉过度、感觉异常、感觉倒错、疼痛等。
  - 2）感觉障碍的定位诊断：不同部位的损害产生不同类型的感觉障碍，典型的感觉障碍类型具有特殊的定位诊断价值。①末梢型感觉障碍：多见于多发性周围神经病等。②节段型感觉障碍：多见于脊髓节段性病变、后角损害等。③传导束型感觉障碍：多见于Wallenberg综合征、脑血管病等。④丘脑型感觉障碍：多伴有不可忍受的自发性疼痛，见于脑血管病。⑤内囊型感觉障碍：为偏身型感觉障碍，见于脑血管病。

2. 护理诊断/问题　感知觉紊乱　与脑、脊髓病变和周围神经受损有关。

3. 护理措施
- （1）日常生活护理
  - 1）保持床单整洁，防止感觉障碍部位受压或机械性刺激，慎用热水袋（水温不超过50℃）或冰袋，防烫伤、冻伤。
  - 2）感觉过敏者，尽量减少不必要的刺激。
- （2）感觉训练
  - 1）通过拍打、按摩、理疗、针灸、被动运动和各种冷、热、电刺激肢体。
  - 2）用棉絮丝、毛线等刺激触觉。
  - 3）用热水、冷水刺激温度觉。
  - 4）用大头针刺激痛觉。
  - 5）重视患侧刺激，让病人注视患肢认真体会其位置、方向及运动感觉。
  - 6）使用木钉盘训练上肢运动感觉功能。

五、运动障碍

1. 概念
- （1）运动障碍是指运动系统的任何部位受损所导致的骨骼肌活动异常。
- （2）运动障碍可分为瘫痪、不随意运动和共济失调等。

2. 护理评估
- （1）健康史
  - 1）运动障碍的性质、分布、程度及伴发症状。
  - 2）注意有无发热、抽搐或疼痛，是否继发损伤。
- （2）身体评估
  - 1）瘫痪：是指肌力（骨骼肌的收缩能力）的减弱或丧失。①瘫痪的程度：肌力常用来判断瘫痪的程度，肌力分6级，见表9-1-1。②瘫痪的性质：分为上运动神经元瘫痪和下运动神经元瘫痪。上运动神经元瘫痪亦称中枢性瘫痪、痉挛性瘫痪或硬瘫，表现为肌肉变硬，肢体被动运动时阻力增高。下运动神经元瘫痪亦称周围性瘫痪、松弛性瘫痪或软瘫，表现为肌肉松弛，肢体被动运动阻力小，关节活动范围大。③瘫痪的类型（图9-1-1）：据神经系统损害的部位不同分类。单瘫：单个肢体不能运动或无力。偏瘫：一侧面部和肢体瘫痪，常伴瘫痪侧肌张力增高、腱反射亢进、病理征阳性。四肢瘫：四肢不能

2. 护理评估
（2）身体评估：运动或肌力减退。**截瘫**：双下肢瘫痪。**交叉性瘫**：指病变侧脑神经麻痹和对侧肢体瘫痪。

表9-1-1 肌力的分级

分级	临床表现
0级	肌肉无任何收缩（完全瘫痪）
1级	肌肉可轻微收缩，但不能产生动作
2级	肢体仅能做水平运动，但不能克服地心引力，即不能抬起
3级	肢体能抵抗重力离开床面，但不能抵抗阻力
4级	肢体能做抗阻力动作，未达到正常
5级	肌力正常

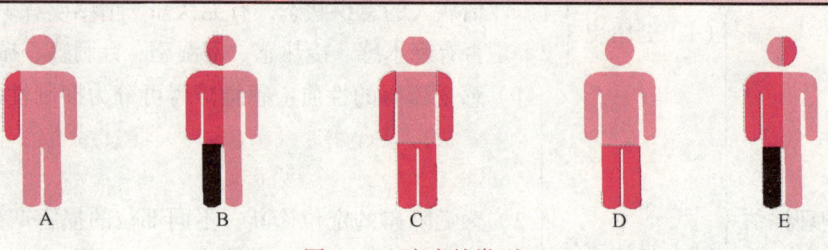

图9-1-1 瘫痪的类型
A. 单瘫；B. 偏瘫；C. 四肢瘫；D. 截瘫；E. 交叉性瘫

2）不自主运动：是不受主观意志支配的、无目的的异常运动。包括震颤、舞蹈样动作扭转痉挛、投掷运动等。**睡眠时不自主运动消失**。

3）共济失调：指由本体感觉、前庭迷路、小脑系统损害所引起的机体维持平衡功能不良和协调不良所产生的临床综合征。

3. 护理诊断/问题
（1）躯体移动障碍 与平衡和协调能力降低、瘫痪、肌张力增高等有关。
（2）有废用综合征的危险 与瘫痪有关。

4. 护理措施
（1）一般护理
1）保持床单整洁、干燥。
2）对突出易受压的部位，用气圈或气垫保护，并给予按摩，预防压疮。
3）指导病人保持口腔清洁，早晚间用温水全身擦洗，促进患肢血液循环。
4）指导病人学会使用便器，保持大小便通畅和会阴部清洁。

（2）体位及变换
1）保持瘫痪肢体于功能位，协助，**指导瘫痪病人每2~3小时翻身1次**。
2）患侧卧位时，肩关节前伸并外旋，肘关节伸展，前臂旋前，手掌向上放在最高处，患腿伸展，膝关节轻度屈曲。
3）健侧卧位时，患侧上肢向前伸放于枕头上，患侧下肢屈曲，垫小枕，健侧下肢伸直，背部垫小枕。

（3）重视患侧刺激
1）加强患侧刺激，可以对抗其感觉丧失，避免忽略患侧身体和患侧空间。
2）所有护理工作，如洗漱、进食、测血压、测脉搏等都应在患侧进行。
3）与病人交谈时握住患侧手，引导偏瘫病人头转向患侧。
4）避免手的损伤，尽量不在患肢静脉输液，患肢慎用热水袋等。

（4）康复护理：肢体康复训练
1）**原则：被动与主动相结合，床上与床下相结合，肢体功能与其他功能锻炼相结合，合理适度，循序渐进**。
2）**时间：缺血性脑卒中病人只要意识清楚，生命体征平稳，病情不再发展后48小时即可进行；多数脑出血康复可在病后10~14天开始**。

（5）安全护理：要防止跌倒，防止烫伤或冻伤，确保安全。

要点回顾
1. 高颅内压性头痛的特点。
2. 肌力分级及判断。

模拟试题栏——识破命题思路，提升应试能力

一、专业实务

A₁型题

1. 病人意识完全丧失，对各种刺激均无反应，一切生理反射消失及生命体征不稳定属于意识状态的
   A. 嗜睡　　　　B. 意识模糊
   C. 昏睡　　　　D. 浅昏迷
   E. 深昏迷

2. 病变侧脑神经麻痹和对侧肢体运动障碍称为
   A. 偏瘫　　　　B. 截瘫
   C. 单瘫　　　　D. 交叉性瘫
   E. 局限性瘫痪

A₂型题

3. 病人，女，60岁。晚餐时突发意识障碍入院，判断意识障碍程度哪项方法除外
   A. 脑电图　　　B. 言语反应
   C. 角膜反射　　D. 吞咽反射
   E. 瞳孔对光反射

A₃/A₄型题

（4、5题共用题干）

病人，男，70岁。脑出血致右侧肢体瘫痪卧床1年。近日因骶尾部皮肤破损而入院，入院后检查，发现破损处组织发黑，有脓性分泌物与臭味，面积5cm×3cm。

4. 目前病人最主要的护理问题是
   A. 有感染的危险　B. 活动耐力下降
   C. 自理能力缺陷　D. 疼痛
   E. 皮肤完整性受损

5. 护理措施中正确的是
   A. 按摩骶尾部
   B. 每4小时翻身一次
   C. 给予高脂低盐饮食
   D. 清创后用无菌敷料包扎
   E. 晨晚间用60℃热水床上擦浴

二、实践能力

A₁型题

6. 下列不适用于肢体感觉障碍病人的是
   A. 热水袋放于患肢　B. 勤更换床单
   C. 勤按摩患肢　　　D. 用乙醇按摩
   E. 用温水擦浴

A₂型题

7. 病人，女，65岁。因早上起床突发右侧肢体活动无力伴恶心、呕吐及口角歪斜来医院就诊，以"脑血栓形成"收入院。今晨护士进行肌力评估时其右侧肢体可轻微收缩，但不能产生动作。按6级肌力记录法，该病人的肌力为
   A. 0级　　　　B. 1级
   C. 2级　　　　D. 3级
   E. 4级

8. 病人，男，65岁。因突起意识障碍伴右侧肢体瘫痪入院。查体：呼之不应，压眶有痛苦表情，角膜反射及瞳孔对光反射存在。护士判断该病人意识状态为
   A. 嗜睡　　　　B. 昏睡
   C. 意识模糊　　D. 浅昏迷
   E. 深昏迷

9. 病人，男，70岁。因脑出血出现左侧肢体偏瘫，左上侧肢体肌力2级，左下肢肌力3级。下列对该病人提供的护理措施中，错误的是
   A. 床铺加保护性床拦
   B. 步态不稳，步行需有人搀扶
   C. 走廊、厕所要装有扶手
   D. 冬季取暖用的电暖器应放置于病人伸手可及处
   E. 清除活动范围的障碍物

A₃/A₄型题

（10、11题共用题干）

病人，男，72岁。1个月前因急性脑梗死致右侧肢体偏瘫入院，1周前出院。社区护士对其进行访视，发现病人目前意识清晰，血压维持在140/90mmHg左右。右侧肢体偏瘫，左侧肢体肌力好，皮肤完整性好。目前久卧在床，可在床上独立进餐，现由老伴照顾。

10. 社区护士对该病人及家属进行健康教育时，目前教育内容的侧重点是
    A. 定期复查　　　B. 脑梗死的预防
    C. 患肢康复锻炼　D. 饮食指导
    E. 传染性疾病及老年常见病的预防

11. 首选的健康教育形式是
    A. 提供宣传册
    B. 组织社区病友座谈会
    C. 发放视频教育光盘
    D. 对其进行个别教育
    E. 推荐相关健康教育网站

第2节 脑血管疾病

一、概述

1. 脑血管疾病是指脑血管病变引起的脑功能障碍。
2. 根据症状持续时间分为短暂性脑缺血发作和脑卒中。
3. 依据病理性质分为缺血性脑卒中和出血性脑卒中。前者包括脑血栓形成和脑栓塞，统称脑梗死；后者包括脑出血和蛛网膜下腔出血。

二、病因

1. 缺血性脑血管疾病
   - （1）短暂性脑缺血发作：动脉粥样硬化为最常见病因。
   - （2）脑血栓形成：最常见的脑血管疾病。脑动脉粥样硬化为最常见病因。
   - （3）脑栓塞：栓子来源可分为心源性、非心源性和来源不明性三类。心源性最常见。半数以上由风湿性心脏病二尖瓣狭窄合并心房颤动导致。

2. 出血性脑血管疾病
   - （1）脑出血：为脑实质内出血，可发生于大脑半球、脑干、小脑，以内囊出血最常见。以原发性高血压合并动脉硬化所致的脑出血最为常见。
   - （2）蛛网膜下腔出血：先天性动脉瘤破裂为最常见病因。

三、发病机制

1. 短暂性脑缺血发作（TIA）
   - （1）微栓子学说：动脉粥样硬化斑块及形成微栓子，造成微栓塞，引起局部缺血。
   - （2）血流动力学障碍学说：动脉严重狭窄基础上血压波动导致的远端一过性脑供血不足。

2. 脑血栓形成
   - （1）存在动脉内膜损伤、破裂等脑血管壁病变基础。
   - （2）如有血压下降、血流缓慢及血液黏稠度增加等因素，胆固醇易于沉积于内膜下，可促进脑血栓形成。
   - （3）血栓使动脉管腔狭窄或闭塞，导致相应供血区脑供血中断。

3. 脑栓塞
   - （1）躯体其他部位的栓子随血液循环入脑所致。
   - （2）栓子来源：心源性栓子最常见。

4. 脑出血
   - （1）高血压并小动脉硬化时，血管壁损伤，血流冲击形成小动脉瘤。
   - （2）当情绪激动或用力过度时，血压骤然升高而使小动脉瘤破裂出血。
   - （3）出血后形成的血肿压迫脑组织，致其水肿、坏死，颅内压升高，严重时形成脑疝而危及生命。

5. 蛛网膜下腔出血 主要原因有先天性脑动脉瘤、脑血管畸形、脑动脉硬化及出血性疾病等，常因用力过度或情绪激动，发生血管破裂所致。

四、临床表现

1. 短暂性脑缺血发作
   - （1）颈内动脉及椎动脉系统一过性供血不足，导致供血区的局灶性神经功能障碍，持续数分钟至1小时，多在1小时内恢复。
   - （2）颈内动脉系统TIA常见症状为对侧肢体单瘫、偏瘫和面瘫；病变侧单眼一过性黑矇或失明，对侧偏瘫及感觉障碍为特征性表现。
   - （3）椎动脉系统TIA常见症状：眩晕、平衡失调；跌倒发作、短暂性全面遗忘症为特征性表现。
   - （4）TIA是缺血性脑卒中最重要的危险因素。频发TIA是脑梗死的预警信号。

2. 脑血栓形成
   - （1）多见于中老年人，部分病例病前有短暂性脑缺血发作史。
   - （2）常在睡眠或休息状态发病，逐渐加重，经数小时或数天达高峰。
   - （3）颈内动脉系统血管闭塞引起病灶对侧瘫痪，偏身感觉障碍，同侧视觉障碍。
   - （4）椎-基底动脉系统血管闭塞表现为眼震、共济失调、吞咽困难、构音障碍、交叉性瘫或四肢瘫。

3. 脑栓塞
   - （1）可发生于任何年龄，以青壮年多见。
   - （2）起病急，多在活动中急骤发病，无前驱症状。
   - （3）表现为偏瘫、单瘫、偏身麻木、失语等。可有短暂性意识障碍。
   - （4）多数病人可查出栓子来源。

4. 脑出血
- （1）常见于50岁以上男性，且有高血压病史者。
- （2）起病急，病前数小时至数天有头痛、头晕、血压升高等前驱症状。
- （3）常在白天活动中或情绪激动时突然发生。
- （4）头痛剧烈、呕吐、意识障碍、抽搐、血压升高、呼吸不规则。
- （5）神经定位体征
  - 1）内囊出血：最常见。表现为病灶对侧偏瘫、偏身感觉障碍和同向偏盲（"三偏征"）。
  - 2）桥脑出血：约占脑出血10%。迅速出现昏迷、高热、收缩压显著升高，呼吸不规则，瞳孔极度缩小，四肢瘫痪。多于24小时内死亡。
  - 3）小脑出血：约占脑出血10%。突然枕部痛、眩晕、呕吐、步态不稳，可有眼球震颤。
  - 4）脑室出血：占脑出血的3%～5%。多在24小时内死亡。

5. 蛛网膜下腔出血
- （1）青壮年多见。起病急骤，常由情绪激动等诱发。
- （2）颅内压增高：剧烈头痛，可持续数日不变。喷射状呕吐。
- （3）脑膜刺激征：为本病最具特征性体征。

锦囊妙"记"
脑血栓静、脑出血动（脑血栓形成常在睡眠或休息状态发病，脑出血常在白天活动中或情绪激动时突然发生）。

脑血管病的鉴别见表9-2-1。

表9-2-1 脑血管病的鉴别

	缺血性脑卒中		出血性脑卒中	
	脑血栓形成	脑栓塞	脑出血	蛛网膜下腔出血
发病年龄	中老年	青壮年多	中老年	青年、中年、老年
常见病因	动脉粥样硬化	风湿性心脏病	高血压	动脉瘤、血管畸形
TIA史	有	可有	多无	无
发病时状况	安静时	不定	活动及情绪激动时	活动及情绪激动时
发病缓急	较缓（时、日）	急骤（秒、分）	急（分、时）	急（分）
昏迷	多无	多无	多有	少有
头痛	无	无	有	剧烈
呕吐	无	无	有	多见
血压	正常	正常	明显高	正常或增高
偏瘫	多见	多见	多见	无
颈强直	无	无	可有	明显
脑脊液	多正常	多正常	压力高、含血	压力高、均匀
CT检查	脑内低密度灶	脑内低密度灶	脑内高密度灶	蛛网膜下腔高密度影

五、辅助检查

1. CT检查　最常用。
   - （1）脑出血病后立即查CT，呈高密度影。
   - （2）脑梗死病后24小时CT，呈低密度影。
   - （3）蛛网膜下腔出血，蛛网膜下腔呈高密度影。

2. 脑脊液检查　脑出血血液破入脑室者脑脊液呈血性，蛛网膜下腔出血为均匀血性，脑缺血为正常。

六、治疗要点

1. 缺血性脑血管疾病
   - （1）TIA
     - 1）病因治疗：①针对可能存在的危险因素进行治疗，预防复发的关键。②控制血压、降血脂血糖、治疗心律失常等。

- 1. 缺血性脑血管疾病
  - （1）TIA
    - 2）药物治疗：①抗血小板聚集，可减少微栓子发生，预防复发。常用阿司匹林、氯吡格雷。②抗凝：不作为常规治疗。对发作频繁、持续时间长、严重高血压等可行抗凝。常用肝素、华法林等。③钙通道阻滞剂：防止血管痉挛，增加脑血流量，改善循环，常用尼莫地平。④中药：川芎、丹参等。
    - 3）手术和介入治疗。
  - （2）脑血栓形成
    - 1）应遵循超早期、个体化、整体化治疗原则。
    - 2）急性期治疗：①早期溶栓：发病后6小时内是溶栓的最佳时间。常用尿激酶、链激酶、组织纤维蛋白溶酶原激活剂等。②调整血压：急性期血压应维持在发病前平时稍高水平。血压过低，应补液或用升压药物如多巴胺、间羟胺等以升高血压。③防止脑水肿：若出现意识障碍、颅内压增高症状，应立即行降颅内压治疗。常用20%甘露醇快速静脉滴注。④控制血糖：急性期血糖升高，与糖尿病原有表现或应激反应有关。血糖＞11.1mmol/L，立即胰岛素治疗。⑤抗血小板聚集：未行溶栓治疗者在发病后48小时内服用阿司匹林；不主张溶栓后24小时内服用，以免增加出血风险。⑥抗凝治疗：目的是预防复发。一般不推荐发病后急性期应用。⑦脑保护治疗：降低脑代谢，对急性期有保护作用。若呼吸道条件允许，应尽早配合高压氧舱治疗。
    - 3）恢复期治疗：继续病因治疗及康复训练。
  - （3）脑栓塞
    - 1）急性期综合治疗：尽可能恢复脑部血液循环，物理治疗和康复治疗。
    - 2）原发病治疗：心脏瓣膜病的介入和手术治疗，感染性心内膜炎抗炎治疗。
    - 3）抗凝和抗血小板聚集。
- 2. 出血性脑血管疾病
  - （1）脑出血
    - 1）原则：脱水降颅内压、调整血压、防止继续出血、减轻血肿所致继发损害、促进神经功能恢复、防治并发症。
    - 2）一般治疗：卧床休息、吸氧、保持肢体功能位、鼻饲供给营养、预防感染。
    - 3）脱水降颅内压，预防发生脑疝：①出血后48小时脑水肿达高峰，脑水肿可致脑疝，是死亡的直接原因。②首选20%甘露醇快速滴入。
    - 4）调控血压：①出血后血压升高，与机体为应对颅内压升高、保持相对稳定的脑血流量的自动调节有关。颅内压下降时血压随之下降。②急性期以降颅内压为基础，不予应用降压药。③当血压≥200/110mmHg，可给予降压治疗，使血压维持在略高于发病前或180/105mmHg左右。
    - 5）止血和凝血治疗。
    - 6）外科治疗。
    - 7）康复治疗。
  - （2）蛛网膜下腔出血
    - 1）目的：防治再出血、血管痉挛及脑积水等并发症，降低死亡率和致残率。
    - 2）一般治疗：脱水降颅内压，控制脑水肿，调整血压，维持水、电解质平衡，预防感染。
    - 3）防治再出血：①安静休息：绝对卧床4～6周。②调控血压。③应用抗纤溶药物。
    - 4）防治脑血管痉挛：①维持血容量和血压。②钙通道阻滞剂。
    - 5）防治脑积水。
    - 6）手术治疗：动脉瘤所致出血应尽快进行手术治疗。

七、护理问题

1. 躯体移动障碍　与肢体瘫痪有关。
2. 有皮肤完整性受损的危险　与肢体瘫痪、长期卧床有关。
3. 有感染的危险　与抵抗力下降、长期卧床皮肤受压有关。

4. 有废用综合征的危险　与肢体瘫痪致长期卧床有关。

八、护理措施

1. **一般护理**　见表9-2-2。

表9-2-2　脑血管疾病的一般护理

	TIA	脑梗死	脑出血	蛛网膜下腔出血
体位	发作时卧床休息，枕头不宜过高，以15°~20°为宜	急性期绝对卧床休息。禁用冰袋冷敷头部，以免血流减少加重病情	急性期绝对卧床休息2~4周。侧卧位防误吸，抬高床头15°~30°以减轻脑水肿，发病48小时内避免搬动	急性期绝对卧床休息4~6周
饮食	低盐低脂	低盐低脂。高蛋白、高纤维素无刺激性饮食。进食后保持坐立30~60分钟，防止反流。多吃水果蔬菜，保持大便通畅	禁食24~48小时，发病3天可鼻饲清淡、易消化、营养丰富的流质。注意少量多餐、温度适宜。防止损伤胃黏膜	低盐低脂

2. **密切观察病情**　密切观察生命体征、意识及瞳孔变化。如发现颅内压增高，应遵医嘱静脉快速滴入20%甘露醇以降低颅内压，避免脑疝的形成。

3. **脑疝护理**
   - （1）避免诱因：用力排便、剧烈咳嗽、快速输液等。
   - （2）评估先兆：
     1）剧烈头痛、喷射状呕吐。
     2）躁动不安。
     3）血压进行性升高、脉搏缓慢、呼吸不规则。
     4）双侧瞳孔不等大。
     5）意识障碍加重。
   - （3）抢救配合：
     1）保持呼吸道通畅，及时清除呼吸道分泌物，立即吸氧。
     2）迅速建立静脉通道，快速脱水、降颅内压。
     3）备好抢救器材和药物。

九、健康教育

1. **知识宣教**　向病人及家属介绍本病基本知识，指导病人自我调节情绪，保持心情愉快。
2. **生活指导**　改变生活习惯，控制体重。饮食宜低盐、低胆固醇、低糖、戒烟酒。低钠、高钾摄入可降低脑卒中风险。
3. **积极治疗原发病**　如治疗高血压、糖尿病、心房颤动、心肌梗死、颈动脉狭窄等，并保持血压稳定。
4. **坚持服药**　长期服用阿司匹林，饭后服用，防止血栓形成。血脂异常时及时治疗。
5. **功能锻炼**　先在床上练习坐起，能下床后进行步行练习，进一步练习手部精细动作，逐步达到生活自理。

要点回顾
1. 脑血栓形成的治疗要点。
2. 脑栓塞最常见的病因。
3. 脑出血的临床表现、确诊首选的检查方法、常见的并发症。

●○ 模拟试题栏——识破命题思路，提升应试能力 ○●

一、专业实务

A₁型题

1. 脑血栓形成最常见的病因是
   - A. 高血压　　B. TIA
   - C. 先天性脑动脉瘤　D. 高脂血症
   - E. 脑动脉粥样硬化

2. 脑出血最常见的病因是
   - A. 高血压动脉硬化　B. 脑动脉炎
   - C. 血管外伤　D. 高脂血症
   - E. 先天性脑动脉瘤

3. 蛛网膜下腔出血最常见的病因是
   - A. 高血压　　B. 先天性脑动脉瘤
   - C. 血管外伤　D. 高脂血症
   - E. 脑动脉粥样硬化

4. 高血压脑出血最常发生部位是
   - A. 脑干　　B. 小脑　　C. 基底节

D. 内囊　　E. 脑桥

A₂型题

5. 病人,男,65岁。有风湿性心脏病病史。在户外运动时,突然出现左侧肢体无力,站立不稳,并有口角歪斜。该病人最可能是并发了
   A. 脑栓塞　　B. 脑出血
   C. 脑血栓形成　　D. 蛛网膜下腔出血
   E. 短暂性脑缺血发作

6. 病人,女,59岁。高血压病史8年。2小时前因生气突发头痛,呕吐,右侧肢体不能动,30分钟后出现意识不清。查体:血压180/110mmHg;中度昏迷,双瞳孔缩小,对光反射存在;右上、下肢肌力2级,右侧膝反射减弱,右侧病理征阳性。该病人最可能发生了
   A. 脑血栓形成　　B. 脑梗死
   C. 脑出血　　D. 蛛网膜下腔出血
   E. 短暂性脑缺血发作

A₃/A₄型题

（7～9题共用题干）

病人,女,53岁。既往高血压病史10年,因工作繁忙,未能规律服降压药。最近1个月一直在为拓展业务而奔波劳碌。5小时前因情绪激动突然晕倒、剧烈头痛,急诊入院。

7. 最有确诊价值的检查是
   A. 脑血管造影　　B. 头颅CT检查
   C. 头颅X线检查　　D. 头颅超声波检查
   E. 脑部放射性核素扫描

8. 在治疗病人的过程中,首要的措施是
   A. 中药治疗
   B. 降低血压
   C. 抗感染治疗
   D. 控制脑水肿,降低颅内压
   E. 应用止血药,阻止脑内继续出血

9. 入院第二天晨7点,病人出现烦躁,偶有抽搐,意识模糊,喷射状呕吐。体温37.8℃,脉搏110次/分,呼吸10次/分,不规则,血压122/88mmHg。双侧瞳孔不等大。目前病人可能出现了
   A. 呼吸衰竭　　B. 脑疝
   C. 应激性溃疡　　D. 心律失常
   E. 癫痫大发作

二、实践能力

A₁型题

10. 关于脑血管疾病的临床表现,正确的是
    A. 脑血栓形成多在情绪激动或排便用力时发病
    B. 脑出血多在睡眠或安静休息时发病
    C. 脑出血病人一般无意识障碍
    D. 脑血栓形成病人脑膜刺激征一定为阳性
    E. 蛛网膜下腔出血病人脑膜刺激征阳性,一般无肢体瘫痪

11. 脑出血急性期的处理哪项是错误的
    A. 头部热敷　　B. 控制血压
    C. 降低颅内压　　D. 避免搬动和叩背
    E. 抬高头部15°～30°

12. 下列关于脑血管疾病病人的护理措施,错误的是
    A. 脑血栓病人应取平卧位
    B. 急性脑出血发病24小时内应禁食
    C. 脑血栓病人头部使用冰袋及冷敷
    D. 脑出血发病24～48小时内避免搬动
    E. 脑出血病人应取侧卧位,头部稍抬高

A₂型题

13. 病人,女,65岁。突发脑梗死住院治疗12天,病情平稳后,出院返回社区。病人伴有脑梗死后的语言障碍,左侧肢体无力,走路步态不稳。社区护士在进行家庭访视时应特别指出,近期应首要注意的问题是
    A. 语言训练　　B. 不良情绪的观察
    C. 跌倒的预防　　D. 肢体功能的康复锻炼
    E. 非语言性皮肤沟通技巧的使用

A₃/A₄型题

（14～16题共用题干）

病人,女,40岁,晚餐后散步时突然出现剧烈头痛,恶心、喷射状呕吐,随后意识模糊,被家人送到医院。急行CT检查,图像上呈高密度影,脑膜刺激征阳性,无肢体瘫痪,既往体健。

14. 该病人可能的诊断是
    A. 脑梗死　　B. 脑血栓
    C. 脑出血　　D. 蛛网膜下腔出血
    E. 短暂性脑缺血发作

15. 该病人目前首要的护理问题是
    A. 疼痛　　B. 恐惧
    C. 生活自理缺陷　　D. 潜在并发症
    E. 知识缺乏

16. 对病人的护理措施正确的是
    A. 避免各种使血压和颅内压增高的因素
    B. 病人绝对卧床休息2～4周
    C. 禁用止痛剂,以免掩盖病情
    D. 血压变化不可以作为观察重点
    E. 可多次大量放脑脊液,减轻脑膜刺激征

第3节 癫痫

一、概述
1. 癫痫是由大脑神经元异常放电所致。
2. 癫痫以发作性、短暂性、重复性、刻板行为为特征。
3. 癫痫是发作性意识丧失的常见原因。
4. 临床上每次癫痫样发作的过程称为痫样发作。

二、病因（含分类）
1. 特发性癫痫（原发性癫痫）
   - （1）病因未明，未能确定脑内器质性病变。
   - （2）与遗传有密切关系，药物治疗效果较好。
   - （3）多数在儿童或青年期首次发病。
2. 症状性癫痫（继发性癫痫）
   - （1）症状性癫痫占癫痫的大多数，各个年龄均可发病。
   - （2）症状性癫痫由脑部器质性病变和代谢性疾病引起。
   - （3）症状性癫痫药物治疗效果较差。

三、发病机制
1. 大脑神经元异常、过度地同步放电。
2. 原因是兴奋过程过剩、抑制过程衰减，破坏了神经细胞膜电位的稳定。
3. 发作前脑内最重要的兴奋性递质谷氨酸和天冬氨酸水平显著增加。

四、临床表现
1. 部分性发作最常见。
   - （1）单纯部分性发作：局灶性发作，局部症状为主，无意识障碍。发作一般不超过1分钟。
   - （2）复杂部分性发作：又称精神运动性发作，主要特征是意识障碍，常出现精神症状及自动症。病灶多在颞叶，故又称颞叶癫痫。
2. 全面性发作
   - （1）全面性强直-阵挛发作
     1）又称大发作，最常见，以意识丧失和双侧强直后出现阵挛为特征。
     2）分为三期：强直期、阵挛期和发作后期。
     3）发作开始至意识恢复历时5~10分钟。呼吸先恢复，然后心率、血压、瞳孔等恢复正常。
   - （2）失神发作
     1）小发作，多见于儿童。意识短暂丧失，持续5~10秒。
     2）发作和终止均突然，每天发作数次或数十次不等。
     3）发作时停止当时活动，呼之不应，事后立即清醒，继续原先活动，对发作无记忆。
   - （3）强直性发作：全身骨骼肌强直性收缩，持续数秒至数十秒。弥漫性脑损害，儿童睡眠中多见。
   - （4）阵挛性发作：重复阵挛性抽动伴意识丧失，持续1分钟至数分钟。婴幼儿多见。
   - （5）肌阵挛发作：快速、短暂、触电样肌肉收缩，可遍及多个肌群。声光刺激诱发。常见于预后较好的特发性癫痫。
3. 癫痫持续状态　发作持续30分钟以上，或连续多次发作、发作间期意识或神经功能未恢复至正常水平。

五、辅助检查
1. 脑电图检查　是诊断癫痫最重要的方法。
2. CT/MRI检查　有助于发现继发性癫痫的病因，但不能作为癫痫的诊断依据。

六、治疗要点
1. 发作间期应合理服用抗癫痫药物　用药原则如下。
   - （1）按医嘱定时定量服药，保证一定的血药浓度。
   - （2）单一药物治疗，两种以上类型发作同时存在，最多只能用两种药。
2. 癫痫持续状态　首选地西泮10~20mg静脉注射，注射速度不超过每分钟2mg，以免抑制呼吸，在监测血药浓度的同时静脉滴注苯妥英钠以控制发作。

七、护理诊断/问题

1. **有窒息的危险** 与癫痫发作时意识丧失、喉头痉挛、口腔和支气管分泌物增多有关。
2. **有受伤的危险** 与癫痫发作时意识丧失或精神失常、判断障碍有关。
3. **知识缺乏**：缺乏脑水肿、酸中毒、电解质紊乱等并发症的预防知识。

八、护理措施

1. 一般护理
   - （1）环境：环境安静整洁，室内光线柔和。
   - （2）休息：充分休息，注意劳逸结合。
   - （3）饮食：清淡饮食，少量多餐，避免辛辣刺激性食物，戒烟酒。

2. **发作时护理**
   - （1）保持呼吸道通畅，防止误吸
     1）置病人于头低侧卧位或平卧位头偏向一侧。
     2）松开领带和衣扣，解开裤带。
     3）取下活动性义齿，及时清除口鼻分泌物。
   - （2）安全护理
     1）有前驱症状时立即平卧或陪伴者立即将病人置于平卧位。
     2）勿用力按压抽搐的肢体，以免造成骨折和脱臼。
     3）将压舌板、纱布等置于病人口腔一侧上下臼齿间，防止舌咬伤。
     4）极度躁动及癫痫持续状态时需专人床边守护，加用床挡或约束带。

3. 癫痫持续状态的抢救配合
   - （1）控制发作：治疗的关键。首选地西泮10~20mg静脉注射，也可选用10%的水合氯醛保留灌肠、苯妥英钠静脉注射等。
   - （2）对症处理：吸氧、保持呼吸道通畅，必要时行气管切开。
   - （3）防治并发症：脑水肿者快速静脉滴注甘露醇；物理降温；纠正酸碱、电解质平衡紊乱；加强营养支持治疗。

4. **用药护理** 从单一小剂量开始、尽量避免联合用药；坚持长期服药，疗程一般在4~5年；停药遵循缓慢和逐渐减量的原则，一般需要6个月以上的时间。

5. 心理护理 鼓励病人表达内心感受，指导采取积极的应对方式，配合长期药物治疗。

九、健康教育

1. 避免劳累、睡眠不足、饥饿、饮酒、便秘、情绪激动等诱发因素。
2. 定期做好血常规、血药浓度和肝肾功能的检测。
3. 告知病人切忌突然停药、减药、漏服药或自行停药。
4. 外出时随身携带写有姓名、住址、联系电话及疾病诊断的信息卡。
5. 不应从事攀高、游泳、驾驶等可能危及生命的工作。

要点回顾
1. 最常见的癫痫发作类型。有重要诊断价值的检查。
2. 癫痫持续状态的抢救配合。

模拟试题栏——识破命题思路，提升应试能力

一、专业实务

A₁型题

1. 癫痫病人强直-阵挛发作的特征性表现是
   A. 意识丧失和双侧肢体抽搐
   B. 某种活动突然中断
   C. 连续多次发作，且有意识障碍
   D. 表情呆滞，肌肉强直
   E. 机械动作持续时间长

A₂型题

2. 病儿，男，5岁。发热1天，体温40℃，伴有轻咳来诊。既往有癫痫病史。门诊就诊过程突然发生惊厥，即刻给予输氧，镇静，此时首选药物是
   A. 氯丙嗪肌内注射 B. 地西泮静脉注射
   C. 水合氯醛灌肠   D. 苯巴比妥肌内注射
   E. 肾上腺皮质激素静脉注射

3. 病人，女，50岁。癫痫大发作。为防止窒息，应采取的护理措施是
   A. 将病人就地平卧
   B. 移走身边危险物体
   C. 将病人头位放低，偏向一侧
   D. 迅速喂水喂药
   E. 快速静脉滴注脱水剂及吸氧

4. 病人，女，30岁。近半年来经常无诱因突然出现短暂意识丧失，伴左上肢节律性抽动及口角抽动，持续数分钟。最可能的癫痫类型是
   A. 肌阵挛发作　　B. 强直阵挛发作
   C. 单纯部分性发作　D. 复杂部分性发作
   E. 失神发作

A₃/A₄型题

（5、6题共用题干）

病人，男，33岁。突然意识丧失，四肢抽搐，口吐白沫，大小便失禁，4~5分钟后逐渐清醒，清醒后对发作全无记忆。护理体检：神志清楚、情绪焦虑，双侧瞳孔等大、等圆，对光反射存在，上、下肢肌力正常。

5. 该病人最可能的诊断是
   A. 癔症　　　　　B. 脑出血
   C. 脑血栓形成　　D. 癫痫
   E. 短暂性脑缺血发作

6. 进一步检查首选的方法是
   A. 腰椎穿刺　　　B. 颅骨X线片
   C. 脑电图　　　　D. 脑血管造影
   E. 头颅CT

（7、8题共用题干）

病人，男，20岁。昨晚9时突发牙关紧闭，口吐白沫，双上肢屈曲，双拳紧握，双下肢伸直，持续约30秒，病人仍神志不清，间隔20分钟后再次出现此症状，持续约10秒，有小便失禁。为进一步诊治入院。

7. 病人目前处于下列哪一种状态
   A. 癫痫强直-阵挛发作
   B. 癫痫持续状态
   C. 单纯部分发作继全面性发作
   D. 复杂部分发作继全面性发作
   E. 癫痫发作后昏睡期

8. 病人发作控制，清醒后应作何种处理

   A. 调换其他抗癫痫药物
   B. 停药观察1周后再考虑用药
   C. 加大服药剂量，嘱正规服药
   D. 加用另一种抗癫痫药物
   E. 询问近期服药情况，嘱正规服药

二、实践能力

A₁型题

9. 关于癫痫病人药物的治疗，描述不正确的是
   A. 小剂量开始
   B. 最好单一用药
   C. 症状完全控制后及时停药
   D. 根据发作类型选择最佳药物
   E. 定时监测血药浓度以指导用药

A₂型题

10. 病人，女，28岁。无诱因突发四肢抽搐，呼吸急促，面色发绀，两眼上翻，口吐白沫，呼之不应。症状持续约5分钟后，抽搐停止但仍昏迷。家属急送医院救治，医生查体时病人再次出现类似发作。此时不应当
    A. 给予地西泮静脉注射
    B. 将病人的头部侧向一边
    C. 在病人的上下白齿间放压舌板
    D. 按压病人的肢体以制止抽搐
    E. 解开病人的衣领、衣扣和腰带

11. 病人，男，35岁。突然出现意识丧失，全身抽搐，眼球上翻，瞳孔散大，牙关紧闭，大小便失禁，持续约3分钟，清醒后对抽搐全无记忆。对该病人急性发作时的急救处理首先是
    A. 遵医嘱快速给药，控制发作
    B. 注意保暖，避免受凉
    C. 急诊行CT、脑电图检查，寻找原因
    D. 保持呼吸道通畅，防止窒息
    E. 移走身边危险物体，防止受伤

第4节　三叉神经痛

一、概述　三叉神经痛是原因未明的三叉神经分布区短暂的闪电样反复发作性剧痛，但不伴三叉神经功能破坏。

二、病因与发病机制

1. 特发性三叉神经痛病因不明。
2. 三叉神经痛可能是三叉神经脱髓鞘产生异位冲动或伪突触传递所致。

三、临床表现

1. 40岁以上起病占70%～80%，女性较多，多为一侧发作。
2. 以面部三叉神经分布区突发剧痛为特点 { (1) 闪电式剧烈面部疼痛为特征，呈触电样、刀割样、烧灼样疼痛。
   (2) 口角、鼻翼、颊部和舌等处最敏感，轻触即可诱发，称为"触发点"或"扳机点"。}
3. 疼痛以上颌、下颌支多见。
4. 疼痛历时数秒至数分钟。突发突止，间歇期正常。
5. 神经系统检查多无阳性体征。

四、治疗要点　迅速有效止痛是治疗本病的关键。

1. 药物治疗　首选卡马西平，其次选用苯妥英钠、氯硝西泮、氯丙嗪等。
2. 经半月神经节射频电凝治疗。
3. 无效时可考虑三叉神经感觉根部切断术，止痛效果为目前首选。

五、护理诊断/问题　急性疼痛：面颊、上下颌及舌疼痛　与三叉神经受损害有关。

六、护理措施

1. 一般护理　保持环境安静舒适，生活规律，保证充分休息，以利于减轻疼痛。
2. 对症护理 { (1) 告知病人洗脸、刷牙、咀嚼时动作要轻柔，以防止疼痛发作。
   (2) 减轻疼痛的方法和技巧。如想象、听音乐、读报等分散注意力。}
3. 用药护理　按医嘱小剂量开始服用卡马西平，逐渐增量，直到疼痛控制为止，最大剂量不超过1.0g/d。有效控制剂量维持治疗2～3周后，逐渐减量至最小有效剂量，维持数月。

七、健康教育

1. 告知病人及家属本病的相关知识和自护方法。减少发作，减轻痛苦。
2. 避免诱因。
3. 合理用药，服用卡马西平期间每1～2个月检查一次肝功能和血常规。

> **要点回顾**
> 1. 三叉神经痛的特点。
> 2. 治疗三叉神经痛的关键措施及首选药物。

● ○ 模拟试题栏——识破命题思路，提升应试能力 ○ ●

一、专业实务

A₂型题

1. 病人，男，37岁。近1周来在刷牙时出现左侧面颊和上牙部疼痛，每次持续1～2分钟，神经系统检查未发现异常，最可能的诊断是
   A. 鼻窦炎　　　　B. 面神经炎
   C. 三叉神经痛　　D. 牙周炎
   E. 偏头痛

二、实践能力

A₂型题

2. 病人，女，35岁。既往体健，近日因寒冷突然出现左侧面部剧痛，医院诊断为三叉神经痛，首选的药物是
   A. 阿司匹林　　B. 卡马西平
   C. 布洛芬　　　D. 地西泮
   E. 苯妥英钠

第5节　急性脱髓鞘性多发性神经炎

一、概述

1. 急性脱髓鞘性多发性神经炎又称吉兰-巴雷综合征（Guillain-Barré syndrome，GBS）。
2. 急性脱髓鞘性多发性神经炎为自身免疫性疾病，主要病变是周围神经广泛的炎症节段性脱髓鞘。
3. 急性脱髓鞘性多发性神经炎的临床特征为急性、对称性、迟缓性肢体瘫痪及脑脊液蛋白-细胞分离现象。
4. 急性脱髓鞘性多发性神经炎大多可恢复。

二、病因与发病机制
急性脱髓鞘性多发性神经炎病因不清，多数认为其属神经系统的一种迟发性自身免疫性疾病。

三、临床表现
1. 以儿童和青壮年多见。病前1～4周多有上呼吸道、消化道感染症状或疫苗接种史。
2. 运动障碍
   - （1）急性或亚急性起病。
   - （2）首发症状为四肢对称性弛缓性瘫痪，通常自双下肢开始，多于数日至2周达到高峰。
   - （3）危重者1～2日内迅速加重，出现四肢完全性瘫、呼吸肌和吞咽肌麻痹，危及生命。
3. 感觉障碍　比运动障碍轻，表现为肢体远端感觉异常和（或）手套袜子型感觉缺失。
4. 脑神经损害　以双侧面瘫多见。
5. 自主神经损害　以心脏损害最常见、最严重，可引起突然死亡。

四、辅助检查
1. 脑脊液改变　典型脑脊液改变为蛋白-细胞分离现象，为本病特征性表现。即蛋白质含量明显增高而细胞数正常，通常在第3周最明显。
2. 电生理检查　神经传导速度减慢，对诊断GBS也有意义。

五、治疗要点
1. 保持呼吸道通畅　呼吸肌麻痹是GBS的主要危险，呼吸肌麻痹的抢救是治疗关键。
2. 血浆置换　发病2周内应用，可控制症状、缩短使用呼吸机的时间。
3. 免疫球蛋白　大剂量静脉滴注治疗急性病例，效果与血浆交换接近。

六、护理诊断/问题
1. 低效性呼吸型态　与呼吸肌麻痹有关。
2. 躯体移动障碍　与四肢肌肉进行性瘫痪有关。
3. 进食自理缺陷　与脑神经受损致延髓麻痹、咀嚼肌无力等因素有关。

七、护理措施
1. 一般护理
   - （1）急性期卧床休息，重症病人应在重症监护病房治疗。
   - （2）病室环境清洁，护士严格执行无菌操作，避免交叉感染。
   - （3）给予高蛋白、高维生素、高热量且易消化的食物，补充足够水分。
   - （4）吞咽困难者予以鼻饲流质饮食，进食时和进食后30分钟应抬高床头，防止窒息。
2. 瘫痪护理
   - （1）定时翻身、按摩、被动和主动运动，保持瘫痪肢体功能位。
   - （2）咽肌瘫痪者应选择适合病人吞咽且营养丰富的食物，发现误吸立即急救。
   - （3）对于排尿困难或尿潴留的病人可给予膀胱区按摩、热敷或进行针灸、穴位封闭等治疗。鼓励病人多喝水，训练自行排尿。

八、健康教育
1. 病愈后仍应坚持适当的运动，增强机体抵抗力，避免受凉及感冒。
2. 给予高热量饮食，保证足够的营养。
3. 肢体锻炼应持之以恒，防止肌肉失用性萎缩。
4. 出院后按时服药，并注意药物副作用。

要点回顾
1. 急性脱髓鞘性多发性神经炎的临床表现。
2. 急性脱髓鞘性多发性神经炎的脑脊液特征性表现。

○● 模拟试题栏——识破命题思路，提升应试能力 ●○

一、专业实务
A₁型题

1. 急性脱髓鞘性多发性神经炎的主要临床表现是
   - A. 肢体对称性麻木
   - B. 肢体对称性无力
   - C. 发作性肢体麻木
   - D. 发作性肢体无力
   - E. 呼吸肌麻痹

A₂型题

2. 病儿，女，12岁。因急性脱髓鞘性多发性神经炎

入院。若对病儿行腰椎穿刺抽取脑脊液检查则典型的脑脊液改变为
A. 细胞数减少，蛋白质水平降低
B. 氯化物水平降低
C. 葡萄糖水平降低
D. 淋巴细胞增多
E. 细胞数正常，蛋白质水平增高

二、实践能力

A₁型题

3. 急性脱髓鞘性多发性神经炎对病儿生命威胁最大的症状是
A. 运动障碍
B. 呼吸肌麻痹
C. 感觉障碍
D. 脑神经麻痹
E. 自主神经功能障碍

A₂型题

4. 病人，女，20岁。感冒后出现双下肢无力，到医院就诊，诊断为吉兰-巴雷综合征。今晨出现呼吸困难、发绀。下列护理措施错误的是
A. 血氧分压＜70mmHg时，行气管插管
B. 保持呼吸道通畅
C. 进食高蛋白、高维生素、低热量饮食
D. 预防肺内感染、压疮、营养失调
E. 不可轻易使用镇静催眠药物

第6节 帕金森病

一、概述
1. 帕金森病又称震颤麻痹，是中老年人常见的神经系统变性疾病。
2. 帕金森病以静止性震颤、运动迟缓、肌强直和姿势步态异常等为主要临床特征。
3. 帕金森病主要病理改变为黑质多巴胺（DA）能神经元变性丢失。

二、病因与发病机制
1. 神经系统老化
   - （1）DA能神经元功能随年龄增长逐渐减低，年龄老化可能与发病有关。
   - （2）纹状体DA含量显著降低，乙酰胆碱系统功能相对亢进。
   - （3）导致肌张力增高、动作减少等运动症状。
2. 环境因素 长期接触杀虫剂、除草剂或某些工业化学品等可能是发病的危险因素。
3. 遗传因素 约10%帕金森病病人有家族史。

三、临床表现
1. 静止性震颤
   - （1）常为本病首发症状。
   - （2）症状常自一侧上肢开始，逐渐波及同侧下肢，对侧上、下肢，常呈"N"字形进展。
   - （3）静止时震颤明显，精神紧张时加重，随意动作时减轻，入睡后消失。
2. 肌强直
   - （1）铅管样强直：屈肌与伸肌张力同时增高，关节被动运动时始终保持阻力增高。
   - （2）齿轮样强直：肌强直与伴随的震颤叠加，检查时可感觉在均匀阻力中出现断续停顿。
3. 运动迟缓
   - （1）随意动作减少、主动运动减慢。
   - （2）面部表情呆板，常双眼凝视，瞬目少，笑容出现和消失减慢，如同"面具脸"。
   - （3）由于肌张力增高，姿势反射障碍使起床、翻身、步行、变换方向等运动缓慢。
   - （4）手指精细动作如系纽扣或鞋带困难。
   - （5）书写时越写越小，呈现"写字过小症"。
4. 姿势步态异常 慌张步态：行走时步距缩短，常见碎步、往前冲，越走越快，不能立刻停步。

四、治疗要点
1. 抗胆碱能药物 适用于早期轻症病人。协助维持纹状体的递质平衡，对震颤和强直有部分改善。地西泮，1～2mg口服，每日3次。
2. 复方多巴制剂 最基本、最有效的药物。首选左旋多巴。
3. DA受体激动剂 能直接激动纹状体，产生与多巴胺相同作用。

五、护理诊断/问题

1. 躯体移动障碍　与黑质病变、锥体外系功能障碍所致震颤有关。
2. 体像紊乱　与震颤、流涎、面肌强直等身体形象改变有关。
3. 语言沟通障碍　与咽喉及面部肌强直、运动减少、减慢有关。
4. 穿着自理缺陷　与震颤、肌强直、运动减少有关。

六、护理措施

1. 休息与运动
   - （1）疾病早期：鼓励病人积极参与家居活动和社交活动。
   - （2）疾病中期：反复练习起坐动作和走路。
   - （3）疾病晚期：帮助取舒适卧位，全关节被动运动。

2. 饮食护理
   - （1）给予高热量、高维生素、低盐、低脂、低胆固醇、适量优质蛋白（高蛋白饮食摄入可降低左旋多巴的疗效）的易消化饮食。
   - （2）槟榔可降低抗胆碱能药物疗效，应避免食用。

3. 用药护理　观察药效及不良反应。
   - （1）抗胆碱能药物：口干、唾液、汗液分泌减少、肠鸣音减弱，排尿困难，瞳孔调节功能不良等。青光眼及前列腺增生者禁用。
   - （2）左旋多巴：恶心、呕吐、直立性低血压、幻觉、妄想等，长期服用会出现运动障碍和症状波动等长期治疗综合征。
   - （3）多巴胺受体激动剂：从小剂量开始，逐步增加剂量。服药期间嘱病人避免使用利血平、氯丙嗪等药物，以免降低疗效或发生直立性低血压。

4. 安全护理
   - （1）日常生活：避免拿热水、热汤，谨防烧伤、烫伤。避免登高、用液化灶等危险行为。禁止自行使用利器等危险品。
   - （2）服药安全：药物代为保管，避免错服或漏服。
   - （3）衣服口袋放置写有病人姓名、住址和联系电话的安全卡片。

七、健康教育

1. 高热量、高维生素、高纤维素、低盐低脂、适量优质蛋白质饮食，戒烟酒。
2. 注意进食安全，避免发生呛咳或窒息。
3. 根据病情合理锻炼，外出有人陪伴，避免发生意外。
4. 告诉病人按医嘱正确用药，以及药物的主要副作用及处理方法。

要点回顾

1. 帕金森病特征性症状。
2. 帕金森病病人如何进行健康教育。

模拟试题栏——识破命题思路，提升应试能力

一、专业实务

A₁型题

1. 写字过小症可见于下列疾病中的
   - A. 癫痫　　　　B. 病毒性脑膜炎
   - C. 脑桥出血　　D. 帕金森病
   - E. 吉兰-巴雷综合征

二、实践能力

A₁型题

2. 帕金森病的典型症状是
   - A. 铅管样强直　　B. 姿势步态异常
   - C. 写字过小症　　D. 静止性震颤
   - E. 面具脸

A₂型题

3. 病人，女，67岁。患帕金森病5年。随诊中病人表示现在多以碎步、前冲动作行走，并对此感到害怕。病人进行行走训练时，护士提醒病人应避免
   - A. 双臂尽量摆动　　B. 将注意力集中于地面
   - C. 脚尽量抬高　　　D. 思想尽量放松
   - E. 尽量跨大步

4. 病人，男，67岁。患帕金森病6年。病人在进行康复训练时，护士要求其关节活动要达到最大范围，其主要的目的是
   - A. 减轻不主动震颤　　B. 防止肌肉萎缩
   - C. 提高平衡能力　　　D. 促进血液循环
   - E. 防止关节强直

（杜何芬）

第10章 精神障碍病人的护理

考点提纲栏——提炼教材精华，突显高频考点

第1节 精神障碍症状学

一、精神症状的特点
1. 症状的出现不受病人意识的控制。
2. 症状一旦出现，难以通过转移令其消失。
3. 症状的内容与周围客观环境不相称。
4. 症状会给病人带来不同程度的社会功能损害。
5. 症状出现多伴有情绪反应。
6. 症状可通过交谈、检查和观察予以表露和评定。

二、常见的精神症状

1. 感觉障碍
   - （1）**感觉过敏**：弱刺激产生强感觉，如轻微触摸皮肤感到疼痛难忍。
   - （2）**感觉减退**：强刺激产生弱反应甚至无反应（感觉缺失），如对强烈的疼痛或难以忍受的气味感觉不敏感。
   - （3）感觉倒错：对外界刺激产生与正常人不同性质或者相反的异常感觉，如对冷刺激产生灼热感，对热刺激产生冷感觉。
   - （4）**内感性不适**：体内有难以表达的异样感，性质难以描述，没有明确的局部定位，如牵拉、挤压、游走、蚁爬感等。

2. 知觉障碍
   - （1）错觉
     1）对客观事物歪曲的知觉。
     2）正常人在光线暗淡、紧张、恐惧状态下也可产生，可纠正和消除，如草木皆兵、杯弓蛇影、风声鹤唳等。
     3）病理性错觉常在意识障碍时出现，带有恐怖色彩，多见于谵妄状态和精神分裂症。
   - （2）**幻觉**
     1）在没有客观事物或缺乏现实刺激下出现的虚幻的知觉，即无中生有。
     2）最常见的精神症状，常与妄想合并存在，多见于精神分裂症。
     3）类型：①幻听：最常见，分为言语性幻听和非言语性幻听。言语性幻听更为常见且具有诊断意义。②幻视：在意识清晰状态下的幻视多见于精神分裂症。③幻嗅：可继发被害妄想，表现为捏鼻动作或拒食。④幻味：常继发被害妄想，病人因此而拒食。⑤幻触：皮肤或黏膜上有异常的感觉，如虫爬感、针刺感等。⑥内脏幻觉：躯体内部某一部位或某一脏器有某种异样感觉，能明确指出其性质和部位，如感到肠扭转、心脏穿孔、腹腔内有虫爬行等。
   - （3）感知综合障碍
     1）对事物的整体属性能够正确认识，但对个别属性如大小、形状、距离、比例等产生歪曲的感知。
     2）常见形式：视物变形症、空间知觉障碍、时间感知综合障碍、非真实感。如病人感觉自己的眼睛一大一小，大的如西瓜，小的如黄豆。

3. 思维障碍

（1）思维形式障碍

1）联想障碍：①思维奔逸：联想速度快、数量多、内容丰富生动。病人表现为健谈，说话滔滔不绝，自述脑子反应快，好像机器加了"润滑油"，思维敏捷，说话的主题极易随环境而改变（随境转移），也可有音联或意联。②思维迟缓：联想速度减慢、联想数量减少和联想困难。病人表现为言语缓慢、语量减少、声音低、反应迟钝。病人常自觉"脑子迟钝了"，思考问题费力，但思维内容并不荒谬，能正确反映现实。③思维贫乏：联想数量减少，概念与词汇贫乏，脑子空洞无物。病人表现为沉默少语，答话时内容大致切题，但单调空洞或词穷句短，常用简短词语如"不知道""没有"回答问题。④思维散漫：思维的目的性、连贯性和逻辑性障碍。思维活动缺乏主题思想，内容和结构都散漫无序。表现为说话东拉西扯，对问话的回答不切题。⑤思维破裂：思维联想破裂，思维内容缺乏内在意义上的连贯和应有的逻辑性。表现为言语或书写内容的句与句之间，甚至词与词之间无任何联系，变成语句堆积，严重时言语支离破碎，成了语词杂拌，令人不能理解。⑥病理性赘述：联想枝节过多，做不必要的过分详尽的累赘的描述，以至于主题不突出，不能扼要地描述一件事，但最终可以表达其意。

2）思维逻辑障碍：①病理性象征性思维：以无关的具体概念或行动代表某一抽象概念，不经病人解释，旁人无法理解。如某病人经常反穿衣服，以表示自己为"表里合一、心地坦白"。②语词新作：自创一些新的符号、图形、文字或语言并赋予特殊的概念，不经病人本人解释，别人难以弄清其含义。如"犭市"代表狼心狗肺。③逻辑倒错：推理缺乏逻辑性，既无前提也无根据，或因果倒置，推理离奇古怪，不可理解。如"电脑感染病毒了，所以我要死了"。④矛盾思维：又称对立思维，指同一时间出现两种相反的、矛盾的概念，互相抗衡而相持不下，病人无法判断对错。

3）异己体验：①思维中断：在意识清醒又无外界干扰的情况下，出现思维突然中断的现象，表现为说话突然停止，片刻后又重新说话，但所说的内容不是原来的话题，病人感觉思维被剥夺，被抽走。②思维插入：病人体验到不属于自己的思想强行进入脑中，不受自己的意志所支配。③思维化声：病人体验到自己的思想同时变成了言语声，而且自己和他人均能听见。④思维扩散：病人体验到自己的思维一出现，立即人尽皆知，毫无隐私，有时还感到自己的思维被广播。⑤强制性思维：又称思维云集，病人感觉头脑中出现了大量不属于自己的思维，不受自己的意志所支配，仿佛在神奇的外力作用下别人的思想在自己脑中运行。

（2）思维内容障碍

1）最常见的症状是妄想，是一种病理性的歪曲信念，是病态推理和判断。

2）妄想特征：①病人意识清醒。②妄想内容均涉及病人本人，总是与个人利害攸关。③推理和判断没有事实根据，但病人坚信不疑。

3）妄想类型：①被害妄想：最常见，坚信自己或亲人遭受监视、诬告、投毒等迫害。受妄想支配出现拒食、控告、逃跑或采取自卫、自伤、伤人等。主要见于精神分裂症和偏执性精神障碍。②关系妄想：坚信周围与他无关的事物均和他有关。如认为周围人的谈话是在议论他。③物理影响妄想：又称被控制感。觉得自己的思想、情感和意志行为都受到外界某种力量的控制或干扰，而不能自主。其是精神分裂症的特殊症状。④夸大妄想：认为自己有非凡的才智、至高无上的权利和地位、大量的财富和发明创造，或是名人的后裔。⑤罪恶妄想：又称自罪妄想。坚信自己犯了严重错误、不可宽恕的罪恶，应受严厉的惩罚，为此可拒食、自杀或要求劳动改造赎

3.思维障碍	（2）思维内容障碍	罪等。主要见于抑郁症、精神分裂症。⑥疑病妄想：坚信自己患病，因而到处求医，即使通过一系列详细检查和多次反复的医学验证都不能纠正。⑦钟情妄想：坚信自己被异性钟情。病人采取相应的行为去追求对方，即使遭到对方严词拒绝，仍毫不置疑，而认为对方在考验自己对爱情的忠诚，仍反复纠缠不休。⑧嫉妒妄想：坚信配偶或性伴侣对自己不忠诚，另有外遇，设法寻觅配偶或性伴侣私通情人的"证据"。

4.注意障碍	（1）注意增强：过分集中注意某事物，并且细微周到。
	（2）注意涣散：注意力不集中，不能长时间把注意集中于某一事物，注意力易于分散。
	（3）注意减退：指有意注意及无意注意兴奋性减弱。注意的广度缩小，注意的稳定性也显著下降。
	（4）注意转移：主要表现为有意注意不能持久，注意的稳定性降低，很容易受外界环境的影响而使注意的对象不断转换。
	（5）注意狭窄：指注意范围的显著缩小，当注意集中于某一事物时，其他本应引起注意的事物被排除于注意之外。

5.记忆障碍	（1）记忆增强：病态的记忆增强，表现为对病前早已遗忘且不重要的事又能回忆起来，甚至连细微的情节也不遗漏。	
	（2）记忆减退：是指记忆的四个基本过程（识记、保存、再认、再忆）普遍减退，临床上较多见。轻者表现为回忆减弱，重者表现为以前的事不能回忆。	
	（3）遗忘：①指部分或全部地不能回忆以往的经历。②常见有顺行性遗忘、逆行性遗忘、进行性遗忘、选择性遗忘。	
	（4）错构：歪曲的或错误的记忆，对过去曾经历过的事件，在发生的地点、情节、人物特别是在时间上出现错误回忆，并坚信不疑。	
	（5）虚构	1）是指病人用虚构的事实来填补他所遗忘的记忆空白，内容可能很生动，但带有荒谬色彩，常瞬间即忘。
		2）虚构与近事遗忘、定向障碍同时出现时称作科尔萨科夫综合征，又称遗忘综合征。

6.智能障碍	（1）精神发育迟滞：指先天或在大脑生长发育成熟以前（18岁以前），由于各种致病因素使大脑发育不良或受阻，智能发育停留在低于同龄儿童的水平，智能明显低于正常的同龄人。
	（2）痴呆：①无意识障碍，是后天获得的智能、记忆和人格的全面受损。②主要表现为创造思维受损，理解、判断、推理、记忆、计算等能力下降，后天获得的知识丧失，工作、学习和生活能力下降或丧失，并伴有其他精神障碍。③分类：真性痴呆和假性痴呆。假性痴呆大脑无器质性损害，经治疗后智能可恢复正常。

7.定向力障碍	（1）定向力障碍是意识障碍的一个重要标志。
	（2）定向力障碍不一定伴有意识障碍，如科尔萨科夫综合征有定向力障碍，而没有意识障碍。
	（3）分类：①对周围环境的认知障碍：包括时间、地点、人物三方面的认知障碍。②对自身状况的认知障碍：对自己的姓名、年龄、职业等情况的认知障碍。

8.情感障碍	（1）情感高涨：①表现为与现实不相符的过分喜悦，自我感觉良好，夸大自我，高度自信。②易引起共鸣，具有很大的感染力。
	（2）欣快：①表现为幸福愉快、自得其乐的情绪高涨状态，但说不清原因，表情单调刻板。②难以引起共鸣。
	（3）情绪低落：①负性情感增强的表现，病人表情忧愁、唉声叹气、心境苦闷，外界的一切都不能引起他的兴趣，严重时悲观绝望而出现自杀观念及行为。②抑郁症的主要症状。
	（4）焦虑：①在缺乏相应的客观因素影响的情况下，病人表现为顾虑重重、紧张恐惧，搓手顿足似有大祸临头，惶惶不可终日。②伴有心悸、出汗、手抖、尿频等自主神经功能紊乱症状。

8. 情感障碍
(5) 易激惹：表现为极易因小事而引起强烈而不愉快的情感反应，持续时间短暂。
(6) 情感淡漠：①对外界刺激缺乏相应的情感反应，即使对自身有密切利害关系的事情也如此。②多见于精神分裂症。
(7) 情感爆发：①在精神因素作用下突然发作、爆发。②表现为哭笑无常、叫喊打骂、打人毁物等，常带有做作、表演式的情感色彩。③常见于癔症。
(8) 情感倒错：情感反应与其内心体验或环境不协调。如遇到或听到高兴的事，表现为悲痛，亲人逝去表现为愉快。
(9) 情感幼稚：指成人情感反应如同儿童，变得幼稚，易受直觉和本能活动的影响，缺乏理性控制，反应迅速而强烈，没有节制和遮掩。

9. 意志行为障碍
(1) 意志增强：指意志活动增多。在病态情感或妄想的支配下，病人可以持续坚持某些行为，表现出极大的顽固性，如疑病妄想的病人四处求医，偏执型精神分裂症病人坚持反复上诉控告等。
(2) 意志减弱：指意志活动的减少。病人表现出动机不足，不愿参加任何活动，可整日呆坐或卧床不起，但病人与环境尚能保持协调。
(3) 意志缺乏：指意志活动缺乏。表现为对任何活动都缺乏动机、要求，生活极端懒散，行为孤僻、退缩，与周围环境不协调，严重时本能的要求也没有。
(4) 木僵：①在意识清晰的情况下，病人动作行为和言语受抑制。②轻者表现为言语动作显著减少，且缓慢迟钝。③重者表现为缄默不语、不吃不喝、身体保持一定姿势僵住不动，可形成"空气枕头""蜡样屈曲"。
(5) 强迫动作：①反复地做一些违背本人意愿的动作，虽然清楚地知道这些动作完全没有必要，但又无法摆脱。如长时间反复洗手，用特定的姿势走路。②主要见于强迫症。

10. 自知力丧失
(1) 自知力丧失指病人对自己精神疾病的认识和判断能力丧失，是精神障碍病人特有的表现。
(2) 精神病病人一般均有不同程度的自知力缺失，不承认有精神病，因而拒绝治疗。神经症病人常有自知力，主动就医诉说病情。
(3) 自知力恢复完整是精神障碍病人痊愈的重要指标之一。

要点回顾
1. 精神症状的特点。
2. 常见知觉障碍。
3. 常见思维障碍。

●○ **模拟试题栏**——识破命题思路，提升应试能力 ○●

专业实务

A₁型题

1. "杯弓蛇影"是一种
   A. 感觉过敏　　B. 幻觉
   C. 非真实感　　D. 错觉
   E. 感知综合障碍

A₂型题

2. 病人，男，36岁。诊断为抑郁症，进行感觉功能检查时，医生用针头轻刺病人皮肤，病人即大声喊叫，此感觉障碍的类型为
   A. 感觉过敏　　B. 感觉倒错
   C. 感觉缺失　　D. 感觉减退
   E. 感觉异常

3. 病人，女，35岁。诊断为精神分裂症，近段时间来怀疑自己丈夫有外遇，反复检查丈夫的手机、衣服口袋，并派人对其进行跟踪。此症状属于
   A. 关系妄想　　B. 夸大妄想
   C. 被害妄想　　D. 嫉妒妄想
   E. 物理影响妄想

4. 病人，女，45岁。把衣服泡在大水缸中，并解释说我要洗刷自己的耻辱，这一症状是
   A. 被害妄想　　B. 离奇行为
   C. 强迫洗涤　　D. 病理性象征性思维
   E. 关系妄想

5. 病人，女，43岁。与人交谈时口若悬河，滔滔不绝，一个话题未完又转入另一个话题，此病人的

精神症状属于
A. 思维奔逸　　B. 思维扩散
C. 病理性赘述　　D. 思维散漫
E. 语词新作

A₃型题

（6～8题共用题干）

病人，男，26岁。与人交谈时滔滔不绝地述说，但别人却听不懂他要表达的意思。病人的话完全没有连贯性和逻辑性，前言不搭后语，答非所问。

6. 病人的症状可能是
A. 思维奔逸　　B. 思维散漫
C. 思维破裂　　D. 病理性赘述
E. 逻辑倒错性思维

7. 该病人最可能的诊断是
A. 心境障碍　　B. 精神分裂症
C. 精神发育迟滞　　D. 阿尔茨海默病
E. 躁狂发作

8. 病人此时的意识状态是
A. 意识模糊　　B. 谵妄
C. 意识范围缩小　　D. 意识清晰
E. 嗜睡

第2节　精神分裂症

一、概述

1. 精神分裂症是一组病因未明的精神疾病。
2. 一般无意识障碍，智能尚好，部分病人出现认知功能损害，缺乏自知力。
3. 精神分裂症多起病于青少年，常缓慢起病，病程迁延，预后不良。
4. 精神分裂症临床表现复杂多变，不同个体、同一个体在不同阶段会有不同表现。

二、病因

1. **遗传因素**　可能是多基因的遗传。血缘关系越近，发病率越高。
2. 神经生化因素
   1) 多巴胺（DA）假说：认为精神分裂症与中枢DA功能亢进有关。
   2) 5-羟色胺（5-HT）假说：精神分裂症可能与中枢5-HT功能异常有关。
3. 神经发育因素　神经发育假说认为大脑在胚胎发育过程中就出现了某种神经病理改变。
4. 心理社会因素
   （1）包括应激性生活事件、情绪状态、人格特征、经济状况、文化背景、人际关系等。
   （2）心理社会因素可以诱发本病，但其最终的病程演变常不受先前的心理因素的左右。
   （3）病前性格特征：主动性差、依赖性强、胆小、犹豫、孤僻、敏感、内向、害羞、思维缺乏逻辑性、好幻想等，即分裂型人格。

三、临床表现

1. 前驱期症状
   （1）个性或性格改变：可出现性格反常，如孤僻、淡漠、多疑、敌意、难以接近、生活懒散、不修边幅等。
   （2）类神经症症状：抑郁、焦虑、疲乏无力、注意力不集中、工作学习效率下降等。
   （3）行为改变：出现强迫行为、无故旷工、出走、漫游等行为。
   （4）多疑、敌对及困惑感：病人相信日常生活中具有专门针对自己的、特殊意义的处境。

2. 活跃期症状
   （1）阳性症状：指精神活动的异常或亢进，以阳性症状为主要表现的也称Ⅰ型精神分裂症
   1) 感知觉障碍：①幻觉：精神分裂症最突出的感知觉障碍，以幻听最常见。评论性幻听和命令性幻听是精神分裂症具有的特征性幻听。其中命令性幻听危险性较高。②错觉、感知综合障碍也有可能出现。
   2) 思维障碍（主要症状）：①思维形式障碍：可出现思维散漫或破裂、思维中断、思维被剥夺、思维插入、强制性思维、思维云集、病理性象征性思维、语词新作、思维贫乏等症状。②思维内容障碍：主要的表现是妄想。以被害妄想、关系妄想、嫉妒妄想、被洞悉感、物理影响妄想、钟情妄想等常见。常具有发生突然，内容离奇，逻辑荒谬等特点。③异己体验：感觉自己的精神和身体活动受外界或他人控制，常与被害妄想相联系。

2. 活跃期症状

(2) 阴性症状：指精神活动减退或缺乏，以阴性症状为主要表现的也称Ⅱ型精神分裂症。
　1) 情感淡漠：最常见，情感反应与思维内容及外界刺激不相符，是精神分裂症的重要特征。
　2) 思维贫乏：言语贫乏、回答问题常以简短的词语如"没有""嗯"回答或不答。
　3) 意志减退：病人生活懒散，不修边幅，不注意个人卫生，对自己的前途毫不关心、没有任何打算。
　4) 无快感体验及社交退缩：表现为持续存在的、不能从日常活动中发现和获得愉快感，对社会关系的冷淡和对社交兴趣的减退或缺乏。

(3) 意志行为障碍
　1) 冲动攻击行为：冲动控制能力减退，严重者可出现攻击及暴力行为。
　2) 紧张综合征：以全身肌张力增高而得名，包括紧张性木僵和紧张性兴奋两种状态，两者可交替出现，是紧张型精神分裂症的主要表现。
　3) 意向倒错：吃一些不能吃的东西或伤害自己的身体。
　4) 怪异行为：如扮鬼脸、幼稚愚蠢的行为、傻笑、脱衣等。

(4) 情感障碍：主要表现有情感淡漠、情感倒错、焦虑等。

(5) 自知力缺乏：对自身疾病的性质和严重程度缺乏自知力，往往不愿接受治疗。

四、临床分型

1. 偏执型（最常见）
　(1) 中年起病，缓慢发展。
　(2) 初始表现为敏感多疑，逐渐发展成偏执型妄想。
　(3) 常伴有幻觉，以幻听最常见。
　(4) 尽早系统治疗，预后较好。

2. 单纯型
　(1) 青少年起病，病程持续迁延，病情进展缓慢。
　(2) 以阴性症状（思维贫乏、情感淡漠、意志缺乏、懒散被动等）为主。
　(3) 少有幻觉妄想。
　(4) 治疗和预后差。

3. 青春型
　(1) 青春期发病，进展快。
　(2) 以思维破裂、凌乱，情感幼稚愚蠢和行为的不协调为主，常有本能活动亢进，意向倒错等。
　(3) 出现生动幻觉，内容荒谬离奇。
　(4) 及时治疗，效果较好，预后较偏执型差。

4. 紧张型
　(1) 青壮年发病，起病较急。
　(2) 以紧张综合征为主。紧张性兴奋和紧张性木僵常交替出现，亦可单独发生，以木僵为多见。
　(3) 可自行缓解，预后较好。

5. 未分化型　又称为混合型，指病人符合诊断标准，但又不符合上述四型中任何一型。

> **锦囊妙"记"**　精神分裂症常见类型可以简单理解为
> "疑"（偏执型）、"懒"（单纯型）、"乱"（青春型）、"僵"（紧张型）、"混"（未分化型）。

五、治疗要点

1. 药物治疗
　(1) 原则：早期、低剂量起始，逐渐加量、足量、足疗程的"全病程治疗"的原则。
　(2) 疗程：急性期治疗至少6～8周，巩固期治疗一般持续3～6个月。首次发病者维持治疗1～2年，多次发病者药物维持至少5年，具有自杀、暴力或攻击行为者药物维持时间更长。
　(3) 常用药物
　　1) 经典药物：氯丙嗪、奋乃静、氟哌啶醇、舒必利，主要针对阳性症状，锥体外系副作用较大。
　　2) 非经典药物：利培酮、奥氮平、氯氮平、喹硫平等，针对阳性和阴性症状，为一线药物。

2. 无抽搐电休克治疗　适用于出现冲动伤人、木僵或亚木僵、拒食、严重抑郁、自杀倾向者。

3. 心理社会干预　行为治疗（训练各种社会技能）、家庭干预、职业康复训练、认知行为治疗等。

六、护理诊断/问题

1. 有对自己或他人实施暴力的危险　与情绪不稳定、易激惹、冲动控制能力下降等精神症状有关。
2. 思维过程紊乱　与思维障碍有关。
3. 有受伤的危险　与幻觉、妄想、自伤自杀等因素有关。
4. 有自杀的危险　与命令性幻听，自罪妄想伴发抑郁情绪有关。
5. 进食/沐浴/穿着/如厕自理缺陷　与精神状态异常、行为紊乱、不合作、行为退缩、意志活动减退等因素有关。
6. 睡眠型态紊乱　与精神症状、警觉性增强、环境改变等因素有关。

七、护理措施

1. 基础护理
   - （1）饮食护理：①保证每天的营养摄入量。②对拒食、木僵、食欲增加等病人要做好相应护理。③因幻觉或被害妄想引起拒食的，可采取集体进餐的方式，让病人自由选择碗筷、饭菜或与他人交换饭菜，或示范进食。④诱导进食无效者，配合肠内或肠外营养。
   - （2）协助病人建立自理模式：①兴奋不合作的，帮助完成晨晚间护理。②生活懒散，行为退缩的，为其制订生活计划，必要时进行协助。③木僵病人要定时为其更衣、沐浴，做好口腔护理和皮肤护理。
   - （3）睡眠护理：创造良好的睡眠环境，保证充足的睡眠时间，必要时遵医嘱给予催眠药物。
   - （4）排泄护理：便秘的病人，要鼓励病人多活动、多饮水、多吃水果和含粗纤维的蔬菜。

2. 安全护理
   - （1）加强病房设施安全的管理：①确保治疗环境和治疗过程的安全，办公室、治疗室、饭厅、浴室、杂物间要随时锁门。②病人入院、探视、返院后，要认真做好安全检查，防止病人将危险物品带入病房。③每日扫床时做好床单位的检查，要及时清除危险物品。
   - （2）严密观察病情：①每15～30分钟巡视病房一次。②对重点病人，尤其是不愿意暴露自己幻觉妄想内容的病人，有自伤、自杀、伤人、兴奋冲动的病人应安置在重点病室，24小时监护。③对极度兴奋、不合作的病人要限制其活动，必要时进行保护性约束。

3. 用药护理
   - （1）确保服药：①发药时要确认病人服下药物，一人发药，一人检查口腔。②对拒服药物且劝说无效的，应与医生协商，改用其他给药方式。
   - （2）观察服药后不良反应及服药效果。
   - （3）加强健康宣教，纠正其错误认知，提高服药依从性。

4. 心理护理
   - （1）建立良好的护患关系，尊重病人的人格。
   - （2）对病人的病态行为要理解和接纳，不嘲笑、不歧视病人。
   - （3）对病人的观点及想法不批判，理解病人的真实感受。

5. 康复护理
   - （1）评估社会功能的损害程度，制订个性化的康复措施。
   - （2）康复内容：职业、社交、家居技能训练等康复活动。
   - （3）目的：最大限度地保持或提高病人的社会功能，为回归社会打下基础。

八、健康教育

1. 普及分裂症基础知识，能使群众及时发现可疑病例，早日接受诊治。
2. 向病人及家属讲述分裂症的特点、治疗及护理的特点，使其掌握基本的护理技能。
3. 向病人及家属讲述常用抗精神病药的使用方法及不良反应，能及时发现不良反应。
4. 强调全病程干预的重要性，鼓励病人坚持治疗，复发防治，定期复诊。
5. 发动家庭、社会资源，促进病人全面康复（家庭、社会、工作），早日回归社会。

要点回顾

1. 精神分裂症常见类型。
2. 精神分裂症常用的药物。
3. 精神分裂症的安全护理。

模拟试题栏——识破命题思路，提升应试能力

一、专业实务

A₁型题

1. 目前认为精神分裂症最重要的致病因素是
   A. 脑发育异常　　B. 遗传因素
   C. 环境因素　　　D. 生化因素
   E. 心理社会因素

2. 精神分裂症的幻听中更有诊断价值的是
   A. 机械性幻听　　B. 功能性幻听
   C. 言语性幻听　　D. 评论性幻听
   E. 要素性幻听

A₂型题

3. 病人，女，55岁。因精神分裂症长期住院。病人对女儿表情冷淡，对家里的其他成员及事情不闻不问。平时对周围发生的事情也不关心。病人的这种症状可能是
   A. 欣快　　　　　B. 情感淡漠
   C. 情感低落　　　D. 情感倒错
   E. 表情倒错

4. 病人，女，35岁。被诊断为精神分裂症。回答问题时，基本上说不到点子上，但似乎又都沾点边，令听者抓不到要点，这属于
   A. 思维贫乏　　　B. 思维缓慢
   C. 思维破裂　　　D. 思维奔逸
   E. 思维散漫

5. 病人，男，39岁。近3个月来无明显原因出现以下表现：坚信单位有人害他，别人的一举一动都与自己有关，独处时耳朵里可以听到同事在议论自己的声音。病人常感觉自己思想受到电脑的控制，该病人可能的诊断是
   A. 精神分裂症　　B. 抑郁症
   C. 强迫症　　　　D. 躁狂症
   E. 焦虑症

A₃/A₄型题

（6、7题共用题干）
　　病人，男，30岁。其父有精神分裂症史，近3个月以来，敏感多疑，经常怀疑有人在他饭菜里下毒而不敢吃饭，最近一直说外面有人害他，整日不敢出门，不敢睡觉，家属发现异常将其送入医院。

6. 该病人思维属于
   A. 关系妄想　　　B. 夸大妄想
   C. 被害妄想　　　D. 罪恶妄想
   E. 物理妄想

7. 该病人主要的护理问题是
   A. 社交障碍　　　B. 睡眠型态紊乱
   C. 思维过程紊乱　D. 营养失调
   E. 生活自理能力降低

二、实践能力

A₂型题

8. 病人，男，25岁。精神分裂症。第3次复发住院治疗后拟于明日出院。护士在对病人进行出院指导时，应首先重点强调的是
   A. 规律生活　　　B. 锻炼身体
   C. 加强营养　　　D. 维持药物治疗
   E. 参与社会工作

9. 病人，男，27岁。精神分裂症首次发作，经药物治疗后症状缓解，自知力部分恢复，病人家属询问医生继续服药的时间是
   A. 医生指导下长期治疗
   B. 医生指导下不少于1年
   C. 医生指导下不少于2年
   D. 医生指导下不少于3年
   E. 医生指导下不少于5年

10. 病人，男，26岁。参加工作后经常无故迟到、早退，对领导的批评置若罔闻。个人生活懒于料理，严重时吃饭也需督促，因病情日趋严重而被送入院。诊断为精神分裂症，首选的治疗药物为
    A. 舒必利　　　　B. 地西泮
    C. 丁螺环酮　　　D. 氟西汀
    E. 多奈哌齐

11. 病人，女，28岁。近半年来经常保持一种固定姿势，肢体任人摆布，长时间似蜡塑一样维持不动。这种症状最常见于
    A. 抑郁症　　　　B. 精神分裂症
    C. 癔症　　　　　D. 阿尔茨海默病
    E. 强迫症

12. 病人，女，24岁。诊断为"精神分裂症"，病人由于担心药物副作用未坚持服药。护士在给病人进行健康教育时，下列说法不正确的是
    A. 原则上单一用药
    B. 应早期、足量、足疗程治疗
    C. 急性期治疗6～8周
    D. 第一次发病治疗效果最好

E. 症状完全消失后及时停药

A₃/A₄型题

（13、14题共用题干）

病人，男，43岁。入院前多次用木棍敲楼下邻居的房顶。他告诉医生，楼下的邻居能猜到他的思想，并每次经过他们家时，总觉得他们在拿他的这些思想污蔑他或议论他，而这些思想常在他耳边重复，骚扰他，只有一个解决办法就是让邻居搬走。

13. 该病人的症状已持续存在3个月，对其最可能的诊断是

A. 精神分裂症　　B. 抑郁症
C. 焦虑症　　　　D. 躁狂症
E. 强迫症

14. 首选的处理措施是

A. 尽可能说服病人接受治疗
B. 在家自我心理疏导
C. 报告公安局，以防他人受伤
D. 约束带约束，强制入院接受治疗
E. 强制性静脉注射地西泮，待其入睡后收住院治疗

第3节　抑　郁　症

一、概述

1. 抑郁症以显著而持久的心境低落为主要表现。
2. 抑郁症有反复发作的倾向，间歇期大多精神活动正常。
3. 核心症状为情绪低落、兴趣缺乏、乐趣丧失，具有晨重夜轻的特点。

二、病因

1. 遗传因素。
2. 神经生化因素　5-羟色胺（5-HT）缺乏是抑郁症的生化基础。
3. 心理社会因素
   （1）生活事件与环境应激事件：尤其是负性生活事件，如失恋、丧偶、离异、破产等。
   （2）心理学理论：认知理论认为抑郁症病人存在一些认知上的误区，如对生活经历的消极的扭曲体验，消极的自我评价，悲观无助。

三、临床表现

1. 核心症状
   （1）情绪低落：感到伤感、悲观和失望。情绪的基调是低沉、灰暗的，常常诉说自己心情不好，高兴不起来。
   （2）兴趣缺乏：对各种以前喜爱的活动缺乏兴趣。典型者对任何事物无论好坏都缺乏兴趣，离群，不愿见人。
   （3）乐趣丧失：无法从生活中体验到快乐，或称为快感缺失。

2. 心理学伴随症状
   （1）焦虑：与抑郁常常伴发，是抑郁症的主要症状之一。
   （2）自责自罪，自我评价低：自卑、无助，对自己既往的一些轻微过失或错误痛加责备，认为自己的一些作为让别人感到失望，没有价值。
   （3）精神病性症状：主要是妄想或幻觉。内容与抑郁心境相协调，如罪恶妄想、无价值妄想等。
   （4）认知功能下降：注意力和记忆力的下降，联想困难或思考能力下降。
   （5）自杀观念和行为：较常出现，自杀是抑郁症最危险的症状，也是抑郁症常见的死亡原因。
   （6）精神运动性迟滞或激越
   　　1）精神运动性迟滞：①心理表现：思维迟缓和思维的缓慢。②行为表现：运动迟缓，工作效率下降，严重者可以达到木僵的程度。
   　　2）精神运动性激越：①思维内容无条理，大脑持续处于紧张状态。②行为表现：烦躁不安，紧张激越，有时不能控制自己的行为，但又不知道自己为何烦躁。
   （7）自知力：大部分抑郁症病人自知力完整，主动求医。

3. 躯体伴随症状
- （1）睡眠紊乱：如失眠、早醒、睡眠过多或节律紊乱等。尤其早醒是抑郁症睡眠障碍的重要表现。
- （2）食欲紊乱：常表现为食欲下降伴体重明显减轻。少数病人会出现贪食。
- （3）性欲减退或快感缺失。
- （4）精力丧失：表现为无精打采、疲乏无力、懒惰、不愿见人。
- （5）晨重夜轻：情绪在晨间加重，在下午和夜间则有所减轻。

锦囊妙"记"

抑郁症三低症状：情绪低落、兴趣缺乏、乐趣丧失。
抑郁症三自症状：自责、自罪、自杀。

四、治疗要点

1. 药物治疗
   - （1）原则：治疗方案个体化、足量、足疗程及一般情况下单一用药。
   - （2）常用抗抑郁药物
     1) 新型抗抑郁药：①首选选择性5-羟色胺再摄取抑制剂（SSRIs）类：如氟西汀（百忧解）、帕罗西汀（塞特乐）、舍曲林（左洛复）等。②SSRIs类药物的起效时间需要2～4周，不良反应轻，以胃肠道反应多见。③其他新型抗抑郁药物：文拉法辛、米氮平等。
     2) 三环或四环类抗抑郁药：如丙咪嗪、氯丙咪嗪、多塞平、阿米替林、马普替林等。其中三环类抗抑郁药不良反应较多且较重。
   - （3）疗程
     1) 急性期：推荐治疗6～8周。
     2) 恢复期：应持续治疗不少于4～6个月。
     3) 维持期：不少于6个月，若已复发2次以上、病情严重、有自杀风险，或有家族遗传史的病人应持续治疗2～3年，多次复发者主张长期维持治疗。
     4) 一般药物治疗2～4周起效，若治疗4～6周无效，则选用其他药物。

2. 无抽搐电休克治疗　对于严重抑郁，伴明显自罪自责、强烈自杀企图者及抑郁性木僵可考虑使用。

3. 心理治疗
   - （1）认知治疗：可以对病人的负性认知进行调整，是最有效的心理治疗方法。
   - （2）一般性心理治疗：支持、鼓励、保证、解释、倾听等。

五、护理诊断/问题

1. 有自杀的危险　与抑郁症的自伤、自杀、自责、自罪症状等有关。
2. 睡眠型态紊乱　与严重抑郁造成入睡困难或早醒有关。
3. 应对无效　与不正确的认知有关。
4. 自我认同紊乱　与沟通障碍、自我概念紊乱有关。
5. 营养失调：低于机体需要量　与精神压力所致厌食及食欲减退有关。
6. 穿着/修饰/沐浴/进食自理缺陷　与精神活动性抑制、兴趣减低、无力照顾自己有关。

六、护理措施

1. 一般护理
   - （1）饮食护理：对自罪自责而拒绝进食的病人可将饭菜拌杂，使病人误认为是他人的残汤剩饭而引导其进食。
   - （2）睡眠护理：提供舒适的环境，保证睡眠的质量。
   - （3）日常生活护理：对重度抑郁或生活完全不能自理的病人，应协助其做好生活护理，如沐浴、更衣、排泄、口腔护理等。

2. 对有自伤、自杀倾向病人的护理
   - （1）评估自杀的危险因素：①严重的抑郁情绪，顽固而持久的睡眠障碍。②伴有自罪妄想、严重自责及紧张激越。③家庭支持系统缺乏。④有抑郁和自杀家族史。⑤有强烈的自杀倾向，或曾经有过自杀史。
   - （2）及时发现自杀迹象，交代后事、整理旧物、写遗书，反复叮嘱重要问题，收藏药品、刀具、绳等自杀工具，均视为危险行为的先兆。

2. 对有自伤、自杀倾向病人的护理
（3）加强安全管理：①对自杀风险高的病人要专人24小时监护，加强巡视。②加强各种危险物品，如刀剪、玻璃、绳带等的排查和管理。③确保病人服药，防止藏药、蓄积药物自杀。④一旦发生自杀、自伤，应立即隔离病人，组织实施抢救。

3. 心理护理
（1）建立良好的护患关系，帮助病人理性地看待自己，鼓励其说出自己感受的痛苦和想法，设法减少病人的负性思考，帮助病人认识这些想法是负性的、消极的，增强战胜疾病的信心。
（2）了解病人的兴趣爱好，鼓励其参与有趣味的活动及社交活动，引导病人关注周围及外界的事情。充分利用家庭资源，增进家属对疾病的认识，引导家属共同面对病人问题，调整家庭的适应能力。

七、健康教育

1. 帮助病人和家属认识和了解抑郁症，普及抑郁症知识，营造和谐的家庭氛围，提供良好的支持。
2. 指导家属能及时发现自杀的征兆，积极预防自杀。
3. 加强用药指导，让病人和家属了解遵医嘱服药的重要性，不擅自增减药量、间断服药或停药，注意药物的保管。
4. 教育病人正确认识抑郁，增强信心，改变病人不良认知，鼓励参加有益的社会活动和娱乐活动。
5. 指导家属观察复发先兆，及时治疗。

要点回顾
1. 抑郁症的核心症状。
2. 抑郁症的治疗要点。
3. 抑郁症有自伤、自杀倾向病人的护理。

模拟试题栏——识破命题思路，提升应试能力

一、专业实务

A₂型题

1. 病人，男，25岁。被诊断为抑郁症，医嘱给予氟西汀治疗，护士需向病人说明该药物的常见不良反应是
   A. 心血管系统的紊乱　B. 胃肠功能紊乱
   C. 口唇发干　　　　　D. 嗜睡
   E. 过度出汗

2. 病人，女，25岁。被诊断为抑郁症，药物治疗1周后没有效果。护士对"抗抑郁药的起效时间"的解释，正确的是
   A. 5～6周　　　　　B. 4～5周
   C. 3～4周　　　　　D. 2～3周
   E. 1～2周

A₃/A₄型题

（3、4题共用题干）
病人，女，32岁。经常诉说自己对前途感到绝望，认为自己无出路，总是心情不好，高兴不起来，认为自己生活得毫无价值，充满了失败，一无是处，给别人带来的只是麻烦，无法从生活中体验到任何乐趣，总认为自己是家庭的负担，曾割腕自杀两次，均被及时发现，抢救脱险。

3. 该病人的诊断是
   A. 精神分裂症　　　B. 躁狂症
   C. 强迫症　　　　　D. 焦虑症
   E. 抑郁症

4. 该病人的首选治疗药物是
   A. 三环类抗抑郁药　B. 文拉法辛
   C. 地西泮　　　　　D. SSRIs
   E. 米氮平

（5、6题共用题干）
病人，女，32岁。近2个月来病人感到情绪低沉，高兴不起来，整日忧心忡忡、愁眉不展、唉声叹气，觉得自己前途灰暗。

5. 病人的这种症状可能是
   A. 情感低落　　　　B. 情感淡漠
   C. 情感不协调　　　D. 情感倒错
   E. 表情迟钝

6. 上述症状最常见于
   A. 焦虑症　　　　　B. 神经衰弱
   C. 抑郁症　　　　　D. 疑病症
   E. 精神分裂症

二、实践能力

A₁型题

7. 下列属于抑郁症病人核心表现的是
   A. 情绪低落　　　　B. 思想迟缓
   C. 情感淡漠　　　　D. 睡眠障碍
   E. 自责自罪

8. 抑郁症病人情绪低落的表现规律是
   A. 晨轻夜重　　　　B. 晨重夜轻

C. 晨轻夜轻　　　D. 晨重夜重
E. 无规律

9. 下列关于重度抑郁的病人健康教育，正确的是
   A. 建议病人以进行自我心理调整为主用药为辅
   B. 鼓励安静休息，避免声光刺激
   C. 生活中回避压力，不要主动挑起对抗
   D. 尽量减少社会活动，避免受人关注
   E. 坚持服药治疗不要漏服或者随意停药

A₂型题

10. 病人，女，25岁。被诊断为抑郁症。病人通过下列语言表达自己的低自尊和无价值感，"我太失败了""我什么事情都做不好"等，护士正确的做法是
    A. 指导病人情绪不好时多卧床休息
    B. 调动病人积极情绪，阻断负性思考
    C. 指导病人减少与他人交流
    D. 告诉病人生活中比他差的人比比皆是
    E. 护士不应给予过度关注

11. 病人，女，28岁。近2年来出现情绪低落，食欲、性欲减退，觉得自己患了不治之症，给家人带来许多麻烦，生不如死。近2周症状加重，诊断为抑郁症，对该病人进行健康评估的重点是
    A. 抑郁心境评估　　　B. 自杀行为评估
    C. 认知行为评估　　　D. 意志活动评估
    E. 睡眠质量评估

A₃/A₄型题

（12、13题共用题干）

病人，男，66岁。患类风湿性关节炎22年，全身关节活动受限，生活部分自理。3天前病人企图自杀被家人发现，及时将其送往医院接受治疗，门诊以"中度抑郁症"收治入院。

12. 在实施病人的入院护理时，需要避免的做法是
    A. 将病人安排在离护士站近的房间
    B. 将病人安排在单人房间
    C. 严格检查病人入院携带的物品
    D. 向病人介绍主管护士
    E. 向病人介绍同病房的其他病人

13. 对病人实施给药护理时，正确的做法是
    A. 将药物放在床头柜上，让病人自行服用
    B. 将药物交给家属，让其督促病人服用
    C. 将药物混在病人的食物内，一同服用
    D. 护士看护病人服药，确认服下后离开
    E. 病人拒绝服药时，应以命令或强制方式执行

（14、15题共用题干）

病人，男，35岁。因失眠、乏力、少语、少动3个月，加重2周就诊。查体：意识清，精神疲倦，消瘦，情绪低落，诉"不想活了"。诊断为抑郁症收入院。

14. 评估该病人时首先要注意的问题是
    A. 躯体的营养状况
    B. 认知与感知状况
    C. 有无自伤自杀行为
    D. 睡眠与休息状况
    E. 注意安慰开导

15. 对家属进行宣教的内容正确的是
    A. 病人抑郁情绪好转后，自杀风险降低
    B. 症状加重后，可增加5mg剂量
    C. 配合病房制度，不要将危险品带入病房
    D. 尽量减少社会活动，避免被关注
    E. 自觉症状好转，可减少药物用量

第4节　焦　虑　症

一、概述　焦虑症是以广泛持续的焦虑（慢性焦虑）或反复发作的惊恐不安（急性焦虑）为主要特征的神经症性障碍。

二、病因

1. 遗传因素　资料显示遗传因素与焦虑障碍的发生有关。
2. 生化因素　研究发现焦虑障碍的发生与去甲肾上腺素（NE）及5-HT功能障碍有关。
3. 心理因素
   （1）行为理论：认为焦虑是对某些环境刺激的恐惧而形成的一种条件反射。
   （2）心理动力学理论：认为是童年或少年期被压抑在潜意识中的冲突在成年后被激活，从而形成焦虑。
   （3）病前性格：多为胆小怕事、自卑多疑、做事思前想后、犹豫不决。

三、临床表现

1. **广泛性焦虑症（最常见）**
   - （1）缓慢起病，以泛化且持久、无明显对象的烦恼、过分担心和紧张不安为特征。
   - （2）核心症状为精神焦虑，表现为焦虑和烦恼。
   - （3）躯体焦虑
     - 1）运动性不安：表现为搓手顿足、来回走动、紧张不安、不能静坐等。
     - 2）躯体症状：表现为胸骨后压缩感（常见）、肌肉紧张、神经性头痛。
     - 3）自主神经功能紊乱：如心动过速、口干、出汗、皮肤潮红或苍白、尿频等。
   - （4）警觉性增高：表现为对外界刺激过于敏感，易惊吓，容易受干扰，注意力难以集中，容易有惊跳反应，难以入睡，情绪易激惹。
   - （5）其他症状：常合并抑郁、疲劳、强迫、恐惧、人格障碍等。

2. **惊恐障碍（急性焦虑障碍）**
   - （1）特点：①发作的不可预测性和突然性。②发作期间始终意识清晰，高度警觉，能够回忆。③发作后仍心有余悸，担心再发而紧张不安称为预期焦虑，产生回避行为。
   - （2）惊恐发作：①在日常中无特殊的恐惧性处境时，突然感到一种突如其来的强烈恐惧体验，常伴有心悸、窒息感、濒死感或失控感。②病人表现为感觉大难临头，故常奔走、惊叫等。③起病急骤、终止迅速，很少超过1小时，但不久可突然再发。
   - （3）自主神经功能失调：胸闷、心动过速、呼吸困难、头痛、头晕、出汗、发抖、全身无力等。
   - （4）回避及求助行为：发作时病人因极度恐惧做出各种求助行为。因担心再次发作时无人在场或被人围观而采取明显的回避行为。

四、治疗要点

1. **药物治疗**
   - （1）苯二氮䓬类药物
     - 1）首选药物，常用的有地西泮、阿普唑仑、劳拉西泮等。
     - 2）疗程：连续使用一般不超过4周，以免引起药物依赖或戒断症状。
   - （2）其他药物：如丁螺环酮、抗抑郁药等。

2. **心理治疗**
   - （1）心理教育：给病人讲解本病的性质，通过安慰、鼓励、暗示等方法增进病人的安全感，树立治疗的信心。
   - （2）认知疗法：通过认知重建来纠正病人不正确的认知。
   - （3）行为疗法：焦虑控制训练、放松训练、系统脱敏法等。

五、护理诊断/问题

1. 焦虑　与焦虑情绪、担心再次发作有关。
2. 恐惧　与惊恐发作有关。
3. 睡眠型态紊乱　与焦虑情绪，担心不好的事情要发生等有关。
4. 舒适度减弱　与自主神经功能紊乱有关。

六、护理措施

1. 一般护理　做好饮食护理、睡眠护理、生活护理等。
2. 对症护理
   - （1）惊恐发作时立即脱离应激环境，并进行隔离。
   - （2）出现症状时，遵医嘱给予相应的治疗药物。
3. 心理护理
   - （1）尊重病人，接受病人的病态行为，不加以限制和批评。
   - （2）教会病人掌握放松技巧：①用语言表达的方式疏泄情绪。②转移注意力，如参加文娱治疗活动，拓展兴趣爱好等。③督导病人进行放松调适，如静坐、深呼吸等。

七、健康教育

1. 普及焦虑症的基础知识，使群众能及时发现焦虑症，早日接受专科诊治。
2. 指导病人正确认识和对待压力，掌握缓解压力和紧张焦虑情绪的方法。
3. 鼓励参加社会活动，预防自杀。

要点回顾

1. 焦虑症的核心症状。
2. 焦虑症的两种主要形式。
3. 焦虑症的心理治疗方式。

模拟试题栏——识破命题思路，提升应试能力

一、专业实务

A₁型题

1. 焦虑症病人的核心症状为
   A. 焦虑和烦恼　　B. 运动性不安
   C. 过分警觉　　　D. 自主神经兴奋
   E. 意识障碍

2. 关于焦虑症的描述，错误的是
   A. 往往需要维持治疗至少1年
   B. 焦虑症是一种神经症性障碍疾病
   C. 惊恐障碍发作一般可自行缓解
   D. 惊恐发作时，出现意识障碍，事后不能回忆
   E. 采取心理治疗和药物治疗

3. 下列哪项不是广泛性焦虑症的症状
   A. 出汗　　　　　B. 心跳加快
   C. 尿频尿急　　　D. 濒死感
   E. 头痛、肌肉酸痛

A₂型题

4. 病人，男，28岁。1个月前因同事患肝癌去世，总是莫名担心自己的身体健康出现问题，整日忧心忡忡，唉声叹气，坐立不安，惶惶不可终日，出虚汗，心慌，易激惹，病人可能的诊断是
   A. 精神分裂症　　B. 强迫症　　C. 焦虑症
   D. 抑郁症　　　　E. 癔症

5. 病人，男，33岁。近1个多月来多次因阵发性恐惧、胸闷、濒死感来医院急诊科就诊，症状持续约半小时后消失，多次查血常规、心电图及头颅CT等未见明显异常。病人为此担心苦恼，但仍能坚持工作，病人最可能的诊断是
   A. 精神分裂症　　　B. 强迫症
   C. 广泛性焦虑障碍　D. 癔症
   E. 惊恐障碍

二、实践能力

A₁型题

6. 下列选项中对焦虑症病人生命安全威胁最大的是
   A. 自杀、自伤倾向　B. 药物不良反应
   C. 暴力行为冲动　　D. 噎食
   E. 特殊治疗的并发症

7. 关于焦虑症病人的护理措施，不恰当的是
   A. 帮助病人认识症状
   B. 建立良好的治疗性关系
   C. 关注病人过多不适的主诉
   D. 鼓励病人以语言表达的方式疏泄情绪
   E. 尽量满足病人的合理要求

A₂型题

8. 病人，女，16岁。因惊恐发作入院，其症状不包括
   A. 急性起病
   B. 每次发作都历时短暂，不超过1小时
   C. 濒死感
   D. 无躯体不适
   E. 窒息感

A₃/A₄型题

（9～11题共用题干）

病人，男，69岁，2年前被诊断为焦虑症。病人整日处于惶恐不安中，有自杀企图，正服用苯二氮䓬类药物治疗。

9. 常规治疗焦虑症的药物不包括
   A. 地西泮　　B. 咪达唑仑　　C. 阿普唑仑
   D. 劳拉西泮　E. 奋乃静

10. 护士与病人沟通时，下列用语不当的是
    A. "您能谈谈您的焦虑感受吗？"
    B. "请您在我的指导下进行放松。"
    C. "您是因为胃炎可能癌变才觉得焦虑吗？"
    D. "下面我给您介绍一下焦虑症的性质。"
    E. "我们可以想一些办法来缓解身心不适。"

11. 针对病人情况，目前最重要的护理措施是
    A. 观察药物不良反应
    B. 保护病人安全，降低焦虑程度
    C. 改善睡眠环境
    D. 深入了解引发病人焦虑的来源
    E. 鼓励病人参加文娱治疗

第5节 强迫症

一、概述
1. 定义 以反复出现强迫观念和强迫行为为基本特征的一类神经症。
2. 强迫观念 是以刻板形式反复进入病人意识领域的思想、表象或意向，对病人并没有现实意义。
3. 发病年龄 好发于青少年期。

二、病因
1. 遗传因素。
2. 生化因素 证据提示5-HT系统功能增高与强迫症发病有关。
3. 神经因素 可能存在涉及额叶和基底核神经回路的异常。
4. 心理学理论
   - （1）弗洛伊德学派认为由于防御机制不能处理好强迫性格形成的焦虑，于是产生强迫症状。
   - （2）过分谨慎、追求完美和严格要求为特征的强迫型人格障碍与本病的发生有关。

三、临床表现
1. 强迫观念（核心症状）
   - （1）强迫怀疑：病人对自己言行的正确性反复产生怀疑，需反复检查核对，如总是担心水电煤气未关，门窗未关等。
   - （2）强迫性穷思竭虑：病人对日常生活中的一些事情或自然现象，寻根究底，反复思索，明知缺乏现实意义，但又不能控制。如反复思考"先有鸡还是先有蛋"。
   - （3）强迫回忆：病人不由自主地在意识中反复呈现经过的事件，每个细节都不允许有遗漏。
2. 强迫情绪 病人对某些事物的担心或厌恶，明知不必要不合理，却无法摆脱。如病人乘坐公交车时总把双手举过头顶，以防止自己被怀疑成小偷。
3. 强迫意向 病人反复体验到一种强烈的内在冲动想要做某种违背自己意愿的事情，明知这样是不对的，也不会去做，但却无法克制内心的冲动。如一看到河就想跳下去。
4. 强迫动作和行为 是一种反复出现的刻板的仪式动作，病人明知没有必要又不得不做，常见的如下。
   - （1）强迫检查：是病人为减轻强迫性怀疑引起的焦虑所采取的措施。
   - （2）强迫清洗：是为了消除对受到脏物、毒物或细菌污染的担心而反复洗手、洗澡或洗衣服等。
   - （3）强迫性仪式动作：指病人反复出现一些仪式动作，在他人看来是不合理的或可笑的，但却可减轻病人强迫观念引起的焦虑。如每次进门前都要先后退一步，再转一圈。
   - （4）强迫询问：是病人为了消除疑虑或穷思竭虑带来的焦虑，反复要求他人不厌其详地给予解释或保证。
   - （5）强迫性迟缓：可因仪式动作而行动迟缓，病人常常不感到明显焦虑。

四、治疗要点
1. 药物治疗
   - （1）三环类抗抑郁药：氯米帕明（氯丙咪嗪），一般在用药的2～4周后起效。
   - （2）5-羟色胺再摄取抑制剂（SSRIs）：如氟西汀、舍曲林。
   - （3）疗程：一般药物治疗不少于6个月。
2. 心理治疗
   - （1）支持性心理治疗：对病人进行耐心细致的解释和心理教育，使病人了解其疾病的性质，指导病人把注意从强迫症状转移到日常生活、工作和学习及有益的文体活动中去。
   - （2）行为治疗：系统脱敏法、暴露疗法、厌恶疗法。

五、护理诊断/问题
1. 焦虑 与强迫症状不可自控有关。
2. 睡眠型态紊乱 与强迫思维和焦虑情绪有关。
3. 有皮肤完整性受损的危险 与反复洗涤、缺少皮肤护理有关。
4. 应对无效 与无法独立应对强迫症状有关。

六、护理措施

1. 一般护理 做好饮食护理、睡眠护理、生活护理等。
2. 安全护理
   - （1）采取相应措施，预防强迫症状对病人的躯体造成损伤。
   - （2）及时制止伤害行为，并处理好伤口。
   - （3）对有自杀倾向的病人要严密看护，必要时清除危险物品。
3. 心理护理
   - （1）鼓励病人出现强迫症状前及时向医护人员汇报。
   - （2）指导病人参与护理计划的制订，当病人按计划执行，立即给予奖励和强化。
   - （3）病人出现强迫症状时，护士不要批评和取笑，要表示接纳、关心和理解。
   - （4）以预防法、自我控制法、阳性强化法等治疗理论为指导，帮助病人减少和控制症状。

七、健康教育

1. 协助病人和家属了解疾病的知识。
2. 指导病人调试心态、自我控制、自我放松的方法，用合理的行为模式代替强迫行为。
3. 指导病人参加社会活动来减少强迫症状和焦虑情绪。

要点回顾
1. 强迫症的核心症状。
2. 强迫症治疗的常用药物。
3. 强迫症的心理护理。

模拟试题栏——识破命题思路，提升应试能力

一、专业实务

A₁型题

1. 强迫症的好发年龄通常为
   A. 婴幼儿期　　　B. 童年期
   C. 青少年期　　　D. 中年期
   E. 老年期

2. 对强迫症的描述不正确的是
   A. 有意识地自我强迫与反强迫
   B. 使病人感到焦虑和痛苦
   C. 病人体验到的观念和冲动源于自我
   D. 强迫观念的内容是异己的，且违反自己的意愿
   E. 病人需极力抵抗，但无法控制

二、实践能力

A₁型题

3. 强迫症病人的人格特点主要为
   A. 犹豫不决，追求完美
   B. 自我中心，富于幻想
   C. 情感体验肤浅，易感情用事
   D. 违法乱纪，冷酷无情
   E. 情绪不稳，易激惹

A₂型题

4. 病人，女，20岁。在日常生活中会反复检查是否锁门或不停地洗手，这最可能属于哪类疾病的症状
   A. 强迫症　　　B. 焦虑症
   C. 自闭症　　　D. 恐惧症
   E. 抑郁症

5. 病人，男，20岁。自述"在天桥上看到火车开过来，就出现想跳下去自杀的念头"。虽不伴有相应的行动，但却因此感到焦虑、紧张。护士评估时考虑为
   A. 强迫怀疑　　　B. 强迫性穷思竭虑
   C. 强迫情绪　　　D. 强迫意向
   E. 强迫行为

6. 病人，男，18岁。近半年来经常反复思考为什么5加5等于10，明知没有必要，但又无法控制，以致明显影响学习。病人的主要症状为
   A. 强迫性对立思维　　　B. 强迫检查
   C. 强迫意向　　　D. 强迫怀疑
   E. 强迫性穷思竭虑

A₃/A₄型题

（7～10题共用题干）

病人，女，33岁。每次出门时，必先向前走两步，再向后退一步，然后才出门，否则病人便感到强烈的紧张不安。自感无法控制而就医。

7. 该病人的表现属于
   A. 强迫意向　　　B. 强迫检查
   C. 强迫性仪式动作　　　D. 强迫性迟缓
   E. 强迫怀疑

8. 该病人最佳的治疗方案是
   A. 药物治疗+心理治疗
   B. 抗精神病药物治疗
   C. 文娱治疗

D. 电休克治疗
E. 精神分析治疗
9. 治疗此病最常用的药物是
　A. 碳酸锂　　　　B. 地西泮
　C. 氯米帕明　　　D. 哌甲酯
　E. 盐酸多奈哌齐
10. 上述药物整个治疗时间不短于
　A. 3个月　　　　B. 4个月
　C. 5个月　　　　D. 6个月
　E. 8个月

第6节 癔 症

一、概述

1. 定义　癔症是一种没有器质性病变，由精神因素，如重大的生活事件、内心冲突、情绪激动、暗示或自我暗示，引起的一组病症。
2. 临床主要表现为癔症性精神障碍（又称分离症状）和癔症性躯体障碍（又称转换症状）两大类症状。

二、病因

1. 精神因素
   - （1）社会应激事件的发生引起精神紧张、恐惧是癔症的重要原因。
   - （2）癔症性格特征：表演型性格，具有情感丰富、以自我为中心、容易受暗示、喜欢幻想等特点。
2. 遗传因素。
3. 神经生理学解释　认为意识状态改变是癔症发病的神经生理学基础。
4. 病理心理学解释
   - （1）转换是泛指通过躯体症状表达心理痛苦的病理心理过程。
   - （2）分离是一种积极的防卫过程，它的作用在于将令人感到痛苦的情感和思想从意识中排除掉。

> **锦囊妙"记"**　　癔症性格特征表现为"四高"
> 高度暗示性、高度情感性（情感丰富）、高度自我显示性（以自我为中心）和高度丰富的幻想。

三、临床表现

1. 解离性障碍（分离性障碍）
   - （1）分离性遗忘：在没有器质性病变或损伤的基础上，突然丧失对某些事件的记忆，被遗忘的事件往往与病人的精神创伤有关，遗忘常具有选择性，也有部分病人表现为丧失全部记忆。
   - （2）分离性漫游：病人在觉醒状态下，突然从家中或工作场所出走，在外地以新的身份生活或旅游。病人能自我照顾（如饮食起居）和简单的社交接触（如购票、乘车、问路等），意识范围缩小，历时几十分钟到几天，清醒后对病中经过不能回忆。
   - （3）分离性附体状态：病人意识范围缩小，处于自我封闭状态，常见亡灵、鬼神附体，言谈举止都似被外界力量控制，这个过程是病人不能控制的。
   - （4）分离性木僵：呈木僵或亚木僵状态，但姿势、肌张力等无明显异常，数分钟可缓解。
   - （5）情感爆发：常在与人争吵、情绪激动时突然发作，意识障碍较轻，表现为哭啼、叫喊、搥胸顿足、撕衣毁物等。其言行有尽情发泄内心愤懑情绪的特点。
   - （6）癔症性假性痴呆：精神刺激后突发的智力障碍，非器质性病变引起。有两类表现形式：
     1) 甘瑟（Ganser）综合征：病人有轻度意识模糊，对提问可以理解，但经常给予近似的答案，如2+2=3，鸡有3条腿。
     2) 童样痴呆：精神创伤后突然表现为儿童样的幼稚语言、表情和动作。如把周围人都称呼为"叔叔""阿姨"。
   - （7）分离性身份障碍：病人表现为两种或两种以上的人格交替出现，不同人格间的转换很突然，常遗忘身份而以另一身份进行日常活动。每种人格都较完整，完全独立，交替出现，互无联系。

2. 转换性障碍　是指精神刺激引起的情绪反应以躯体症状的形式表现出来，但无相应的器质性损害。

（1）运动障碍：表现为动作减少、增多或异常运动。较常见为痉挛发作、局部肌肉抽动和阵挛、肢体瘫痪、行走不能等，没有相应的神经系统阳性体征。部分病人可出现言语运动障碍，表现为缄默、失音等。

（2）感觉障碍：包括感觉过敏、感觉缺失、感觉异常、癔症性失明、癔症性失聪等。

四、治疗原则

1. 心理治疗　暗示治疗、催眠治疗、解释性治疗、行为治疗、家庭治疗等，其中暗示治疗是治疗癔症最重要的方法。
2. 药物治疗　根据病情选择对症药物，如失眠、紧张可用抗焦虑药物，情感爆发可选用地西泮或抗精神病药物。

五、护理诊断/问题

1. 自我认同紊乱　与人格缺陷有关。
2. 焦虑　与缺乏对疾病的正确认识有关。
3. 有受伤的危险　与情感爆发、意识障碍有关。

六、护理措施

1. 一般护理　协助其料理生活，以暗示法逐渐训练其自身的生活能力。
2. 安全护理
（1）症状发作时，护士应迅速控制局面，疏散围观者，采取隔离和保护措施。
（2）意识障碍者，要专人看护，防止受伤或走失。防范威胁性自杀企图。
3. 心理护理
（1）对于病人的提问，医生与护士的回答要一致，需耐心倾听病人的诉说和感受，避免不良暗示。
（2）避免医源性暗示（反复检查、不恰当的提问），避免过多人围观和对症状过分关注，以免加重病情。
（3）鼓励和帮助病人寻找和分析与发病有关的因素，指导病人学会放松的方法。
（4）鼓励病人多参加文娱治疗活动，转移对躯体的注意力，减轻焦虑情绪。

七、健康教育

1. 向病人及家属介绍疾病的相关知识，端正家属对病人的态度。
2. 注意营造一个温馨、和谐和民主的家庭气氛，不要给病人施加更大的压力。
3. 告知家属，对病人非适应性行为经常迁就或不适当强化均不利于康复。

要点回顾

1. 癔症病人的性格特征。
2. 癔症的最主要治疗方法。
3. 癔症病人的心理护理。

模拟试题栏——识破命题思路，提升应试能力

一、专业实务

A₁型题

1. 下列性格特征中最容易导致癔症的是
  A. 孤僻　　B. 敏感
  C. 固执　　D. 冲动任性
  E. 富于幻想

2. 影响癔症发病最主要的因素是
  A. 器质性病变　　B. 心理因素
  C. 血型　　D. 年龄
  E. 经济状况

3. 紧急处理癔症病人抽搐发作时常用的药物是
  A. 地西泮　　B. 氯氮平
  C. 奋乃静　　D. 百忧解
  E. 丙咪嗪

4. 关于癔症性瘫痪，下列说法正确的是
  A. 为紧张性硬瘫　　B. 病理反射呈阳性
  C. 慢性器质性疾病　　D. 肌肉萎缩
  E. 暗示治疗有效

二、实践能力

A₂型题

5. 病人，女，22岁。与家人吵架后倒地翻滚，号啕大哭，之后肢体抽动，随即四肢瘫痪，无法站立

行走。下列护理评估中关于情感评估内容的是
A. 有无幻听、幻视   B. 有无冲动、易激惹
C. 有无自知力   D. 婚姻状况
E. 家庭关系

A₃/A₄型题
（6～8题共用题干）
病人，女，43岁。病人因关窗户而扭伤腰部无法下床活动，每天多数时间卧床，要求家人带其去检查，骨科医生认为腰扭伤不会导致病人不能下床活动。后其丈夫提出离婚，病人情绪激动不愿意离婚，哭泣，腰部不适加重不能行走，整日卧床，生活不能自理。
6. 病人的症状属于

A. 分离性神游症   B. 分离性运动障碍
C. 分离性身份障碍   D. 分离性木僵状态
E. 其他分离障碍

7. 该病人主要护理问题是
A. 自伤的危险   B. 睡眠型态紊乱
C. 有受伤的危险   D. 个人应对无效
E. 有废用综合征的危险

8. 目前有效的护理措施是
A. 尊重病人的行为模式
B. 尽量满足其合理要求
C. 正确认识心理社会压力
D. 重建或学习适应性应对方法
E. 暗示法训练病人自身的生活能力

第7节 睡眠障碍

一、概述
1. 定义　睡眠障碍是指各种心理、社会因素引起的非器质性睡眠和觉醒障碍。
2. 分类　失眠症、嗜睡症、发作性睡病、异常睡眠障碍（梦魇症、睡惊症、睡行症）。

二、病因
1. 素质性因素　如遗传因素、较高年龄、个性特点等。
2. 诱发因素　如各种生活事件、环境改变、患躯体或精神疾病、药物等。
3. 维持因素　包括失眠→担心与焦虑→失眠的恶性循环、对卧室和床形成负性条件反射、不良睡眠卫生习惯、使用镇静催眠药等使失眠慢性化的心理和行为变化。

三、临床表现

1. 失眠症（最常见）
  （1）最常见症状是入睡困难（30分钟后仍不能入睡），其次是睡眠不深、易惊醒、自觉多梦、早醒、睡醒后不易再睡、醒后感到疲乏等症状。
  （2）部分病人由于对失眠的焦虑，无法入睡，形成"失眠→担心与焦虑→失眠"的恶性循环而使症状迁延难愈。
  （3）常见表现形式
    1）适应性失眠（急性失眠）：发病与明确的应激相关，病期较短暂，在脱离或适应了特定的应激源后失眠即缓解。
    2）心理生理性失眠：是较高的生理性唤醒水平引起的失眠，伴随清醒时的社会功能下降。
    3）矛盾性失眠（睡眠感缺失）：病人主诉严重失眠，但没有睡眠异常的客观证据，白天功能受损的程度也和所诉的睡眠缺乏的程度不相符。

2. 嗜睡症
  （1）睡眠过多：白天睡眠过多或不分场合、不同程度、不可抗拒地入睡。
  （2）觉醒后常有短暂意识模糊，呼吸及心率加快，可伴有抑郁情绪。

3. 发作性睡病
  （1）短暂睡眠发作，白天出现，在1～2分钟内进入睡眠状态，时间一般持续数分钟至十几分钟。
  （2）每日可发作数次，发作后自然觉醒或被他人唤醒。
  （3）睡眠发作前常有不可抗拒的困倦感，部分病人无发作先兆。

4. 异常睡眠障碍
(1) 梦魇症：①睡眠过程中被噩梦所惊醒，梦境内容通常涉及对生存、安全的恐惧事件。②梦中可伴惊叫、呻吟或动弹不得直到惊醒。③醒后梦境中的恐惧内容能清晰回忆，伴有心跳加快和出汗。
(2) 睡惊症：①在非快速眼动睡眠中出现，多发于5～7岁儿童。②睡眠中突然惊叫、哭喊、骚动或坐起，双目圆睁，表情恐惧，难以唤醒。③伴随大汗淋漓、呼吸急促、心率加快，重复性机械动作等。④每次发作持续1～10分钟，发作时意识处于模糊状态，醒后有意识和定向障碍。
(3) 睡行症（梦游症）：①是睡眠和觉醒现象同时存在的一种意识模糊状态。②表现为睡眠中突然起身下床徘徊，或进食、穿衣出门等。③病人睡行时表情茫然，双目凝视，难以唤醒，一般历时数分钟，发作后自行上床或随地而睡，次日晨醒后对所有经过不能回忆。

四、治疗要点

1. 病因治疗　消除发病的病因和诱发因素，以便解除和根治病因。
2. 心理行为治疗　放松训练疗法、生物反馈疗法、刺激控制等。
3. 药物治疗　根据睡眠障碍的类型选择不同的药物进行对症治疗。
   (1) 失眠症：使用镇静催眠药物，常用的有苯二氮䓬类和非苯二氮䓬类，如咪达唑仑、唑吡坦、佐匹克隆等，一般连续使用不宜超过4周。
   (2) 嗜睡症和发作性睡病：可适当给予中枢神经兴奋剂，如哌甲酯、苯丙胺、匹莫林等。

五、护理诊断/问题

1. 焦虑　与睡眠障碍导致的精神、躯体痛苦有关。
2. 睡眠型态紊乱　与焦虑、睡眠环境改变等有关。
3. 有受伤的危险　与意识清晰度降低、认知功能下降有关。

六、护理措施

1. 睡眠护理
   (1) 营造良好的睡眠环境，帮助养成良好的睡眠习惯。
   (2) 采用辅助睡眠的方法：如睡前温水泡脚、听舒缓的音乐、喝温牛奶等。
   (3) 避免影响睡眠的不利因素：如避免睡前过度兴奋，喝浓茶、咖啡等饮料，睡前少饮水，以免夜尿增多。
2. 安全护理
   (1) 睡行症
      1) 保证夜间睡眠环境的安全，清除睡眠周围环境中的障碍物，防止绊倒或摔伤。
      2) 给门窗上锁，防止病人睡行时外出、走失。
   (2) 嗜睡、发作性睡眠：避免从事因睡眠障碍而导致意外的工作或活动，如高空作业、车辆驾驶等。
3. 心理护理
   (1) 帮助病人认识心理刺激、不良情绪对睡眠的影响，克服睡前焦虑。
   (2) 帮助病人和家属了解睡眠障碍的相关知识，减少或消除焦虑及恐惧情绪。

七、健康教育

1. 指导病人和家属增强安全意识，防范意外发生。
2. 帮助病人和家属认识疾病，纠正错误认知。
3. 指导病人建立规律的生活方式，多参加有意义的社会活动，减少心理压力，避免过度疲劳和高度紧张。

要点回顾
1. 睡眠障碍的类型。
2. 睡眠障碍病人的睡眠护理。

●○ 模拟试题栏——识破命题思路，提升应试能力 ○●

一、专业实务

A₁型题

1. 评估睡眠障碍最重要的检查方法是
   A. 头颅CT
   B. 脑电图
   C. 头颅数字减影血管造影
   D. 头颅MRI
   E. 头颅X线

二、实践能力

A₁型题

2. 下列导致睡眠障碍的因素**不包括**
   A. 急性应激反应　　B. 饮用浓咖啡
   C. 过度担心失眠　　D. 睡前进食过多
   E. 安静环境

A₂型题

3. 病人，女，33岁。因焦虑症入院，每天晚上总是躺在床上翻来覆去睡不着觉，一直到凌晨1点。病人的表现属于睡眠障碍的哪一种
   A. 入睡困难　　B. 时醒时睡
   C. 睡眠规律倒置　　D. 彻夜不眠
   E. 浅睡眠

4. 病人，女，21岁。因研究生入学考试压力大，近几个月来出现入睡困难，睡眠表浅，多梦早醒，醒后不易入睡，最可能出现了
   A. 嗜睡症　　B. 暮惊症
   C. 睡行症　　D. 梦魇症
   E. 失眠症

5. 病人，男，41岁。因工作压力过大出现失眠、焦虑来诊。病人的哪项陈述说明护士需要进一步进行健康教育
   A. "无论多忙，我都要争取在晚上11点前睡觉。"
   B. "每天吃完晚饭出去走走，散散心。"
   C. "在家尽可能不去想工作，放松自己。"
   D. "睡觉前洗澡。"
   E. "睡觉前喝一瓶啤酒有助睡眠。"

6. 病人，女，46岁。入院后出现失眠，护士采取的措施哪项**不正确**
   A. 协助病人进行自我放松
   B. 不因自身工作影响病人休息
   C. 创造良好的睡眠环境
   D. 给予心理支持，缓解病人焦虑
   E. 满足病人的一切要求

第8节　阿尔茨海默病

一、概述

1. 定义　阿尔茨海默病（AD）是一种中枢神经系统原发性退行性变性疾病，主要临床相是痴呆综合征。
2. AD是老年期痴呆最主要的病因。
3. 病理改变　**大脑皮质萎缩**，伴神经原纤维缠结和老年斑。
4. **心理学检查是诊断有无痴呆及痴呆严重程度的重要方法。**

二、病因

1. 遗传因素　研究显示AD与一级和二级亲属的痴呆家族史有关。
2. 社会心理因素　**病前性格孤僻**，**兴趣狭窄**，重大不良生活事件等与AD的发病相关。

三、临床表现

1. **记忆障碍**　是AD的**早期突出症状或核心症状**，其特点是**近事遗忘先出现**。主要累及短时记忆、记忆保存和学习新知识的能力。
2. 视空间和定向障碍　AD的早期症状之一。如常在熟悉的环境或家中迷失方向，时间定向差。
3. **言语障碍**　首先出现语义学障碍，表现为找词困难、用词不当或张冠李戴。讲话絮叨，病理性赘述。可以出现阅读和书写困难，进而出现命名困难，最初仅限于少数物品，以后扩展到普通常见的物体命名。
4. **失认和失用**
   （1）失认是指感觉功能正常，但不能认识或鉴别物体（如不认识镜中自己）。
   （2）失用是指理解和运动功能正常，但不能执行运动，表现为不能正确完成系列动作，不能按照指令执行。
5. 智力障碍　表现为**全面性智力减退**，包括理解、推理、判断、抽象概括和计算等认知功能。
6. 人格改变　早期症状之一。病人变得孤僻，不主动交往，自私，行为及身份与原来的素质与修养不符合，情绪变得容易波动，易激惹。
7. 进食、睡眠障碍　病人常食欲减退或不知饥饱。病人常出现睡眠节律的紊乱。

8. 精神症状
   - （1）错认及幻觉：可出现错认，把照片或镜子的人错认为真人而与之对话。少数病人出现幻觉，并与之对话。
   - （2）妄想：多为非系统的偷窃、被害、贫穷和嫉妒内容。
   - （3）情绪障碍：情感淡漠是早期常见的症状。
9. 灾难反应　当对病人不恰当的生活模式加以干预，如强迫病人如厕或更衣，病人不能忍受而诱发"灾难"反应，即突然而强烈的言语或人身攻击发作。
10. 神经系统症状　多见于晚期病人，如下颌反射，强握反射，口面部不自主动作如吸吮、噘嘴等。

四、辅助检查
1. 简易智力状况检查（MMSE）。
2. 阿尔茨海默病评定量表（ADAS）。
3. 日常生活能力量表。

五、治疗要点
1. 促智药或改善认知功能的药物　**首选胆碱酯酶抑制剂，如多奈哌齐**、卡巴拉汀（艾斯能）以及促脑代谢药物，如二氢麦角碱。
2. 对症治疗　针对痴呆伴发的各种精神症状合理使用抗焦虑药物、抗抑郁药、抗精神病药。

六、护理诊断/问题
1. 有受伤的危险　与痴呆、自理能力下降、行为紊乱有关。
2. 应对无效　与精神行为症状及长期治疗导致体貌改变或与家人分离，以及躯体器官功能障碍有关。
3. 言语沟通障碍　与言语障碍有关。
4. 穿着/修饰/沐浴/如厕/进食自理缺陷　与意志减退或缺乏、药物不良反应、躯体器官功能障碍有关。

七、护理措施
1. 基础护理　包括生活护理、饮食护理、排泄护理、睡眠护理等。
2. 安全护理　①提供舒适安全的居住环境。②不随意变更病人病室内的环境及物品陈设。③**帮助病人确认周围环境和个人信息**。④给病人**佩戴身份识别卡**。
3. 症状护理　①鼓励其做力所能及的事，以延缓功能退化。②观察病情变化，注意并发症的发生。③帮助病人日常活动和个人卫生料理。④鼓励病人参加文娱治疗活动。⑤积极处理自杀、自伤、走失或攻击行为。

八、健康教育
1. 开展健康教育，普及AD的基础知识，使群众能早日发现AD，及时诊治。
2. 向家属讲述AD的治疗及护理的要点，使其掌握基础的护理技能，并注意观察药物的不良反应，预防并发症。
3. **指导家属注意病人安全，防止走失、外伤的发生**。
4. 指导家属督促病人进行智力训练、生活自理训练，维持适当的语言及感官刺激。

> **要点回顾**
> 1. 阿尔茨海默病的主要病理改变。
> 2. 阿尔茨海默病的首发症状。
> 3. 阿尔茨海默病的症状护理。

●○ **模拟试题栏——识破命题思路，提升应试能力** ○●

一、专业实务

A₁型题

1. 阿尔茨海默病是一种
   - A. 脑组织的可逆性病变
   - B. 脑组织的钙化性病变
   - C. 脑组织的器质性病变
   - D. 机体的正常老化现象
   - E. 脑组织的继发性病变

2. 关于阿尔茨海默病，下列说法正确的是
   - A. 分为全面性痴呆和部分性痴呆两种
   - B. 出现全面的智力减退
   - C. 起病急，病程迁延，预后差
   - D. 形态学上出现脑血管周围组织萎缩
   - E. 常继发于重要器官的功能减退

A₂型题

3. 病人，男，71岁。诊断为阿尔茨海默病，目前临床最常用的治疗药物是
   A. 抗焦虑药物　　B. 抗抑郁药物
   C. 抗精神病药物　D. 乙酰胆碱酯酶抑制剂
   E. 促脑代谢药物

二、实践能力

A₁型题

4. 阿尔茨海默病的首发症状是
   A. 妄想　　　　　B. 人格改变
   C. 记忆障碍　　　D. 语言功能障碍
   E. 视空间技能障碍

A₂型题

5. 病人，女，73岁。2年前丈夫病故后，经常独自流泪，近一年来常出现当天发生的事、说过的话和做的事不能记忆，忘记进餐食物放何处，外出时找不到家门，失眠，烦躁不安。根据上述临床表现，护士评估病人最可能发生了
   A. 老年精神病　　B. 抑郁症
   C. 大脑慢性缺血改变　D. 早期阿尔茨海默病
   E. 脑肿瘤

6. 病人，男，65岁。1年前诊断为"阿尔茨海默病"，由其老伴照顾。前几日，病人独自外出后未归，后被家人找到。社区护士家庭访视时，注意到其老伴照料病人的过程中采取以下做法，其中不正确的是
   A. 为防止病人走失，老伴不让外出，把他整日关在家里
   B. 为防止病人走失，老伴在他衣服上写名字和家中电话
   C. 老伴尽量让病人自己刷牙、洗脸、穿衣、吃饭
   D. 老伴时常会让病人帮忙做一些家务
   E. 为帮助病人记忆，老伴会常和他在一起看过去的生活照片

7. 病人，男，72岁。诊断为阿尔茨海默病，在护理病人的过程中错误的做法是
   A. 促进病人多料理自己的生活，积极维持自理能力
   B. 反复强化病人训练用脑，维持大脑活力
   C. 多帮助病人回忆往事，锻炼记忆
   D. 病人回忆出现错误并坚持己见时，要坚持说服其接受正确观点
   E. 保证病人的夜间休息，保证充足的睡眠

A₃/A₄型题

（8、9题共用题干）

病人，男，66岁。半年前与儿女一起居住，情绪变得易激惹，性格变得挑剔、自私。近期出现重复购买相同的物品，做饭忘记关火，多次丢失贵重物品等。近期记忆力差，1周前自行外出，找不到回家的路。

8. 该病人的记忆障碍表现为
   A. 记忆丧失　　　B. 选择性遗忘
   C. 近期记忆减退　D. 逆行性遗忘
   E. 顺行性遗忘

9. 该病人住院后3天无大便，护士应采取的措施为
   A. 嘱病人多食高维生素食物
   B. 嘱病人多饮水
   C. 给予缓泻剂
   D. 给病人进行腹部热敷
   E. 继续观察

（10~12题共用题干）

病人，女，70岁。因记忆力进行性减退、多次迷路走失入院。诊断为阿尔茨海默病。

10. 家属叙述，病人在家时经常出现反复刷牙，每次持续近1个小时，病人却不自知，此症状是
    A. 强迫清洗　　　B. 刻板动作
    C. 意志增强　　　D. 注意增强
    E. 活动增多

11. 当病人出现何种征兆时，护士应警惕其走失
    A. 不能说出日期
    B. 四处徘徊、表情茫然
    C. 不能说出家人的姓名和联系方式
    D. 神色紧张、面露恐惧
    E. 白天卧床不起

12. 下列护理措施中，正确的做法是
    A. 约束在床，不得离开病房
    B. 积极参加体育锻炼，增强体力
    C. 专人看护，防止意外事件发生
    D. 遵医嘱给予抗精神病药物
    E. 病人如走出病区，护士要在后面悄悄跟着

（吴东洪）

第11章 损伤、中毒病人的护理

考点提纲栏——提炼教材精华，突显高频考点

第1节 一氧化碳中毒

一、概述 由于人体短期内吸入过量一氧化碳（CO）可导致全身组织缺氧，最终发生脑水肿和中毒性脑病。

二、病因
1. 工业中毒。
2. 生活中毒。

三、机制 CO经呼吸道进入血液，与血红蛋白结合形成稳定的碳氧血红蛋白（COHb），而COHb不能携氧，还影响氧合血红蛋白正常解离。此外，CO还可抑制细胞色素氧化酶，直接抑制组织细胞内呼吸。CO中毒时主要引起组织、细胞缺氧，脑、心对缺氧最敏感，常最先受损。

四、临床表现
1. 轻度中毒 病人感头痛、头晕、四肢无力、胸闷、眼花、耳鸣、恶心、呕吐、心悸、嗜睡或意识模糊。
2. 中度中毒 除上述症状加重外，其典型体征是口唇呈樱桃红色。神志不清、呼吸困难、脉快、皮肤多汗等。
3. 重度中毒 病人出现深昏迷、抽搐、呼吸困难、呼吸浅而快、面色苍白、四肢湿冷、大汗，可有大小便失禁、血压下降。可因发生脑水肿，呼吸、循环衰竭而死亡。
4. 迟发性脑病 多在急性中毒后1～2周内发生。重度中毒病人意识障碍恢复后，经过2～60天的"假愈期"，可出现迟发性脑病的症状，如意识障碍、去大脑皮质状态、帕金森综合征、肢体瘫痪、癫痫、周围神经病变等。昏迷时间超过48小时者，迟发性脑病发生率较高。

五、辅助检查
1. 血液碳氧血红蛋白测定
   （1）轻度中毒血液COHb浓度为10%～20%。
   （2）中度中毒血液COHb浓度为30%～40%。
   （3）重度中毒血液COHb浓度为>50%。
2. 脑电图检查 可见缺氧性脑病的波形。

六、治疗要点
1. 立即将病人转移到空气清新处，松解衣服，注意保暖，保持呼吸道通畅。
2. 纠正缺氧
   （1）轻、中度中毒病人可用面罩或鼻导管高流量吸氧，8～10L/min。
   （2）严重中毒给予高压氧治疗，可加速碳氧血红蛋白解离，促进一氧化碳排出。
   （3）无自主呼吸应及时人工呼吸，必要时使用呼吸机。
   （4）对危重病例可考虑换血疗法或血浆置换。
3. 对症治疗
   （1）控制高热、抽搐：可采用头部降温、亚低温疗法及止痉药物。
   （2）防治脑水肿：及时脱水治疗，用20%甘露醇250ml静脉快速滴注，6～8小时一次，也可应用呋塞米、肾上腺皮质激素等药物，降低颅内压，减轻脑水肿。
   （3）促进脑细胞代谢。
   （4）防治并发症及迟发性脑病：急性一氧化碳中毒病人苏醒后，应该休息观察2周，以防迟发性脑病和循环系统并发症的发生。

七、护理诊断/问题

1. 头痛　与一氧化碳中毒引起脑缺氧、颅内压增高有关。
2. 急性意识障碍：昏迷　与一氧化碳中毒有关。
3. 知识缺乏：缺乏一氧化碳中毒的相关知识。
4. 潜在并发症：迟发性脑病。

八、护理措施

1. 一般护理　保持呼吸道通畅，平卧位头偏向一侧，及时清除口咽分泌物及呕吐物。
2. 病情观察
   - （1）密切观察神志变化，定时测量生命体征，记录出入量及危重病记录。
   - （2）观察病人有无头痛、喷射性呕吐等颅内压增高征象。
   - （3）了解碳氧血红蛋白测定结果。
3. 对症护理
   - （1）吸氧
     1) 迅速吸高浓度（＞60%）高流量氧（8～10L/min），有条件可用高压氧舱治疗。
     2) 呼吸停止者应做人工呼吸，备好气管切开包及呼吸机。
   - （2）高热惊厥
     1) 遵医嘱给予地西泮静脉或肌内注射。
     2) 并给予物理降温，头戴冰帽，体表大血管处放置冰袋。
4. 用药护理
   - （1）脑水肿者遵医嘱给予20%甘露醇静脉快速滴注。
   - （2）按医嘱静脉滴注ATP、细胞色素C等药物。
5. 恢复期护理　病人清醒后仍要休息两周，可加强肢体锻炼，如被动运动、按摩、针灸，以促进肢体功能恢复。
6. 心理护理。

九、健康教育

1. 加强预防一氧化碳中毒的宣传。居室内火炉或煤炉要安装烟囱或排风扇，定期开窗通风。
2. 厂矿应加强劳动防护措施，定期测定空气一氧化碳浓度。
3. 若有头痛、头晕、恶心等先兆症状时，应立即离开。
4. 进入高浓度一氧化碳环境执行任务时，应注意做好防护。

要点回顾

一氧化碳中毒病人的典型体征、一氧化碳中毒诊断最有价值的指标和最有效的治疗方法。

模拟试题栏——识破命题思路，提升应试能力

一、专业实务

A₁型题

1. 一氧化碳中毒时，常最先受损的脏器是
   A. 脑　　B. 肝　　C. 肺
   D. 胰　　E. 胃
2. 氧的弥散能力是二氧化碳的
   A. 1/10倍　B. 1/20倍　C. 10倍
   D. 20倍　　E. 40倍

A₂型题

3. 病人，女，65岁。在家中洗澡，1小时后被家人发现昏迷不醒急送医院。体查：口唇樱桃红色。对诊断最有意义的检查是
   A. 全血胆碱酯酶活力测定
   B. 血气分析
   C. 血糖测定
   D. 颅脑CT或磁共振
   E. 血COHb测定
4. 病人，女，52岁。因"煤气中毒5小时"入院，病人处于深昏迷状态、尿少，血压80/50mmHg，查碳氧血红蛋白浓度50%，该病人病情属于
   A. 重度中毒　　B. 轻度中毒
   C. 中度中毒　　D. 极重度中毒
   E. 慢性中毒

二、实践能力

A₁型题

5. 社区开展预防一氧化碳中毒的健康教育，正确的措施是
   A. 使用不带有自动熄火装置的煤灶
   B. 煤气淋浴器安装在浴室里
   C. 定期检查管道安全

D. 关闭门窗

E. 通气开关可长期开放

C. 黄疸　　　　D. 血红蛋白尿

E. 口唇呈樱桃红色

A₂型题

6. 病人，男，60岁。在室内生煤火取暖，晨起感到头痛、头晕、视物模糊而摔倒，被他人发现后送至医院。急查血液碳氧血红蛋白试验呈阳性，首要的治疗原则是

　A. 吸氧　　　　　B. 注意保暖

　C. 保持呼吸道通畅　D. 静脉输液治疗

　E. 测量生命体征

7. 病人，女，50岁。冬天在家生煤炉取暖后感到头痛、头晕、视物不清，疑为一氧化碳中毒，医护人员赶到后首要的处理措施是

　A. 把病人转移到空气流通处

　B. 取平卧位

　C. 氧气吸入

　D. 建立静脉通路

　E. 保持呼吸道通畅

8. 病人，女，38岁。晨起发现其神志不清、皮肤多汗、面色潮红，拨打急救电话120送至医院。血液碳氧血红蛋白浓度为40%，考虑为一氧化碳中毒。其典型体征是

　A. 瞳孔缩小　　　B. 瞳孔扩大

A₃/A₄型题

（9～11题共用题干）

病人，男，45岁。因"煤气中毒5小时"送医院。体查：深昏迷、抽搐、呼吸困难、呼吸浅而快、面色苍白、四肢湿冷、周身大汗、大小便失禁、血压下降。

9. 目前病人处于

　A. 轻度中毒　　　B. 中度中毒

　C. 重度中毒　　　D. 迟发性脑病

　E. 慢性中毒

10. 该病最有效的治疗措施是

　A. 地塞米松静脉注射

　B. 高压氧舱治疗

　C. 甘露醇静脉注射

　D. 补充高能量液

　E. 护脑药物的应用

11. 经高压氧舱治疗神志清醒，全身症状好转，可能有的后遗症是

　A. 肾功能损害　　B. 肝功能损害

　C. 记忆力减退　　D. 迟发性脑病

　E. 肺功能损害

第2节　有机磷中毒

一、病因

1. 职业性中毒　多由于生产有机磷农药的生产设备密闭不严或在使用中违反操作规定，防护不完善而造成。
2. 生活性中毒　多由误服、误用引起；此外还有服毒自杀及谋杀而中毒者。

二、机制

1. 有机磷农药进入人体后与体内胆碱酯酶结合形成磷酰化胆碱酯酶，抑制乙酰胆碱酯酶活性。
2. 磷酰化胆碱酯酶较稳定，且无分解乙酰胆碱能力，从而导致乙酰胆碱积聚。
3. 引起胆碱能神经先兴奋后抑制的一系列症状，严重者昏迷甚至因呼吸衰竭而死亡。

三、临床表现

1. 急性中毒全身损害

（1）特点
1) 急性中毒发病时间与杀虫药毒性大小、剂量及侵入途径密切相关。
2) 经皮肤吸收中毒，症状常在接触后2～6小时内出现。
3) 口服中毒可在10分钟至2小时内出现症状。

（2）表现
1) 毒蕈碱样症状：最早出现。系副交感神经末梢兴奋所致。表现为平滑肌痉挛及腺体分泌增加。症状为头晕、头痛、多汗、流涎、恶心、呕吐、腹痛、腹泻、瞳孔缩小、支气管分泌物增多、呼吸困难，严重者出现肺水肿。
2) 烟碱样症状：系横纹肌运动神经过度兴奋所致。表现为肌纤维颤动。常先从眼睑、面部、舌肌开始，逐渐发展至全身肌肉抽搐，后期出现肌力减退和瘫痪，可诱发呼吸衰竭。

1. 急性中毒全身损害
　（2）表现
　　3）中枢神经系统症状：早期有头晕、头痛等，逐渐出现烦躁不安、抽搐及昏迷。
　　4）中毒后"反跳"：是指急性中毒者经急救好转后，突然出现病情反复，病人再度陷入昏迷，或出现肺水肿而死亡。原因可能与洗胃及皮肤去除毒物不彻底或过早停药有关。
　　5）迟发性多发性神经病：是指急性严重中毒症状消失后2~3周，出现下肢瘫痪、四肢肌肉萎缩等症状。
　　6）中间型综合征：多发生在急性中毒症状缓解后，迟发神经病发生前，多在急性中毒后1~4天突然发生死亡。

2. 局部损害
　（1）对硫磷、敌百虫等接触皮肤后可引起过敏性皮炎，皮肤可红肿及出现水疱。
　（2）眼内溅入有机磷农药可引起结膜充血。

四、辅助检查

1. 全血胆碱酯酶活力（CHE）测定
　（1）诊断有机磷中毒的特异性指标。
　（2）判断中毒程度、疗效及预后估计的重要依据。

2. 急性有机磷中毒分级
　（1）轻度中毒：以毒蕈碱样症状为主，CHE降至70%~50%。
　（2）中度中毒：有毒蕈碱样症状和烟碱样症状，CHE降至50%~30%。
　（3）重度中毒：除毒蕈碱样症状和烟碱样症状外，出现中枢神经系统受累和呼吸衰竭等症状。CHE降至30%以下。

五、治疗要点

1. 清除毒物
　（1）立即使病人脱离中毒现场，脱去污染衣物。
　（2）口服中毒者用清水、2%碳酸氢钠（敌百虫禁用）或1：5000高锰酸钾溶液（对硫磷忌用）反复进行洗胃，直至洗清无味，再给硫酸钠导泻。
　（3）用肥皂水反复清洗污染皮肤、头发和指甲缝隙部位，禁用热水或乙醇擦洗。眼部污染可用2%碳酸氢钠溶液、生理盐水或清水彻底冲洗。

2. 使用解毒药物
　（1）抗胆碱药
　　1）最常用药物为阿托品。
　　2）阿托品使用原则：早期、足量反复给药，直到毒蕈碱样症状明显好转或出现"阿托品化"表现为止。
　　3）阿托品化：病人瞳孔较前扩大、颜面潮红、口干、皮肤干燥、肺部湿啰音减少或消失、心率加快等。
　　4）当出现阿托品化，则应减少阿托品剂量或停药。
　（2）胆碱酯酶复能剂
　　1）常用药物有碘解磷定、氯解磷定等。
　　2）能使抑制的胆碱酯酶恢复活性，改善烟碱样症状，促使病人苏醒。
　　3）对解除烟碱样症状效果差。

3. 对症治疗
　（1）有机磷中毒的死因主要为呼吸衰竭。
　（2）及时吸氧、吸痰、保持呼吸道通畅。
　（3）必要时应用机械辅助呼吸。
　（4）早期应用抗生素防治感染。
　（5）及时补液，促进毒物排出，维持水电解平衡，补充营养。

六、护理诊断/问题

1. 急性意识障碍：昏迷　与有机磷农药中毒有关。
2. 体液不足　与有机磷农药中毒致严重呕吐、腹泻有关。
3. 气体交换受损　与有机磷农药中毒致支气管分泌物过多有关。
4. 有误吸的危险　与严重呕吐、意识障碍有关。
5. 低效性呼吸型态　与有机磷农药中毒致肺水肿、呼吸肌麻痹等有关。
6. 知识缺乏：缺乏有机磷农药使用及管理和中毒的有关知识。

七、护理措施

1. 一般护理
   - （1）休息与体位：清醒者可取半卧位，昏迷者头偏向一侧。
   - （2）保持呼吸道通畅：及时清除呕吐物及痰液，并备好气管切开包、呼吸机等。
   - （3）吸氧：给予**高流量吸氧4～5L/min**。

2. 病情观察
   - （1）急性有机磷中毒，常因肺水肿、脑水肿、呼吸衰竭而死亡。
   - （2）应定时检查和记录生命体征、尿量和意识状态，及时配合抢救。

3. 用药护理
   - （1）遵医嘱定时应用阿托品，注意观察是否达到阿托品化。
   - （2）阿托品中毒：**病人瞳孔极度扩大、烦躁不安、意识模糊、谵妄、抽搐、昏迷和尿潴留等，应注意是阿托品中毒表现，及时停药观察，必要时使用毛果芸香碱进行拮抗**。
   - （3）**忌用抑制呼吸中枢的药物如吗啡、巴比妥类**。

4. 心理护理。

八、健康教育

1. 介绍本病相关知识。
2. 严格遵守有关毒物的防护和管理制度，加强毒物保管，标记清楚，防止误食。
3. 因自杀中毒者，指导病人学会应对应激源的方法，争取家庭、社会支持。

要点回顾

1. 有机磷中毒病人阿托品化的表现。
2. 有机磷中毒诊断最具特异性指标和最主要的死亡原因。
3. 有机磷中毒病人如何迅速清除毒物减少吸收。

模拟试题栏——识破命题思路，提升应试能力

一、专业实务

A₁型题

1. 有机磷中毒病人的尿液气味呈
   - A. 氨臭味　　B. 烂苹果味　　C. 腥臭味
   - D. 蒜臭味　　E. 粪臭味

2. 有机磷中毒时，神经递质出现代谢异常的是
   - A. 5-羟色胺　　B. 乙酰胆碱　　C. 多巴胺
   - D. 肾上腺素　　E. 去甲肾上腺素

A₂型题

3. 病人，女，45岁。与家人争吵后口服敌敌畏120ml，送往医院急救。遵医嘱阿托品治疗，提示病人已达"阿托品化"的指标是
   - A. 瞳孔直径2mm　　B. 心率60次/分
   - C. 肺部湿啰音明显　　D. 皮肤潮湿多汗
   - E. 颜面潮红、口干

4. 病人，女，45岁。有机磷中毒病人，遵医嘱给予阿托品静脉注射，在给药后病人最可能出现
   - A. 出汗增多　　B. 血压下降　　C. 心率减慢
   - D. 口干　　E. 呼吸加快

5. 病儿，男，10岁。约半小时前误服农药，被急送入院，现意识清醒，能准确回答问题，护士首选的处理措施是
   - A. 口服催吐　　B. 漏斗胃管洗胃
   - C. 注洗器洗胃　　D. 电动吸引洗胃
   - E. 自动洗胃机洗胃

6. 病人，女，12岁。因误服敌百虫引起农药中毒，双侧瞳孔缩小，呼吸有大蒜味，来门诊后立即采用洗胃清除毒物，**不能**用的洗胃液是
   - A. 温开水　　B. 0.9%氯化钠溶液
   - C. 碳酸氢钠溶液　　D. 高锰酸钾溶液
   - E. 蛋清水

A₃/A₄型题

（7～9题共用题干）

病人，男，39岁。果园工人，在使用有机磷工作中违反操作规定，出现有机磷中毒症状，头晕、头痛、乏力，支气管分泌物增多、呼吸困难等。

7. 有机磷中毒诊断的主要指标是
   - A. 典型症状　　B. 呕吐物
   - C. 瞳孔缩小　　D. 意识障碍
   - E. 全血胆碱酯酶测定

8. 有机磷对人体的毒性主要在于
   - A. 引起急性肾衰竭　　B. 使血液凝固发生障碍
   - C. 抑制中枢神经系统　　D. 抑制乙酰胆碱酯酶活力
   - E. 增加乙酰胆碱的产生

9. 该中毒病人禁用2%～4%碳酸氢钠溶液洗胃，那毒物可能是
   - A. 乐果　　B. 敌百虫　　C. 敌敌畏
   - D. 对硫磷　　E. 马拉硫磷

二、实践能力

A₁型题

10. 有机磷中毒病人使用胆碱酯酶复能剂，正确的原则是
    A. 不与阿托品合用 B. 应该尽早使用
    C. 应该尽量少用 D. 只用于轻度中毒
    E. 只用于重度中毒

11. 经皮肤黏膜吸收农药中毒的病人，下列清洗皮肤的措施，哪项有错误
    A. 用生理盐水冲洗
    B. 眼部污染，用清水连续冲洗
    C. 用热水擦洗
    D. 用肥皂水反复清洗
    E. 要反复清洗

12. 有机磷中毒病人迟发性神经损害的主要临床表现是
    A. 下肢瘫痪 B. 周围神经病变
    C. 下肢感觉异常 D. 癫痫
    E. 去大脑皮质状态

13. 双侧瞳孔缩小最常见于
    A. 有机磷农药中毒 B. 阿托品中毒
    C. 视神经萎缩 D. 深昏迷病人
    E. 视网膜脱落

14. 中毒物质不明时，洗胃溶液可选用的是
    A. 生理盐水 B. 牛奶
    C. 蛋清 D. 硫酸镁
    E. 1：15000 高锰酸钾溶液

A₂型题

15. 病人，男，35岁。果园工人，喷洒农药不慎中毒出现肺水肿，抢救的首要措施是
    A. 立即洗胃 B. 静脉滴注解磷定
    C. 静脉注射吗啡 D. 静脉注射地西泮
    E. 静脉注射阿托品

16. 病人，男，45岁。果园工人，在喷洒有机磷过程中违反操作规定，出现恶心呕吐、多汗、流涎、瞳孔缩小、呼吸困难、大汗、肺水肿、惊厥等。全血胆碱酯酶活力降至30%以下，在治疗时使用阿托品静脉给药，出现颜面潮红、口干症状达到阿托品化。达到阿托品化后，病人仍出现面部、四肢抽搐，为进一步治疗应
    A. 加大阿托品量 B. 使用胆碱酯酶复能剂
    C. 肌内注射地西泮 D. 加速输液
    E. 按摩面部、四肢

17. 病人，女，50岁。因有机磷中毒住院，表现为头晕、头痛、多汗、流涎、恶心、呕吐、腹痛、腹泻、瞳孔缩小、视物模糊、支气管分泌物增多、呼吸困难等，考虑病人出现毒蕈碱样症状。重度中毒者可出现
    A. 肌纤维颤动 B. 共济失调
    C. 肺水肿 D. 呼吸肌麻痹
    E. 抽搐和昏迷

18. 病人，女，24岁。因失恋，2小时前自服敌敌畏150ml。来急诊科时，病人出现肺水肿、惊厥、昏迷等严重症状，导致抢救无效死亡。该病人的可能死亡原因是
    A. 肺部感染 B. 脑水肿
    C. 中间综合征 D. 心搏骤停
    E. 呼吸衰竭

19. 病人，男，45岁。果园工人，在工作中使用有机磷违反安全操作规定，导致中毒，在治疗时使用阿托品静脉给药，出现颜面潮红、口干症状达到阿托品化。达到阿托品化后，病人仍出现面部、四肢抽搐，为进一步治疗，使用胆碱酯酶复能剂注射速度过快可造成
    A. 心搏骤停 B. 暂时性呼吸抑制
    C. 心律失常 D. 心室颤动
    E. 血压降低

20. 病人，男，45岁。果园工人，在工作中使用有机磷违反安全操作规定，导致中毒，在治疗时使用阿托品静脉给药，阿托品对有机磷中毒的何种症状无效
    A. 多汗 B. 流涎
    C. 肌颤 D. 肺部湿啰音
    E. 瞳孔缩小

A₃/A₄型题

（21、22题共用题干）

病人，女，19岁。因失恋于半小时前口服敌百虫，出现恶心、呕吐、多汗、流涎、瞳孔缩小等，被家人发现立即送往医院

21. 抢救该病人首先采取的措施是
    A. 解磷定与阿托品合用
    B. 应用解磷定
    C. 吸氧
    D. 彻底洗胃
    E. 地西泮肌内注射

22. 按医嘱使用阿托品，当出现阿托品中毒时可采取的治疗措施是
    A. 立即减量 B. 应用毛果芸香碱
    C. 对症处理 D. 应用解磷定
    E. 选用其他抗胆碱药

第3节　镇静催眠药中毒

一、概述　镇静催眠药是中枢神经系统抑制药，具有镇静、催眠作用，小剂量可使人安静或处于嗜睡状态，大剂量可麻醉全身，一次性大量服用可引起急性中毒。

二、病因
1. 过量服用镇静催眠药是中毒的主要原因。
2. 也可见于一次大量静脉给药的医源性中毒。

三、机制
1. 苯二氮䓬类　主要有氯氮、地西泮、阿普唑仑、三唑仑等。这类药与苯二氮䓬受体结合，可以加强γ-氨基丁酸（GABA）与GABA受体结合的亲和力，增强GABA对突触后的抑制能力。
2. 巴比妥类　巴比妥、苯巴比妥、异戊巴比妥、硫喷妥钠等。对中枢神经系统有广泛的抑制作用。抑制作用与剂量有关。
3. 非巴比妥非苯二氮䓬类　水合氯醛、格鲁米特（导眠能）、甲喹酮（安眠酮）等。对中枢神经系统的毒性作用与巴比妥类相似。
4. 吩噻嗪类（抗精神病药）　氯丙嗪、三氟拉嗪等。主要作用于网状结构，抑制中枢神经系统多巴胺受体、脑干血管运动和呕吐中枢，抗组胺和抗胆碱作用。

四、临床表现

1. 急性中毒
   - （1）苯二氮䓬类中毒：中枢神经系统抑制较轻，**主要症状是嗜睡、头晕、言语含糊不清、意识模糊、共济失调**。深昏迷和呼吸抑制较少。
   - （2）巴比妥类中毒：**症状与剂量有关。**
     1) 轻度中毒：嗜睡、可唤醒，有判断力和定向力障碍、注意力不集中、步态不稳、言语不清、眼球震颤。
     2) 重度中毒：进行性中枢神经系统抑制，由嗜睡到深昏迷。呼吸抑制由呼吸浅慢到呼吸停止。心血管功能由低血压到休克。体温下降常见。肌张力松弛，腱反射消失。胃肠蠕动减慢。
   - （3）非巴比妥非苯二氮䓬类中毒：其症状虽与巴比妥类中毒相似，但各有其特点。
     1) 水合氯醛中毒：可有心律失常、肝肾功能损害。
     2) 格鲁米特中毒：意识障碍有周期性波动。有抗胆碱能神经症状，如瞳孔散大等。
     3) 甲喹酮中毒：明显呼吸抑制，锥体束体征如肌张力增强、腱反射亢进、抽搐等。
     4) 甲丙氨酯中毒：有血压下降。
   - （4）吩噻嗪类中毒：**锥体外系反应最常见。**
     1) 帕金森综合征。
     2) 静坐不能。
     3) 急性肌张力障碍反应。

2. 慢性中毒
   - （1）意识障碍和轻躁狂状态：出现一时性躁动不安或意识模糊状态。言语兴奋、欣快、易疲乏，伴有震颤、咬字不清、步态不稳等。
   - （2）智能障碍：记忆力、计算力、理解力均有明显下降，工作学习能力减退。
   - （3）人格变化：病人丧失进取心，对家庭和社会失去责任感。

3. 戒断综合征
   - （1）长期服用大剂量镇静催眠药的病人，突然停药或迅速减少药量时，可发生戒断综合征。
   - （2）主要表现为自主神经兴奋性增高和轻、重症神经精神异常。

五、辅助检查
1. 血、尿、胃液中药物浓度测定，对诊断有参考意义。
2. 血液生化检查。
3. 动脉血气分析。

六、治疗要点

1. 急性中毒的治疗
   - （1）维持昏迷病人重要脏器功能
     - 1）保持气道通畅。
     - 2）维持血压。
     - 3）心脏监护。
     - 4）促进意识恢复：给予葡萄糖、维生素B_1、纳洛酮。
   - （2）迅速清除毒物
     - 1）洗胃：口服中毒者用1：5000高锰酸钾溶液或清水洗胃。
     - 2）活性炭及泻剂的应用：对各种镇静催眠药有效。
     - 3）碱化利尿：用呋塞米和碱性液，只对长效巴比妥类有效。
     - 4）血液透析、血液灌流：对苯巴比妥和吩噻嗪类中毒有效，危重病人可考虑应用。
   - （3）特效解毒疗法
     - 1）巴比妥类中毒无特效解毒药。
     - 2）氟马西尼是苯二氮䓬类拮抗剂。
   - （4）对症治疗：吩噻嗪类药物中毒无特效解毒剂，应用利尿和腹膜透析无效。因此，首先要彻底清洗胃肠道。治疗以对症及支持疗法为主。

2. 慢性中毒的治疗原则
   - （1）逐步减少药量并停用镇静催眠药。
   - （2）请精神科医生会诊，进行心理治疗。

3. 戒断综合征　用足量镇静催眠药控制戒断症状，稳定后逐渐减量至停药。

七、护理诊断/问题

1. 清理呼吸道无效　与咳嗽反射减弱或消失、药物对呼吸中枢抑制有关。
2. 组织灌注量改变　与急性中毒致血管扩张有关。
3. 有皮肤完整性受损的危险　与昏迷、皮肤大疱有关。
4. 潜在并发症：肺炎。

八、护理措施

1. 一般护理
   - （1）饮食护理：给予高热量、高蛋白易消化饮食，昏迷者鼻饲，必要时静脉补充营养。
   - （2）保持呼吸道通畅、给氧：定期通风，保持室内空气新鲜，清醒者鼓励咳嗽，昏迷病人及时吸痰，呼吸困难、发绀者给氧，必要时备气管切开包。

2. 密切观察病情
   - （1）观察呼吸：注意有无呼吸困难、窒息等症状并监测动脉血气分析结果。
   - （2）观察神志和生命体征：及早发现休克先兆；记录24小时出入量和尿量及尿比重，以了解休克的改善程度。

3. 加强生活护理、防感染
   - （1）保持床单清洁、干燥、平整，定时翻身并按摩受压处。
   - （2）注意皮肤卫生，定期给予床上擦浴。
   - （3）做好口腔护理。

4. 心理护理　稳定情绪，加强疏导和心理支持。

九、健康教育

1. 介绍疾病相关知识。
2. 失眠者宣教导致睡眠紊乱的原因及避免失眠的常识。
3. 对镇静催眠药的使用、保管要严格，防止产生药物依赖。

要点回顾

苯二氮䓬类中毒主要的临床表现。

●○ 模拟试题栏——识破命题思路，提升应试能力 ○●

一、专业实务

A_1型题

1. 巴比妥类药物，属长效类的是
   A. 巴比妥　　　　B. 布他比妥
   C. 硫喷妥钠　　　D. 司可巴比妥
   E. 戊巴比妥

二、实践能力

A_2型题

2. 病人，女，50岁。因巴比妥类药物中毒急诊入院，立即给予洗胃，应选择的洗胃溶液是

A. 高锰酸钾溶液　　B. 牛奶
　　C. 蛋清水　　　　　D. 硫酸镁
　　E. 硫酸铜
3. 病人，女，18岁。口服地西泮100片，家人发现时已昏迷，急诊来院，错误的措施是
　　A. 活性炭导泻　　　B. 5%碳酸氢钠碱化尿液
　　C. 硫酸镁导泻　　　D. 0.9%氯化钠溶液洗胃
　　E. 监测血压
4. 病人，女，39岁。因与家人吵架口服地西泮，被家人发现时呼之不应，意识昏迷，急诊来院。错误的护理措施是
　　A. 立即洗胃　　　　B. 立即催吐
　　C. 硫酸镁导泻　　　D. 0.9%氯化钠溶液洗胃
　　E. 监测生命体征
5. 病人，男，38岁。1小时前口服催眠药2瓶，由家人急诊入院，呼之无应答。病人昏迷，护士迅速给予洗胃。操作如下图所示，护士做该动作的目的是

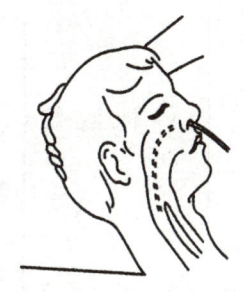

　　A. 防止病人呕吐　　B. 使病人更舒适
　　C. 使病人更安全　　D. 增大鼻咽通道的弧度
　　E. 增大咽喉通道的弧度

第4节　酒精中毒

一、概述　酒精中毒是指一次饮酒或摄入酒类饮料过量，引起的中枢神经系统由兴奋转为抑制的状态，严重时甚至危及生命。

二、病因
1. 一次饮酒或酒类饮料过量是主要原因，引起急性中毒。
2. 长期酗酒者突然停止饮酒或减少酒量后，出现戒断症状。

三、临床表现

1. 急性中毒
　（1）兴奋期
　　1）血乙醇浓度达到11mmol/L。
　　2）病人表现为头痛、兴奋、言语增多、情绪不稳、易激怒等。
　（2）共济失调期
　　1）血乙醇浓度达到33mmol/L。
　　2）病人表现出明显共济失调、行动笨拙、言语含糊、眼球震颤、视物模糊、复视、步态不稳。
　　3）血乙醇浓度达到43mmol/L，出现恶心、呕吐、困倦。
　（3）昏迷期
　　1）血乙醇浓度升至54mmol/L。
　　2）病人表现为昏睡、瞳孔散大、体温降低。
　　3）血乙醇超过87mmol/L，病人陷入深昏迷，呼吸慢而有鼾音、心率快、血压下降，可出现呼吸、循环衰竭。

2. 戒断综合征
　（1）单纯性戒断反应
　　1）在停止饮酒后数小时发病。48~72小时达到高峰。
　　2）出现震颤、焦虑不安、兴奋、失眠、心动过速、血压升高、大量出汗、恶心、呕吐。
　　3）多在4~5天内缓解自愈。
　（2）酒精性幻觉反应
　　1）病人神清，幻觉以幻听为主，也可见幻视、错觉及视物变形。多为迫害妄想。
　　2）一般可持续3~4周后缓解。
　（3）戒断性惊厥反应
　　1）往往与单纯性戒断反应同时发生。
　　2）也可在其后发生癫痫大发作。多数只发作1~2次，每次数分钟。也可数日内多次发作。

2. 戒断综合征
- （4）震颤谵妄反应
  1) 在停止饮酒24~72小时后发生。
  2) 病人精神错乱，全身肌肉出现粗大震颤。谵妄是在意识模糊的情况下出现生动、恐惧的幻视，可有大量出汗、心动过速、血压升高等交感神经兴奋的表现。

3. 慢性中毒 长期酗酒可造成多系统损害。
- （1）神经系统
  1) Wernicke脑病：眼部可见眼球震颤、外直肌麻痹。有类似小脑变性的共济失调和步态不稳。精神错乱显示无欲状态，少数有谵妄。
  2) Korsakoff综合征：近记忆力严重丧失，时空定向力障碍，对自己的缺点缺乏自知之明，用虚构回答问题。
  3) 周围神经麻痹：双下肢远端感觉运动减退，跟腱反射消失，手足无力，感觉异常。
- （2）消化系统
  1) 胃肠道疾病：可有反流性食管炎、胃炎、胃溃疡、胰腺炎等。
  2) 酒精性肝病：由可逆的脂肪肝、酒精中毒性肝炎转化为肝硬化。
- （3）心血管系统：可有逐渐加重的呼吸困难、心脏增大、心律失常及心功能不全。
- （4）造血系统：贫血、出血。
- （5）呼吸系统：肺炎常见。
- （6）代谢和营养疾病：代谢性酸中毒、电解质紊乱、低血糖症等。
- （7）生殖系统：男性性功能低下，女性宫内死胎率增加。酒精中毒可致胎儿出现畸形、发育迟钝、智力低下。

四、辅助检查
1. 血清乙醇浓度 呼出气体乙醇浓度与血清乙醇浓度相当。
2. 血气分析、电解质、肝功能检查。
3. 心电图检查。

五、治疗要点

1. 急性中毒
- （1）轻症病人无须治疗，兴奋躁动的病人必要时加以约束。
- （2）共济失调病人休息，避免活动发生外伤。
- （3）昏迷者应注意是否同时服用其他药物。重点是维持生命脏器的功能。
  1) 维持气道通畅：给氧，必要时气管插管。
  2) 维持循环功能：注意生命体征，静脉输入5%葡萄糖氯化钠溶液。
  3) 心电图监测心律失常和心肌损害。
  4) 保暖，维持正常体温。
  5) 维持水、电解质、酸碱平衡。
  6) 保护大脑功能，应用纳洛酮0.4~0.8mg缓慢静脉注射，必要时可重复给药。
- （4）血液透析
  1) 严重急性中毒可用血液透析促使体内乙醇排出。
  2) 透析指征：血乙醇含量>108mmol/L。
  3) 伴酸中毒或同时服用甲醇或可疑药物时。可遵医嘱给予静脉注射50%葡萄糖溶液100ml，肌内注射维生素B_1、维生素B_6。
  4) 对烦躁不安或过度兴奋者，可用小剂量地西泮。

2. 戒断综合征
- （1）安静休息，加强营养，给予补充维生素B_1、维生素B_6。
- （2）发生低血糖时可遵医嘱静脉注射葡萄糖。
- （3）重症病人选用地西泮，根据病情每1~2小时口服地西泮5~10mg。病情严重者可静脉给药。
- （4）有癫痫病史者可用苯妥英钠。有幻觉者可用氟哌啶醇。

3. 慢性中毒
- （1）Wernicke脑病给予维生素B_1，同时应补充血容量和电解质。
- （2）Korsakoff综合征治疗同Wernicke脑病。

3. 慢性中毒
(3) 注意加强营养，治疗贫血和肝功能不全。
(4) 注意防治感染、癫痫发作和震颤谵妄。

六、护理诊断/问题

1. 意识障碍　与乙醇作用于中枢神经系统有关。
2. 低效性呼吸型态　与乙醇抑制呼吸中枢有关。
3. 组织灌注量改变　与乙醇作用于血管运动中枢有关。
4. 知识缺乏：缺乏乙醇对人体毒性的知识。
5. 潜在并发症：休克。

七、护理措施

1. 一般护理　注意保暖，平卧位头偏向一侧，及时清除呕吐物及呼吸道分泌物，防止窒息。
2. 催吐　直接刺激病人咽部催吐，使胃内容物呕出，减少乙醇的吸收。已有呕吐病人不用。
3. 严密观察病情
(1) 对神志不清病人要观察神志、瞳孔及生命体征的变化。
(2) 有外伤的病人，要加强意识、瞳孔的观察，必要时行颅脑CT。
4. 用药护理
(1) 按医嘱使用纳洛酮，应注意病人应用纳洛酮后清醒的时间。
(2) 避免用吗啡、氯丙嗪、苯巴比妥类镇静药。
5. 安全防护
(1) 加强巡视，实行保护性约束，防止意外。
(2) 医护人员做好自身防护，避免病人伤医。
6. 心理护理　病人清醒后注意沟通交流，及时引导。

八、健康教育

1. 介绍疾病相关知识。
2. 加强营养，避免饮酒。
3. 积极参加有益的活动，保持情绪稳定。

要点回顾

急性酒精中毒的分期及主要临床表现。

● ○ 模拟试题栏——识破命题思路，提升应试能力 ○ ●

一、专业实务

A₂型题

1. 病人，男，48岁。前晚与朋友聚餐，饮白酒约500ml后神志不清，呼吸慢而有鼾音、心率132次/分、血压82/50mmHg，医生建议透析治疗，透析指征是当血乙醇含量达到
   A. ＞108mmol/L　　B. ＜54mmol/L
   C. ＞87mmol/L　　D. ＜87mmol/L
   E. ＜108mmol/L

2. 病人，男，46岁。饮酒史近10年，前天与朋友一起饮白酒近400ml，出现明显的烦躁不安、过度兴奋状。针对目前病人的情况，可选用的药物是
   A. 小剂量地西泮　　B. 吗啡
   C. 苯巴比妥类　　　D. 氯丙嗪
   E. 水合氯醛

二、实践能力

A₁型题

3. 对酒精中毒病人的护理措施，错误的是

   A. 卧床、保暖　　　B. 躁动时可用苯巴比妥
   C. 维持体液平衡　　D. 呼吸和循环支持
   E. 必要时透析护理

A₂型题

4. 病人，男，45岁。因醉酒被送入院，入院时呼吸慢而有鼾音，伴有呕吐，心率128次/分，血压85/55mmHg，血乙醇超过87mmol/L。该病人属于急性酒精中毒的哪一期
   A. 浅昏迷　　　　B. 深昏迷
   C. 嗜睡　　　　　D. 共济失调期
   E. 兴奋期

5. 病人，男，56岁。饮酒史20余年，每日饮白酒约250g，近日出现眼球震颤、步态不稳、精神错乱，显示无欲状态，考虑酒精慢性中毒的
   A. Wernicke脑病　　B. Korsakoff综合征
   C. 周围神经麻痹　　D. 震颤谵妄反应
   E. 酒精性幻觉反应

6. 病人，男，56岁。饮酒史20余年，每日饮白酒约

250g，近日出现近记忆力严重丧失，时空定向力障碍，考虑酒精慢性中毒的

A. Wernicke脑病　　B. Korsakoff综合征
C. 周围神经麻痹　　D. 震颤谵妄反应
E. 酒精性幻觉反应

A_3/A_4型题

（7、8题共用题干）

病人，男，25岁。因"饮酒后昏迷，抽搐2小时"急诊入院。病人于3小时前饮白酒700ml后逐渐胡言乱语，昏睡，继之昏迷，伴剧烈抽搐，口吐白沫，无双眼上翻，无咬破舌头。

7. 病人最有可能的诊断是

A. 癫痫　　　　　B. 脑卒中
C. 脑水肿　　　　D. 酒精中毒
E. 食物中毒

8. 下列医嘱中，对治疗酒精中毒无效的措施是

A. 用利尿剂　　　　B. 静脉注射纳洛酮
C. 静脉滴注维生素　D. 静脉滴注电解质
E. 使用抗生素

第5节　中　暑

一、概述　中暑指在暑热天气、湿度大和无风的高温环境下，由于体温调节中枢功能障碍、汗腺功能衰竭，以及水、电解质丧失过多而引起的以中枢神经和（或）心血管功能障碍为主要表现的急性疾病，又称急性热致疾病。

二、病因

1. 高温气候是引起中暑的主要原因。
2. 高温辐射环境（干热）和高温高湿（湿热）从事体力劳动也易中暑。
3. 诱发中暑因素
   （1）机体产热增加。
   （2）散热减少。
   （3）热适应能力下降。

三、机制

1. 产热大于散热或散热受阻，则热蓄积，产生高热。
2. 高温对人体各系统的影响
   （1）中枢神经系统：高温对神经系统具抑制作用，初期使注意力不集中，后期神经系统功能失控，出现谵妄、狂躁，最后深度昏迷。
   （2）心血管系统：由于散热的需要，皮肤血管扩张，血流重新分配，心输出量增加，心脏负荷加重。
   （3）呼吸系统：过度换气导致呼吸性碱中毒，且PaO_2并不升高；肺血管内皮由于热损伤会发生急性呼吸窘迫综合征（ARDS）。
   （4）水、电解质代谢：出汗是高温环境中散热的主要途径，大量出汗常使人体失水和失钠。
   （5）泌尿系统：出汗多，肾血流量减少和肾小球滤过率下降，尿液浓缩，出现蛋白尿及细胞管型尿，可导致急性肾衰竭。

四、分类与临床表现

1. 先兆中暑　病人出现大汗、口渴、头晕、头痛、注意力不集中、眼花、耳鸣、胸闷、心悸、恶心、四肢无力、体温基本正常。
2. 轻度中暑　除上述先兆中暑症状加重外，体温至38℃以上，出现面色潮红、大量出汗、皮肤灼热等表现；或出现面色苍白、皮肤四肢湿冷、血压下降、脉搏增快等虚脱表现。如进行及时有效处理，常常于数小时内恢复。
3. 重度中暑
   （1）热痉挛
   1）多见于健康青壮年人。
   2）在高温环境下进行剧烈劳动，大量出汗后口渴而饮水过多，盐分补充不足，造成低钠、低氯血症引起肌肉痉挛性、对称性和阵发性疼痛。
   3）以失盐为主，以腓肠肌痉挛最为多见。
   4）体温多正常。

3. 重度中暑

(2) 热衰竭
1) 此型最常见，多见于老年、儿童和慢性疾病病人。
2) 大量出汗导致失水、失钠、血容量不足引起周围循环衰竭。
3) 表现为多汗、疲乏、无力、眩晕、恶心、呕吐、头痛等。可有明显脱水症，如心动过速、直立性低血压或晕厥。可出现呼吸增快、肌痉挛。
4) 体温可轻度升高。
5) 热衰竭可以是热痉挛和热射病的中间过程，如不治疗可发展为热射病。

(3) 热射病
1) 热射病是一种致命性急症。
2) 外界环境温度增高，机体散热不足或相对不足，汗腺疲劳，引起体温调节中枢功能障碍，致体温急剧增高，持续高热使中枢神经系统的损伤变为不可逆性，同时重要脏器也随之损伤，导致心脏排血量急剧下降，而发生循环衰竭。
3) 以高热、无汗、意识障碍"三联症"为典型表现。
4) 早期受影响的器官依次为脑、肝、肾和心脏。
5) 严重者可出现休克、弥散性血管内凝血及肝、肾功能损害甚至昏迷等并发症。

五、治疗要点

1. 迅速降温
   (1) 环境降温：抢救现场必须在通风阴凉处，或室温＜20℃的空调房内，或在室内放置冰块等。
   (2) 体表降温：用自来水或温水擦浴，头部、颈两侧、腋窝及腹股沟等大动脉处可置冰袋。循环功能无明显障碍者可做冷水浴。
   (3) 体内中心降温：可用4～10℃ 5%葡萄糖氯化钠1000～2000ml静脉滴注，或用4～10℃ 10%葡萄糖氯化钠1000ml灌肠。
   (4) 药物降温
     1) 药物降温与物理降温并用，降温效果会更佳。
     2) 常用药物氯丙嗪，可抑制体温调节中枢，扩张外周血管加速散热，降低器官代谢及耗氧量。
   (5) 降温后注意事项
     1) 无论应用何种降温方法，只要待体温降至38℃（肛温）左右即可考虑终止降温，但又不让体温再度回升。
     2) 降温时，血压应维持收缩压在90mmHg以上。
     3) 密切监测有无心律失常出现。

2. 补充水、电解质
   (1) 热衰竭：纠正血容量不足，补充液体和电解质。
   (2) 热痉挛：给予含盐饮料，必要时可静脉补充生理盐水。
   (3) 热射病：迅速采取各种降温措施，若抢救治疗不及时，死亡率高。

3. 纠正酸中毒，防治脑水肿　脱水、酸中毒者应补液纠正酸中毒。

4. 对症治疗
   (1) 抽搐时可肌内注射地西泮10mg或用10%水合氯醛10～20ml保留灌肠。
   (2) 昏迷者应保持呼吸道通畅并给氧，防治感染。
   (3) 出现休克等并发症时，应给予相应治疗。中暑高热伴休克时降温措施可采取动脉快速注射适量4℃ 5%葡萄糖氯化钠。

六、护理诊断/问题

1. 体液不足　与水、电解质过度丧失有关。
2. 体温过高　与体温调节功能紊乱、汗腺功能衰竭有关。
3. 疼痛　与电解质丢失过多而补充不足有关。
4. 急性意识障碍　与中暑高热有关。

七、护理措施

1. 一般护理
   (1) 环境降温：以20～25℃为宜，有条件者安排到空调房内。
   (2) 饮食护理：以半流质为主，加强营养，保证生理需要。
   (3) 保持呼吸道通畅：昏迷者，头偏向一侧、及时清除口鼻分泌物，吸氧，必要时机械通气。

2. 病情观察　昏迷者应定时测生命体征、观察意识状态等。

3. 对症护理
   （1）肌痉挛：协助病人按摩局部以减轻疼痛。
   （2）高热：在大血管处放置冰袋，用冰水或乙醇全身擦浴，同时按摩四肢、躯干，防止皮肤血管收缩血流淤滞并利于散热。每10~15分钟测肛温1次。
   （3）惊厥：防坠床、防舌咬伤，遵医嘱用地西泮。
4. 用药护理　避免输液速度过快，特别是老年人及原有心脏病者。
5. 心理护理。

八、健康教育
1. 病人应根据自己的身体状况，选择和调整外出活动的时间。
2. 平时积极锻炼身体，增强体质，积极治疗各种原发病。
3. 盛夏期间做好防暑降温工作。
4. 避免过度劳累，保证充足睡眠。
5. 改善高温作业条件，加强隔热、通风、遮阳等降温措施，供给含盐清凉饮料。

要点回顾
1. 热衰竭的主要发生机制。
2. 热痉挛的主要发生机制。

模拟试题栏——识破命题思路，提升应试能力

一、专业实务
A₁型题
1. 中暑痉挛发生肌肉痉挛最常见的部位是
   A. 腹直肌　　　　B. 三角肌
   C. 腓肠肌　　　　D. 上臂肌群
   E. 胸大肌
2. 热痉挛的发病机制是
   A. 体内散热下降，热蓄积
   B. 血管扩张，血容量不足
   C. 散热障碍
   D. 大量出汗，体内盐丢失过多
   E. 缺钙

A₂型题
3. 病人，男，35岁。其工作环境湿度高且通风不良，若未及时采取防暑降温的措施，工作环境温度超过多少时易发生中暑
   A. 38℃　　B. 40℃　　C. 36℃
   D. 35℃　　E. 37℃

二、实践能力
A₁型题
4. 中暑高热使用氯丙嗪出现哪项应及时向医生报告
   A. 肛温38℃　　　B. 心率100次/分
   C. 呼吸25次/分　D. 口干
   E. 血压80/50mmHg
5. 指导室外建筑工人夏季防中暑**不妥**的是
   A. 注意通风　　　B. 注意休息
   C. 适当服防暑药　D. 穿深色衣
   E. 饮清凉饮料

A₂型题
6. 病人，男，45岁。在高温环境下持续工作8小时，出现意识不清入院。病人皮肤湿冷，出冷汗，脉搏细速，血压70/50mmHg，体温37.2℃，心率116次/分，此时病人首要的护理问题是
   A. 有感染的危险　B. 清理呼吸道无效
   C. 知识缺乏　　　D. 体温过高
   E. 体液不足
7. 病人，男，38岁。夏天在田地里劳动时，突然出现头晕、头痛、恶心，继而出现口渴、胸闷、面色苍白、冷汗淋漓、脉搏细速，后晕倒在地，该病人可能发生了
   A. 急性心肌梗死　B. 脑血管意外
   C. 中暑　　　　　D. 低血糖休克
   E. 农药中毒
8. 病人，女，78岁。身体虚弱，中暑后入院治疗，以下哪种措施对病人预后有决定作用
   A. 补充体液　　　B. 高温环境
   C. 快速降温　　　D. 取平卧位
   E. 保持呼吸道通畅
9. 病人，男，58岁。烈日下从事田间劳动约1小时后，感觉口渴、头晕、胸闷、恶心、四肢无力，紧急送往医院治疗。查体温37.7℃，脉搏98次/分，未发现其他异常，休息约半小时后症状消失。该病人出现上述症状，应首先考虑的原因是
   A. 过度劳累　　　B. 睡眠不足

C. 高温环境 　　　　D. 身体虚弱
E. 饮食过饱

10. 病人，男，45岁，建筑工人，在夏天进行较长时间室外工作，近日出现全身乏力，体温升高，有时可达40℃以上，并有皮肤干热、无汗、谵妄和抽搐、脉搏加快、血压下降、呼吸浅促等表现。来急诊室就诊，考虑可能是热射病（中暑高热），首要治疗措施是
    A. 降温 　　　　　B. 吸氧
    C. 抗休克 　　　　D. 治疗脑水肿
    E. 纠正水、电解质紊乱

11. 病人，男，46岁。在田间烈日下劳动约4小时后，出现全身乏力，体温升高，达40℃以上，并有皮肤干热、无汗、谵妄和抽搐、脉搏加快、血压下降、呼吸浅速等表现，来医院就诊，考虑可能是热射病（中暑高热）。病人的病室应保持室温在
    A. 18～20℃ 　　　B. 20～22℃
    C. 22～24℃ 　　　D. 20～25℃
    E. 18～22℃

12. 病人，男，38岁。炎热夏天，在外连续工作4小时，出现头痛、头晕、眼花、耳鸣、口渴、面苍白、出冷汗等症状，体温37℃，血压90/50mmHg。考虑为
    A. 热衰竭 　　　　B. 热痉挛

C. 日射病 　　　　D. 热射病
E. 中暑

13. 病人，男，32岁。在高温环境中劳动后，出现头晕、头痛、口渴、面色苍白、脉搏细数，体温37.6℃，血压90/60mmHg，护理措施**不妥**的是
    A. 立即移至阴凉通风处
    B. 静脉补充生理盐水
    C. 多饮水
    D. 静脉补充电解质
    E. 迅速采取各种降温措施

A₃/A₄型题

（14、15题共用题干）

病人，男，40岁。在田间烈日下劳动约4小时后，出现全身乏力，继而体温升高达40℃以上，并有无汗、谵妄和抽搐、脉搏加快、血压下降、呼吸浅速等表现，考虑可能是热射病（中暑高热）。

14. 热射病的"三联征"是指
    A. 高热、无汗、意识障碍
    B. 高热、烦躁、嗜睡
    C. 高热、灼热、无汗
    D. 高热、疲乏、眩晕
    E. 高热、多汗、心动过速

15. 采取物理降温时应暂停降温的肛温是
    A. 36℃ 　　B. 36.5℃ 　　C. 37℃
    D. 37.5℃ 　　E. 38℃

第6节　淹　溺

一、**概述**　淹溺又称溺水，是指人淹没于水中，水、泥沙、杂草等堵塞呼吸道，或发生反射性喉痉挛引起窒息。抢救不及时可导致呼吸、心搏停止而死亡。根据淹溺的水性质分为淡水淹溺和海水淹溺。

二、**病因**　淹溺是意外死亡的常见原因之一。

三、**机制**　淹溺可分为干性淹溺和湿性淹溺两大类。
1. 干性淹溺　人淹没于水中，因刺激引起喉头、气管发生反射性痉挛引起窒息。呼吸道和肺泡很少或无水吸入。
2. 湿性淹溺　人淹没于水中，喉部肌肉松弛，吸入大量水充塞呼吸道和肺泡发生窒息，病人数秒后神志丧失，发生呼吸、心搏骤停。

四、**临床表现**
1. 轻者　神志模糊、呼吸表浅，查体肺部可闻及湿啰音。
2. 重者
    （1）常出现昏迷、面部青紫、肿胀、球结膜充血，口、鼻充满泡沫或污泥、杂草，四肢冰凉，呼吸和心搏微弱或停止。
    （2）胃内积水者可见上腹部隆起。
    （3）部分病人可合并颅脑及四肢损伤。
    （4）心肺复苏后可出现各种心律失常、心力衰竭和肺水肿，24～48小时后可出现脑水肿、急性呼吸窘迫综合征、溶血性贫血、急性肾衰竭或DIC的各种临床表现，肺部感染较常见。

五、辅助检查

1. 血常规　外周血白细胞总数和中性粒细胞增多，红细胞和血红蛋白因血液浓缩和稀释情况不同而有所不同。
2. 生化检查
   - （1）淡水淹溺者，其血钠、钾、氯化物可有轻度降低，有溶血时血钾往往增高。
   - （2）海水淹溺者，其血钙和血镁增高。
3. 动脉血气分析　显示低氧血症和代谢性酸中毒。
4. 胸部X线。

六、治疗要点　迅速将病人救离水面，立即恢复有效通气，施行心肺脑复苏，根据病情对症处理。

1. 现场救护
   - （1）迅速将病人救离水面。
   - （2）保持呼吸道通畅：立即清除口、鼻异物，有活动义齿者取出。
   - （3）倒水处理：采用头低脚高的体位将肺内及胃内积水排出。最常用的简单方法是迅速抱起病人的腰部，使其背向上、头下垂，尽快倒出肺、气管内积水。
   - （4）心肺复苏：对呼吸和心搏停止的病人进行心肺复苏。
   - （5）转运途中救护。

2. 医院内救护
   - （1）维持呼吸功能：加强呼吸道管理，必要时行气管切开，机械辅助呼吸。应用呼吸兴奋剂如洛贝林、尼可刹米等。
   - （2）维持循环功能：监测中心静脉压、动脉压、尿量和呼吸，以判断有无低血容量、心室颤动并有利于掌握输液量和速度。
   - （3）对症处理
     1) 纠正血容量：①淡水淹溺血液稀释者：可静脉滴注3%氯化钠溶液500ml，或输全血、红细胞，以减少由血容量剧增导致的肺水肿和心力衰竭。②海水淹溺者：可予5%葡萄糖溶液或低分子右旋糖酐纠正血液浓缩，不宜输生理盐水。
     2) 肺水肿处理：常吸入含20%～30%乙醇的氧气，去除泡沫，以改善呼吸。同时根据情况选用强心、利尿等药物。
     3) 防止脑水肿：冰帽头部降温，可静脉滴注20%甘露醇250ml，每天2次，如有抽搐，可用地西泮等镇静药。
     4) 纠正代谢酸中毒：静脉滴入5%碳酸氢钠150～200ml，然后再根据检测电解质及血气分析结果酌情纠正。
   - （4）防治感染：合理选择有效抗生素，必要时根据呼吸道分泌物药敏试验结果。
   - （5）解痉：有支气管痉挛者，可经呼吸道吸入解痉剂或在纠正缺氧的同时慎用氨茶碱。
   - （6）意识障碍者：可静脉滴注FDP（1,6-二磷酸果糖）、ATP、肌苷、辅酶A、细胞色素C等，以促进脑功能恢复。

七、护理诊断/问题

1. 清理呼吸道无效　与大量液体、泥、草进入呼吸道或呼吸道感染等有关。
2. 气体交换受损　与气道阻塞、肺淤血有关。
3. 急性意识障碍　与脑水肿等所致大脑功能受损有关。
4. 恐惧　与病情危重、担心疾病预后有关。
5. 知识缺乏：缺乏溺水的救护知识。
6. 潜在并发症：心力衰竭、急性呼吸窘迫综合征、DIC、急性肾衰竭等。

八、护理措施

1. 一般护理　迅速将病人安置于抢救室，换湿衣裤，注意保暖。给予高流量吸氧，保持呼吸道通畅。建立静脉通道。
2. 输液护理　对淡水淹溺者，应严格控制输液速度。对海水淹溺者出现血液浓缩症状时应及时按医嘱输入5%葡萄糖溶液等，切忌输入生理盐水。

3. 密切观察病情
(1) 注意生命体征的变化，每15～30分钟测1次，并观察意识、瞳孔。
(2) 呼吸心搏未恢复者，继续胸外心脏按压。留置导尿，观察尿量，注意是否出现肾衰竭；对于肺水肿者，应给予强心利尿药，预防迟发性肺水肿的发生。

4. 复温和保暖　注意保持室内的温度，使病人体温在较短时间内升至正常。对昏迷病人要做好口腔护理，定时翻身，预防压疮。

5. 心理护理。

九、健康教育

1. 水上生产、游乐活动需穿上救生衣。
2. 游泳前先做好准备运动，避免出现头晕、心慌、抽筋等现象。
3. 游泳时间不要过长，以免造成身体过度疲劳和肌肉无力而发生溺水。

要点回顾

1. 淹溺病人的救护原则。
2. 淡水淹溺与海水淹溺病人纠正血容量的溶液选择的区别。

模拟试题栏——识破命题思路，提升应试能力

一、专业实务

A₁型题

1. 海水淹溺和淡水淹溺的主要区别
   A. 电解质改变不同
   B. 血液总量改变不同
   C. 血液性状稀释显著与否
   D. 是否出现低蛋白血症
   E. 是否出现高钠血症

二、实践能力

A₂型题

2. 病儿，男，9岁。不慎溺水，经检查发现该男童意识丧失，自主呼吸停止，颈动脉搏动消失，面部青紫，护士实施抢救时应首先采取的措施是
   A. 准备好吸氧装置
   B. 准备开口器打开口腔
   C. 清除口鼻分泌物和异物
   D. 放清洁纱布于男童口中
   E. 将男童双手放于其躯干两侧

3. 病人，男，16岁。在海边游玩发生淹溺，5分钟后被救出，呼吸微弱。输液常选用的是
   A. 3%氯化钠溶液
   B. 血浆
   C. 5%葡萄糖溶液
   D. 生理盐水
   E. 5%葡萄糖氯化钠溶液

4. 病人，女，12岁。游泳时不幸发生淹溺，救上岸后，急救人员首要的措施是
   A. 给予强心药
   B. 建立静脉通道
   C. 口对口人工呼吸
   D. 胸外心脏按压
   E. 保持呼吸道通畅

A₃／A₄型题

（5、6题共用题干）

病儿，男，6岁。游泳溺水后被人救上岸，目击者发现其呼之不应，呼吸心搏均停止。

5. 现场首要的措施是
   A. 保持呼吸道通畅
   B. 倒水处理
   C. 口对口人工呼吸
   D. 胸外心脏按压
   E. 打120电话

6. 该病人经初步急救呼吸心搏恢复后，转运医院的路途中，护理人员需特别注意
   A. 继续静脉输液
   B. 密切观察病情变化
   C. 取平卧位
   D. 取俯卧位
   E. 呼救

第7节　细菌性食物中毒

一、概述　细菌性食物中毒系进食被细菌或细菌毒素污染的食物而引起的急性中毒性疾病。夏秋季是多发季节，发病多为群体性，潜伏期短，在进食后30分钟至24小时内相继发病。

二、病因　摄入被致病菌或其毒素污染的食物是中毒的主要原因。

1. 沙门菌属　**是引起胃肠型食物中毒最常见的病原菌之一。**
2. 副溶血性弧菌　主要存在于海鱼、海虾等海产品和食盐腌制的食品中。
3. 金黄色葡萄球菌　引起食物中毒的金黄色葡萄球菌仅限于能产生肠毒素的菌株，包括A、B、C、D、E五个血清型，**以A型最常见。**
4. 大肠埃希菌。
5. 其他　蜡样芽孢杆菌等，可导致胃肠型食物中毒。

三、机制

1. 感染型　病原菌随食物进入肠道，附着于肠黏膜或侵入黏膜下层，引起充血等炎性病理变化，并产生胃肠道症状。被吞噬或杀灭的病原菌释放出内毒素，引起发热及全身症状。
2. 毒素型
   - （1）肠毒素：某些病原菌产生肠毒素，主要作用于小肠，激活黏膜细胞膜上的腺苷酸环化酶，导致Na^+、水、Cl^-在肠腔滞留而腹泻。
   - （2）神经毒素型：内毒梭状芽孢杆菌可产生外毒素，其是一种强烈的神经毒素，使神经肌肉冲动传递障碍，导致肌肉麻痹和瘫痪。
   - （3）溶血毒素型：副溶血性弧菌在肠道繁殖并产生溶血毒素，可引起洗肉水样便。
3. 混合型　某些病原菌进入胃肠道，除引起肠黏膜炎性反应，还可产生肠毒素，两者协同作用产生中毒症状即为混合型。

四、临床表现

1. 潜伏期短
   - （1）沙门菌感染为4~24小时，也可长达2~3天。
   - （2）副溶血性弧菌感染为6~12小时。
   - （3）金黄色葡萄球菌感染为1~5小时。
   - （4）大肠埃希菌感染为2~20小时。
2. **起病急　主要表现为腹痛、腹泻、呕吐等症状。**
   - （1）可表现为上、中腹阵发性或持续性绞痛，上腹部、脐周有轻度压痛，肠鸣音亢进，多伴有恶心、呕吐症状。
   - （2）严重者可呕出胆汁，甚至血液。**金黄色葡萄球菌性食物中毒呕吐最严重。**
   - （3）腹泻可每天数次或十数次，常为黄色稀便或黏液便。
   - （4）剧烈呕吐、腹泻可引发脱水、酸中毒，甚至出现周围循环衰竭。
   - （5）部分病人可伴畏寒、发热等全身症状。

五、辅助检查　对可疑食物、病人呕吐物、粪便进行细菌培养。查到病原菌即可确诊。

六、治疗要点

1. 卧床休息。
2. 饮食
   - （1）清淡易消化饮食。
   - （2）注意水和电解质的平衡，有脱水症状要口服补充液体，必要时静脉补充。
3. 根据不同的病原菌选用敏感抗生素
   - （1）**沙门菌感染：用喹诺酮类或氯霉素等。**
   - （2）**副溶血性弧菌：选用氯霉素和四环素或喹诺酮类等。**
   - （3）**大肠埃希菌：选用阿米卡星等。**
4. 对症治疗
   - （1）腹痛剧烈者：可用解痉剂如阿托品0.5mg肌内注射或口服溴丙胺太林等。
   - （2）酸中毒：酌情给予5%碳酸氢钠。
   - （3）伴休克者：抗休克治疗。

七、护理诊断/问题

1. 有体液不足的危险　与细菌及毒素作用于胃肠道黏膜，导致呕吐、腹泻有关。
2. 腹泻　与细菌及毒素导致胃肠型食物中毒有关。
3. 疼痛：腹痛　与胃肠道炎症和功能紊乱有关。
4. 潜在并发症：酸中毒、水及电解质紊乱、休克。

八、护理措施

1. 一般护理　急性期卧床休息，以减少体力消耗。

2. 病情观察
   - （1）观察呕吐物，大便的性质、量、次数。
   - （2）观察腹痛的部位、性质及伴随症状。
   - （3）监测重症病人生命体征变化，观察有无休克征象。
   - （4）记录24小时出入量，监测血液生化检查结果。

3. 对症护理　呕吐者一般不主张止吐处理，腹泻早期不用止泻剂。

4. 用药护理。

5. 心理护理。

九、健康教育

1. 介绍疾病相关知识。
2. 注意饮食卫生。

要点回顾

1. 引起胃肠型食物中毒最常见的病因。
2. 食物中毒病人的呕吐及腹泻症状的护理。

模拟试题栏——识破命题思路，提升应试能力

一、专业实务

A₃/A₄型题

（1～3题共用题干）

某学校食堂一天中午进食火腿汉堡包、粥、萝卜干，1小时后部分学生表现为头痛、头晕、恶心、呕吐、腹痛，继而出现腹泻。个别有发热，体温38～40℃。

1. 引起学生食物中毒的病原菌可能是
   - A. 沙门菌
   - B. 副溶血性弧菌
   - C. 黄曲霉毒素
   - D. 变形杆菌
   - E. 葡萄球菌肠毒素

2. 可能引起学生食物中毒的食品是
   - A. 火腿汉堡包
   - B. 粥
   - C. 西红柿炒鸡蛋
   - D. 豆腐
   - E. 萝卜干

3. 下列哪一项辅助检查结果与沙门菌食物中毒无关
   - A. 呕吐物培养阳性
   - B. 粪便培养阳性
   - C. 血清凝集效价递升4倍以上
   - D. 一同进食者集体发病
   - E. 肥达反应H 1：160阳性

二、实践能力

A₂型题

4. 某工厂工人，中午在食堂就餐2小时后出现腹痛、腹泻、呕吐等症状，送至医院急诊就诊，对可疑食物、病人呕吐物粪便进行细菌培养，查到病原体为沙门菌感染。首选抗生素为
   - A. 喹诺酮类
   - B. 四环素
   - C. 阿米卡星
   - D. 青霉素
   - E. 大环内酯类

A₃/A₄型题

（5、6题共用题干）

某施工队10余人，中午在食堂就餐1小时后出现腹痛、腹泻、呕吐等症状，呕吐物为中午食用的食物，送至医院就诊。

5. 最有可能的诊断是
   - A. 细菌性食物中毒
   - B. 急性胃肠炎
   - C. 菌痢
   - D. 胃溃疡
   - E. 中暑

6. 针对病人的护理措施，不正确的是
   - A. 注意腹部保暖
   - B. 便后及时清洗肛周
   - C. 早期不用止泻剂
   - D. 呕吐者尽早使用止吐剂
   - E. 呕吐严重时可暂禁食

（李　春）

第12章 传染病病人的护理

第1节 传染病护理总论

考点提纲栏——提炼教材精华，突显高频考点

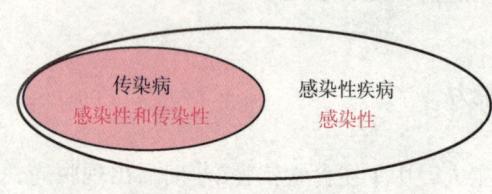

图 12-1-1 传染病与感染性疾病的关系
（传染病：感染性和传染性；感染性疾病：感染性）

传染病是由病原微生物（病毒、细菌、立克次氏体、螺旋体等）和寄生虫（原虫和蠕虫）感染人或动物后产生的有传染性、在一定条件下可造成流行的疾病（图12-1-1）。

一、感染与免疫

1. 感染
   - （1）机体与病原体在一定条件下相互作用而引起的病理过程。
   - （2）感染的必备条件：病原体、人体和病原体所处的环境。

2. 免疫
   - （1）机体启动阻止病原体侵入、限制或消灭已入侵的病原体，解除其毒害作用等能力。
   - （2）对感染过程的表现和转归起着重要的作用。

3. 感染后是否致病的决定因素
   - （1）病原体的致病能力
     1）侵袭力：病原体侵入人体并在体内扩散的能力。如鞭毛、荚膜、酶。
     2）毒力：由毒素和其他毒力因子组成。如内毒素、外毒素。
     3）数量：同一传染病，入侵病原体的数量一般与致病能力成正比。
     4）变异性：变异可使毒力增强或减弱，也可使其逃脱机体的特异性免疫。
   - （2）人体免疫功能
     1）非特异性免疫：①天然屏障：皮肤、黏膜、血脑屏障、胎盘屏障。②吞噬作用：单核吞噬细胞系统。③体液因子：补体、溶菌酶、各种细胞因子（白介素1～6、肿瘤坏死因子等）。
     2）特异性免疫：①细胞免疫。②体液免疫。

4. 感染的5种表现
   - （1）病原体被清除：非特异性、特异性免疫功能，均参与病原体的清除。
   - （2）隐性感染：最常见。亦称亚临床感染，仅引起特异性免疫应答，不引起或只引起轻微的组织损伤。感染后有抗体。
   - （3）显性感染：又称临床感染，病原体侵入人体后，不但诱发免疫应答，而且通过病原体本身或机体的变态反应，导致组织损伤，引起病理改变和临床表现。感染过程结束后，获得不同程度的免疫力。
   - （4）病原携带状态：不出现任何疾病状态，但能携带并排出病原体。病原携带者是重要传染源。
   - （5）潜伏性感染：机体免疫功能足以将病原体局限化但又不足以将病原体完全清除。不排出病原体，不成为传染源。如结核、疱疹病毒。当抵抗力下降，则可出现显性感染。

二、传染病的基本特征

1. **有病原体** 有特异性病原体，是传染病最基本的特征。

2. **有传染性** 是传染病最主要的特征。也是传染病与其他感染性疾病的主要区别。

3. **有流行病学特征**
   - （1）流行性
     - 1）散发：在一定地区内，某传染病的发病率呈历年一般水平，各病例间在发病期和地点方面无明显联系，呈散在发生。
     - 2）流行：某种传染病的发病率显著高于当地常年发病率3～10倍。
     - 3）大流行：某传染病在一定时间内迅速蔓延，波及范围广泛，超出国界或洲界。
     - 4）暴发：传染病病例的发病时间分布，高度集中于一个短时间内，通常为该病的潜伏期内，这些病例有同一传染源或同一传播途径。
   - （2）地方性
     - 1）受地理气候等自然因素或人们生活习惯等社会因素的影响，某些传染病仅在一定区域内发生，这些传染病称地方性传染病。如血吸虫病多发生在长江以南地区。
     - 2）以野生动物为主要传染源的疾病称为自然疫源性传染病，如鼠疫、钩端螺旋体病，存在这种疾病的地区，称自然疫源地。
   - （3）季节性
     - 1）某些传染病的发生和流行受季节的影响，表现为一定季节发病率升高。
     - 2）冬春季节，呼吸道传染病发病率升高。
     - 3）夏秋季节，消化道传染病发病率升高。
     - 4）虫媒传染病的明显季节性主要与媒介节肢动物活跃季节相一致。

4. **有感染后免疫**
   - （1）感染后免疫属于特异性、主动、保护性免疫。
   - （2）病毒性传染病感染后免疫持续时间最长，往往保持终身，但有例外（如流感）。
   - （3）细菌、螺旋体、原虫性传染病的感染后免疫持续时间较短，也有例外（如伤寒）。
   - （4）持续时间短可出现再感染、重复感染。

三、传染病的临床特点

1. **疾病发展的阶段性**
   - （1）潜伏期
     - 1）从病原体侵入人体起，至开始出现临床症状的时期，称为潜伏期。
     - 2）潜伏期通常相当于病原体在体内繁殖、转移、定位、引起组织损伤和功能改变导致临床症状出现之前的整个过程。
     - 3）潜伏期是确定传染病检疫期限的重要依据。
   - （2）前驱期
     - 1）从起病至症状明显开始为止的时期称为前驱期。
     - 2）此期出现传染病所共有的一般症状，如低热、头痛、疲乏、食欲缺乏、肌肉酸痛等。一般无特异性表现，对诊断帮助不大，一般特征不明。起病急骤者，则无前驱期。
   - （3）症状明显期：此期间出现某传染病所特有的症状和体征，易产生并发症甚至死亡。
   - （4）恢复期
     - 1）机体免疫力增强至一定程度，体内病理过程基本终止，症状及体征基本消失。
     - 2）复发：某些传染病进入恢复期后，已稳定退热一段时间，由于潜伏于体内的病原体再度繁殖至一定程度，使初发病的症状再度出现。
     - 3）再燃：当病情进入恢复期时，体温尚未恢复至正常又再发热，可能与血中病原体未完全清除有关。

2. **临床类型**
   - （1）按病程长短，分为急性、亚急性、慢性。
   - （2）按病情轻重，分为轻、中、重、极重型。
   - （3）按临床特征，分为典型（普通型）、非典型。

四、传染病的流行过程及影响因素

传染病的流行过程是指传染病在人群中发生、发展和转归的过程。这一过程受社会因素、自然因素影响。

1. 流行过程的基本条件
   - （1）传染源
     - 1）能排出病原体的人和动物。
     - 2）包括病人、隐性感染者、病原携带者、受感染的动物。
   - （2）传播途径
     - 1）空气传播：≤5μm的病原微生物微粒子通过空气流动导致传播，如肺结核等。
     - 2）飞沫传播：＞5μm的病原微生物飞沫核，在空气中短距离（1m内）导致传播，如流行性腮腺炎等。易发生在拥挤的环境中。
     - 3）接触传播：①消化道传播：如细菌性痢疾等。②虫媒传播：如疟疾、流行性乙型脑炎等。③血液、体液传播：如乙肝、艾滋病等。④垂直传播（母婴传播）：如乙肝、艾滋病、梅毒等。
   - （3）易感人群
     - 1）对某种传染病缺乏特异性免疫力的人。
     - 2）易感人群越多，人群易感性越高，传染病越容易发生流行。
     - 3）人工免疫可影响流行的周期性。

2. 影响流行过程的因素
   - （1）自然因素
     - 1）地理因素：传染病的地区性特征。
     - 2）气候因素：传染病的季节性特征。
     - 3）生态环境：自然疫源性传染病。
   - （2）社会因素
     - 1）起主导作用，对流行过程起决定性影响。
     - 2）包括社会制度、经济状态、生活条件、文化水平等。

五、传染病的预防

1. 管理传染源
   - （1）病人：必须做到早发现、早诊断、早报告、早隔离、早治疗。
   - （2）密切接触者：检疫、密切观察、药物预防或预防接种。
   - （3）病原携带者：治疗、教育、调整工作岗位、随访观察。
   - （4）动物传染源：有经济价值的家禽、家畜应加以治疗，无经济价值的野生动物应予以捕杀。

2. 切断传播途径
   - （1）是预防传染病最快、最有效的措施。
   - （2）方法：隔离、消毒。

3. 保护易感人群
   - （1）增强非特异性免疫：规律生活、改善营养、加强锻炼、心情愉快等。
   - （2）增强特异性免疫
     - 1）主动免疫：接种疫苗、菌苗等。
     - 2）被动免疫：接种抗毒素、特异性高价免疫球蛋白等。
   - （3）药物预防：有些传染病可以通过服用药物预防，如服氯喹预防疟疾。

六、我国法定传染病种类及管理要求
《中华人民共和国传染病防治法》规定的传染病分为甲类、乙类和丙类。我国传染病防控依法实施分类管理，动态调整。

1. 甲类
   - （1）2种，包括鼠疫、霍乱。
   - （2）强制管理。要求2小时内完成网络上报。

2. 乙类
   - （1）目前共28种，包括新型冠状病毒感染、传染性非典型肺炎等。
   - （2）严格管理。要求24小时内完成网络上报。

3. 丙类
   - （1）目前共11种，包括流行性感冒、流行性腮腺炎等。
   - （2）监测管理。要求发现后24小时内完成网络上报。

七、传染病的隔离与消毒
隔离指采用各种方法、技术，防止病原体从病人及携带者传播给他人的措施。

1. 传染病的隔离原则
   - （1）基于标准预防
     - 1）认为病人的血液、体液、分泌物（不包括汗液）、非完整皮肤和黏膜均可能含有感染性因子。
     - 2）针对医院所有病人和医务人员采取的一组预防感染的措施。
   - （2）基于传播途径预防
     - 1）根据传播途径采取相应的隔离，如乙脑采取虫媒隔离。
     - 2）一种疾病有多种传播途径时应将多种隔离措施结合使用。

1. 传染病的隔离原则
   - （3）布局符合隔离要求
     1）清洁区：未被病人直接或间接污染的区域。包括医护休息室、更衣室、就餐室、清洁物品库房等。
     2）潜在污染区：有可能被病人间接污染的区域。包括内走廊、护士站、治疗室、医护办公室、病人配餐室、水房、库房等。
     3）污染区：病人直接或间接污染的区域。包括外走廊、病人活动区、病室、病人卫生间、消毒间等。
   - （4）病室有隔离标志
     1）黄色为空气隔离标志。
     2）粉色为飞沫隔离标志。
     3）蓝色为接触隔离标志。
   - （5）合理安置病人
     1）传染病病人或可疑传染病病人应住单人隔离房间。
     2）受条件限制时，同种病原体感染者可安置于一室。
     3）传染病病房限制人员出入。
   - （6）解除隔离：已满隔离期者、连续多次病原检测阴性者，确定被隔离者不再排出病原体，方可解除隔离。

2. 隔离种类与方法
   - （1）接触隔离
     1）适用于经接触传播的疾病，如肠道感染、多重耐药菌感染、皮肤感染等。
     2）在标准预防基础上，还应采用接触传播的隔离与预防措施。
     3）病人隔离措施：限制活动范围，减少转运；减少对其他病人、医务人员和环境表面的污染。
     4）医务人员防护：正确使用手套、隔离衣；接触甲类传染病时，应按要求穿脱防护服。
   - （2）飞沫隔离
     1）适用于经飞沫传播的疾病，如百日咳、白喉、流行性感冒、病毒性腮腺炎、流行性脑脊髓膜炎等。
     2）在标准预防基础上，还应采用飞沫传播的隔离与预防措施。
     3）病人隔离措施：限制活动范围，减少转运；戴外科口罩、定期更换；一米以上距离；病房空气消毒。
     4）医务人员防护：按区域正确穿脱防护用品；与病人一米以内距离接触时，戴帽子、医用防护口罩；喷溅等高危诊疗时戴护目镜或防护面罩；接触血液、体液等物质时戴手套。
   - （3）空气隔离
     1）适用于经空气传播的疾病，如肺结核、水痘等。
     2）在标准预防基础上，还应采用空气传播的隔离与预防措施。
     3）病人隔离措施：无收治条件时，应尽快转运至有条件收治的呼吸道传染病机构，转运中做好防护；病情允许时，戴外科口罩、定期更换，限制活动范围；病房严格空气消毒。
     4）医务人员防护：严格按区域正确穿脱防护用品，其他措施同"飞沫隔离"。
   - （4）常见多重耐药菌感染病人的隔离
     1）单间隔离，标记。
     2）病人隔离措施：限制活动范围，减少出入；病区物体表面等定时清洁和消毒。
     3）医务人员防护：严格遵循手卫生管理；正确穿脱隔离衣；喷溅等高危诊疗时戴护目镜或防护面罩；接触血液、体液等物质时戴手套。

3. 消毒
   - （1）用物理、化学或生物学方法消除或杀灭致病微生物的方法称为消毒。
   - （2）预防性消毒：是对疑有传染源的存在或可能被病原体污染的场所和物品进行消毒以预防传染病的发生。

3. 消毒

- （3）疫源地消毒
  - 1）终末消毒：是指传染病病人出院、转科或死亡后，对病人及其所住的病室与用物进行彻底的消毒，以便杀灭残留在疫源地内各种物体上的病原体。
  - 2）随时消毒：对传染源的排泄物、分泌物及其污染物品进行随时的消毒。目的是杀灭或清除传染源排出的病原体

- （4）消毒方法
  - 1）物理方法：①热力灭菌法：煮沸消毒、高压蒸气灭菌、预真空型压力蒸气灭菌和脉动真空压力蒸气灭菌、巴氏消毒法和干热灭菌法，其中高压蒸气灭菌是医院最常用的消毒灭菌法。②非电离辐射和电离辐射消毒灭菌法：紫外线、微波、γ射线等。
  - 2）化学方法：含氯消毒剂、氧化消毒剂、醛类消毒剂、杂环类气体消毒剂、碘类消毒剂、醇类消毒剂等。

八、传染病病人的护理评估

1. 健康史

- （1）了解流行病学特点
  - 1）传染病的地区分布：有些传染病局限在一定的地区范围，如血吸虫病。有些传染病，特定的动物为传染源或传播媒介，在一定条件下才传给人或动物，如登革热。
  - 2）传染病的时间分布：不少传染病的发生有较强的季节性和周期性，如流行性乙型脑炎，好发于夏秋季。
  - 3）传染病的人群分布：许多传染病的发生与年龄、性别、职业有密切关系，如猩红热多发于1~5岁儿童。
- （2）了解传染病接触史、预防接种史。

2. 身体评估

- （1）及时发现传染病共有的症状特点：如发热的热型、过程，皮疹出疹的时间、顺序、分布等。
- （2）有重要诊断意义的体征：如麻疹的口腔黏膜斑等。

3. 辅助检查

- （1）常规检查
  - 1）血常规：①以白细胞计数和分类的用途最广。②细菌感染时白细胞计数增多，但伤寒白细胞计数升高不明显甚至减少。③病毒、原虫感染时，白细胞计数常减少或正常，但肾综合征出血热、乙脑等白细胞计数升高。④嗜酸性粒细胞增多常见于钩虫、血吸虫等蠕虫感染。⑤嗜酸性粒细胞减少常见于伤寒、流行性脑脊髓膜炎等。
  - 2）尿常规：红细胞、白细胞、蛋白、管型等有助于钩端螺旋体病和肾综合征出血热的诊断。
  - 3）粪常规：红细胞、白细胞、虫卵等有助于细菌性痢疾等消化道传染病的诊断。
  - 4）血生化：血清酶学检测、血清蛋白检测、血尿素氮检测等有助于病毒性肝炎、肾综合征出血热等疾病诊断。

- （2）病原学检查
  - 1）直接检查病原体：①血液、骨髓涂片可检出疟原虫、微丝蚴。②粪便涂片可检出各种寄生虫卵及阿米巴原虫。③痰抗酸染色可检出抗酸杆菌。
  - 2）分离培养病原体：①检材：血、尿、粪、脑脊液、痰、骨髓、皮疹吸出液等。②为提高检测阳性率，最好在疾病早期及使用抗生素之前采集标本。③注意标本的正确保存与运送。
  - 3）检测特异性抗原：①在病原体直接分离培养不成功的情况下，病原体特异性抗原检测可提供病原体存在的直接证据。②其诊断意义比抗体检测更为可靠，且早期即可阳性，有助于早期诊断。
  - 4）检测特异性核酸：DNA印迹法、RNA印迹法、PCR等，用于筛查。

- （3）检测特异性抗体
  - 1）又称血清学检查。
  - 2）急性期及恢复期采双份血清检测其抗体，抗体由阴性转为阳性或抗体效价升高4倍以上时有重要意义，用于流行病学调查。
  - 3）特异性IgM抗体的检出，有助于诊断现症或近期感染。
  - 4）特异性IgG抗体的检出，可用于评价群体或个人的免疫状态。

九、传染病常见症状护理

1. **发热**
   - （1）传染病最常见最突出的症状。感染性发热是引起发热的最主要因素。
   - （2）发热的过程
     - 1）体温上升期：产热＞散热。骤升见于疟疾、流行性感冒；缓升见于伤寒、结核病等。
     - 2）极期：高热持续期。疟疾持续数小时、流行性感冒持续数天、伤寒持续数周等。
     - 3）体温下降期：产热＜散热。骤降见于疟疾；缓降见于伤寒等。
   - （3）热型
     - 1）稽留热常见于伤寒、斑疹伤寒极期。
     - 2）弛张热常见于败血症、伤寒缓解期，肾综合征出血热。
     - 3）间歇热常见于疟疾、败血症。
     - 4）回归热常见于布鲁菌病。
     - 5）不规则热常见于流行性感冒。
   - （4）伴随症状
     - 1）伴黄疸常见于病毒性肝炎。
     - 2）伴皮疹见于麻疹、猩红热、水痘。
     - 3）伴昏迷见于流行性乙型脑炎、流行性脑脊髓膜炎、中毒性菌痢等。
   - （5）护理评估
     - 1）健康史：流行病学资料；重点观察发热的诱因、程度、起病急缓、热型、伴随症状等。
     - 2）身体评估：重点观察面容、皮肤弹性、有无皮疹、有无惊厥或抽搐。
     - 3）辅助检查：血常规等。
   - （6）护理诊断/问题：体温过高 与病原体感染后释放内、外致热原导致体温调节中枢功能紊乱有关。
   - （7）护理措施
     - 1）严密监测病情变化。
     - 2）物理降温为主，药物为辅。
     - 3）降温时注意：冷敷时避免冻伤；注意观察周围循环情况；发疹者或有出血倾向者禁忌乙醇擦浴；避免骤降引起大汗导致虚脱；冬眠疗法前应先补充血容量，避免搬动。
     - 4）加强基础护理。
     - 5）补充营养和水分。
     - 6）口腔、皮肤护理。

2. **发疹**
   - （1）许多传染病发热同时常伴发疹，称发疹性传染病。小儿传染病多发疹。
   - （2）发疹的时间：水痘多出现于发病后第1天，猩红热第2天，麻疹第4天，斑疹伤寒第5天，伤寒第6天。
   - （3）皮疹的分布及先后顺序：水痘的皮疹主要集中在躯干，呈向心性分布；麻疹和猩红热的出疹顺序相似，从颈部、耳后开始，自上而下迅速遍及全身，但麻疹首先出现特征性的黏膜斑（科氏斑，Koplik spot），而猩红热在皮肤皱褶处皮疹密集，因压迫摩擦出血而呈紫红色线状，称为"帕氏线"。
   - （4）形态
     - 1）充血疹：斑疹是不凸出于皮肤的红色皮疹，多见于斑疹伤寒、猩红热；丘疹（papule）为凸出于皮肤的红色皮疹，见于麻疹、恙虫病以及伤寒的玫瑰疹等；斑疹和丘疹均为充血疹，压之褪色，两者同时存在时即为斑丘疹，见于麻疹、猩红热、伤寒等。
     - 2）出血疹：压之不褪色，表现为瘀点和瘀斑，见于败血症、登革热、流行性脑脊髓膜炎、肾综合征出血热等传染病。
     - 3）疱疹：凸出皮肤表面，皮疹内含有液体，见于水痘、单纯疱疹等。疱疹液呈脓性称为脓疱。
     - 4）荨麻疹：结节状凸出于皮肤表面，多见于病毒性肝炎、血清病等。

2. 发疹
- （5）护理评估
  1）健康史：重点询问皮疹出现的时间、顺序、部位、形态、持续时间、伴随症状等。
  2）身体评估：重点观察皮疹的特点及变化，有无融合或出现溃疡。
  3）辅助检查：注意血清抗原、抗体检测结果。
- （6）护理诊断/问题　皮肤完整性受损/有皮肤完整性受损的危险　与病原体及其代谢产物引起皮肤黏膜损伤、毛细血管炎症有关。
- （7）护理措施
  1）观察皮疹消长情况。
  2）尽量卧床休息，避免强光刺激和对流风直吹。
  3）局部皮肤护理：①保持局部皮肤清洁干燥。禁用碱性液体、乙醇等清洗。②衣被保持清洁、平整、干燥、柔软，勤换洗。③避免拖、拉、扯、拽等动作，以免损伤皮肤。④避免抓破皮肤。⑤脱皮不完全时，不可用手撕扯，以免加重损伤。⑥瘙痒较重者，可用炉甘石洗剂涂擦。⑦大面积瘀斑、坏死的皮肤，局部保护，避免发生溃疡和继发感染。⑧瘀斑破溃后，辅以红外线灯照射、涂抗生素软膏，再覆盖无菌敷料。
  4）口腔黏膜疹的护理：①每天常规用温水或复方硼砂溶液漱口。②进食后用清水漱口，以保持口腔清洁，黏膜湿润。③出现口腔溃疡者，用3%过氧化氢溶液清洗口腔后，涂以冰硼散。
  5）眼部护理：观察有无结膜充血、水肿，防继发感染。

3. 毒血症状
- （1）由病原体的各种代谢产物、内外毒素引起。
- （2）表现为发热、乏力、全身不适，严重时可有意识障碍、休克等。

十、医护人员针刺伤的处理

1. 针刺伤　是医护人员发生血源性传染病职业暴露的最常见途径。
2. 最常见的病原体　有乙型肝炎病毒、丙型肝炎病毒、艾滋病病毒。
3. 措施
- （1）正确预防和处理针刺伤可将其对医护人员的危害降到最低限度。
- （2）如不慎被乙型肝炎、丙型肝炎、梅毒、艾滋病病毒等污染的尖锐物体划伤刺破，应立即从近心端向远心端挤出伤口血液，避免挤压伤口局部。
- （3）然后用肥皂水和流动水冲洗。
- （4）再用碘酒和乙醇消毒，必要时进行外科伤口处理。
- （5）并进行血源性传播疾病的血清学水平基线检查。同时完成上报、登记。
- （6）被乙型肝炎病人血液体液污染的锐器刺破后，应在24小时内抽血检测乙型肝炎抗体。抗体阳性无须处理，抗体阴性者立即注射乙型肝炎疫苗和乙型肝炎免疫高价球蛋白。乙型肝炎疫苗按1个月、3个月、6个月接种。
- （7）被艾滋病病人的血液体液污染的锐器刺伤后，应在24小时内抽血查HIV抗体，同时预防性口服恩曲他滨替诺福韦片与洛匹那韦利托那韦片，各一片，每日一次。最好在4小时内实施，最迟不得超过24小时；即使超过24小时，也应当实施预防性用药，连服28天，按1个月、3个月、6个月复查。

要点回顾

1. 甲类、乙类传染病种类与管理要求。
2. 非特异性免疫与特异性免疫在传染病预防中的作用。
3. 隔离标志及适用范围。
4. 针刺伤的处理。

模拟试题栏——识破命题思路，提升应试能力

一、专业实务

A₁型题

1. 下列属于甲类传染病的疾病是
   A. 肺结核   B. 猩红热
   C. 肺炎   D. 霍乱
   E. 病毒性肝炎

2. 需按甲类传染病预防、管理、控制措施的乙类传染疾病是
   A. 严重急性呼吸综合征
   B. 血吸虫病
   C. 肺结核
   D. 百日咳
   E. 疟疾

3. 下列哪项是护士在工作中患血源性传染病的最多见的原因
   A. 针刺伤   B. 侵袭性操作
   C. 接触被污染体液 D. 为污染伤口换药
   E. 接触被污染的衣物

4. 构成传染过程必备的三个条件是
   A. 病原体、人体和病原体所处的环境
   B. 病原体、社会因素、自然因素
   C. 屏障作用、吞噬作用、体液作用
   D. 病原体的数量、侵袭力、毒力
   E. 传染源、传播途径、易感人群

A₂型题

5. 社区护士向社区居民进行肺结核防治健康宣教，可使人体产生对结核菌获得性免疫力的预防措施是
   A. 进行卡介苗接种
   B. 普及结核病防治知识
   C. 及早发现并治疗病人
   D. 消毒衣物，隔离病人
   E. 加强锻炼，增强体质

6. 医疗机构发现甲类传染病时应当采取下列措施，除了
   A. 对病原携带者予以隔离治疗
   B. 对疑似病人，确诊前在指定场所隔离治疗
   C. 拒绝隔离治疗者由公安机关协助采取强制隔离治疗措施
   D. 对病人予以隔离治疗
   E. 对医疗机构内的疑似病人的密切接触者，在指定场所进行医学观察，并采取其他必要的预防措施

7. 病人，男，16岁。1天前出现发热、干咳、乏力等症状，新型冠状病毒感染核酸检测阳性。确诊为新型冠状病毒感染。下列哪项表述是正确的
   A. 按乙类传染病管理
   B. 按甲类传染病管理
   C. 按丙类传染病管理
   D. 属于甲类传染病
   E. 属于丙类传染病

8. 病儿，女，6岁。1天前出现发热，水疱疹。诊断为水痘。疾病发生主要取决于
   A. 机体的保护性免疫
   B. 病原体的侵入途径与特异性定位
   C. 病原体的毒力与数量
   D. 机体的非特异性免疫
   E. 病原体的致病力与机体的免疫功能

9. 病人，女，52岁。腹泻3小时急诊入院，确诊为霍乱。决定其隔离期限的重要依据是
   A. 潜伏期   B. 隔离期
   C. 传染期   D. 前驱期
   E. 免疫期

10. 感染科护士，女，25岁。给某艾滋病病人拔针时不小心被带有该病人血液的针头刺伤，伤口的即刻处理方法**不妥**的是
    A. 从近心端向远心端挤出伤口血液
    B. 消毒后包扎伤口
    C. 用碘酒和乙醇消毒
    D. 尽可能挤压伤口局部
    E. 用肥皂水和流动水冲洗

A₃/A₄型题

（11~13题共用题干）

病人，男，42岁。因剧烈腹泻来诊。根据临床症状和身体评估结果，高度怀疑为霍乱。

11. 此时，护士应对该病人
    A. 收住入消化科病房
    B. 在留下联系电话后要求其回家等通知
    C. 在医院门诊等待结果
    D. 在指定场所单独隔离治疗
    E. 要求病人尽快前往市疾控中心

12. 能够确定诊断的实验室检查是
    A. 血常规   B. 血液生化检查

C. 病原体检查　　　D. 尿常规检查
E. 免疫学检查
13. 病人经检查确诊为霍乱,予以隔离治疗。护士在告知其家属病人的隔离期限时,以下哪句是正确的
    A. 以临床症状消失为准
    B. 根据病原学检查结果确定
    C. 由当地人民政府决定
    D. 由隔离场所的负责人确定
    E. 由公安机关决定

(14~17题共用题干)
　　病人,男,31岁。因"近日高热、咳嗽伴有头痛、全身酸痛、不适、乏力等"就诊,经检查确诊为严重急性呼吸综合征并收入住院治疗。
14. 接诊护士应将病人安置于
    A. 抢救室　　　　B. 手术室
    C. 普通病房　　　D. ICU病房
    E. 隔离病房
15. 应对病人采取
    A. 严密隔离　　　B. 保护性隔离
    C. 呼吸道隔离　　D. 消化道隔离
    E. 接触隔离
16. 在隔离过程中,错误的护理措施是
    A. 拒绝家属探视
    B. 住双人房间
    C. 排泄物需严格消毒处理
    D. 病室空气消毒每天一次
    E. 护士进入病室穿隔离衣
17. 病人病情进一步加重,对其行气管切开术,污染敷料应
    A. 紫外线照射　　B. 高压灭菌
    C. 浸泡　　　　　D. 煮沸
    E. 焚烧

二、实践能力

A₁型题
18. 下列区域不属于潜在污染区的是
    A. 治疗室　　　　B. 消毒室
    C. 医护办公室　　D. 内走廊
    E. 配餐室
19. 飞沫传播隔离所采用的隔离标志颜色应该是
    A. 红　　　　　　B. 粉
    C. 黄　　　　　　D. 蓝
    E. 灰
20. 预防传染病流行的措施包括
    A. 环境卫生管理,水源食物管理,灭蝇
    B. 管理食物、水源、粪便,消灭蚊蝇
    C. 管理传染源,切断传播途径,保护易感人群
    D. 管理水,管理饮食,卫生管理,灭蝇
    E. 切断社会因素和自然因素

A₂型题
21. 病人,男,62岁。以"发热待查?"入院,持续数日体温未退,护士记录的体温单如下。该病人可能的诊断是

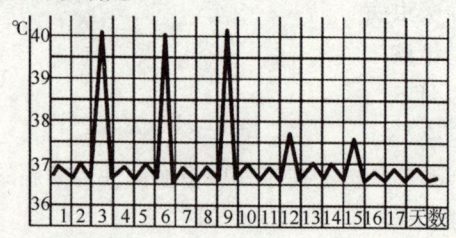

    A. 流行性感冒　　B. 肾综合征出血热
    C. 伤寒　　　　　D. 疟疾
    E. 布鲁菌病

A₃/A₄型题
(22~24题共用题干)
　　病人,男,35岁。3个月来低热、乏力、盗汗、食欲缺乏。查体:体重减轻,一般状况尚可。确诊肺结核入院。
22. 护士应在标准预防的基础上,根据疾病的传播途径采取的防护措施是
    A. 严密隔离　　　B. 呼吸道隔离
    C. 接触隔离　　　D. 保护性隔离
    E. 床边隔离
23. 护士在收集健康资料时不包括哪项
    A. 预防接种史　　B. 胸片
    C. 接触史　　　　D. 痰培养
    E. 肺功能检测
24. 护士在指导病人痰液处理时,最简便、有效的处理方法是
    A. 深埋　　　　　B. 焚烧
    C. 高温灭菌　　　D. 消毒液浸泡
    E. 阳光下暴晒

第2节 病毒性肝炎

考点提纲栏——提炼教材精华，突显高频考点

一、概述
1. 病毒性肝炎由多种肝炎病毒引起。
2. 表现为乏力、食欲减退、厌油、肝功能异常等。
3. 属乙类传染病，需严格管理。

二、类型

1. 根据临床特征分型
   - （1）急性肝炎。
   - （2）慢性肝炎：病程超过6个月。可发展为肝硬化，且与肝癌的发生有密切关系。
   - （3）重型肝炎。
   - （4）肝炎后肝硬化。
   - （5）淤胆型肝炎。
   - （6）慢性无症状携带者（病原携带状态）。

2. 根据病原学分型
   - （1）甲型：经消化道传播，表现为急性肝炎。不转为慢性。
   - （2）乙型：经血液、体液、母婴、性接触传播，多表现为慢性肝炎，部分病人可发生肝硬化、肝癌。
   - （3）丙型：同乙型。
   - （4）丁型：同乙型。
   - （5）戊型：同甲型。

三、机体免疫应答与类型的关系
1. 免疫耐受状态　临床多表现为病原携带状态，见于乙、丙、丁型肝炎。
2. 免疫功能正常　临床多表现为急性肝炎，可见于各型肝炎。
3. 免疫功能低下、不完全免疫耐受　临床表现为慢性肝炎，见于乙、丙、丁型肝炎。
4. 超敏反应　临床表现为重型肝炎，可见于各型肝炎。

甲型病毒性肝炎

一、病原学
1. 病原体是甲型肝炎病毒（HAV），属小RNA病毒科的嗜肝病毒属。
2. 球形颗粒，无包膜。只有一对抗原抗体系统，即HAV与抗HAV。
3. 理化性质
   - （1）抵抗力强，耐酸、碱、低温。25℃ 30天（干粪）；贝类动物、水、泥土中存活数月。
   - （2）煮沸5分钟灭活，对含氯消毒剂、甲醛、70%乙醇、紫外线敏感。

二、发病机制
1. HAV经口进入体内后，由肠道进入血液，引起短暂的病毒血症，约1周后进入肝细胞内复制，2周后随胆汁经肠道排出体外。
2. HAV引起肝损伤的机制
   - （1）感染早期由于HAV大量增殖，使肝细胞轻微破坏。
   - （2）感染后期主要是免疫损伤造成肝细胞破坏。

三、护理评估
1. 流行病学
   - （1）传染源
     - 1）病人、隐性感染者。尤其是后者，因数量多且不易识别，是最重要的传染源。
     - 2）甲肝无病毒携带状态。病前2周和起病后1周，粪便排毒数量最多，传染性最强。

1. 流行病学
   - （2）传播途径：粪-口途径。污染的水源、食物可导致暴发流行。
   - （3）易感人群
     1) 抗HAV阴性者易感。
     2) 感染后持久免疫。
     3) 6个月内婴幼儿从母体获得了抗HAV-IgG而不易感染。

2. 临床表现
   - （1）潜伏期：2~6周，平均4周。
   - （2）表现为急性肝炎或隐性感染，一般不慢性化。
   - （3）分型
     1) 急性黄疸型：①黄疸前期。②黄疸期。③恢复期。
     2) 急性无黄疸型。

3. 辅助检查
   - （1）抗HAV-IgM：是早期诊断HAV急性感染的指标。确诊的最主要标志物。
   - （2）抗HAV-IgG：是保护性抗体，是产生免疫力的标志。
   - （3）血液HAV-RNA：阳性提示现症感染。
   - （4）粪便HAV-RNA、HAV抗原：确诊依据，有传染性。

4. 治疗要点
   - （1）支持与对症治疗，一般不需要抗病毒。
   - （2）自限性疾病，预后良好。

5. 护理诊断/问题
   - （1）有感染的危险　与HAV经消化道传播有关。
   - （2）活动耐力下降　与肝功能受损、能量代谢障碍有关。
   - （3）营养失调：低于机体需要　与食欲减退、呕吐、消化和吸收功能障碍有关。
   - （4）焦虑　与突然患病及隔离治疗有关。

四、护理措施

1. 隔离防护
   - （1）管理传染源
     1) 潜伏期已有传染性，应尽早进行消化道隔离，隔离至病毒消失。
     2) 密切接触者医学观察45天。
   - （2）切断传播途径
     1) 加强饮食饮水卫生监督和管理，养成良好的卫生习惯。
     2) 加强粪便、污水的无害化处理。
   - （3）保护易感人群
     1) 抗HAV阴性、婴幼儿、儿童、饮食从业者、托幼机构从业者，需接种疫苗。免疫力可持续5年以上。
     2) 有密切接触的易感者，注射免疫球蛋白，不应迟于接触后7~14天。

2. 一般护理
   - （1）休息指导：降低代谢率，增加肝血流。
   - （2）饮食指导：清淡、易消化、富含维生素。
   - （3）用药指导：忌用损肝药物。

3. 对症护理　处理皮肤瘙痒，给予温水清洗，避免刺激。

五、健康教育

1. 出院休息指导　静养3个月，待肝功能恢复后逐步恢复正常工作。
2. 定期复查。
3. 加强社区甲型病毒性肝炎预防宣教。

戊型病毒性肝炎

1. 传染源与传播途径与甲型病毒性肝炎相似。
2. 抗HEV-IgM：是近期内HEV感染的标志，有早期诊断价值。
3. 抗HEV-IgG：HEV感染后可长期存在，可用于流行病学调查。

乙型病毒性肝炎

一、病原学

1. 病原体是乙型肝炎（乙肝）病毒（HBV），嗜肝DNA病毒科。

2. 完整的HBV
- （1）包膜：含表面抗原（HBsAg）。
- （2）核心：
  - 1）含有环状双股DNA、DNA聚合酶（DNAP）、核心抗原（HBcAg）和e抗原（HBeAg）。
  - 2）病毒复制的主体，具有传染性。

3. 理化性质
- （1）HBV在体外抵抗力很强，一般浓度的化学消毒剂均不能使之灭活。
- （2）干燥或冰冻能生存数月到数年（-20℃中可存活15年）。
- （3）加热65℃持续10小时、煮沸（100℃）10分钟、高压蒸气、环氧乙烷、戊二醛、过氧乙酸等可使之灭活。

二、发病机制

1. HBV感染的自然病程
- （1）受感染的年龄、病毒因素、宿主的免疫状态等综合影响，临床感染包括急性肝炎、急性重症肝炎、病原携带状态、慢性肝炎、肝硬化等各种状况。
- （2）分为4个阶段：免疫耐受期、免疫清除期、非活动或低复制期、再活跃期。
- （3）15%~40%的慢性HBV感染者会发展为肝硬化。感染的年龄是判断慢性化的最好指标，围产期感染者，90%发生慢性化。

2. HBV引起肝损伤的机制
- （1）HBV侵入人体，未被单核吞噬细胞系统清除的病毒到达肝脏，病毒包膜与肝细胞融合，病毒入侵，在细胞核内形成稳定的共价、闭合、环状DNA（cccDNA）。
- （2）HBV复制增加诱发免疫应答
  - 1）当机体处于免疫耐受状态，不发生免疫应答，表现为无症状携带者。
  - 2）当机体免疫功能正常，多表现为急性肝炎。成人感染多属于此类。
  - 3）当机体免疫功能低下、不完全免疫耐受等情况下，导致慢性肝炎。
  - 4）当机体处于超敏反应，大量抗原抗体免疫复合物产生并激活补体系统，大片肝细胞坏死，发生重型肝炎。

三、护理评估

1. 流行病学
- （1）传染源：
  - 1）病人、HBV携带者。慢性病人和HBsAg携带者是最主要的传染源。
  - 2）以HBeAg、HBV-DNA阳性病人传染性最强。
- （2）传播途径：
  - 1）血液、体液传播：输血、注射、文身、拔牙等。医务人员乙肝职业暴露等。
  - 2）母婴传播：包括子宫内、围产期、分娩后感染。其是我国乙肝传播的最主要途径。
  - 3）性接触传播：与乙肝病人或HBV携带者发生无保护性接触。
- （3）易感人群：
  - 1）HBsAg阴性者均易感。
  - 2）婴幼儿：获得HBV感染最危险时期。
  - 3）HBsAg阳性母亲的新生儿。
  - 4）高危人群：反复输血或血制品者、多个性伴侣者、静脉吸毒者、HBsAg阳性者家庭成员及接触血液的医务工作者、职业献血员等。
  - 5）感染或接种疫苗后出现抗-HBS者具有免疫力。

2. 临床表现
- （1）潜伏期：1~6个月，平均3个月。
- （2）急性乙肝：与急性甲型病毒性肝炎相似，无黄疸多见。成年人一般可痊愈。
- （3）慢性乙肝：
  - 1）病程：HBsAg和（或）HBV-DNA阳性超过6个月。
  - 2）辅助检查：ALT持续或反复异常，或肝组织学改变。
  - 3）分度：轻、中、重度。
  - 4）分类：HBeAg阳性慢性乙肝、HBeAg阴性慢性乙肝。

2. 临床表现 ─ （4）乙肝后肝硬化
- 1) 肝硬化证据：组织学发现假小叶。
- 2) HBV感染证据。
- 3) 分期：代偿期、失代偿期。

3. 辅助检查

（1）病原学检查：血清标志物检查，诊断乙肝的重要依据。
- 1) HBsAg与抗HBs：①HBsAg阳性见于HBV感染者。②抗HBs为保护性抗体，其阳性表示对HBV有免疫力，见于乙肝康复及接种乙肝疫苗者。
- 2) HBcAg与抗HBc：①HBcAg无法检出。②抗HBc有2种形式。抗HBc-IgM阳性多见于急性乙肝及慢性乙肝急性发作；抗HBc-IgG型，感染过HBV。
- 3) HBeAg与抗HBe：①HBeAg阳性提示HBV复制活跃，传染性强。②HBeAg消失，抗HBe出现，称为血清转换。③抗HBe阳性有两种可能，一是HBV复制减少或停止，此时病情趋于稳定，传染性较弱；二是HBV前C区基因发生变异，此时HBV仍复制活跃、传染性较强，甚至病情加重。
- 4) HBV-DNA和DNAP：①反映HBV感染最直接、最特异和最敏感的指标。②阳性均提示HBV存在、复制，传染性强。

（2）肝功能检查：判断肝细胞受损的程度。
- 1) 丙氨酸氨基转移酶（ALT）：①最常用指标。其是判定肝细胞损害程度的重要指标。反映肝细胞的炎症活动程度。②急性黄疸型明显升高。慢性可持续或反复增高。重型可出现胆酶分离现象。
- 2) 血清胆红素：①反映肝细胞损害程度的重要指标。②黄疸型：直接和间接胆红素均升高。③淤胆型：以直接胆红素升高为主。
- 3) 血清蛋白测定：①反映肝脏的合成功能。②白蛋白下降、球蛋白升高，以及白蛋白和球蛋白的比值下降，见于慢性肝病。
- 4) 凝血酶原测定：①凝血酶原主要由肝脏合成。②凝血酶原时间（PT）延长，凝血酶原活动度（PTA）降低，是判断肝细胞坏死程度和预后最灵敏、最重要的指标。③重型肝炎PTA＜40%。

4. 治疗要点

（1）抗病毒治疗：治疗乙肝的关键。
- 1) 目的：抑制HBV复制，减少传染性，延缓和避免肝衰竭、肝硬化失代偿、肝细胞癌的发生，延长生存时间，改善生活质量。
- 2) 用药指征：①根据HBV-DNA、ALT升高程度及肝病理组织改变情况，判断是否用药。②免疫清除期是最佳时机，表现为肝功能异常，HBV-DNA较高。
- 3) 疗效判断：①完全应答：即治疗有效。HBV-DNA转阴、ALT正常、HBeAg血清转换。②无应答：即治疗无效。③部分应答：介于有效与无效之间。
- 4) 治疗后随访：①停药后半年内至少每2个月检测1次ALT、AST、HBV病原学，以后3～6个月1次。②随访12个月。
- 5) 药物选择：①干扰素：a. 无禁忌时首选。b. 绝对禁忌：妊娠、精神病史、未能控制的癫痫、未经控制的自身免疫性疾病、视网膜病、心力衰竭、慢性阻塞性肺疾病、失代偿期肝硬化等。c. 相对禁忌：甲状腺疾病、银屑病、未有效控制的糖尿病和高血压、中性粒细胞减少、血小板减少、既往抑郁症病史等。②核苷类药物：a. 代表药：恩替卡韦、替诺福韦酯等。b. 取代病毒复制过程中的核苷，抑制病毒复制。c. 易耐药。

（2）改善肝功能
- 1) 护肝药。
- 2) 降酶药。
- 3) 退黄药。

（3）抗肝纤维化。

（4）免疫调节。

5. 护理诊断/问题
- （1）有感染的危险　与HBV经血液、体液、母婴、性接触传播有关。
- （2）营养失调：低于机体需要　与食欲减退、消化和吸收功能障碍有关。
- （3）有孤独的危险　与周围人群的歧视及隔离治疗有关。

四、护理措施

1. 隔离防护
  - （1）管理传染源
    1) 乙类传染病，严格管理。
    2) 按接触隔离（主要是血液、体液、母婴、性接触隔离）。
    3) HBV难以彻底清除，往往需终身隔离。
    4) 严禁HBsAg阳性者献血、献器官、献精液，对捐献者实施严格的HBsAg筛查。
  - （2）切断传播途径
    1) 防止血液、体液传播。
    2) 防止垂直传播（母婴传播）：①妊娠注意事项：a. HBV携带者：可生育，但应定期医学检查，酌情采用抗病毒治疗，阻断母婴传播。b. 乙肝病人：先抗病毒治疗，待抗免疫应答后，酌情妊娠。c. HBsAg阳性者避免羊膜腔穿刺。②分娩注意事项：尽量缩短HBsAg阳性孕妇分娩时间、尽量保证胎盘的完整性。③新生儿预防措施：a. 出生后立即注射乙肝疫苗、乙肝免疫球蛋白，最好在出生后12小时内。b. 1个月、6个月分别再次注射乙肝疫苗。保护率95%。c. 母亲HBsAg阳性新生儿，若出生后12小时内已注射乙肝免疫球蛋白和乙肝疫苗，可接受母亲哺乳。
    3) 防止性接触传播：安全性行为、使用避孕套。
  - （3）保护易感人群：接种乙肝疫苗。

2. 一般护理
  - （1）休息指导
    1) 休息是乙肝治疗护理的重要措施。
    2) 中、重度乙肝，卧床休息，促进肝细胞修复。
    3) 轻度乙肝，适当活动，动静结合。
    4) 肝功能正常1～3个月后，可恢复日常活动。
  - （2）饮食指导
    1) 高优质蛋白、足量碳水化合物。
    2) 血氨增高，限制蛋白质摄入。
    3) 腹水时，限盐限水。
    4) 戒酒。
  - （3）用药指导
    1) 干扰素用药护理：①疗效观察：HBV病原学、肝功能、临床症状等。②副作用观察：类流感综合征、骨髓抑制、神经精神症状。
    2) 谨慎用药，避免加重肝脏负担。

3. 病情观察
  - （1）生命体征、神志、尿量、皮肤黏膜出血倾向、腹水等。
  - （2）营养状况。

4. 对症护理。

5. 心理护理。

五、健康教育

1. 宣传乙肝防护知识。
2. 定期复查。
3. 职业暴露处理：关键是做好防护。一旦发生，应尽快注射乙肝免疫球蛋白和接种乙肝疫苗。

丙型病毒性肝炎

1. 传染源与传播途径与乙肝相似。
2. 抗-HCV IgM　出现于急性期或慢性活动期，治愈后消失（现症感染）。
3. 抗-HCV IgG　恢复期或治愈后一定时期仍持续存在是HCV感染的一种标志。
4. HCV-RNA　病毒感染和复制的标志。

丁型病毒性肝炎

1. 肝炎病毒为缺陷病毒，有赖于HBV辅佐。
2. 传染源与传播途径与乙肝相似。
3. HDAg及HDV-RNA阳性有确诊意义。
4. 抗-HDV IgM可用于早期诊断；抗-HDV IgG是诊断的可靠指标。

重型肝炎

1. 各种肝炎病毒均可引起重型肝炎，以HBV或肝炎病毒的重叠感染为多见。
2. 临床特点
   - （1）肝性脑病。
   - （2）黄疸进行性加深伴严重的消化道症状和极度乏力。
   - （3）PTA＜40%。
   - （4）并发症：出血、腹水、肝肾综合征、肝性脑病、肝肺综合征、胆酶分离。
3. 分类
   - （1）急性重型肝炎：又称暴发型肝炎。
   - （2）亚急性重型肝炎。
   - （3）慢加急性重型肝炎。
   - （4）慢性重型肝炎。
4. 治疗及预后
   - （1）促进肝细胞再生。
   - （2）抗病毒治疗。
   - （3）并发症治疗。
   - （4）人工肝支持。
   - （5）肝移植。
   - （6）进展迅速、病死率高（50%～70%）。
5. 护理　尽早实施24小时监护是提高存活率的关键。

淤胆型肝炎

1. 淤胆型肝炎又称毛细胆管炎型肝炎。以肝内淤胆为主要表现。各种肝炎病毒均可引起。
2. 淤胆型肝炎似急性黄疸型肝炎，但自觉消化道症状和乏力较轻。
3. 出现较长期（2～4个月或更长）肝内阻塞性黄疸
   - （1）明显的皮肤巩膜黄染，皮肤瘙痒，大便颜色变浅。
   - （2）DBIL（直接胆红素）/TDIL（总胆红素）＞60%。
4. 急性预后好，慢性预后差，易发展为胆源性肝硬化。

要点回顾
1. 病毒性肝炎的传染源与传播途径。
2. 乙肝病毒标志物的意义。
3. 病毒性肝炎隔离原则。

● ○ 模拟试题栏——识破命题思路，提升应试能力 ○ ●

一、专业实务

A₁型题

1. 对于乙肝病毒血清学标志物，表述不正确的是
   - A. HBsAg阳性见于乙肝病毒感染者
   - B. HBsAb提示接种乙肝疫苗后、感染HBV后
   - C. HBeAg阳性提示HBV复制活跃
   - D. HBV-DNA反映HBV感染最敏感
   - E. HBeAb是乙肝保护性抗体

2. 在我国，与原发性肝癌发病关系最密切的病毒性肝炎是

A. 甲型病毒性肝炎　　B. 乙型病毒性肝炎
C. 丙型病毒性肝炎　　D. 戊型病毒性肝炎
E. 丁型病毒性肝炎

A₂型题

3. 某小学1周内多名学生出现食欲缺乏、乏力、巩膜黄染、ALT增高、HBsAg阴性、抗HAV-IgG阴性。最可能的诊断是
   A. 急性乙型病毒性肝炎
   B. 急性丁型病毒性肝炎
   C. 急性甲型病毒性肝炎
   D. 急性戊型病毒性肝炎
   E. 急性丙型病毒性肝炎

A₃/A₄型题

（4～6题共用题干）

乙型肝炎病毒携带者，女，28岁。足月顺产一个男婴。

4. 为阻断垂直传播，对该男婴最适宜的预防措施是
   A. 注射乙肝疫苗+高效价乙肝免疫球蛋白
   B. 注射乙肝疫苗+干扰素
   C. 注射高效价乙肝免疫球蛋白
   D. 注射干扰素+丙种球蛋白
   E. 注射丙种球蛋白+抗毒素

5. 下列哪种生物制品属于人工被动免疫
   A. 类毒素
   B. 减毒活疫苗
   C. 干扰素
   D. 特异性高效价免疫球蛋白
   E. 灭活疫苗

6. 护士对这位母亲的健康宣教，下列哪项不妥
   A. 需定期到医院随诊
   B. 不应从事饮食、幼儿、自来水、血制品等相关工作
   C. 不能献血
   D. 严格遵守个人卫生
   E. 不能母乳喂养

二、实践能力

A₁型题

7. 慢性病毒性肝炎的病程一般超过
   A. 2周　　　　　　B. 1个月
   C. 2个月　　　　　D. 4个月
   E. 6个月

8. 下列对于病毒性肝炎的表述，不正确的是
   A. 甲型肝炎少见为慢性病程
   B. 乙型肝炎易呈慢性过程
   C. 丙型肝炎易呈慢性过程
   D. 丁型肝炎少见慢性病程
   E. 戊型肝炎多呈急性过程

A₂型题

9. 病人，男，25岁。某公司职员。既往体健，体检时肝功能正常，HBsAb阳性，HBV其他血清病毒标志物均为阴性。因有同事患乙型病毒性肝炎，病人很担心自己也患上了乙型肝炎，护士应告知病人此时的状况是
   A. 对乙型肝炎病毒具有免疫力
   B. 乙型病毒性肝炎但病情稳定
   C. 乙型肝炎病毒携带状态
   D. 处于乙型病毒性肝炎恢复期
   E. 乙型病毒性肝炎且有传染性

10. 某医务工作者在给一位HBeAg阳性病人采血时，不小心刺破手指，下列哪项处理最为重要
    A. 立即乙醇消毒
    B. 接种乙肝疫苗
    C. 肌内注射高效价乙肝免疫球蛋白
    D. 肌内注射高效价乙肝免疫球蛋白，接种乙肝疫苗
    E. 定期复查肝功能和HBV-IgM

A₃/A₄型题

（11～13题共用题干）

病人，男，42岁。近10天来觉极度乏力，食欲减退，近1周出现皮肤黄染。体查：重病面容，精神萎靡，皮肤、巩膜深度黄染，无肝掌、蜘蛛痣，有腹胀，肝脾未扪及，腹水征阳性，ALT 80U/L，白蛋白30g/L，球蛋白35g/L，总胆红素600μmol/L，凝血酶原活动度24%。

11. 该病人的肝炎类型是
    A. 急性肝衰竭　　B. 亚急性肝衰竭
    C. 慢性肝衰竭　　D. 急性黄疸肝炎
    E. 淤胆型肝炎

12. 对临床判断及预后判断最有价值的是
    A. 总胆红素600μmol/L
    B. 凝血酶原活动度24%
    C. 白蛋白30g/L
    D. 腹水征阳性
    E. 球蛋白35g/L

13. 目前最主要的护理问题是
    A. 体液过多
    B. 活动耐力下降
    C. 皮肤完整性受损
    D. 营养失调：低于机体需要量

E. 潜在并发症：肝性脑病

（14～16题共用题干）

病人，男，40岁。因近2周乏力、食欲减退、上腹不适就诊，查体：皮肤、巩膜黄染，腹平软，无压痛，肝肋下2cm触及，有轻度触痛，脾未扪及。结合病史初步考虑为乙型肝炎。

14. 反映肝炎活动的指标是
    A. 尿胆红素
    B. 血清胆红素
    C. 血清蛋白
    D. 血清丙氨酸氨基转移酶
    E. 血清碱性磷酸酶

15. 进一步检查，白细胞计数$5.2×10^9/L$，中性粒细胞0.48，HBsAg阳性，血清总胆红素119.7μmol/L，1分钟胆红素68.4μmol/L，ALT 300U/L，ALP 6.4U/L，尿胆红素阳性，尿胆原阳性。考虑该病人可能的诊断为
    A. 黄疸型肝炎　　　B. 胆囊炎，胆石症
    C. 肝癌　　　　　　D. 肝衰竭
    E. 淤胆型肝炎

16. 假设你是责任护士，准备向病人介绍护理的相关事宜，下述哪项不妥
    A. 避免使用损肝药物
    B. 目前应卧床休息
    C. 避免饮酒
    D. 饮食宜高脂、高蛋白
    E. 实行血液体液隔离

第3节 艾 滋 病

考点提纲栏——提炼教材精华，突显高频考点

一、概述
1. 艾滋病是获得性免疫缺陷综合征（AIDS）的简称。
2. 艾滋病由人类免疫缺陷病毒（HIV）引起。
3. 慢性传染病 { （1）HIV感染者：体内有HIV，未出现艾滋病临床表现。
              （2）AIDS病人：体内有HIV，同时有艾滋病临床表现。
4. 主要经性接触、血液体液、垂直传播（母婴传播）。
5. 传播速度快，发病缓慢，多系统损害，病死率高。
6. 潜伏期较长，数月至15年，平均9年。
7. 临床表现以机会性感染和肿瘤常见。机会性感染是主要死因。
8. 乙类传染病，严格管理。
9. 我国已将艾滋病确定为国家防控的重大传染病。
10. 目前尚无根治方法。

二、病原学
1. HIV分类 { （1）属反转录病毒科，慢病毒属，RNA病毒。
            （2）有HIV-1，HIV-2两型。我国流行的主要是HIV-1。

2. HIV结构 { （1）核心 { 1）两条单链RNA、核心结构蛋白、病毒复制所需的酶（反转录酶、整合酶、蛋白酶）。
                       2）核心被p24、p17包裹。
            （2）包膜 { 1）病毒的最外层。
                       2）外膜糖蛋白gp120、跨膜糖蛋白gp41。

3. 理化性质 { （1）对外界抵抗力低。
             （2）对热敏感，56℃ 30分钟可使HIV在体外失去感染性，但不能完全灭活血清中HIV。
             （3）能被75%乙醇、0.2%次氯酸钠和漂白粉灭活。
             （4）HIV侵入人体可刺激产生抗体，但并非中和抗体，抗体与病毒同时存在，且仍有传染性。

三、发病机制

1. 急性感染　HIV进入人体后24～48小时内到达局部淋巴结，5天左右在外周血中可以检测到病毒。导致CD4⁺T淋巴细胞短期内一过性迅速减少。出现以病毒血症为主的短暂的急性期症状。

2. 形成慢性感染
   - （1）大多数急性感染者未经特殊治疗，可自行恢复正常，但病毒并未清除形成慢性感染。
   - （2）此阶段可无症状，病程数月到数十年不等。
   - （3）此阶段病毒大量繁殖并感染其他CD4⁺T淋巴细胞，使其逐渐破坏并减少。但机体免疫功能尚能维持。

3. 艾滋病期
   - （1）CD4⁺T淋巴细胞数量显著减少，机体免疫功能崩溃。
   - （2）最终引起各种机会性感染和恶性肿瘤。

四、流行病学资料

1. 传染源
   - （1）AIDS病人和HIV无症状携带者是本病唯一传染源，终身传染。
   - （2）窗口期的HIV感染者、无症状期的AIDS病人隐秘性强，作为传染源的意义更重要。

2. 传播途径
   - （1）性接触传播
     - 1）艾滋病最主要传播途径。
     - 2）血液、精液和阴道分泌物中HIV含量高。
   - （2）血液/血制品传播：文身、针头意外刺伤、共用针具静脉注射毒品等。
   - （3）母婴垂直传播：可经胎盘，也可经产道、哺乳等传播。

3. 易感人群
   - （1）普遍易感：80%以上为青壮年。
   - （2）高危人群
     - 1）与HIV感染或AIDS病人性接触者。
     - 2）男性同性恋者。
     - 3）多个性伴侣者。
     - 4）静脉药物依赖者和血制品使用者。
     - 5）HIV感染或AIDS病人的子女。

五、临床表现

1. 急性期
   - （1）初次感染HIV后2～4周。
   - （2）常表现为发热，症状轻者易与感冒混淆，一般持续1～3周自行缓解。
   - （3）感染HIV到血液中检出HIV抗体的这段时间，称为窗口期，已有传染性。感染2～6周，HIV抗体可呈阳性。一般窗口期不超过3个月。
   - （4）血液检出HIV-RNA、p24抗原，提示有传染性。

2. 无症状期
   - （1）无任何症状和体征。
   - （2）HIV抗体阳性，即HIV感染者。
   - （3）此期持续6～8年或更长。

3. 艾滋病期
   - （1）HIV感染最终阶段，HIV载量明显升高，CD4⁺T淋巴细胞明显下降。
   - （2）HIV相关症状
     - 1）持续1个月以上的发热、盗汗、腹泻。
     - 2）体重减轻10%以上。
     - 3）持续性全身淋巴结肿大：①表现为除腹股沟淋巴结以外，全身其他部位两处或两处以上淋巴结肿大，直径＞1cm，无压痛，无粘连。②持续时间在3个月以上。
     - 4）神经精神症状：记忆力减退、精神淡漠、性格改变、痴呆、癫痫等。
   - （3）各种机会性感染
     - 1）呼吸系统：肺孢子菌肺炎最为常见，是本病机会性感染死亡的主要原因。
     - 2）消化系统：白念珠菌、疱疹病毒和巨细胞病毒引起口腔和食管炎症或溃疡最为常见。胃肠黏膜受侵犯后，易引起腹泻、体重减轻。
     - 3）中枢神经系统：新隐球菌脑膜炎、结核性脑膜炎、弓形虫脑病等。
     - 4）口腔：鹅口疮、舌毛状白斑、复发性口腔溃疡、牙龈炎等。
     - 5）皮肤：带状疱疹、传染性软疣、尖锐湿疣、真菌性皮炎和甲癣。
     - 6）眼部：巨细胞病毒、弓形虫引起视网膜炎等。
   - （4）肿瘤：卡波西肉瘤、恶性淋巴瘤、宫颈癌等。以卡波西肉瘤多见。

六、辅助检查

1. HIV抗体检测　是确定HIV感染最简便、有效的方法。筛查和确诊试验均为阳性可确诊。
2. $CD4^+T$淋巴细胞进行性下降，$CD4^+/CD8^+$细胞值<1.0，此检查有助于判断治疗效果及预后。
3. HIV-RNA检测
　　（1）定量检测：既有助于诊断，又可判断治疗效果及预后。
　　（2）定性检测：用于检查HIV感染的孕产妇所生新生儿的早期诊断。
4. 病毒抗原检测　p24抗原有助于"窗口期"或新生儿的早期诊断。
5. HIV基因型耐药检测　指导用药。

七、治疗要点

1. 抗反转录病毒治疗
　（1）最关键。虽不能杀灭或彻底清除病毒，但能降低HIV破坏$CD4^+T$淋巴细胞的程度，干扰病毒复制。
　（2）各期均建议治疗。若存在严重感染或急性发作，应待病情相对稳定后再开始抗病毒治疗。
　（3）药物
　　　1）核苷类反转录酶抑制剂：齐多夫定、拉米夫定、替诺福韦。
　　　2）非核苷类反转录酶抑制剂：依非韦伦、奈韦拉平。
　　　3）蛋白酶抑制剂：利托那韦、茚地那韦。
　　　4）整合酶抑制剂：拉替拉韦。
　（4）联合用药：高效抗反转录病毒治疗（HAART），即"鸡尾酒"疗法。
　（5）有效指标
　　　1）病毒学指标：最重要。应用抗病毒治疗后，病毒载量4～6周内下降，3～6个月后降至检测不到的水平。
　　　2）免疫学指标：$CD4^+T$淋巴细胞在治疗后3个月增加30%。
　　　3）体重增加：是治疗有效最敏感的指标。
　　　4）机会性感染发生率明显降低。

2. 对症处理　预防和治疗机会性感染、肿瘤及免疫治疗等。

八、护理诊断/问题

1. 有感染的危险　与免疫功能受损有关。
2. 营养失调：低于机体需要量　与慢性腹泻、机会性感染和肿瘤消耗有关。
3. 恐惧　与疾病预后不良、受歧视等有关。

九、护理措施

1. 隔离防护
　（1）管理传染源
　　　1）对高危人群进行筛查，及时发现HIV阳性者。
　　　2）乙类传染病，严格管理。
　　　3）按接触隔离（主要是血液、体液、母婴、性接触隔离）。
　　　4）HIV不易被清除，需终身接触隔离。
　　　5）严禁HIV阳性者献血、献器官、献精液，对捐献者实施严格的HIV筛查。
　（2）切断传播途径
　　　1）防止血液、体液传播。
　　　2）防止母婴传播：女性HIV感染者尽量避免妊娠及母乳喂养，或予药物预防母婴传播。
　　　3）防止性接触传播：安全性行为、使用避孕套。
　（3）保护易感人群
　　　1）对密切接触者根据具体情况给予指导，并采取防护措施。
　　　2）医务人员应加强自身防护，发生意外暴露后，及时采取暴露后预防措施。
　　　3）疫苗尚在临床试验研究阶段。

2. 休息与活动
　（1）HIV感染者：可与正常人一样生活、工作、学习、适度运动。
　（2）AIDS病人：因免疫力下降，需卧床休息，避免劳累。
　（3）急性期：注意休息。

3. 饮食
　（1）高热量、高蛋白、高维生素、易消化，以增强抵抗力。
　（2）不能进食者鼻饲或静脉予以高营养物质。

4. 用药护理
(1) 提高治疗依从性
　　1) 提高治疗依从性的意义：①增强疗效。②防止耐药。
　　2) 提高治疗依从性的方法：①与病人共同制订服药计划。②亲人督促、提醒，经验交流，及时咨询。
(2) 观察疗效和不良反应：及时发现和处理不良反应，定期检测血常规，长期用药者注意耐药的发生。

5. 病情观察
(1) HIV相关症状和各种机会性感染的发生。一旦出现，积极处理。
(2) 做好口腔、眼、鼻腔、肛周及外阴部护理，防继发感染。

6. 心理护理
(1) 尊重病人。注意沟通技巧，有针对性心理疏导，解除孤独和恐惧。
(2) 引导接受和正视现实，重建自尊和自信。

十、健康教育

1. 宣传艾滋病预防知识。

2. 消除歧视
(1) 贯彻"四免一关怀"政策
　　1) 四免：免费提供抗病毒药物；免费提供咨询和初筛检测；免费母婴阻断药物及婴儿检测试剂；免费对艾滋病病人的孤儿提供教育。
　　2) 一关怀：对生活困难的艾滋病病人纳入政府救助范围，按照国家有关规定给予必要的生活救济。
(2) 保障合法权益
　　1) 《艾滋病防治条例》规定，未经本人或者其监护人同意，任何单位或者个人不得公开艾滋病病毒感染者、艾滋病病人及其家属的姓名、住址、工作单位、肖像、病史资料以及其他可能推断出其具体身份的信息。
　　2) 严禁HIV感染者或AIDS病人献血、献器官、献精液，对所有捐献者实施严格的HIV抗体筛查。
(3) 指导家庭成员
　　1) 向家庭成员介绍病人病情，为家庭成员提供咨询服务。
　　2) 鼓励家庭成员探视、关爱病人。

3. 定期复查
(1) 加强随访，提供医学和心理咨询。
(2) 指导HIV感染者或AIDS病人自我观察病情，出现机会性感染等情况及时正规渠道就医，切忌乱投医用药。

要点回顾

1. 艾滋病的传染源、高危人群与传播途径。
2. HIV感染者的隔离指导。
3. 艾滋病的分期。
4. 艾滋病的确诊检查。

模拟试题栏——识破命题思路，提升应试能力

一、专业实务

A₁型题

1. 对于HIV感染者，护士在对其进行健康教育指导时不正确的是
　A. 排泄物用漂白粉消毒
　B. 外出时应戴口罩
　C. 性生活应使用避孕套
　D. 不能和他人共用牙刷
　E. 严禁献血

2. HIV造成机体免疫功能损害，主要侵犯的细胞是
　A. $CD4^+$ T淋巴细胞　　B. $CD8^+$ T淋巴细胞
　C. B淋巴细胞　　D. NK细胞
　E. 浆细胞

A₂型题

3. 病人，女，28岁。慢性溃疡性结肠炎，检查过程中发现患有艾滋病，对此病人的护理，下述哪项不妥
　A. 像对待其他病人一样，一视同仁

B. 尊重病人，注重心理护理
C. 以该病人为例大力宣传艾滋病的知识
D. 认真观察病人病情
E. 鼓励病人积极配合治疗

A₃/A₄型题

（4~6题共用题干）

病人，男，62岁。1年前证实血清抗-HIV阳性。1天前热水烫伤左下肢，烫伤局部皮肤多个水疱，有的水疱破溃流出少量渗液。

4. 对该病人的护理措施正确的是
   A. 限制病人与他人接触
   B. 禁止陪护及探视
   C. 床头卡上贴隔离标记
   D. 告知病人应履行"防止感染他人"的义务
   E. 床头柜上放置预防艾滋病的提示牌

5. 腿部渗液污染被套，需要更换被套时，护士的操作下述哪项正确
   A. 手部皮肤无破损，可不戴手套
   B. 血液污染面积少时，可不戴手套
   C. 未戴手套时，应避免手部被污染
   D. 戴手套操作，脱手套后认真洗手
   E. 只要操作时戴手套，操作后不需洗手

6. 护士为该病人采血后注射器最恰当的处理方法是
   A. 分离针头   B. 毁灭
   C. 回套针帽   D. 置入锐器盒
   E. 放入医疗垃圾袋

二、实践能力

A₁型题

7. 感染艾滋病病毒的妇女会将病毒传染给婴儿的途径，最正确的是
   A. 妊娠、分娩、亲吻
   B. 哺乳、亲吻、妊娠
   C. 妊娠、分娩、搂抱
   D. 搂抱、亲吻、呼吸
   E. 妊娠、分娩、哺乳

A₂型题

8. 病人，男，32岁。反复发热、腹泻、体重减轻3个月。检查发现血清抗HIV阳性。护士对病人进行健康史评估时下列内容中最不重要的是
   A. 有无静脉吸毒史   B. 有无出血史
   C. 有无吸食大麻史   D. 性伴侣的情况
   E. 有无不洁性行为史

9. 病人，男，26岁。10年前发现血清抗HIV阳性，1个月前无明显诱因出现发热，体温38~38.5℃，咳嗽咳痰，诊断为肺孢子菌肺炎。目前该病人AIDS分期最可能是
   A. 窗口期
   B. 急性感染期
   C. 无症状期
   D. 持续性全身淋巴结肿大期
   E. 典型艾滋病期

A₃/A₄型题

（10、11题共用题干）

病人，男，38岁。7年前发现血清抗HIV阳性，1周前出现高热伴咳嗽咳痰，诊断为肺孢子菌肺炎入院。

10. 应采取的隔离措施是
    A. 呼吸道隔离   B. 消化道隔离
    C. 接触隔离   D. 血液体液隔离
    E. 虫媒隔离

11. 目前最主要的护理诊断是
    A. 体温过高   B. 活动耐力下降
    C. 知识缺乏   D. 低效性呼吸型态
    E. 皮肤完整性受损

（12、13题共用题干）

病人，男，42岁。7年前发现血清抗HIV阳性，近2个月无明显原因出现记忆力减退、性格改变、反应迟钝。

12. 目前该病人最可能的诊断是
    A. 癫痫   B. HIV痴呆综合征
    C. 结核性脑膜炎   D. 弓形虫脑病
    E. 病毒性脑炎

13. 行鸡尾酒疗法1个月之后，下列检查中对判断疗效最有价值的是
    A. HIV抗体检查
    B. HIV抗原检查
    C. HIV-RNA定量检测
    D. 血常规
    E. T细胞绝对值

第4节　细菌性痢疾

考点提纲栏——提炼教材精华，突显高频考点

一、概述
1. 细菌性痢疾简称菌痢，是痢疾杆菌引起的急性肠道传染病。
2. 细菌性痢疾属乙类传染病，需严格管理。
3. 以直肠、乙状结肠黏膜炎症、溃疡为主要病理改变。
4. 临床表现以发热、腹痛、腹泻、里急后重感及黏液脓血便为特征。
5. 潜伏期多为1～3天。
6. 一般预后良好。但儿童中毒性菌痢预后差，病死率高。

二、病原学
1. 痢疾杆菌为肠杆菌科志贺菌属，革兰氏阴性杆菌。
2. 依据抗原结构分类
   - （1）A群（痢疾志贺菌群）：毒力最强，可引起严重症状。
   - （2）B群（福氏菌群）：易转为慢性。我国以B群为主。
   - （3）C群（鲍氏菌群）。
   - （4）D群（宋内菌群）：症状轻，多不典型。
3. 理化性质
   - （1）痢疾杆菌在蔬菜、瓜果及被污染物品上可存活1～3周。
   - （2）但对日光、加热等理化因素耐受差，对一般消毒剂均敏感。

三、发病机制
1. 能耐受低pH环境，可逃避胃酸的杀伤，少量病原体就能致病。
2. 进入结肠，在黏膜上皮细胞内繁殖、扩散，并侵入固有层繁殖。
3. 通过内、外毒素致病
   - （1）破坏肠黏膜，形成炎症、溃疡，以乙状结肠和直肠最显著，呈现典型的脓血黏液便。
   - （2）刺激肠壁自主神经，肠蠕动失调和痉挛，直肠括约肌痉挛最明显，出现腹痛、里急后重等。
   - （3）肠黏膜通透性增高，促进对内毒素的吸收，引起毒血症状，出现发热、意识障碍、感染性休克等。

四、流行病学
1. 传染源
   - （1）传染源包括病人和带菌者。
   - （2）慢性菌痢、带菌者及轻症病人，因排菌时间长、无症状或症状轻不易被发现，成为更重要的传染源。
2. 传播途径　接触传播，经消化道传播，以经粪-口途径传播为主。
3. 易感人群
   - （1）普遍易感，以学龄前儿童多见，青壮年次之。
   - （2）病后可获短暂而不稳定的免疫力。各型之间无交叉免疫，可重复感染。
4. 流行特征　全年散发，以夏、秋季多见。

五、临床表现
1. 急性菌痢
   - （1）普通型
     - 1）起病急，畏寒、发热，体温可达39℃以上。
     - 2）菌痢三联征：①腹痛腹泻：每日排便10余次或更多，伴腹痛。②黏液脓血便：初为稀便，1～2天后转为黏液脓血便，无恶臭味。③里急后重：伴腹痛、便意频繁。
     - 3）身体评估：左下腹压痛，肠鸣音亢进。
     - 4）预后：自然病程1～2周。多数可自行恢复，少数转为慢性。
   - （2）轻型
     - 1）不发热或低热，肠道症状轻，黏液稀便，常无脓血，无明显里急后重。
     - 2）病程3～7天，可自愈。

- 1. 急性菌痢
  - (3) 重型
    - 1) 急起高热。
    - 2) 每日排便30次以上，甚至大便失禁，为稀水脓血便，腹痛、里急后重感明显。
    - 3) 后期可出现严重腹胀，中毒性肠麻痹，周围循环衰竭，酸中毒，水、电解质紊乱等并发症。
    - 4) 多见于老年、体弱者。
  - (4) 中毒性
    - 1) 多见于2～7岁儿童，成人偶有发生。
    - 2) 全身症状重。急起高热39℃或以上，反复惊厥、意识障碍，甚至昏迷。
    - 3) 肠道症状轻，甚至无腹痛与腹泻。常需肛拭子或生理盐水灌肠采集大便标本，以发现黏液便，镜检可见大量红细胞、白细胞。
    - 4) 分型：①休克型：出现面色苍白、四肢厥冷、皮肤花纹、脉搏细速、血压下降。②脑型：发生呼吸衰竭和昏迷，瞳孔大小不等，对光反射迟钝或消失，呼吸深浅不均，节律不整。③混合型兼有休克型、脑型两型表现，最为凶险。
    - 5) 进展迅速，死亡率高。

- 2. 慢性菌痢
  - (1) 急性菌痢反复发作或迁延不愈达2个月以上。
  - (2) 发病原因
    - 1) 急性期延误治疗或治疗不当。
    - 2) 营养不良，胃酸过低，肠道寄生虫等所致机体抵抗力低下。
    - 3) 福氏菌、耐药菌株感染。

六、辅助检查

- 1. 一般检查
  - (1) 血常规：急性菌痢血白细胞计数和中性粒细胞增高。慢性菌痢可有红细胞、血红蛋白减少。
  - (2) 粪常规：粪便黏液脓血样，镜检有成堆的白细胞和脓细胞（≥15个/高倍视野），散在红细胞，如发现吞噬细胞更有助于诊断。
- 2. 病原学检查
  - (1) 粪培养：痢疾杆菌阳性是确诊最可靠、最直接的证据。
  - (2) 核酸检测：采用核酸杂交或聚合酶链反应（PCR）可直接检查粪便中痢疾杆菌核酸，可早期快速诊断，但容易出现假阳性。
- 3. 结肠镜检查　辅助疑难和慢性菌痢的诊断。

七、治疗要点

- 1. 病原治疗
  - (1) 急性菌痢
    - 1) 首选喹诺酮类药口服，其次可选用庆大霉素或阿米卡星肌内注射。
    - 2) 疗程5～7天。
  - (2) 慢性菌痢
    - 1) 联合2种抗菌药物口服
    - 2) 疗程10～14天，必要时可给予多个疗程治疗。
    - 3) 肠黏膜有溃疡病变者，宜用药物保留灌肠（5%～10%大蒜新素液等）。
  - (3) 中毒性菌痢
    - 1) 应先用静脉给药，病情好转后改为口服。
    - 2) 除选用喹诺酮类药物外，可考虑用第三代头孢菌素类如头孢哌酮、头孢噻肟等。
- 2. 对症治疗
  - (1) 补液。
  - (2) 解痉。
  - (3) 严重中毒症状者，可在有效抗菌基础上给予地塞米松。
- 3. 抗休克治疗
  - (1) 补充血容量，纠正酸中毒。
  - (2) 解除血管痉挛，改善微循环障碍。
  - (3) 保护重要器官功能。
  - (4) 防治脑水肿、呼吸衰竭。
- 4. 并发症治疗
  - (1) 中毒性巨结肠
    - 1) 经鼻胃管抽吸有助于结肠减压。
    - 2) 48～72小时后结肠扩张持续存在应行结肠切除术。

4. 并发症治疗 { (2) 溶血性尿毒综合征 { 1) 必须限水，包括停止口服补液，并停止摄入各种丰富的营养物质。
2) 往往需要接受血液透析治疗。

八、护理诊断/问题

1. 有感染的危险　与痢疾杆菌经粪-口传播有关。
2. 体温过高　与痢疾杆菌内毒素释放内源性致热原有关。
3. 腹泻　与肠道炎症、浅表性溃疡形成导致肠蠕动增强，肠痉挛有关。
4. 组织灌注无效　与中毒性菌痢导致微循环障碍有关。
5. 潜在并发症：休克、脑疝、呼吸衰竭。

九、护理措施

1. 隔离与防护
   - (1) 管理传染源
     1) 严格执行接触隔离措施，防止经消化道和生活接触途径的传播，急性期症状消失、粪培养连续2次阴性，方可解除隔离。
     2) 暴发疫情中的密切接触者，应进行医学观察7天，遵医嘱给予抗生素进行预防。
     3) 慢性菌痢病人和带菌者未治愈前一律不得从事餐饮、水源管理、托幼等行业工作。对上述行业人员至少每年体检1次，并做粪培养；痢疾杆菌阳性者暂调离原岗位，给予隔离治疗，直至粪培养阴性，方可解除访视管理。
   - (2) 切断传播途径：注意饮食和饮水卫生。
   - (3) 保护易感人群
     1) 口服活菌苗：预防痢疾，免疫期可维持6～12个月。
     2) 治疗肠道疾病：治疗肠道寄生虫、慢性消化道疾病，可减少菌痢发生。

2. 一般护理
   - (1) 休息与体位
     1) 急性期应卧床休息。
     2) 中毒性菌痢取平卧或中凹卧位。
   - (2) 饮食
     1) 频繁腹泻者、中毒性菌痢暂禁食，遵医嘱静脉补充水分和热量。
     2) 急性期以低脂流食为宜，病情好转后改为半流饮食。
     3) 慢性菌痢应给予高热量、高蛋白、高维生素、易消化饮食，少量多餐，避免生冷刺激性食物。

3. 用药护理
   - (1) 喹诺酮类药物如环丙沙星、氧氟沙星或诺氟沙星，可出现头痛、腹痛腹泻等胃肠道反应、肾毒性、过敏及粒细胞减少等不良反应。
   - (2) 喹诺酮类药物可能会影响婴幼儿骨发育，故不宜用于小儿及孕妇。
   - (3) 保留灌肠：取左侧卧位，臀部垫高10cm左右，肛管插入7～10cm，保留4小时。

4. 病情观察
   - (1) 排便次数、量和性状。
   - (2) 监测生命体征、意识、尿量等，警惕循环衰竭、脑疝，一旦出现，立即报告医生并配合抢救。

5. 对症护理
   - (1) 腹痛：可用热水袋腹部热敷，或遵医嘱用阿托品或颠茄合剂，禁食生冷食物。
   - (2) 腹泻：急性期禁用止泻剂。便后清洗肛周皮肤，保持清洁干燥。
   - (3) 高热：采用冰敷、温水擦浴、4℃冷盐水灌肠等物理方法或遵医嘱用阿司匹林等药物降温。

6. 中毒性菌痢护理
   - (1) 休克型
     1) 立即取休克卧位，注意保暖。
     2) 建立静脉通道，快速扩容。
     3) 吸氧，保持呼吸道通畅。
     4) 观察生命体征，尤其血压。
     5) 遵医嘱用药：抗生素、肾上腺皮质激素等。
     6) 物理降温。
   - (2) 脑型
     1) 立即抬高床头15°～30°。
     2) 建立静脉通道，快速静脉滴注20%甘露醇。
     3) 吸氧，保持呼吸道通畅。
     4) 观察生命体征（尤其呼吸）及神志（瞳孔）。
     5) 遵医嘱用药：抗生素、镇静剂、肾上腺皮质激素等。
     6) 物理降温。

十、健康教育

1. 宣传讲解菌痢的发病特点、传播方式，改善环境卫生、注意饮食卫生。
2. 急性菌痢应强调休息、饮食、饮水的要求，慢性痢疾应避免饮食不当、腹部受凉、过度疲劳等诱因。
3. 掌握家庭隔离消毒措施及用药注意事项。
4. 提醒病人和带菌者，在隔离的基础上定期随访，遵医嘱彻底治疗，直至痊愈。

要点回顾

1. 菌痢的流行病学特征。
2. 中毒性菌痢的表现。
3. 菌痢的确诊依据、处理原则。
4. 菌痢的隔离要求。

模拟试题栏——识破命题思路，提升应试能力

一、专业实务

A₁型题

1. 细菌性痢疾的典型大便性状是
   A. 黏液脓血便　　B. 果酱样便
   C. 黄色水样便　　D. 米泔水样便
   E. 洗肉水样便

A₂型题

2. 病儿，男，4岁。急性腹泻入院，考虑急性菌痢。下述哪项可帮助确诊
   A. 粪便镜检可见大量成堆的白细胞
   B. 大便培养痢疾杆菌阳性
   C. 白细胞总数增加
   D. 肉眼可见黏液脓血便
   E. 粪便镜检可见散在的红细胞

二、实践能力

A₁型题

3. 成年人患细菌性痢疾时，首选药物推荐
   A. 左氧氟沙星　　B. 庆大霉素
   C. 乙酰螺旋霉素　D. 阿莫西林
   E. 灰黄霉素

A₂型题

4. 病儿，5岁半，发热半天，2小时前出现嗜睡。查体：体温38℃，脉搏160次/分，呼吸22次/分，血压80/50mmHg。神志不清，四肢末端发凉。最重要的治疗措施是
   A. 补充血容量　　B. 药物降温
   C. 应用洋地黄类药物　D. 利尿
   E. 选用敏感抗生素

A₃/A₄型题

（5～7题共用题干）

病人，男，52岁。3个月前患急性菌痢，因治疗不彻底，出现反复腹泻。诊断为慢性细菌性痢疾。

5. 分析其传播途径是
   A. 呼吸道传播　　B. 消化道传播
   C. 体液传播　　　D. 接触传播
   E. 虫媒传播

6. 护士遵医嘱给予0.5%新霉素溶液保留灌肠，体位安置正确的是
   A. 左侧卧位　　　B. 右侧卧位
   C. 平卧位　　　　D. 膝胸位
   E. 俯卧位

7. 护士关于保留灌肠的操作，错误的是
   A. 嘱病人先排尿、排便
   B. 将臀部抬高约10cm
   C. 肛管插入肛门7～10cm
   D. 保留灌肠时间约30分钟
   E. 应尽量安排在睡眠前灌入

第5节　流行性脑脊髓膜炎

考点提纲栏——提炼教材精华，突显高频考点

一、概述

1. 流行性脑脊髓膜炎简称流脑，是由脑膜炎奈瑟菌（脑膜炎双球菌）感染脑膜或脑脊髓膜引起的急性呼吸道传染病。

2. 潜伏期1～7天，一般2～3天。
3. 典型临床症状：高热、头痛、呕吐、瘀点瘀斑和脑膜刺激征，严重者可有休克及脑实质损害。脑脊液呈化脓性改变。
4. 流行性脑脊髓膜炎属于乙类传染病，需严格管理。

二、病原学及发病机制

1. 脑膜炎双球菌
   - （1）革兰氏阴性菌，奈瑟菌属，专性需氧菌，营养要求高。巧克力血琼脂平板（5%～10% CO_2，pH 7.4～7.6）。
   - （2）含有自溶酶，且易体外自溶。该菌对寒冷、干燥较敏感，对一般消毒剂敏感。
   - （3）发现部位：人是唯一宿主。可从带菌者或病人的鼻咽部、血、脑脊液和皮肤瘀斑中分离到病原菌。

2. 机制
   - （1）脑膜炎双球菌自鼻咽部入侵机体
     1）免疫力强，细菌被清除。
     2）免疫力弱，表现为隐性感染。
     3）免疫力低下、细菌数量多、毒力强，细菌入血，大多表现为短暂菌血症。
   - （2）细菌释放的内毒素是重要致病因素
     1）仅少数发展为血管内皮损害，出现皮肤瘀点瘀斑（败血症期）。
     2）透过血脑屏障，作用于脑脊髓膜，引起化脓性脑脊髓膜炎（脑膜炎期）。
     3）大量内毒素：①激活补体及凝血系统，导致小血管痉挛微循环障碍，休克和（或）DIC（暴发休克型）。②脑实质病变，引起脑炎（暴发脑膜脑炎型）。

三、流行病学

1. 传染源　隐性感染者、病人。
2. 传播途径　飞沫为主，接触为辅。
3. 易感人群　普遍易感。儿童多见，其中6个月至2岁时发生率最高。
4. 流行特征　冬春季多见。与上呼吸道感染高发有关。

四、临床表现

1. 普通型（最常见）
   - （1）前驱期
     1）表现为低热、鼻塞、咽痛等上呼吸道感染症状，持续1～2天，鼻咽拭子培养常可发现病原菌。
     2）传染性最强。因发病急、进展快、易被忽视。
   - （2）败血症期
     1）此期持续1～2天。
     2）全身毒血症状：突起高热、头痛、呕吐、全身乏力酸痛、食欲缺乏及神志淡漠等。
     3）特征性表现：皮肤黏膜可见瘀点或瘀斑，严重者可发生皮肤黏膜大片坏死。
     4）此期血培养可阳性，瘀斑涂片可找到病原菌。
   - （3）脑膜炎期
     1）此期持续2～5天。
     2）高热及毒血症状持续，瘀点瘀斑持续，中枢神经系统症状加重。
     3）头痛剧烈、呕吐频繁、烦躁不安及惊厥、昏迷等，脑膜刺激征阳性。
     4）脑脊液呈化脓性改变，压力增高。
   - （4）恢复期
     1）此期1～3周。
     2）体温渐至正常，皮肤黏膜瘀点、瘀斑吸收或结痂愈合。
     3）意识和精神状态改善，神经系统检查恢复正常。

2. 暴发型（较少见，病死率高）
   - （1）休克型
     1）多见于2岁以下婴幼儿。
     2）全身毒血症状：急起寒战、高热（或体温不升）。
     3）短时间内（12小时内）全身出现广泛瘀点、瘀斑，且迅速融合成大片或继以大片坏死。

2. 暴发型（较少见，病死率高）
- （1）休克型
  - 4）循环衰竭是本型的特征，表现为休克，严重者并发DIC。
  - 5）多无脑膜刺激征，脑脊液改变不明显。
- （2）脑膜炎型
  - 1）多见于年长儿。主要表现为脑实质炎症和水肿。
  - 2）神经系统表现：①迅速陷入昏迷。②频繁惊厥。③脑膜刺激征阳性。④锥体束征阳性。⑤颅内压增高，为本型特征性症状，表现为剧烈头痛、呕吐频繁。⑥重者出现呼吸衰竭、脑疝。
  - 3）全身毒血症状：寒战、高热等。
- （3）混合型
  - 1）兼有上述二型的临床表现，同时或先后出现。
  - 2）最严重，病死率高达80%。

3. 轻型
- （1）常见于流行后期。
- （2）低热、细小出血点、轻度头痛及呕吐。
- （3）咽拭子可见脑膜炎双球菌。

4. 慢性型
- （1）少见。多为成人。
- （2）病程迁延数周至数月。表现为间歇性发热。
- （3）血培养脑膜炎双球菌阳性。

五、辅助检查

1. 血常规　白细胞总数明显增加，（10～30）×10^9/L。中性粒细胞80%～90%。并发DIC时血小板减少。

2. 脑脊液检查　脑脊液压力升高，外观混浊。白细胞明显增多，以中性粒细胞为主，蛋白质水平显著增高，糖及氯化物含量明显减少。

3. 细菌学检查
- （1）确诊的重要方法。
- （2）涂片检查：皮肤瘀点、瘀斑和脑脊液沉淀涂片检查，尤其皮肤瘀点、瘀斑涂片检查常作为早期诊断的依据。
- （3）细菌培养：使用抗菌药物前，取血、脑脊液、瘀点瘀斑处组织液进行细菌培养和药敏试验，阳性可确诊。标本采集后应于1小时内立即送检，避免细菌自溶出现假阴性。

4. 血清免疫学检查
- （1）脑膜炎双球菌抗原检测，阳性率90%以上。
- （2）可用于早期诊断或已用抗生素治疗或细菌学检查阴性者。

六、治疗要点

1. 流行期间，若出现突起高热、瘀点瘀斑，应于采集标本后立即按流脑就地隔离治疗。

2. 普通型　抗菌治疗最重要。
- （1）病原治疗：首选青霉素，大剂量，疗程5～7天。
- （2）对症治疗：降温、镇静、脱水降颅内压。
- （3）若早期诊断及时，及时用抗生素，可治愈。

3. 暴发型
- （1）休克型
  - 1）尽早用青霉素，首剂加倍。
  - 2）迅速补充血容量。
  - 3）纠正酸中毒。
  - 4）应用血管活性药物。
  - 5）治疗DIC，及时使用肝素治疗。
  - 6）应用肾上腺皮质激素。
  - 7）保护重要脏器功能。
- （2）脑膜脑炎型
  - 1）尽早用青霉素，首剂加倍。
  - 2）脱水降颅内压，快速静脉滴注20%甘露醇。
  - 3）防治呼吸衰竭及惊厥。

七、护理诊断/问题

1. 有感染的危险　与脑膜炎双球菌经飞沫、接触传播有关。
2. 体温过高　与脑膜炎双球菌感染导致败血症有关。

3. 组织灌注无效　与内毒素导致的微循环障碍有关。
4. 有皮肤完整性受损的危险　与意识障碍、内毒素损伤皮肤小血管有关。

八、护理措施

1. 隔离防护
   - （1）管理传染源
     1）飞沫隔离为主、接触隔离为辅。
     2）隔离至症状消失后3天，但不少于发病后7天。
     3）早治疗：就地治疗，30分钟内给予敏感、透过血脑屏障、足量抗生素。
   - （2）切断传播途径
     1）加强防护：流行季节，易感者戴口罩；避免聚集；保持1m距离。
     2）严格消毒：环境通风、消毒。
   - （3）保护易感人群
     1）增强抵抗力：注意保暖，加强锻炼。
     2）接种疫苗：A+C群流脑疫苗。
     3）药物预防：密接者给予磺胺甲噁唑（SMZ）、头孢曲松、氧氟沙星等。

2. 一般护理
   - （1）休息指导
     1）发热和意识障碍者绝对卧床休息。
     2）根据病情采取适当体位、呕吐时头偏向一侧。
     3）注意安全，防止坠床、误吸。
   - （2）饮食指导　高热量、高蛋白、高维生素，清淡易消化。

3. 用药护理
   - （1）青霉素：注意间隔时间、疗程及过敏反应等。
   - （2）磺胺类：注意碱化尿液。
   - （3）血管活性药物：避免低血压。
   - （4）20%甘露醇：快速，观察颅内压、尿量等。
   - （5）补充血容量：严防心力衰竭。

4. 病情观察
   - （1）一般表现：生命体征、神志、瞳孔、尿量等。
   - （2）特殊表现
     1）脑疝先兆观察。
     2）瘀点瘀斑有无坏死。
     3）重要脏器功能、并发症。

5. 对症护理
   - （1）细菌血标本采集：使用抗生素前，及时送检。
   - （2）腰穿护理：腰穿后平卧6小时。
   - （3）皮肤护理：保护瘀点瘀斑处皮肤。
   - （4）暴发休克型
     1）立即取休克卧位、保暖，建立静脉通道，迅速扩容。
     2）吸氧、测量生命体征（尤其注意血压）。
     3）应用抗生素。
     4）观察临床表现、尿量等。
     5）物理降温或药物降温。
     6）皮肤护理。
   - （5）暴发脑膜脑炎型
     1）立即头抬高15°～30°。
     2）建立静脉通道，快速静脉滴注20%甘露醇。
     3）吸氧、测量生命体征（尤其注意呼吸）。
     4）应用抗生素。
     5）观察临床表现、神志、瞳孔、尿量等。
     6）保持呼吸道通畅，注意安全。

九、健康教育

1. 流行季节前预防接种脑膜炎奈瑟菌疫苗。
2. 密切接触者应医学观察7天，切断传播途径。可预防性口服磺胺类药物。
3. 有后遗症者，坚持康复训练。

要点回顾

1. 流脑的流行病学特征。
2. 流脑的典型症状、确诊依据和首选抗菌药物。
3. 流脑的隔离要求。

模拟试题栏——识破命题思路，提升应试能力

一、专业实务

A₁型题

1. 引起流行性脑脊髓膜炎的病原体是
   A. 脑膜炎奈瑟菌　　B. 金黄色葡萄球菌
   C. 大肠埃希菌　　　D. 溶血性链球菌
   E. 铜绿假单胞菌

A₃/A₄型题

（2、3题共用题干）
　　病儿，5岁。因突然高热、头痛、呕吐1天入院，诊断为流行性脑脊髓膜炎。

2. 该病儿感染此病的途径是
   A. 母婴传播　　　　B. 呼吸道传播
   C. 消化道传播　　　D. 血液传播
   E. 蚊虫媒介

3. 确诊检查项目是
   A. 白细胞总数15×10⁹/L
   B. 中性粒细胞88%
   C. 脑脊液混浊
   D. 特异性抗体阳性
   E. 血和脑脊液培养发现病原菌

二、实践能力

A₁型题

4. 流行性脑脊髓膜炎病人典型的皮肤黏膜体征是
   A. 发绀　　　　　　B. 色素沉着
   C. 白斑　　　　　　D. 瘀点、瘀斑
   E. 黄疸

A₂型题

5. 病儿，男，5岁。因突然高热、头痛、呕吐1天入院，诊断为流行性脑脊髓膜炎。可以考虑首选的抗生素是
   A. 青霉素　　　　　B. 乙酰螺旋霉素
   C. 利福平　　　　　D. 复方SMZ
   E. 卡那霉素

6. 病儿，男，5岁。因突然高热、头痛、呕吐1天入院，为确诊是否患了流行性脑脊髓膜炎，需要立即进行血液培养，以下护士的操作哪项**不正确**
   A. 选择巧克力-琼脂培养皿收集标本
   B. 采集后标本要保暖（30～50℃）
   C. 标本要及时送检
   D. 标本要及时进行实验室检查
   E. 先尽快使用抗菌药物治疗，然后采集标本送检

第6节　流行性乙型脑炎

考点提纲栏——提炼教材精华，突显高频考点

一、概述

1. 流行性乙型脑炎简称乙脑，是由乙脑病毒引起的中枢神经系统急性传染病。
2. 临床表现为高热、意识障碍、惊厥、脑膜刺激征，严重者呼吸衰竭。
3. 普通型大多预后良好，重型、极重型病死率高，存活者多有后遗症。
4. 流行性乙型脑炎属乙类传染病，需严格管理。
5. 潜伏期4～21天，一般为10～15天。

二、病原学及发病机制

1. 乙脑病毒属黄病毒属，单股RNA、嗜神经病毒。
2. 乙脑病毒外界抵抗力较弱，耐低温和干燥，不耐热，对乙醚、酸和一般消毒剂均敏感。
3. 乙脑病毒感染人体后，首先在单核巨噬细胞内繁殖。
4. 入血后形成短暂的病毒血症，若机体免疫力强，病毒被清除，呈隐性感染或轻型感染。

5. 癫痫、高血压、脑血管疾病和脑外伤等导致血-脑脊液屏障功能降低，使病毒更易进入中枢神经系统，引起脑实质病变，其机制与病毒对神经组织的直接侵袭有关，致神经细胞坏死，胶质增生，炎症细胞浸润，另外也与免疫损伤有关，导致血管壁破坏，脑组织供血障碍坏死，免疫反应的强烈程度与病情的轻重及预后密切相关（损伤延脑呼吸中枢可以引起呼吸衰竭）。

三、流行病学

1. 传染源
   - （1）乙脑是人兽共患的自然疫源性疾病。
   - （2）猪是主要传染源和中间宿主。
   - （3）人被感染后病毒血症时间短、病毒含量少，人不是主要传染源。

2. 传播途径
   - （1）蚊虫叮咬传播：蚊虫为主要传播媒介，国内主要为三带喙库蚊。
   - （2）蚊虫携带病毒可越冬并经卵传代，故其是乙脑病毒的长期储存宿主。

3. 易感人群
   - （1）普遍易感。
   - （2）10岁以下儿童多见，2～6岁发病率最高。
   - （3）婴儿可从母体获得抗体而具有免疫力，发病率较低。
   - （4）流行期间隐性感染最常见。成人多因隐性感染获持久免疫力。

4. 流行特征
   - （1）夏秋季流行，与气温、雨量、蚊虫滋生有关。
   - （2）人类乙脑流行多发生在猪乙脑流行后1～2个月。故检测猪乙脑病毒感染率可预测人群流行趋势。

四、临床表现

1. 初期　病初1～3天。
   - （1）易被误诊为上呼吸道感染。
   - （2）病毒血症表现：起病急，体温达39℃，伴头痛、喷射状呕吐等。

2. 极期　病程第4～10天。
   - （1）全身毒血症状加重，持续高热，体温高达40℃以上。为本病必有表现。
   - （2）脑实质受损症状突出：①意识障碍：主要症状。程度不等，嗜睡常为早期特异性表现。昏迷时间越长，预后越差。②惊厥或抽搐：与脑实质炎症、脑水肿、高热有关。③呼吸衰竭：乙脑最严重的表现及主要死因。主要是中枢性呼吸衰竭，常由于脑实质损害、脑水肿、脑疝等损害呼吸中枢而引起，表现为呼吸表浅及呼吸节律不整，如双吸气、呼吸暂停、潮式呼吸等。
   - （3）高热、惊厥及呼吸衰竭称为乙脑三联征，常互为因果，相互影响。
   - （4）严重者出现脑膜刺激征。
   - （5）并发症以支气管肺炎最常见。

3. 恢复期
   - （1）多数病人进入恢复期于2周内完全恢复。
   - （2）重症恢复较慢，经治疗多于6个月内恢复。

4. 后遗症期
   - （1）少数有后遗症。
   - （2）经积极治疗，后遗症可有一定恢复。但癫痫等后遗症可终身存在。

五、辅助检查

1. 血常规
   - （1）与大多数病毒感染性疾病不同。
   - （2）白细胞计数多在（10～20）×10^9/L，中粒细胞增至80%以上。

2. 脑脊液
   - （1）无色透明，压力增高。
   - （2）白细胞计数增加，蛋白质轻度增加，糖和氯化物正常。

3. 血清学检查
   - （1）血及脑脊液中出现特异性IgM抗体是最常用的早期诊断方法。
   - （2）特异性IgG抗体滴度恢复期与急性期有4倍或以上增高，有诊断价值。

4. 病原学检查
   - （1）病毒存在于脑组织中，从脑脊液或血清不易分离出病毒。
   - （2）病毒抗原或核酸检测阳性，可确诊。

六、治疗要点

1. 无特效治疗。

2. 对症治疗，处理好高热、惊厥、呼吸衰竭
   - （1）退热：物理降温为主，药物为辅。
   - （2）控制惊厥或抽搐
     1) 脑水肿致惊厥者，脱水减轻脑水肿。
     2) 高热致惊厥者，降温。
     3) 脑实质炎症致惊厥者，首选地西泮。
   - （3）纠正呼吸衰竭
     1) 保持呼吸道通畅。
     2) 氧疗。
     3) 中枢性呼吸衰竭可用呼吸兴奋剂。
     4) 血管扩张药改善脑循环。

3. 早期可试用利巴韦林等抗病毒药物。

4. 后期康复训练，包括吞咽、语言、肢体等功能锻炼。

七、护理诊断/问题

1. 有感染的危险　与乙脑病毒经蚊虫叮咬传播有关。
2. 体温过高　与病毒血症、脑部炎症等影响体温调节中枢有关。
3. 意识障碍　与脑实质炎症、脑水肿有关。
4. 潜在并发症：脑疝、呼吸衰竭、继发感染等。

八、护理措施

1. 隔离防护
   - （1）管理传染源
     1) 实施接触隔离（主要是蚊虫叮咬隔离），隔离至体温正常。
     2) 乙脑流行季节前给幼猪接种乙脑疫苗。
   - （2）切断传播途径：防蚊灭蚊。
   - （3）保护易感人群
     1) 接种乙脑疫苗是根本措施。应在流行季节前1个月完成接种。
     2) 接种对象：10岁以下儿童。
     3) 接种后可获得较久免疫力。

2. 一般护理
   - （1）休息
     1) 急性期绝对卧床休息：①环境舒适：病室温湿度适宜，防蚊灭蚊。②减少刺激：有计划安排护理操作，减少刺激，避免诱发惊厥。
     2) 昏迷者取合适体位：①取头高足低位，利于减轻脑水肿。②头偏向一侧，避免误吸。③防坠床。
   - （2）饮食
     1) 高热时：清淡、易消化、高热量、高蛋白流食为宜。
     2) 昏迷及有吞咽困难者：以鼻饲或静脉补充水分和营养。
     3) 恢复期：注意逐渐增加高营养、高热量饮食，增强抵抗力。
   - （3）昏迷者加强眼、鼻、口腔、皮肤等基础护理。

3. 用药护理
   - （1）使用镇静剂：注意剂量、间隔时间，重点观察呼吸、意识状态。
   - （2）使用呼吸兴奋剂：注意用药速度，避免诱发抽搐。
   - （3）使用脱水剂：注意快速、防渗漏，重点观察尿量、心率。
   - （4）使用亚冬眠疗法：注意观察呼吸，确保呼吸道通畅。

4. 病情观察
   - （1）监测生命体征、意识、瞳孔、反射。
   - （2）及时发现颅内压增高及脑疝的先兆。
   - （3）观察惊厥发作先兆。
   - （4）观察血氧饱和度、血气分析，以及水、电解质变化。
   - （5）观察有无肺部感染及压疮等。

5. 对症护理
- （1）高热
  1) 以物理降温为主。如戴冰帽、擦浴、4℃冷盐水灌肠、大血管处放置冰袋等。高热伴四肢厥冷者禁用冷敷及乙醇擦浴。
  2) 药物降温：可应用解热药，对于高热并频繁抽搐者可采用亚冬眠疗法。
  3) 控制室温30℃以下。
- （2）惊厥或抽搐
  1) 及早发现先兆，如烦躁、肢体紧张、眼球上翻、口角抽动等，及时处理。
  2) 保持呼吸道通畅。取平卧位，头偏向一侧，松解领口，及时吸痰，中流量给氧。
  3) 使用压舌板或开口器，防舌后坠阻塞呼吸道。
  4) 专人守护，设置床挡，防止坠床。
- （3）呼吸衰竭
  1) 保持呼吸道通畅，予翻身、拍背、吸痰、雾化吸入、吸氧等。
  2) 脑水肿者予头部降温、遵医嘱用脱水剂、糖皮质激素治疗。
  3) 遵医嘱应用呼吸兴奋剂。
  4) 监测血气分析。

九、健康教育

1. 宣传预防知识。
2. 采取预防措施　防蚊、灭蚊工作。易感人群接种乙脑疫苗。
3. 及时治疗，降低病死及致残率。
4. 指导后遗症者进行康复训练。

要点回顾

1. 乙脑的流行病学特征。
2. 乙脑极期的三个主要症状。
3. 在流行病学、诊断、治疗等方面乙脑与流脑的区别。

模拟试题栏——识破命题思路，提升应试能力

一、专业实务

A_1型题

1. 流行性乙型脑炎对中枢神经系统的损害中，最主要的受累部位是
   A. 间脑、中脑　　B. 硬脑膜
   C. 脑桥　　　　　D. 端脑
   E. 脊髓灰质

A_2型题

2. 病儿，男，6岁。高热、惊厥入院，考虑流行性乙型脑炎。下述哪项可能是导致病儿患病的传染源
   A. 乙脑病人　　　B. 猪
   C. 牛　　　　　　D. 蚊虫
   E. 隐性感染者

3. 病儿，女，6岁。高热、惊厥入院，考虑流行性乙型脑炎。下述哪项检查结果最有诊断价值
   A. 白细胞计数 $15×10^9$/L
   B. 中性粒细胞83%
   C. 脑脊液压力增高
   D. 脑脊液中蛋白质轻度增加
   E. 脑脊液中出现特异性IgM抗体

二、实践能力

A_1型题

4. 流行性乙型脑炎极期最严重的三大主要症状是
   A. 高热、惊厥、呼吸衰竭
   B. 惊厥、呼吸衰竭、循环衰竭
   C. 高热、意识障碍、呼吸衰竭
   D. 高热、惊厥、循环衰竭
   E. 意识障碍、呼吸衰竭、循环衰竭

5. 流行性乙型脑炎病人常见的护理问题不包括
   A. 体温过高　与乙脑病毒感染有关
   B. 意识障碍　与脑实质炎症、脑水肿有关
   C. 潜在并发症：脑疝
   D. 潜在并发症：呼吸衰竭
   E. 皮肤完整性受损

A_2型题

6. 某社区护士拟向社区居民宣传乙脑的预防知识，在强调接种乙脑疫苗的同时，还应动员社区居民重点做好
   A. 家禽管理　　　B. 灭蝇工作
   C. 家畜管理　　　D. 灭鼠工作
   E. 灭蚊工作

第7节 流行性感冒

考点提纲栏——提炼教材精华，突显高频考点

一、概述
1. 流行性感冒是由流感病毒引起的急性呼吸道感染，传染性强、传播速度快。主要通过飞沫、接触传播。
2. 典型临床症状：全身中毒症状较重，呼吸道症状较轻，常表现为寒战、高热、头痛、全身酸痛，伴有或不伴有鼻塞、流涕、咽痛、干咳、眼结膜充血、咽部充血等卡他症状。
3. 本病具有自限性，无并发症的病人通常5~10天可自愈。但婴幼儿、老年人和存在心肺基础疾病的病人易并发肺炎等严重并发症而导致死亡。
4. 丙类传染病，需监督管理。

二、病原学及发病机制
1. 流感病毒
   - （1）包膜：血凝素（HA，1~15个亚型）和神经氨酸酶（NA，1~9个亚型），具有抗原性。HA和NA的变异是流感病毒变异的主要原因。
   - （2）核壳体：含有核蛋白、聚合酶蛋白、病毒RNA等。
2. 病毒分类分型
   - （1）根据感染对象分为人、猪、马及禽流感病毒。
   - （2）根据蛋白抗原性不同，分为甲、乙、丙3型，甲型流感病毒抗原变异性最强，常引起大流行。
   - （3）根据HA和NA的抗原性又分若干亚型，如H5N1/H7N9等。
3. 机制 流感病毒通过飞沫进入呼吸道上皮细胞内复制。在NA的作用下，细胞释放病毒颗粒，感染呼吸道的其他细胞。被感染的细胞变性、坏死、溶解或脱落，就引起呼吸道炎症反应甚至全身症状。

三、流行病学
1. 传染源
   - （1）病人和隐性感染者是主要传染源。
   - （2）自潜伏期末即可传染，传染期1周，以发病3天内传染性最强。
2. 传播途径
   - （1）飞沫传播为主：通过说话、咳嗽或喷嚏等传播。传播速度取决于人群拥挤程度。
   - （2）接触传播为辅：通过污染食具或玩具的接触传播。
3. 易感人群 普遍易感，与年龄、性别、职业等都无关。感染后对同一抗原型可获得不同程度的免疫力，同型免疫力通常不超过1年，流感病毒3个型别之间无交叉免疫。病毒变异后，人群重新易感，故可反复发病。
4. 流行特征 突然发病、发病率高、迅速蔓延、流行过程短但能多次反复。以冬春季节为多，大流行主要由甲型流感病毒引起。

四、临床表现 潜伏期1~3天，最短数小时，最长4天。各型流感病毒所致症状基本一致，但可有轻重不同。
1. 单纯型流感 突然起病，畏寒高热，体温达39~40℃，头痛、全身肌肉关节酸痛、极度乏力、食欲减退等全身症状较重，可有咽喉痛、干咳、鼻塞、流涕等呼吸道卡他症状，但较轻。如无并发症呈自限性过程，多于发病3~4天后体温逐渐消退，全身症状好转，但咳嗽、体力恢复常需1~2周。轻症流感与普通感冒相似，症状轻，病程2~4天。
2. 肺炎型流感 实质上是并发了流感病毒性肺炎，多见于老年人、儿童、原有心肺疾病的人群。主要表现为高热持续不退，剧烈咳嗽、咳血痰或脓性痰、呼吸急促、发绀，肺部可闻及湿啰音。胸片提示两肺有散在的絮状阴影。痰培养无致病细菌生长，可分离出流感病毒。可因呼吸循环衰竭而死亡。
3. 中毒型流感 表现为高热、休克、呼吸衰竭、中枢神经系统损害及弥散性血管内凝血等严重症状，病死率高。
4. 胃肠型流感 除发热外，以呕吐、腹痛、腹泻为显著特点，儿童多于成人。2~3天即可恢复。
5. 特殊人群流感
   - （1）儿童：在流感流行季节，超过40%的学龄前儿童及30%的学龄儿童罹患流感。婴幼儿流感的临床症状往往不典型，可出现高热惊厥。小儿流感病毒易出现喉炎、气管炎、支气管炎、毛细支气管炎、肺炎及胃肠道症状。

5. 特殊人群流感
- （2）老年人：老年人常有呼吸系统、心血管系统等原发病，因此老年人感染流感病毒后病情多较重，病情进展快，易发生肺炎。
- （3）妊娠妇女：中晚期妊娠妇女感染流感病毒后易发生肺炎，迅速出现呼吸困难、低氧血症甚至急性呼吸窘迫综合征，可导致流产、早产、胎儿窘迫及胎死宫内。
- （4）免疫缺陷人群：免疫缺陷人群感染流感病毒后，发生重症流感的危险性明显增加，病死率较高。

6. 并发症　主要包括继发性细菌感染，如急性鼻窦炎、急性中耳炎、急性化脓性扁桃体炎、细菌性气管炎、细菌性肺炎，此外还可并发中毒性休克、中毒性心肌炎等。

五、辅助检查

1. 血常规　白细胞总数减少，尤其是中性粒细胞显著减少。
2. 病毒分离　是确诊的金指标。将起病3日内病人呼吸道标本如鼻咽分泌物、口腔含漱液、气管吸出物、呼吸道上皮细胞等直接接种于鸡胚羊膜囊进行病毒分离。
3. 特异性抗原检测及核酸检测　检查起病3日内病人呼吸道标本，用于早期诊断。
4. 血清抗体检测　用于回顾性诊断和流行病学调查。急性期和恢复期双份血清的流感病毒特异性IgG抗体水平呈4倍及以上升高，有临床意义。

六、治疗要点

1. 抗病毒治疗
- （1）抗病毒治疗是流感治疗最基本和最重要的环节。
- （2）发病48小时内尽早使用抗病毒药物。
- （3）早期使用抗流感病毒药物可以缓解流感症状、缩短病程，降低并发症的发生、缩短排毒时间、降低病死率。
- （4）在流行期间，预防性使用抗病毒药物可能会降低患病率。
- （5）奥司他韦：NA抑制剂。能特异性地抑制甲型、乙型流感病毒NA，抑制病毒释放，减少病毒传播。
- （6）金刚烷胺：离子通道阻滞剂。能阻滞流感病毒进入宿主细胞，抑制病毒复制，但仅对甲型流感病毒有抑制作用。
- （7）利巴韦林：核苷类广谱抗病毒药。需大剂量才对甲型、乙型流感有效，且有致畸性、致突变、骨髓抑制等副作用。

2. 中医药辨证论治。

3. 对症治疗　可应用解热药、缓解鼻黏膜充血药、止咳祛痰药等。加强支持治疗，维持内环境稳定，防止继发感染，避免盲目或不恰当地使用抗菌药物。

七、护理诊断/问题

1. 体温过高　与流感病毒感染有关。
2. 疼痛：头痛　与流感病毒感染导致的毒血症、发热等有关。
3. 气体交换受损　与病毒性肺炎有关。
4. 潜在并发症：呼吸系统细菌感染。

八、护理措施

1. 隔离
- （1）应对疑似和确诊病人进行隔离。
- （2）当疑似流感暴发时，应及时向疾病控制部门报告，按呼吸道隔离要求，隔离病人1周或至主要症状消失。
- （3）隔离期间避免外出，如外出需戴口罩。

2. 休息和活动　急性期应卧床休息，协助病人做好生活护理。

3. 营养与饮食
- （1）发热时应多饮水，给予易消化、营养丰富的富含维生素的饮食。
- （2）伴呕吐或腹泻严重者，应适当增加静脉营养的供给。

4. 病情观察
- （1）观察病人的生命体征，注意体温、脉搏、呼吸的改变。
- （2）观察病人有无高热不退、呼吸急促、发绀等。
- （3）协助采集血液、痰液或呼吸道分泌物标本，以明确诊断或发现继发性细菌感染。

5. 对症护理　出现咳嗽、咳痰、胸闷、气急、发绀等肺炎症状时，应协助其取半卧位，吸氧，必要时吸痰，及时报告医生处理。

九、健康教育

1. 疾病预防指导　增强体质，流行时应尽可减少公众集会。房间定期通风。

2. 保护易感人群
   - （1）接种疫苗是预防流感的基本措施，可获得60%～90%的保护效果。
   - （2）老人、儿童、使用免疫抑制剂及易出现并发症者，是流感疫苗最合适的接种对象。
   - （3）发热或急性感染期最好推迟接种。
   - （4）严重过敏体质者、妊娠3个月以内的孕妇等禁忌接种。

要点回顾

1. 流感的流行病学特征。
2. 流感的典型症状、确诊依据和抗病毒治疗时机。
3. 流感的隔离要求。

模拟试题栏——识破命题思路，提升应试能力

一、专业实务

A₁型题

1. 能抑制甲型流感病毒的药物是
   - A. 抗病毒口服液
   - B. 板蓝根
   - C. 恩替卡韦
   - D. 利巴韦林
   - E. 奥司他韦

A₂型题

2. 病人，男，27岁，农学院技术员。7天前因某养鸡场发生鸡瘟受邀前往指导工作。2天前高热、全身酸痛、咳嗽，X线发现双肺实质炎症，考虑可能的诊断是
   - A. 严重急性呼吸综合征
   - B. 流行性感冒
   - C. 钩端螺旋体病
   - D. 人感染高致病性禽流感
   - E. 恙虫病

3. 病儿，男，6岁。高热入院，考虑流行性感冒。最可能的传播途径是
   - A. 飞沫传播
   - B. 食物传播
   - C. 接触传播
   - D. 血液传播
   - E. 虫媒传播

二、实践能力

A₁型题

4. 确诊流行性感冒最主要的依据是
   - A. 发病季节
   - B. 上呼吸道症状较轻，发热和全身中毒症状也较轻
   - C. 病毒分离
   - D. 影像学检查
   - E. 白细胞总数正常或降低，淋巴细胞水平增高

A₂型题

5. 某社区护士拟向社区居民宣传流行性感冒的预防知识，下列哪项是错误的
   - A. 对流感病人进行隔离治疗
   - B. 流感流行前接种流感疫苗
   - C. 流行期间减少公众集会活动
   - D. 对公共场所进行消毒
   - E. 流感流行前，对所有易感人群使用金刚烷胺进行药物预防

（刘　辉）

第13章 老年保健

考点提纲栏——提炼教材精华，突显高频考点

第1节 老年人的特点

一、生理特点

1. 感官系统
   - （1）视觉：容易出现"老视"（远视眼）、老年性白内障、青光眼。
   - （2）听觉：听力逐渐下降，出现老年性耳聋，甚至听力丧失。
   - （3）味觉：味觉功能减退，对酸甜苦咸的敏感性下降，特别对咸、甜味感觉显著迟钝。
   - （4）嗅觉：对气味的分辨能力下降，嗅觉功能减退而影响食欲。
   - （5）本体觉：对冷、热、痛觉、触觉等反应迟钝。
   - （6）皮肤：皮肤的改变是衰老的最初标志，皮肤松弛、皱纹增加、表面失去光泽，皮肤暴露部位可见老年斑。

2. 呼吸系统
   - （1）胸廓：胸腔前后径增大，出现桶状胸。
   - （2）呼吸道：分泌物不易咳出，易引起呼吸道感染。
   - （3）肺：肺泡数量减少，肺泡融合，肺泡腔增大，肺泡壁的微血管逐渐减少或部分消失，导致肺的呼吸面积减少，肺活量与最大呼气量减少，换气效率明显降低。

3. 循环系统
   - （1）心脏：心肌收缩力降低，顺应性下降，心输出量减少。
   - （2）血管：血管壁增厚，血管外周阻力增加，导致收缩压、脉压增高。

4. 消化系统
   - （1）食管：易引起吞咽困难和食管内食物残留。
   - （2）胃肠道：各种酶的活性降低，胃肠的消化吸收功能减弱，尤其以钙、铁及维生素B_{12}的吸收障碍明显，导致贫血、骨质疏松。肠黏膜萎缩，收缩力减弱，向前推动粪便的动力不足，易引起便秘。
   - （3）肝：肝血流量减少，解毒能力下降，易引起药物性肝损害。

5. 泌尿系统
   - （1）肾脏：肾小球滤过率下降，尿浓缩功能降低。
   - （2）输尿管：输尿管张力减弱，可引起逆行感染。
   - （3）膀胱：膀胱容量减小，膀胱括约肌萎缩，易发生尿急、尿频、夜尿量增多、尿失禁。
   - （4）尿道：逐渐萎缩，排尿速度减慢，排尿无力、不畅，致膀胱残余尿量增加和尿失禁。

6. 内分泌系统
   - （1）甲状腺：腺体缩小，并有纤维化，甲状腺激素分泌减少，从而导致老年人基础代谢率降低，心率减慢，并影响脂类代谢，易使血中胆固醇水平增高。
   - （2）肾上腺：肾上腺功能减退，肾上腺皮质激素分泌失调，引起物质代谢紊乱、应激反应能力降低。
   - （3）胰腺：胰岛B细胞功能降低，胰岛素受体对胰岛素的敏感性降低，容易发生胰岛素依赖型糖尿病。

7. 运动系统
   - （1）骨骼：骨质密度降低，骨质疏松、骨脆性增加，易导致骨质疏松症、骨软化症、骨折。
   - （2）关节：关节囊和肌腱韧带变硬，导致关节的灵活性减弱。

二、心理特点

1. 记忆　远期记忆的保持相对比近期记忆的保持好，再认能力比回忆能力好，逻辑记忆比机械记忆好。

2. 智力　可分为液态智力和晶态智力。
   - （1）液态智力是指获得新概念、洞察复杂关系的能力，如近期记忆力、思维敏捷度和反应速度等。
   - （2）晶态智力是指通过学习和掌握社会文化经验而获得的智力，如词汇、理解力和常识等。液态智力一般随年龄的增长而明显减退，而晶态智力不一定随年龄的增长而减退，甚至还有可能提高，直至70~80岁后，才出现缓慢减退。

3. 思维变化　伴随感知和记忆力减退，老年人在概念、逻辑推理和问题解决方面的能力有所下降。

4. 人格　一般不随增龄变化，可分为4种适应方式。
   - （1）整合良好型：能以高度的生活满意感面对新生活，并具备良好的认知能力和自我评价能力。
     1）重组型：退休后继续广泛参加各种社会活动。
     2）集中型：退休后，在一定范围内选择性参加一些比较适合的社会活动。
     3）离退型：退休后，生活满意，但活动水平低，满足于逍遥自在。
   - （2）防御型：特点为完全否认衰老，雄心不减当年，刻意追求目标。
     1）坚持型：退休后，仍继续努力工作，并保持高水平的活动。
     2）收缩型：退休后，热衷于保养和体育锻炼，以努力保持自己躯体的外观。
   - （3）被动依赖型：
     1）寻求援助型：需通过外界的帮助以适应老年期的生活。
     2）冷漠型：对生活无目标，对任何事物均不关心，几乎不与他人联系，不参加任何社会活动。
   - （4）整合不良型：存在明显的心理障碍，需要在家庭的照顾下和社会组织的帮助下才能生活。

5. 情感与意志变化　老化过程中情绪相对稳定，老年人能较理智控制自己的情绪。

三、患病特点

1. 多种疾病同时存在。
2. 临床症状及体征不典型。
3. 病程长、病情重。
4. 易发生意识障碍。
5. 易发生水、电解质紊乱。

第2节　老年人的日常保健

一、营养与饮食

1. 营养的需求
   - （1）碳水化合物：占总热能的60%~70%，以谷类、薯类为宜。
   - （2）蛋白质：占总热能的10%~15%，1.0~1.2g/(kg·d)，以鱼、瘦肉、禽、蛋、奶、大豆为宜。
   - （3）脂肪：占总热能的20%~25%，每日脂肪摄入量以50g为宜。
   - （4）维生素：每天至少食用5种蔬菜，薯类500g，水果100g。
   - （5）膳食纤维：30g/d为宜。
   - （6）无机盐和微量元素：主要补充无机盐和微量元素，如钙、铁等。中国营养学会建议老年人每日钙的供给量为800mg。
   - （7）水和电解质：每日饮水不少于2000ml，钠小于6g/d。

2. 饮食原则
   - （1）营养比例适当：在保证摄入足够蛋白质的基础上，限制热量的摄入，选择低脂肪、低糖、低盐，富含维生素及钙、铁的食物。

2. 饮食原则
- （2）食物种类繁多：应注意粗粮与细粮、植物性食物与动物性食物、蔬菜与水果的搭配。
- （3）科学安排饮食：每日早、中、晚三餐食量的比例约为：30%、40%、30%，切勿暴饮暴食或过饥过饱。
- （4）进食宜细嚼慢咽、食物温度适宜，不宜过冷或过热。
- （5）注意饮食卫生：保持餐具的清洁，不吃变质食物，少吃烟熏、油炸及腌制品。
- （6）戒烟、限酒、少饮茶。

二、睡眠与活动

1. 睡眠　老年人睡眠的特点是入睡困难和入睡浅，容易失眠。平均睡眠时间为7小时。

2. 活动
- （1）活动种类：有氧运动为主，如散步、慢跑和游泳、球类运动、跳舞、太极拳与气功。
- （2）活动强度：
  - 1）每周室外活动在3次以上，每次约30分钟，活动时间最好选择在早晨。
  - 2）最简单方便的监测方法：运动后最佳心率（次/分）=170-年龄。身体健壮者则可用：运动后最佳心率（次/分）=180-年龄。

三、跌倒的防护

1. 自身防护措施
- （1）在变换体位时，动作不宜过快，以免发生直立性低血压。
- （2）洗浴时间不宜过长（不超过20分钟），温度不宜过高，提倡坐式淋浴。

2. 居室内外环境及设施安全的要求
- （1）室温：一般以22～24℃为宜，湿度为50%～60%。
- （2）通道：不宜狭窄、不应堆放障碍物。
- （3）照明：尤其是浴室、卧室等处应保证有充足的照明。
- （4）浴室：室内及浴室地面使用防滑材料或防滑垫，浴室及马桶旁设安全扶手和呼叫器。浴室门应留有观察口，门尽量向外开放。

四、老年人用药护理

1. 用药原则
- （1）最佳受益原则：使用药物前需要有明确的诊断，明确的用药适应证，选择疗效肯定、能缓解症状的药物，并确保用药的受益大于风险。
- （2）小剂量和个体化原则：老年人肝肾功能减退，个体差异大，容易产生不良反应，要遵守小剂量、个体化原则。
- （3）五种药物原则：罹患多种疾病时，同时用药种类不超过5种。
- （4）择时原则：根据疾病的昼夜规律、药物起效时间、持续时间选择最佳用药时间，如降压药的最佳服用时间为早上7点、下午3点及晚上7点。
- （5）及时停药原则：长期用药容易产生不良反应，出现新的症状应及时停药并就医。

2. 常用药物注意事项
- （1）降压药物：老年人在服用降压药时，应注意降压要适度，一般以收缩压下降10～30mmHg，舒张压下降10～20mmHg为宜，同时应监测24小时动态血压，睡前不宜服用降压药，以免诱发脑卒中。
- （2）抗生素：服用时注意剂量和疗程。
- （3）胰岛素：服用时注意监测自身血糖、尿糖的变化，以及时调整胰岛素的用量，以免发生低血糖。
- （4）解热镇痛类药：服用时宜采用小剂量，注意监测，避免诱发消化道出血。
- （5）镇静催眠药：服用时宜采用小剂量，且最好几种镇静催眠药交替服用。长期服用时不宜突然停药，以免出现失眠、兴奋、抑郁等问题。

要点回顾

1. 老年人的患病特点。
2. 老年人用药的原则。
3. 老年人运动后最佳心率的计算。

模拟试题栏——识破命题思路，提升应试能力

一、专业实务

A₁型题

1. 下列关于衰老表现的叙述，正确的是
   A. 老年人的体重随年龄的增加而增加
   B. 老年人的血压随年龄的增加而降低
   C. 老年人的心率随年龄的增加而增加
   D. 老年人生活自理能力随增龄而降低
   E. 老年人眼睛近视程度随增龄而增加

2. 关于老年人患病的特点不正确的是
   A. 病程长　　　B. 病情轻
   C. 恢复快　　　D. 临床症状典型
   E. 易发生意识障碍

3. 老年人的晶态智力一般不随年龄的增长而减退，晶态智力是指
   A. 理解能力　　B. 反应速度
   C. 近期记忆力　D. 思维敏捷度
   E. 知觉整合能力

A₂型题

4. 病人，女，76岁。诊断为糖尿病，护士告知其在使用胰岛素的过程中，老年糖尿病病人更易发生低血糖的主要原因是
   A. 对胰岛素敏感导致血糖降低
   B. 肾糖阈降低导致尿糖排出过多
   C. 胃肠功能差导致碳水化合物摄入量减少
   D. 进食不规律导致碳水化合物摄入量减少
   E. 肝功能减退导致对胰岛素灭活能力降低

5. 病人，男，66岁。既往COPD病史15年，病人的胸廓外形变化可能为
   A. 正常　　　　B. 扁平胸
   C. 漏斗胸　　　D. 桶状胸
   E. 佝偻病胸

A₃/A₄型题

（6、7题共用题干）
　　病人，男，75岁。从来不服老，常常提起年轻时候的动人事迹，但是总是被家人抱怨丢三落四。

6. 病人说虽然现在背书不行了，但是理解能力还是很强，病人保持比较好的记忆是
   A. 近期记忆　　B. 远期记忆
   C. 逻辑记忆　　D. 机械记忆
   E. 次级记忆

7. 病人总是念念不忘年轻时的作为，说明病人
   A. 近事记忆好
   B. 远事记忆好
   C. 机械记忆好
   D. 逻辑记忆好
   E. 次级记忆好

二、实践能力

A₁型题

8. 老年人循环系统变化的特征是
   A. 心输出量增加
   B. 收缩压升高
   C. 主动脉壁变薄
   D. 周围动脉壁变薄
   E. 血管软化程度增加

9. 老年人生命体征改变正确的是
   A. 老年人基础体温较成人高
   B. 老年人脉搏较成人快
   C. 老年人呼吸较成人慢
   D. 老年人血压较成人低
   E. 老年人易出现直立性低血压

10. 关于老年人生理特点的叙述，正确的是
    A. 味觉增强
    B. 嗅神经元增多
    C. 心脏收缩力增强
    D. 记忆力增强
    E. 关节灵活性减弱

11. 护士对75岁的老年病人进行皮肤状况的评估，下列信息中，表明皮肤存在潜在问题的是
    A. 皮肤皱纹增多
    B. 皮肤弹性减弱
    C. 皮肤色素沉着增多
    D. 皮肤存在硬结
    E. 皮肤表面干燥粗糙

12. 护士在采集老年人健康史时，正确的是
    A. 交谈一般从既往史开始
    B. 不宜提问简单的开放性问题
    C. 一定要耐心倾听，不要催促
    D. 不宜触摸老年人
    E. 当老年人主诉远离主题时，不要打断

A₂型题

13. 病人，女，56岁。自退休后，几乎不与朋友联系，对以前热衷的舞蹈运动也不感兴趣，对外界

任何事物均不关心，该病人采用的退休适应方式是

A. 离退型　　　　B. 防御型

C. 冷漠型　　　　D. 收缩型

E. 重组型

14. 病人，男，68岁。虽已退休多年，但是退而不休，且干劲十足。该老年人采用的退休适应方式是

A. 被动依赖型　　B. 防御型

C. 坚持型　　　　D. 寻求援助型

E. 重组型

15. 病人，女，58岁。患高血压3年，出院时，向护士询问服药的方法，正确的回答是

A. 血压正常后即可停药

B. 短期内将血压降至正常

C. 最好睡前服用

D. 1周测量1次血压

E. 从小剂量开始

A_3/A_4型题

（16、17题共用题干）

病人，男，76岁。患高血压、冠心病18年。

16. 适合该老年病人的运动方式是

A. 太极拳　　　　B. 排球

C. 山地自行车　　D. 短跑

E. 长跑

17. 病人遵医嘱服用复方丹参滴丸，与复方丹参滴丸药理作用不相符的是

A. 降低血浆黏度　B. 增加心脏血容量

C. 增加脑血流量　D. 抗血栓形成

E. 抑制血小板聚集

（吴东洪）

第14章 中医基础知识

考点提纲栏——提炼教材精华，突显高频考点

一、中医学的基本概念

1. 整体观念　中医认为人体是一个有机的整体，构成人体各个组成部分之间的结构不可分割，生理上互相联系，病理上相互影响。同时也认识到人与自然环境的密切关系。

2. 辨证论治
   - （1）中医诊断和治疗疾病的基本原则。
   - （2）中医对疾病的一种特殊的研究和处理方法，是确定治疗的前提和依据。
   - （3）辨证：将四诊（望、闻、问、切）所收集的资料，通过分析、综合，辨清疾病原因、性质、部位和邪正之间关系，并概括为某种证。
   - （4）论治又称施治，是根据辨证的结果，确定相应的诊治方法。

二、中医基础理论　中医基础理论分为阴阳五行、藏象、气血津液、经络、病因与发病、病机、防治原则等七个部分。

1. 阴阳五行学说
   - （1）阴阳学说包括阴阳相互对立、阴阳相互依存、阴阳相互消长、阴阳相互转变。
   - （2）五行指金、木、水、火、土五种物质取象比类及其运动变化。

2. 藏象
   - （1）五脏是指心、肝、脾、肺、肾。
   - （2）六腑是指胆、胃、小肠、大肠、膀胱、三焦。
   - （3）五脏的主要生理功能
     1) 心：一主血脉，二主神志。开窍于舌，其华在面。心与小肠相表里。
     2) 肝：主疏泄，主藏血，主筋；开窍于目，其华在爪。肝与胆相表里。
     3) 脾：主运化，主统血，主肌肉与四肢；开窍于口，其华在唇。脾与胃相表里。
     4) 肺：主气，司呼吸，主宣发肃降，调通水道；主皮毛，开窍于鼻。肺与大肠相表里。
     5) 肾：主藏精，主人体的发育与生殖，主水液，主纳气；主骨，生髓；通于脑，下系二阴，其华在发，开窍在耳。
   - （4）六腑的主要生理功能
     1) 胆：储藏和排泄胆汁，促进饮食消化的作用；并主决断，与人的精神情志有关。
     2) 胃：主受纳与腐熟水谷。
     3) 小肠：主泌别清浊。
     4) 大肠：接收小肠下传的糟粕，吸收其中多余的水分，使之成大便排出体外。
     5) 膀胱：储尿和排尿。
     6) 三焦：总司人体的气化作用，为水液代谢的通路。
   - （5）五脏六腑的关系
     1) 表里关系。脏为阴，腑为阳，阳为表，阴为里。
     2) 心与小肠，肺与大肠，脾与胃，肝与胆，肾与膀胱，一脏一腑，一阴一阳，一表一里。

3. 气、血、津液
   - （1）精：狭义是指生殖之精，广义泛指一切精微物质，包括气、血、津液和营养物质，称"精气"。

3. 气、血、津液
- (2) 气是构成人体和维持人体生命活动的最基本物质。
  - 1) 气包括：元气、宗气、营气、卫气。
  - 2) 气的主要功能：推动作用、温煦作用、防御作用、固摄作用、气化作用。
- (3) 血是构成人体和维持人体生命活动的物质之一。
  - 1) 气属阳，血属阴。
  - 2) 气能生血、行血、摄血，气为血之帅；血是气的载体，并给气充分的营养，血为气之母。
- (4) 津液是机体一切正常水液的总称。
  - 1) 津液包括各脏腑组织器官的内在体液及正常的分泌物，如胃液、肠液、涕液、泪等。
  - 2) 清而稀薄为津，浊而稠厚为液。

4. 经络 是运行全身血气，联络脏腑枝节，沟通上下内外的通路。经脉为主干，络脉为分支。

5. 病因与发病
- (1) 六气六淫
  - 1) 风、寒、暑、湿、燥、火是四季气候中的六种表现，正常情况称为"六气"，是人类生存的条件。
  - 2) 太过或不及，而当人体正气不足时，则可成为致病因素。这种能使人致病的反常气候叫作六淫。
  - 3) "六淫"致病特点：①六淫致病多与季节气候、居住环境有关。②单独或两种以上致病。③发病时相互影响，互相转化。④六淫致病多侵犯肌表，或从口鼻而入。故又称"外感六淫"。
- (2) 疫疠
  - 1) 是一类具有强烈传染性病邪，在中医文献中又有"瘟疫""疫毒""异气"等名。
  - 2) 疫疠致病特点：发病急骤，病情危重，症状相似，传染性强，易于流行。
- (3) 七情
  - 1) 指喜、怒、悲、思、忧、恐、惊七种情志变化，是机体的精神状态。
  - 2) 只有突然、强烈或持久的不良刺激，超过人体本身的正常活动范围，才会导致疾病发生。
- (4) 痰饮
  - 1) 痰和饮是水液代谢障碍所形成的产物。
  - 2) 一般较稠浊的称为痰，清稀的称为饮。

三、中医的四诊
四诊包括望、闻、问、切四种诊断方法，简称为"四诊"。

1. 望诊
- (1) 全身望诊：望神、色、形体、姿态。
- (2) 局部望诊：望头面、五官、躯体、四肢、二阴、皮肤。
- (3) 舌诊：望舌体、舌苔。
- (4) 望排泄物：望痰涎、呕吐物、大便、小便等。
- (5) 望小儿指纹。

2. 闻诊
- (1) 闻诊包括闻声音和嗅气味两种内容。
- (2) 闻声音：主要用耳听取病人的语言、呼吸、咳嗽、呕吐等声音。
- (3) 嗅气味：主要用鼻嗅呼吸、口腔、分泌物和排泄物的气味。

3. 问诊
- (1) 问诊内容：一般状况、主诉、现病史、既往史、个人生活史、家族史等。
- (2) 问寒热：寒和热是疾病常见症状，是辨别病邪性质和机体阴阳盛衰的重要依据。
- (3) 问汗：通过询问了解病人出汗的情况，诊察病邪的性质及人体的阴阳盛衰。
- (4) 问饮食：通过询问饮食口味情况，了解病人体内津液的盈亏及输布是否正常，脾胃及有关脏腑功能的盛衰。

4. 切诊
- (1) 切诊：包括切脉和切其他部位，以切脉为主。
- (2) 切脉是医者用手按寸口（寸口是指桡动脉的腕后搏动部位）而得动脉应指的形象，来辨别病症的部位、性质及正邪盛衰的一种诊断方法。
- (3) 切脉分为三部：寸、关、尺。

四、中医辨证方法
1. 中医辨证方法包括八纲辨证、脏腑辨证、六经辨证、卫气营血辨证、三焦辨证。

2. 八纲辨证：运用八纲对病位的深浅、病邪的性质和盛衰、人体正气的强弱等进行概括和分类，从而为施治提供依据的辨证方法。八纲是指表、里、寒、热、虚、实、阴、阳八个辨证纲领。

（1）表证：表证指六淫邪气从皮毛、口鼻侵入机体时所产生的症候，主要见于外感疾病初期阶段。
常见证候：恶寒或恶风，发热，头身疼痛，脉浮，苔白，或鼻塞、流清涕、喷嚏、咽喉痒痛等。

（2）里证：里证指疾病深入于里（脏腑、气血、骨髓）的一类证候。
常见证候：无新起恶寒发热，以脏腑症状为主要表现，一般病情较重，病程较长。

（3）半表半里证：指邪正相搏于表里之间的证候。
常见证候：往来寒热、胸胁苦满、心烦喜呕、咽干等。

（4）表证与里证鉴别要点：①审察寒热症状是否突出，舌象、脉象的变化。②外感病中，发热恶寒同时并见的属表证，发热不恶寒或但寒不热的属里证。③表证以头身疼痛、鼻塞或喷嚏为主症；里证以内脏证候，如咳嗽、心悸、腹痛等表现为主症。④里证舌苔多有异常。⑤表证多见浮脉，里证多见沉脉。

（5）热证与寒证鉴别要点：①热证恶热喜冷，寒证恶寒喜热。②热证口渴喜冷饮，寒证口淡不渴。③热证手足烦热，寒证手足厥冷。④热证小便短赤、大便燥结，寒证小便清长，大便稀溏。⑤热证舌红苔黄，寒证舌淡苔白。⑥热证脉洪数，寒证脉沉迟。

（6）虚证与实证鉴别要点：①虚证者体质多虚弱，实证者体质多壮实。②虚证者疼痛喜按，实证者疼痛拒按。③虚证者五心烦热，午后微热，实证者蒸蒸壮热。④虚证者畏寒、得近衣被则减，实证者恶寒、添衣加被不减。⑤虚证舌质嫩，苔少或无苔，实证舌质老、苔厚腻。⑥虚证脉象沉细无力，实证脉象洪大有力。

五、中医治病八法 ①汗法；②吐法；③下法；④和法；⑤温法；⑥清法；⑦消法；⑧补法。

六、养生与治则

1. 养生的原则
   - （1）适应自然规律。
   - （2）重视精神调养。
   - （3）房事有节。
   - （4）注意形体锻炼。
   - （5）谨和五味。
   - （6）防止病邪侵害。

2. 养生的主要方法
   - （1）顺时摄养。
   - （2）调神养生。
   - （3）惜精养生。
   - （4）饮食养生。
   - （5）传统健身。
   - （6）药物养生。
   - （7）推拿。
   - （8）针灸养生。

3. 中医治则
   - （1）早治防变。
   - （2）治病求本。
   - （3）扶正祛邪。
   - （4）调整阴阳。

3. 中医治则 { (5) 调理气血。
(6) 调治脏腑。
(7) 三因制宜。

七、中药

1. 中药的性能 { (1) 中药的性能又称药性，是中药理论核心。
(2) 主要包括四气、五味、归经、升降浮沉、毒性等。

2. 中药的四气五味
 - (1) 四气即寒、热、温、凉四种药性。
 - (2) 五味指酸、苦、甘、辛、咸五种味道。
   1) 酸：有收敛、固涩等作用。
   2) 苦：有泻火、燥湿、通泄、下降等作用。
   3) 甘：有滋补、和中或缓急的作用。
   4) 辛：有发散、行气等作用。
   5) 咸：有软坚、散结等作用。

3. 服药方法
 - (1) 口服给药：是最主要途径，其效果与剂型、服药时间、剂量及服药的冷热等有关。
   1) 服药时间：①峻下逐水药晨起空腹服药。②驱虫药、攻下药及其他治疗胃肠道疾病的药物宜饭前服用。③对胃肠道有刺激的药物、消食药宜饭后服用。④安神药，宜在睡前30分钟至1小时服用。⑤缓下药，宜在睡前服用。⑥涩精止遗药，宜在晚间服用。⑦截疟药，宜在疟疾发作前2小时服药。⑧急性病则不规定时间服用。
   2) 服药温度：①一般汤药多宜温服。②寒证用热药，宜热服。③辛温发汗解表药用于外感风寒表实证，药宜热服，服药后还需要加盖衣被。④热病用寒药，如热在肠胃，病人欲冷饮者，药可凉服；若热在其他脏腑，病人不欲冷饮者，寒药仍以温服为宜。
 - (2) 注射给药。
 - (3) 其他：含漱给药、滴鼻给药、滴眼给药、滴耳给药、皮肤给药、肛门给药。

4. 用药禁忌 { (1) 十八反。
(2) 十九畏。

5. 汤剂的煎法
 - (1) 煎药用具：砂锅最常用，忌用铁锅。
 - (2) 煎药前浸泡：用冷水浸泡30分钟至1小时为宜。
 - (3) 煎药时适量加水 { 1) 第一煎加水至超过药面3～5cm为宜。
2) 第二煎加水至超过药面2～3cm为宜。
 - (4) 煎药用火：通常遵循"先武后文"原则。
 - (5) 特殊煎法：包括先煎、后下、包煎、烊化、另煎、兑服、冲服等。
 - (6) 煎药时间表：如表14-1-1。

表14-1-1 中药煎煮时间表

种类	第一煎于沸后煮	第二煎于沸后煮
一般药	30分钟	25分钟
解表药	20分钟	15分钟
滋补药	60分钟	50分钟

要点回顾

1. 中医的四诊、五行、五脏、六腑、六气、六淫、七情、八纲。
2. 中药的四气五味。

模拟试题栏——识破命题思路，提升应试能力

一、专业实务

A₁型题

1. 中医的五脏是指
   A. 心、肝、胆、胃、肾
   B. 心、肝、脾、肺、肾
   C. 心、肝、胃、肺、肾
   D. 胆、胃、肠、膀胱、三焦
   E. 胆、胃、大小肠、膀胱、三焦

2. 中药的四气是指
   A. 中药的四种特殊气味
   B. 寒凉药具有散寒助阳的功能
   C. 中药的寒、热、温、凉四种药性
   D. 中药的辛、咸、甘、苦四种味道
   E. 温热药具有散热解毒的作用

3. 下列属于六气的是
   A. 津液　　　　B. 气
   C. 热　　　　　D. 火
   E. 精

4. 五脏六腑之间的关系，属于
   A. 虚实关系　　B. 连带关系
   C. 相生关系　　D. 相克关系
   E. 表里关系

5. 中医五行学说最基本的概念是
   A. 生、长、化、收、藏
   B. 青、赤、黄、白、黑
   C. 金、木、水、火、土
   D. 心、肝、脾、肺、肾
   E. 阴、阳、精、气、血

6. 中医情志指的是
   A. 怒、喜、思、悲、恐
   B. 酸、苦、甘、辛、咸
   C. 木、火、土、金、水
   D. 风、土、湿、燥、寒
   E. 青、赤、黄、白、黑

7. 中医在自然界中"五色"是指
   A. 青、赤、紫、橙、黑
   B. 青、赤、黄、白、黑
   C. 赤、橙、黄、绿、紫
   D. 蓝、绿、紫、橙、黑
   E. 红、黄、蓝、白、黑

8. 中医学中"阴中求阳，阳中求阴"治法的理论依据是
   A. 阴阳协调平衡　　B. 阴阳对立制约
   C. 阴阳互根互用　　D. 阴阳相互转化
   E. 阴阳互为消长

9. 中医认为人是一个有机的整体，其中人体以下列哪项为中心
   A. 五脏　　　　　　B. 经络系统
   C. 精、气、血、津液　D. 六腑
   E. 五体、五官、九窍、四肢

10. 常见的属于外邪治病的先导的邪气是
    A. 凉邪　　　　B. 风邪
    C. 冷邪　　　　D. 湿邪
    E. 燥邪

11. 以下有传染性的是
    A. 疫气　　　　B. 疠气
    C. 元气　　　　D. 宗气
    E. 卫气

12. 按照中医理论，开窍于舌的脏腑是
    A. 肺　　　　　B. 心
    C. 脾　　　　　D. 肾
    E. 肝

13. 中医中的六淫是指
    A. 风、寒、暑、湿、燥、火六种病邪
    B. 内风、内寒、内暑、内湿、内燥、内火
    C. 外风、外寒、外暑、外湿、外燥、外火
    D. 风、寒、暑、湿、燥、火六种外感病邪的统称
    E. 风、寒、暑、湿、燥、火在正常情况下称为"六气"

14. 中医学中，"精"具有广义与狭义之分，其中广义的"精"是指
    A. 一切精微物质
    B. 血
    C. 津液
    D. 生殖之精；广义之"精"
    E. 脏腑

15. 红舌主
    A. 寒证　　　　B. 虚证
    C. 实证　　　　D. 热证
    E. 里证

A₂型题

16. 病人，女，29岁。恶寒发热，头痛，无汗，鼻塞

流清涕，咳嗽，痰稀色白，苔薄白、脉浮紧。导致本证的病邪是
- A. 风邪、寒邪
- B. 风邪、热邪
- C. 风邪、湿邪
- D. 风邪、燥邪
- E. 风邪、暑邪

17. 病人，女，28岁。两目红肿疼痛，口苦咽干，急躁易怒，此属
- A. 心的病变
- B. 肺的病变
- C. 脾的病变
- D. 肝的病变
- E. 肾的病变

18. 病人，女，50岁。关节游走性疼痛，感受主要外邪是
- A. 风
- B. 湿
- C. 寒
- D. 热
- E. 暑

二、实践能力

A₁型题

19. 中医理论中，"具有防御作用而运行于脉外之气"被称为
- A. 元气
- B. 营气
- C. 肺气
- D. 卫气
- E. 真气

20. 在病情观察中，中医的"四诊"方法是
- A. 望、触、叩、听
- B. 望、触、问、切
- C. 望、闻、问、切
- D. 触、摸、按、压
- E. 触、摸、叩、听

21. 在中医五行归类中，人体五官是
- A. 筋、脉、肉、皮毛、骨
- B. 筋、脉、肉、气血、髓
- C. 目、舌、鼻、唇、耳
- D. 目、舌、鼻、唇、喉
- E. 目、舌、鼻、口、耳

22. 中医饮食上五味指的是
- A. 酸、苦、甘、辛、咸
- B. 酸、苦、甘、甜、涩
- C. 酸、苦、麻、辣、涩
- D. 甜、辣、苦、涩、咸
- E. 甜、辣、苦、酸、辛

23. 中医在诊治疾病的活动中，主要在于
- A. 辨证
- B. 辨症
- C. 辨病
- D. 辨识体征
- E. 辨识治疗方法

24. 经常不能获得正常睡眠的病症，中医称之为
- A. 头痛
- B. 不寐
- C. 痿症
- D. 神昏
- E. 眩晕

25. 下列不属于中医急重症的是
- A. 高热
- B. 神昏
- C. 痉症
- D. 痿症
- E. 血症

26. 下面属虚证临床症状的是
- A. 体质多壮实
- B. 精神萎靡，虚证者声低息微
- C. 声高气粗
- D. 胸腹按之疼痛，胀满不减
- E. 脉象有力

27. 下列各项，属中医护理基本特点的是
- A. 因人施护
- B. 辨证施护
- C. 因地施护
- D. 因时施护
- E. 标本兼护

28. 具有肃杀、收敛、沉降等作用或特性的事物，其属性是
- A. 火
- B. 土
- C. 水
- D. 木
- E. 金

29. 点着酒精棉球快速在玻璃罐里绕一圈拿出，然后把玻璃罐迅速扣在背上的方法是
- A. 闪火法
- B. 投火法
- C. 滴酒法
- D. 水吸法
- E. 抽气吸法

30. "引导病邪或有害物质，使从口涌吐的方法"是中医治病八法中的哪一个
- A. 下法
- B. 吐法
- C. 和法
- D. 清法
- E. 汗法

A₂型题

31. 病人，男，53岁。慢性胃炎病史。因暑夏夜晚露宿，天气突变，未及时加被，晨起腹泻两次，继则脘腹疼痛，喜温欲按，口不渴，畏寒肢冷，呕吐，不欲饮食，舌淡苔白，脉沉细。辨证为脾胃虚寒。医生处方为理中汤：干姜9g、党参9g、白术9g、甘草9g，水煎服。服药护理中应除外
- A. 温服汤药
- B. 注意保暖
- C. 宜进温热饮食，以温中散寒
- D. 多进厚腻饮食以滋补脾胃
- E. 忌食生冷寒凉之品以防伤脾胃阳气

32. 病人，女，25岁。高热，烦躁，大便不通，腹痛

拒按，按之则硬，舌苔黄燥起刺，脉沉实，应采用何种方法治疗

A. 消法 B. 和法
C. 吐法 D. 清法
E. 下法

33. 病人，女，45岁。自觉怕冷，虽添被加衣，近火取暖但其寒不解。此属

A. 恶风 B. 伤风
C. 畏寒 D. 战汗
E. 恶寒

34. 病人，女，20岁。恶寒发热，头痛身痛，鼻塞流涕，辨属风寒表证，药物宜

A. 温服 B. 凉服
C. 热服 D. 不拘时刻服
E. 少量频服

35. 病人，女，35岁。因受凉，出现恶寒重，发热轻，无汗，头身疼痛，鼻塞流清涕，舌苔薄白，脉浮紧。医生为该病人开了3服汤药，护士给病人讲解煎药时间，同一付药的第一煎、第二煎在沸后应各

A. 煮30分钟，煮25分钟
B. 煮40分钟，煮20分钟
C. 煮20分钟，煮15分钟
D. 煮60分钟，煮50分钟
E. 煮80分钟，煮30分钟

（李　凤）

模拟试题

专业实务

A₁型题

1. 皮肤黏膜青紫色见于
   A. 血中胆红素增多
   B. 血液中氧合血红蛋白增多
   C. 血中还原血红蛋白增多
   D. 毛细血管扩张
   E. 血流加速

2. 大量胸腔积液时叩诊音是
   A. 过清音　　　　B. 浊音
   C. 清音　　　　　D. 浊音
   E. 实音

3. 右心房肥大的心电图表现为
   A. P波出现切迹　　B. P波增宽
   C. P波高而宽　　　D. P波呈双峰状
   E. P波尖锐高耸

4. 最准确最可靠的健康资料来源于
   A. 家属　　B. 病人　　C. 陪同人员
   D. 医生　　E. 护士

5. 双侧瞳孔不等大提示下列哪种情况
   A. 催眠药中毒　　B. 脑疝
   C. 阿托品中毒　　D. 有机磷中毒
   E. 吗啡中毒

6. 胸骨有压痛或叩击痛常见于
   A. 肋骨软骨炎　　B. 胸腔积液
   C. 气管内异物　　D. 急性白血病
   E. 再生障碍性贫血

7. 昏迷病人口唇呈樱桃红色，常提示
   A. 洋地黄中毒　　B. 阿托品中毒
   C. 氰化物中毒　　D. 一氧化碳中毒
   E. 亚硝酸盐中毒

8. 关于心悸病因的判断，**错误**的是
   A. 病人有基础心脏病，如果发生心悸是病情危险的信号
   B. 儿童如果发生心悸要考虑心脏病的可能
   C. 心悸没有危险性
   D. 心悸时病人可能会有心脏停搏或者漏搏的感觉
   E. 没有心脏病的中青年女性一般心悸多为神经功能失调

9. 定向力**不包括**
   A. 地点定向力　　B. 事件定向力
   C. 空间定向力　　D. 人物定向力
   E. 时间定向力

10. 引起细菌性扁桃体炎最多见的病原体是
    A. 溶血性链球菌　　B. 流感嗜血杆菌
    C. 肺炎链球菌　　　D. 葡萄球菌
    E. 克雷伯杆菌

11. 影响肺泡内氧气与血红蛋白结合的最重要的因素是
    A. 肺泡间质的厚度　　B. 肺泡壁完整性
    C. 血红蛋白量　　　　D. 血液流速
    E. 肺泡内氧浓度

12. 导致左心衰竭症状的原因主要是
    A. 高血压　　　　B. 肺循环淤血
    C. 体循环淤血　　D. 循环血量减少
    E. 心室重构

13. 消化性溃疡主要致病因素是
    A. 胆汁反流　　　　B. 精神紧张
    C. 幽门螺杆菌感染　D. 饮食失调
    E. 药物刺激

14. 甲状腺危象的常见诱因有
    A. 肥胖　　B. 感染
    C. 出血　　D. 心脏病变
    E. 突眼

15. 类风湿性关节炎病人体内最常见的自身抗体是
    A. 抗核抗体　　　　B. 抗单链-DNA抗体
    C. 抗双链-DNA抗体　D. 抗Sm抗体
    E. 类风湿因子

16. 室性心动过速最常见的病因是
    A. 心脏瓣膜病　　B. 冠心病

C. 心肌病 D. 心肌炎
E. 感染性心内膜炎

17. 以下各因素中,对消化性溃疡发病起决定作用的是
A. 胃酸、胃蛋白酶水平增高
B. 吸烟
C. 饮食失调
D. 遗传因素
E. 全身性疾病

18. 以下除外哪项因素均可诱发甲状腺危象
A. 严重精神创伤 B. 感染
C. ^{131}I 治疗 D. 手术
E. 饱餐

19. 右心功能不全主要临床症状出现的病理生理基础是
A. 肺循环淤血 B. 体循环淤血
C. 心肌损害 D. 心室重构
E. 血流动力学改变

20. 系统性红斑狼疮的发病与下列哪项无关
A. 遗传因素 B. 病毒感染
C. 紫外线 D. 雌激素
E. 败血症

21. 下图中分泌肾素的主要部位是

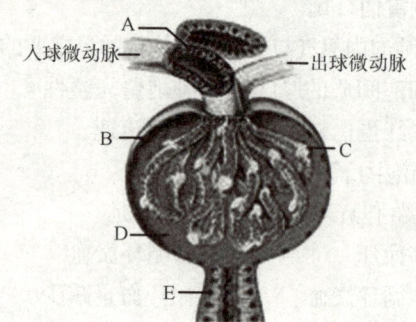

A. A B. B C. C
D. D E. E

22. 中医五脏六腑中六腑指
A. 心、肝、脾、肺、肾、胆
B. 胆、胃、大肠、小肠、膀胱、三焦
C. 胆、胃、肠、肾、膀胱、三焦
D. 心、肝、脾、肺、肾、三焦
E. 肝、胃、大肠、小肠、肾、膀胱

23. 六淫致病,具有发病急、变幻无常特点的邪气是
A. 寒邪 B. 湿邪 C. 燥邪
D. 火邪 E. 风邪

24. 关于老年人呼吸系统的变化描述错误的是
A. 胸廓桶状变形
B. 呼吸功能降低
C. 呼吸道分泌物不易咳出
D. 不易发生呼吸道感染
E. 肺的换气效率降低

25. 护士在收集老年人健康评估资料时,最常见、最需要干预的老年人情绪状态是
A. 焦虑和抑郁 B. 害怕和紧张
C. 拒绝和孤独 D. 失望和消极
E. 孤独和消极

26. "草木皆兵"是一种
A. 感觉过敏 B. 幻觉
C. 非真实感 D. 错觉
E. 感知综合障碍

27. 对精神分裂症病人来说,最有暴力风险的幻听是
A. 命令性幻听 B. 议论性幻听
C. 争论性幻听 D. 原始性幻听
E. 评论性幻听

28. 食物中毒最佳的洗胃时间是
A. 6 小时内 B. 8 小时内
C. 12 小时内 D. 24 小时内
E. 14 天内

29. 提示一氧化碳严重中毒时,血液COHb浓度达到下列选项中的
A. 5%~10% B. 15%~20%
C. 25%~30% D. 35%~40%
E. 50%以上

30. 下列疾病中,脑膜刺激征阳性主要见于
A. 脑栓塞 B. 脑出血
C. 脑血栓形成 D. 蛛网膜下腔出血
E. 短暂性脑缺血发作

A₂型题

31. 病人,男,60岁。入院后突然意识丧失,心电图示:QRS波群与T波消失,呈完全不规则的波浪曲线,属于
A. 窦性心律失常 B. 房性期前收缩
C. 室性期前收缩 D. 心室颤动
E. 心房颤动

32. 病人,男,35岁。反复上腹部疼痛6年,常于每年秋季发生,疼痛多出现于餐前,进餐后可缓解,近2日疼痛再发,伴反酸。体检:剑突下压痛明显。最符合该病人的检查特点是
A. 钡餐显示龛影在胃腔轮廓之内
B. 内镜下见圆形病变灶、边缘光滑伴黄色渗出物
C. 内镜下见凹凸不平病变灶、边缘不规则伴溃烂
D. 粪便隐血试验阳性
E. 幽门螺杆菌阴性

33. 病人,男,70岁。慢性支气管炎病史30年。一周前感冒后再次出现咳嗽、咳痰,痰白质黏稠,伴有呼吸困难、乏力。以"慢性支气管炎合并慢性阻塞性肺气肿"入院治疗。护士指导病人加强腹式呼吸的原理是
   A. 利于痰液的排出
   B. 增加肺泡张力
   C. 借助腹肌进行呼吸
   D. 使呼吸阻力减低,增加肺泡通气量
   E. 间接增加肋间肌活动

34. 病人,男,8岁。因受凉,出现咳嗽、痰少、低热。清晨突然气促,张口呼吸,可闻及哮鸣音,大汗淋漓,面色苍白,口唇发绀。查体:脉搏120次/分,血压100/70mmHg,双肺布满哮鸣音,以往有类似情况,多在1小时内缓解,今给予支气管扩张剂及茶碱类药物,症状无改善,请考虑该病人出现的情况是
   A. 哮喘持续状态   B. 喘息性支气管炎
   C. 心源性休克   D. 支气管肺炎
   E. 呼吸衰竭

35. 病人,男,47岁。咳嗽、咳痰、胸闷、气促、喘鸣2月余,入院诊断为左肺鳞癌。病人出现胸闷、气短的原因不包括
   A. 肿大的淋巴结压迫主支气管或隆突
   B. 转移至胸膜及心包产生胸腔积液和心包积液
   C. 上腔静脉阻塞、膈肌麻痹
   D. 肺部广泛受累
   E. 肿瘤向管腔内生长,表面糜烂严重侵袭大血管

36. 病人,男,55岁。慢性阻塞性肺疾病病史10年,4天前出现呼吸困难明显加重,伴有喘息入院。为进一步判断缺氧和二氧化碳潴留的程度。建议首选的检查项目是
   A. 血常规   B. 血气分析
   C. 血清电解质   D. 胸部X线片
   E. 心电图

37. 病人,女,40岁。每逢给宠物洗澡的时候即出现咳嗽、呼吸困难伴喘鸣,诊断为外源性哮喘。此病人的血常规检查特点是
   A. 白细胞计数增高 B. 中性粒细胞比例增高
   C. 血清IgE增高   D. 氧分压下降
   E. 二氧化碳分压下降

38. 病人,女,35岁。被诊断为"疟疾"。发热时体温可骤然升高到40℃以上,然后很快降至正常,2天后再次发作,属于
   A. 稽留热   B. 弛张热
   C. 波状热   D. 间歇热
   E. 不规则热

39. 病人,男,42岁。诊断为重型再生障碍性贫血。住院期间病人突然出现剧烈头痛、呕吐、双侧瞳孔大小不等、一侧肢体瘫痪等,首先应考虑发生了
   A. 颅内感染   B. 出血性休克
   C. 脑膜炎   D. 脑出血
   E. 脑梗死

40. 病人,女,50岁。因高血压3年,反复来医院就诊,护士给其进行健康教育,讲解高血压疾病发病因素时,以下不相关的是
   A. 遗传因素   B. 年龄增大
   C. 体重超重   D. 自身免疫缺陷
   E. 脑力活动过于紧张

41. 病人,男,60岁。既往有心绞痛10年,今因胸痛就诊。为鉴别急性心肌梗死与心绞痛,给予紧急心电图检查,它们的主要波形区别是
   A. ST段抬高   B. ST段压低
   C. T波倒置   D. T波低平
   E. 出现异常深而宽的Q波

42. 病人,男,36岁。上腹部间歇规律性疼痛2年,疼痛多于进餐后半小时发作,呈烧灼样,持续1小时左右缓解,劳累时易发作。应首选的检查方法是
   A. 幽门螺杆菌检查 B. 胃镜检查
   C. 胃液分析   D. X线钡餐检查
   E. B超检查

43. 病人,男,35岁。饱餐酗酒后2小时,上腹部持续性剧痛并向左肩、腰背部放射,伴恶心、呕吐来院急诊。目前最有助于诊断的检查是
   A. 血常规   B. 腹腔穿刺
   C. 血、尿淀粉酶   D. 胸、腹部平片
   E. 腹部B超检查

44. 病人,女,40岁。因"头昏、易烦躁3个月"来诊,查体:身高155cm,体重70kg,血压165/90mmHg,向心性肥胖,面如满月,颜面呈现暗红色,被初步诊断为"Cushing病"。该病最常见的病因是
   A. 垂体微腺瘤   B. 双侧肾上腺腺瘤
   C. 双侧肾上腺结节 D. 一侧肾上腺腺瘤
   E. 异位ACTH综合征

45. 病人,男,65岁。因右侧肢体活动不便4小时入

院，有高血压及糖尿病史，曾有过短暂性脑缺血发作史，右侧肢体肌力为2级，神志清楚。对确诊最有价值的辅助检查是
A. 头颅CT或MRI　　B. 肌电图
C. 腰穿　　　　　　D. 脑血管造影
E. 颈部血管超声

46. 病人，男，30岁。因突然头痛、呕吐、脑膜刺激征阳性入院，被初步诊断为"蛛网膜下腔出血"，病因诊断主要依靠
A. 脑脊液检查　　B. CT检查
C. MRI检查　　　 D. 脑血管造影
E. 脑超声检查

47. 病人，男，50岁。高血压18年，突然出现头晕、头痛，血压180/100mmHg，同事将其送往医院治疗，不久症状好转，被初步诊断为"短暂性脑缺血发作"，这种发作最常见的病因是
A. 情绪激动　　B. 高血压
C. 吸烟　　　　D. 饮酒
E. 动脉粥样硬化

48. 病人，男，18岁。患急性淋巴细胞白血病入院。化疗方案中有环磷酰胺，在此期间要特别加强监测的项目是
A. 体温　　B. 血压
C. 脱发　　D. 尿常规
E. 食欲

49. 病人，男，50岁。因胸痛就诊，被初步诊断为"心绞痛"。发生心绞痛的主要病因是
A. 主动脉瓣狭窄　　B. 主动脉瓣关闭不全
C. 心动过速　　　　D. 心动过缓
E. 冠状动脉管腔狭窄和痉挛

50. 病人，男，46岁。被初步诊断为"上消化道出血"，为明确出血病因，首选的检查方法是
A. 粪便隐血试验　　B. X线钡剂造影
C. 胃镜检查　　　　D. 血常规检查
E. B超检查

51. 病人，女，35岁。近3周来经常在刷牙时出现左侧面颊和上牙部疼痛，每次持续1～2分钟，神经系统检查未发现异常，最可能的诊断是
A. 鼻窦炎　　B. 牙周炎
C. 面神经炎　D. 三叉神经痛
E. 混合性头痛

52. 病人，女，22岁。经常反复确认手机、钱包、钥匙是否随身携带，虽知没有必要，但又无法控制，病人可能患有的疾病是

A. 恐惧症　　B. 焦虑症
C. 强迫症　　D. 多动症
E. 精神分裂症

53. 病人，男，28岁。自觉轻微发热，遇风则冷，自汗，脉浮缓，此为
A. 伤湿表证　　B. 伤暑证
C. 风寒表证　　D. 风热表证
E. 伤风表证

54. 病人，女，28岁。小便频数、尿急、尿痛、小便短赤3天，此因
A. 大肠湿热　　B. 肾虚不固
C. 脾虚气陷　　D. 膀胱湿热
E. 肝胆湿热

55. 病人，女，60岁。胸闷气喘，病逾十年，少气不足以息，此因
A. 肺肾阴虚　　B. 痰饮停肺
C. 肺肾气虚　　D. 肺气虚
E. 肺阴虚

56. 病人，女，22岁。与人发生口角，对方声音洪亮，病人自感不畅。第二天起无法说话，与之交谈只能用手势表示。咳嗽有声，耳鼻喉检查正常。该病人可能患
A. 癔症　　　　B. 焦虑症
C. 恐惧症　　　D. 惊恐发作
E. 急性应激性障碍

57. 病人，男，69岁。近3年来经常做事丢三落四，近一年不会自己穿衣服，2周前一个人跑出家门，找不到回家的路，说不清楚地址，说不出自己的名字。该病人首先考虑的诊断是
A. 血管性痴呆　　B. 精神发育迟滞
C. 遗忘障碍　　　D. 阿尔茨海默病
E. 精神分裂症

58. 病人，男，35岁。精神分裂症。发作时常用双手抱住头部，对此动作不做解释。病好后回忆，这个动作表示"保护领导"，此症状是
A. 关系妄想　　B. 象征性思维
C. 被害妄想　　D. 意志增强
E. 夸大妄想

59. 病人，男，35岁。因急性有机磷农药中毒到急诊科进行抢救，洗胃后病人病情稳定。护士在抢救结束后要及时据实补记抢救记录和护理病历，时间为
A. 2小时内　　B. 3小时内
C. 6小时内　　D. 8小时内

E. 9小时内
60. 病人，男，18岁。在军训后出现大汗，肌肉痉挛性疼痛，诊断"中暑"。其发生机制主要是
A. 体内散热下降，热蓄积
B. 血管扩张，血容量不足
C. 散热障碍
D. 大量出汗，体内盐丢失过多
E. 缺钙

61. 病人，男，22岁。在田间喷洒有机磷农药后出现恶心、呕吐等症状，诊断"有机磷农药中毒"，以下哪项是病人特有的气味
A. 烂苹果味　　B. 大蒜味
C. 肝臭味　　　D. 氨味
E. 杏仁味

62. 病人，男，60岁。肝硬化5年，少量腹水，口服利尿剂，近日为补充营养，口服蛋白粉。今日家属发现其表情淡漠，回答问题准确，但吐字不清，有双手扑翼样震颤，初步诊断为肝性脑病，其发病诱因为
A. 上消化道出血　　B. 放腹水
C. 感染　　　　　　D. 大量排钾利尿
E. 高蛋白饮食

63. 病人，男，20岁。不慎掉入河中溺水，**不符合**淹溺病理改变特点的是
A. 血液稀释　　B. 低钠血症
C. 低氯血症　　D. 高血镁
E. 高血钾

64. 病人，女，28岁。因发热伴尿频、尿急、尿痛5天就诊，为明确诊断应首先进行
A. 血常规检查　　B. 膀胱镜检查
C. 肾脏B超检查　　D. 阴道涂片检查
E. 尿细菌培养

65. 病人，女，65岁。因"胃肠炎"使用庆大霉素治疗5天后尿量有所减少，每天不到1000ml，伴乏力、头晕，化验尿蛋白（+），Hb100g/L，血清钾6.5mmol/L，BUN 32.3mmol/L，血肌酐864μmol/L，最可能是
A. 庆大霉素导致急性肾损伤
B. 腹泻脱水致急性肾功能异常
C. 急性胃肠炎致肾损害
D. 庆大霉素过敏
E. 急性间质性肾炎

66. 病人，男，25岁。患肾病综合征，血压130/70mmHg，尿蛋白（+++），尿红细胞2～4个/HP。应用激素治疗2周突然出现发热及右下肢剧烈疼痛，这时要考虑
A. 全身感染
B. 淋巴管炎
C. 下肢静脉血栓形成
D. 股骨头坏死
E. 下肢静脉栓塞

67. 病人，女，40岁。出现感染、下肢高度水肿，诊断为原发性肾病综合征。其实验室检查结果中最有可能出现降低的是
A. 尿蛋白　　　B. 血浆白蛋白
C. 血肌酐　　　D. 血清胆固醇
E. 血尿素

68. 病人，女，38岁。突然下岗后渐感乏力、心慌、失眠、怕热、多汗，每日大便4～5次。建议病人，先做哪方面的检查
A. 心电图　　　B. 血常规检查
C. 胃镜检查　　D. 血、尿糖测定
E. 甲状腺功能测定

69. 病人，女，32岁。糖尿病史11年，护理体检发现下肢水肿，尿蛋白（++），尿糖（++++），血糖12.6mmol/L，血尿素氮和肌酐尚正常，考虑病人患有
A. 肾盂肾炎　　B. 冠状动脉粥样硬化
C. 糖尿病肾病　D. 周围神经病变
E. 自主神经病变

70. 病人，男，36岁。平素体健。淋雨后发热，咳嗽2天，右上腹痛伴气急、恶心1天。为明确诊断应进行的检查是
A. 血常规　　　B. 血细胞涂片
C. 血气分析　　D. 痰涂片或培养
E. 肺功能测定

71. 病人，女，55岁。体型肥胖，有高血脂史，血压24/13.3kPa（180/100mmHg），近日心前区常发生疼痛。考虑为心绞痛，其胸痛性质应是
A. 隐痛持续整天　　B. 锻炼后可减轻
C. 阵发针刺样痛　　D. 刀割样痛
E. 压迫、发闷或紧缩感

72. 病人，男，45岁。有胃溃疡病史10年。最近1周中上腹持续性胀痛，较以往严重，伴恶心、呕吐。今日呕血一次，量约800ml，呕血后气促明显，血压90/70mmHg。该病人目前潜在的护理问题是
A. 疼痛　　　　B. 恐惧

C. 活动无耐力　　D. 体液不足
E. 营养失调

73. 病人，男，67岁。右上腹部胀痛不适持续已2周，食欲减退，体重下降，当他向护士咨询时，应建议他做下列哪项检查最有价值
   A. 腹部B超或CT　　B. 粪便隐血试验
   C. X线钡剂检查　　D. 胃液分析
   E. 纤维胃镜检查

74. 病人，女，43岁。中午饱餐后出现上腹部绞痛，同时向腰背部呈带状放射，已持续8小时。怀疑为急性胰腺炎，此时最具有诊断意义的实验室检查为
   A. 白细胞计数　　B. 血清淀粉酶测定
   C. 尿液淀粉酶测定　D. 血清脂肪酶测定
   E. 血清丙氨酸氨基转移酶测定

75. 病人，女，20岁。感冒后持续高热、咳嗽、胸痛、鼻出血、面色苍白。抗生素治疗无效。体检：胸骨压痛，右中肺叩诊浊音，闻及湿啰音，肝脾肋下触及。实验室检查：全血细胞减少。胸片显示右中肺片状渗出性改变。高度怀疑患有急性白血病，应首选的检查项目是
   A. 抗核抗体　　B. 出血时间
   C. 骨髓穿刺　　D. 凝血时间
   E. 血肌酐

76. 病人，女，28岁。头晕、乏力、面色苍白1年余，查体：除贫血貌外，无特殊发现。血常规：血红蛋白70g/L，红细胞$2.6×10^{12}$/L，白细胞$4.2×10^9$/L，血小板$110×10^9$/L，网织红细胞0.006，肝肾功能正常，血清铁降低，追问病史，病人诉月经量过多，初步诊断为缺铁性贫血。该病人发生贫血的原因可能是
   A. 铁摄入不足　　B. 铁需要量增加
   C. 铁吸收不良　　D. 慢性失血
   E. 铁代谢障碍

77. 病人，女，18岁。因双侧甲状腺肿大住院。甲状腺扫描可见弥漫性甲状腺肿，分布均匀。医生诊断为单纯性甲状腺肿，支持此诊断的实验室检查结果是
   A. $T_3、T_4$升高，TSH降低
   B. $T_3、T_4$降低，TSH升高
   C. $T_3、T_4$升高，TSH正常
   D. $T_3、T_4$降低，TSH正常
   E. $T_3、T_4$正常，TSH正常

78. 病人，男，58岁。饮酒时发生语言不清、呕吐，随即昏迷，右侧肢体瘫痪；血压230/120mmHg，诊断为"脑出血"。为防止出血加重，应首先采取的措施是
   A. 止血处理　　B. 保护性约束
   C. 降低颅内压　D. 控制血压
   E. 肢体制动

79. 病人，男，28岁。在商场突然倒地，随后出现四肢痉挛性抽搐，牙关紧闭，疑为癫痫发作急诊，以下哪种检查对帮助诊断最有意义
   A. 头部CT　　B. 脑电图
   C. 脑血管造影　D. 脑磁共振
   E. 脑多普勒彩色超声

80. 病人，男，36岁。曾有乙型病毒性肝炎病史，数月来常有食欲缺乏、牙龈出血、腹胀明显。为明确诊断，下列哪项检查方法既快又准
   A. 肝功能检查　　B. 甲胎蛋白检查
   C. X线平片　　　D. B超
   E. 放射性核素检查

81. 病人，女，70岁。糖尿病病史29年。诉视物不清，胸闷憋气，双腿及足底刺痛，夜间难以入睡多年，近来足趾渐变黑。护士在接诊后立即对其进行评估，发现该病人的并发症不包括
   A. 视网膜病变　　B. 冠心病
   C. 神经病变　　　D. 肢端坏疽
   E. 足部感染

82. 病人，女，45岁。患类风湿关节炎6年，双侧腕、指关节肿胀畸形，为保持关节的功能，正确的做法是
   A. 腕关节背伸、指关节背伸
   B. 腕关节背伸、指关节掌屈
   C. 腕关节掌屈、指关节侧屈
   D. 腕关节掌屈、指关节背伸
   E. 腕关节侧屈、指关节掌屈

83. 病人，男，20岁。急性腹泻1天，水样便，共10次，伴轻度腹痛及里急后重，呕吐2次。查体：体温38.5℃，脉搏120次/分，呼吸30次/分，血压96/68mmHg。血常规：白细胞$16.0×10^9$/L，中性粒细胞80%，淋巴细胞20%。粪便为黄色黏液便，镜检：红细胞2~4个/HP，白细胞6~8个/HP。拟诊细菌性痢疾，其病变部位主要是
   A. 直肠、小肠　　B. 直肠、乙状结肠
   C. 直肠、盲肠　　D. 乙状结肠、盲肠
   E. 盲肠、大肠

84. 病人，男，35岁。从事餐饮工作，平时没有明显

身体不适情况,体检时痢疾杆菌粪便培养阳性,诊断为痢疾杆菌携带者,被暂时调离原岗位,给予隔离治疗,并进行访视管理。解除访视管理,需粪便培养

A. 连续5次,每次间隔2天,均为阴性
B. 连续5次,每次间隔7天,均为阴性
C. 连续3次,每次间隔2天,均为阴性
D. 连续3次,每次间隔7天,均为阴性
E. 连续3次,每次间隔5天,均为阴性

85. 病人,男,50岁。因支气管哮喘发作到某医院就诊,因护士操作不当,快速注射某药后,出现头晕、心悸、心律失常、血压剧降,此药物可能是

A. 沙丁胺醇   B. 氨茶碱
C. 异丙托溴铵 D. 地塞米松
E. 色甘酸钠

86. 病人,男,22岁。春节期间,因高热、全身酸痛就诊,诊断为流行性感冒。关于该病的传染源,说法最准确的是

A. 流感病人
B. 流感隐性感染者
C. 流感病人和隐性感染者
D. 流感病人家属
E. 流感病人、隐性感染者和病人家属

87. 病人,女,67岁。近年来明显感到自己的记忆减退,尤其是最近做过的事情。该病人的记忆下降情况,属于下列哪一种

A. 近期记忆   B. 远期记忆
C. 机械记忆   D. 逻辑记忆
E. 次级记忆

88. 病人,女,67岁。不知主动进食,不吃水果,不喝水,或只吃饭或只吃菜。常呆坐呆立,从不主动与人交谈,医院诊断为老年性痴呆,现入住老年院。应提供给病人早、中、晚餐的能量分配应分别占总能量的

A. 10%、20%、30%   B. 30%、40%、30%
C. 30%、30%、40%   D. 40%、40%、30%
E. 40%、30%、30%

89. 病人,女,74岁。体重60kg,喜食清淡食物,厌食肉类食物,为了保证营养,预防骨质疏松,每天钙的摄入量应为

A. 300mg   B. 500mg
C. 600mg   D. 800mg
E. 1000mg

90. 病人,男,20岁。因四肢肌肉无力伴感觉障碍入院,医生初步考虑为吉兰-巴雷综合征。以下对该病人护理措施中,最重要的是

A. 注意保持环境安静
B. 指导半坐卧位
C. 持续低流量吸氧
D. 观察呼吸频率、节律及深度的变化
E. 定时翻身、按摩

A₃/A₄型题

(91~93题共用题干)

病人,女,30岁。妊娠6个月,孕期检查发现:尿糖(+++),空腹血糖7.8mmol/L,餐后2小时血糖16.7mmol/L,诊断为妊娠期糖尿病。

91. 该病人最适宜的治疗是

A. 运动治疗
B. 口服降糖药治疗
C. 胰岛素注射治疗
D. 单纯饮食控制治疗
E. 综合生活方式干预治疗

92. 治疗过程中,如果病人出现极度乏力、头晕、心悸、多汗等,应考虑该孕妇发生了

A. 上呼吸道感染   B. 高血糖反应
C. 低血糖反应   D. 心律失常
E. 糖尿病酮症酸中毒

93. 糖尿病的基本病理生理变化是

A. 生长激素分泌过多
B. 甲状腺素分泌过多
C. 胰高血糖素分泌过多
D. 糖皮质激素分泌过多
E. 胰岛素绝对或相对不足

(94~96题共用题干)

病人,男,22岁。患支气管扩张症,间断咯血,近日来因受凉咳大量黄色脓痰,入院治疗。

94. 导致该病人支气管扩张的可能因素是幼年时患过

A. 百日咳   B. 猩红热
C. 水痘   D. 流行性腮腺炎
E. 风疹

95. 根据病情,病人目前最主要的护理诊断是

A. 气体交换受损
B. 低效性呼吸型态
C. 清理呼吸道无效
D. 营养失调:低于机体需要量
E. 有窒息的危险

96. 护士指导病人做体位引流,应该避免的是

A. 在饭后30分钟内进行
B. 引流前用生理盐水超声雾化
C. 引流的同时做胸部叩击
D. 引流后可给治疗性雾化
E. 每次引流15～20分钟

（97～99题共用题干）

病人，男，62岁。1年前证实血清抗-HIV阳性。1天前热水烫伤左下肢，烫伤局部皮肤多个水疱，有的水疱破溃流出少量渗液。

97. 对该病人的护理措施正确的是
    A. 限制病人与他人接触
    B. 禁止陪护及探视
    C. 床头卡上贴隔离标记
    D. 告知病人应履行"防止感染他人"的义务
    E. 床头柜上放置预防艾滋病的提示牌

98. 腿部渗液污染被套，需要更换被套时，护士的操作下述哪项正确
    A. 手部皮肤无破损，可不戴手套
    B. 血液污染面积少时，可不戴手套
    C. 未戴手套时，应避免手部被污染
    D. 戴手套操作，脱手套后认真洗手
    E. 只要操作时戴手套，操作后不需洗手

99. 护士为该病人采血后注射器最恰当的处理方法是
    A. 分离针头   B. 毁灭
    C. 回套针帽   D. 置入锐器盒
    E. 放入医疗垃圾袋

（100～102题共用题干）

病人，女，70岁。既往有心绞痛发作史。3小时前无明显诱因出现心前区剧烈疼痛，含服硝酸甘油不缓解。

100. 病人入院后应首选的检查是
    A. 心脏X线检查   B. 心电图
    C. 测血压   D. 心肌酶学检查
    E. 超声心动图

101. 给病人进行心电图检查，其表现不包括
    A. ST段弓背向上   B. T波倒置
    C. T波平坦   D. ST段压低
    E. 病理性Q波

102. 此时，实验室检查该病人的心肌酶和心肌蛋白，其中最有特异性的是
    A. 肌酸磷酸激酶同工酶
    B. 肌钙蛋白
    C. 门冬氨酸氨基转移酶
    D. 乳酸脱氢酶

E. 肌红蛋白

（103～105题共用题干）

病人，女，25岁。已婚。尿频、尿急、尿痛2天，高热39.2℃，诊断为急性肾盂肾炎。

103. 该女士做尿常规检查，最有诊断意义的结果是
    A. 血尿   B. 蛋白尿
    C. 脓尿   D. 管型尿
    E. 低比重尿

104. 引起该病人发病的病原体很可能是
    A. 金黄色葡萄球菌   B. 铜绿假单胞菌
    C. 大肠埃希菌   D. 变形杆菌
    E. 阴性杆菌

105. 该病人的尿常规检查结果中，支持为该类病原体的是
    A. 尿中红细胞＞3个/HP
    B. 尿蛋白＞150mg/24h
    C. 尿中白细胞＞5个/HP
    D. 尿亚硝酸盐试验阳性
    E. 尿比重降低

（106～108题共用题干）

病人，男，8岁。平时体格健壮。夏季突发高热2日，惊厥5次，面色发灰，四肢凉，血压低，心、肺无异常，脑膜刺激征阴性。

106. 该病人最可能是
    A. 甲型病毒性肝炎   B. 中毒性细菌性痢疾
    C. 支气管肺炎   D. 结核性脑膜炎
    E. 心肌炎

107. 预防该病的关键性措施是
    A. 隔离病人
    B. 改善环境卫生，加强食品管理
    C. 接种菌痢菌苗
    D. 积极治疗病人
    E. 积极治疗带菌者

108. 确诊该病最可靠的依据是
    A. 典型脓血便
    B. 明显里急后重
    C. 大便培养痢疾杆菌阳性
    D. 夏季发病
    E. 大便镜检发现较多白细胞

（109～111题共用题干）

病人，女，65岁。晨练时突发心前区绞痛，大汗淋漓、呕吐、晕厥，急诊入院。医嘱：血肌酸磷酸激酶（CPK）检查。

109. 正确的采血时间是

A. 午后　　　　B. 饭前
C. 即刻　　　　D. 晨起
E. 睡前

110. 送检血标本的容器是
A. 遮光瓶　　　B. 抗凝瓶
C. 干燥瓶　　　D. 注射器
E. 培养瓶

111. 采血时正确的操作是
A. 采血量为10ml
B. 在静脉留置针处采血
C. 采血后必须立即更换无菌针头
D. 迅速将血液全部注入试管内
E. 采血后避免振荡以防止溶血

（112～114题共用题干）

病人，女，21岁。自感乏力、精神萎靡、盗汗、阵发性干咳伴低热3周余来医院就诊。听诊肺部有少量湿啰音，用青霉素治疗无效。爷爷半年前曾患肺结核，目前还在治疗。接种卡介苗，结核菌素试验72小时局部出现水疱、坏死，硬结直径7mm。

112. 结核菌素试验判断结果是
A. -　　　B. +　　　C. ++
D. +++　　E. ++++

113. 该病例属于
A. 有过结核感染　　B. 接种卡介苗后反应
C. 活动性结核　　　D. 无结核感染
E. 分枝杆菌交叉变态反应

114. 胸片结果显示肺门阴影增浓，其他检查结果还未回报，考虑可能是
A. 支气管淋巴结结核
B. 有纵隔肿瘤
C. 肺动脉扩张
D. 支气管肺炎
E. 肺脓肿

（115～117题共用题干）

病人，男，31岁。晨跑后淋雨，晚上突发寒战，高热，右侧胸痛，深呼吸加重，咳嗽、咳铁锈色痰。护理评估：急性病容，体温39℃，脉搏90次/分，血压正常，右肺触及语颤增强，叩诊呈浊音。实验室检查：白细胞$25×10^9/L$，中性粒细胞0.9，核左移。

115. 该病人最可能患的疾病是
A. 肺结核　　　　B. 支气管扩张
C. 病毒性肺炎　　D. 肺炎链球菌肺炎
E. 肺脓肿

116. 评估该病人最具特征性的症状是
A. 高热
B. 寒战
C. 胸痛，咳嗽时胸痛加重
D. 痰液呈铁锈色
E. 咳嗽

117. 该病人患病的诱因是
A. 发热　　　　B. 寒战
C. 过敏史　　　D. 早晨跑步
E. 晨跑后淋雨

（118～120题共用题干）

病人，男，50岁。近几年来逐渐出现心悸、乏力、活动后气急。体检发现：心脏向左下扩大。心尖部有舒张期隆隆样杂音，主动脉瓣听诊区闻及舒张期杂音。

118. 病人最可能的诊断是
A. 二尖瓣关闭不全
B. 二尖瓣狭窄
C. 主动脉瓣狭窄
D. 梗阻性肥厚型心肌病
E. 主动脉瓣关闭不全

119. 最有价值的诊断方法是
A. 胸部X线摄片　　B. 心电图
C. 超声心动图　　　D. 心脏核素检查
E. 冠状动脉造影

120. 以下应选用的药物是
A. 地高辛
B. 硝酸甘油
C. 心得安（普萘洛尔）
D. 卡托普利
E. 氢氯噻嗪

实 践 能 力

A₁型题

1. 语音震颤强弱的因素主要取决于
A. 胸壁厚薄
B. 病人体质状况
C. 支气管距胸壁的距离
D. 性别
E. 气管、支气管是否畅通，胸壁传导是否良好

2. 护士与哭泣的病人交流时，方法**不正确**的是

A. 安慰并阻止病人哭泣
B. 待病人平静下来可主动聆听
C. 鼓励其将哭泣的原因说出来
D. 不能训斥、评论病人
E. 陪伴病人

3. 下列适用于对小范围病变进行检查的方法是
   A. 肺部触觉语颤检查
   B. 间接叩诊
   C. 胸廓扩张度的检查
   D. 直接听诊
   E. 直接叩诊

4. 肺性脑病不能用高浓度吸氧，主要是因为
   A. 缺氧不是主要因素
   B. 可引起氧中毒
   C. 促使二氧化碳排出过快
   D. 可解除颈动脉窦的兴奋性
   E. 诱发代谢性碱中毒

5. 关于室性期前收缩的心电图表现，叙述正确的是
   A. 有提前出现的宽大畸形的QRS波
   B. 室性融合波
   C. QRS波群前出现倒P波
   D. 代偿间歇不完全
   E. T波与QRS主波方向相同

6. 急性再生障碍性贫血早期最突出的表现是
   A. 肝、脾、淋巴结大   B. 进行性贫血
   C. 进行性消瘦   D. 出血和感染
   E. 黄疸

7. 一位在监护室抢救成功的心肌梗死病人，当病情好转需要转入普通病室时，病人表现紧张不安，强调自己病情还很不稳定，不愿意搬出监护室。这种现象叫作
   A. 病人角色异常   B. 病人角色强化
   C. 病人角色消退   D. 病人角色缺如
   E. 病人角色冲突

8. 服用磺胺类药物治疗尿路感染时，加服碳酸氢钠的作用是
   A. 抗炎   B. 增加尿量
   C. 碱化尿液   D. 保护尿路黏膜
   E. 增加肾血流量

9. 支气管炎合并肺气肿时胸廓的改变是
   A. 漏斗胸   B. 正常胸廓
   C. 鸡胸   D. 桶状胸
   E. 扁平胸

10. 下列选项中，最能提示急性出血坏死性胰腺炎的化验结果是
    A. 低血磷
    B. 低血糖
    C. 低血钙
    D. 血清淀粉酶显著增高
    E. 白细胞计数明显降低

11. 甲状腺功能亢进症病人甲状腺肿大的特征是
    A. 弥漫性肿大
    B. 对称性肿大
    C. 上下极触及震颤和闻及血管杂音
    D. 无压痛
    E. 质地软

12. 确诊二尖瓣狭窄的最可靠的辅助检查是
    A. 胸部X线片   B. 超声心动图
    C. 心电图   D. 心导管检查
    E. CT

13. 应用硝酸甘油缓解心绞痛，正确的护理是
    A. 药物用温开水送服
    B. 舌下含化，药物被唾液溶解
    C. 药物置口中，立即咽下
    D. 服药后即可活动
    E. 观察头昏，血压偏高表现

14. 定位下壁心肌梗死时，应注意的导联是
    A. V_1、V_2、V_3 B. V_4、V_5、V_6
    C. Ⅱ、Ⅲ、aVF   D. Ⅰ、aVL
    E. V_7、V_8、V_9

15. 以下属于右心衰竭表现的是
    A. 咳嗽   B. 咳痰
    C. 交替脉   D. 肝大
    E. 肺部湿啰音

16. 图片所示的心电图对应的心律失常类型为

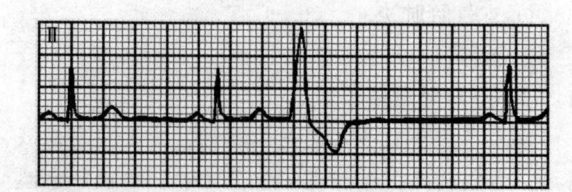

    A. 窦性心律   B. 心房颤动
    C. 心室颤动   D. 房性期前收缩
    E. 室性期前收缩

17. 肝硬化伴门静脉高压病人在进行入院评估时，特征性体征是
    A. 黄疸   B. 肝掌
    C. 蜘蛛痣   D. 腹壁静脉曲张
    E. 下肢水肿

18. 慢性肾炎的基本表现，**不包括**下列哪项
    A. 水肿 B. 高血压
    C. 感染 D. 蛋白尿
    E. 血尿
19. 对DIC病人使用肝素进行抗凝治疗，应定期测定
    A. 血红蛋白 B. 血小板
    C. 凝血时间 D. 出血时间
    E. 血常规
20. 甲氨蝶呤最严重的不良反应是
    A. 肝脏损害 B. 脱发
    C. 消化系统症状 D. 骨髓抑制
    E. 肺功能损害
21. 下列关于白血病化疗病人的护理措施**不正确**的是
    A. 控制静脉滴速
    B. 必要时碱化尿液
    C. 鞘内注射后下床活动便于药液吸收
    D. 注意观察尿液的量、色、比重
    E. 多饮水，使每天尿量达1500ml
22. 特发性血小板减少性紫癜病人以下禁用的药物是
    A. 泼尼松 B. 阿司匹林
    C. 红霉素 D. 阿莫西林
    E. 地西泮
23. 当发生静脉注射化疗药物漏出血管外的情况时，以下处理措施**错误**的是
    A. 抬高患侧肢体 B. 普鲁卡因封闭
    C. 热敷 D. 50%的硫酸镁湿敷
    E. 使用泼尼松
24. 护士在为新入院病人进行护理评估之后，其收集的资料中属于客观资料的是
    A. 头痛 B. 恶心
    C. 咽部充血 D. 感到头晕
    E. 睡眠不佳、多梦
25. 下列**不是**甲状腺功能亢进症常见表现的是
    A. 甲状腺肿大 B. 体重增加
    C. 眼球突出 D. 怕热、多汗
    E. 心动过速
26. 关于系统性红斑狼疮病人的皮肤护理，下列**错误**的是
    A. 避免阳光暴晒
    B. 每日用55℃左右的温水湿敷红斑处
    C. 常用清水清洗皮损处
    D. 忌用碱性肥皂，避免化妆品
    E. 外出穿长袖衣裤、戴遮阳帽或打伞
27. 常规治疗焦虑症的药物**不包括**
    A. 地西泮 B. 咪达唑仑
    C. 阿普唑仑 D. 劳拉西泮
    E. 奋乃静
28. 下列疾病中，可能出现选择性遗忘的是
    A. 精神分裂 B. 癔症
    C. 强迫症 D. 躁狂发作
    E. 焦虑症
29. 帕金森病首先出现的体征为
    A. 僵直 B. 运动迟缓
    C. 震颤 D. 运动不能
    E. 共济失调
30. 面颊部有短暂的反复发作的剧痛，检查时除"触发点"外无阳性体征，常见于
    A. 三叉神经痛 B. 癫痫
    C. 偏头痛 D. 面肌抽搐
    E. 特发性面神经麻痹

A₂型题

31. 病人，男，72岁。吞咽困难1个月余，经检查后确诊为食管癌并肝转移。病人哭泣、烦躁，并且有轻生念头。目前该病人的心理反应处于
    A. 否认期 B. 愤怒期
    C. 协议期 D. 抑郁期
    E. 接受期
32. 病人，男，45岁。近3个月来排便次数增多，每天3~4次，黏液脓血便，有里急后重感，首选的有助于确诊的检查方法是
    A. B超 B. X线钡剂灌肠
    C. 直肠指检 D. 纤维结肠镜
    E. 血清癌胚抗原
33. 病人，男，71岁。冬天采用烧煤取暖，清晨家人发现呼之不应，立即送到医院治疗，被初步诊断为"一氧化碳中毒"，以下关于纠正一氧化碳中毒缺氧的最有效措施是
    A. 低流量吸氧 B. 输血
    C. 静脉给普鲁卡因 D. 静脉给阿托品
    E. 高压氧舱治疗
34. 病人，男，44岁。中午在田间喷洒农药过程中自感不适，家人将其送至医院，被初步诊断为"急性有机磷农药中毒"，使用胆碱酯酶复能剂的原则是
    A. 应该尽量地少用 B. 只用于重度中毒
    C. 不与阿托品合用 D. 只用于轻度中毒
    E. 应该尽早地使用
35. 病人，男，44岁。属于国外务工归国人员，有霍

乱疫区居留史，腹泻1天，关于霍乱下列描述正确的是
A. 霍乱病原体是霍乱弧菌，属乙类传染病，12小时内上报
B. 霍乱病原体是霍乱弧菌，属丙类传染病，24小时内上报
C. 霍乱病原体是霍乱弧菌，属甲类传染病，2小时内上报
D. 霍乱病原体是霍乱杆菌，属甲类传染病，2小时内上报
E. 霍乱病原体是霍乱杆菌，属乙类传染病，24小时内上报

36. 病人，男，74岁。有冠心病、脑血栓等病史，以下能保证老年人居家安全的照顾方法，正确的是
A. 冬季房间尽量减少通风时间，避免着凉感染
B. 洗澡时浴室温度不宜过高，以20~22℃为宜
C. 夜晚入睡时点亮地灯，保证夜间如厕安全
D. 家中行走通道的两侧应摆放家具，便于老人扶持
E. 老年人皮肤感觉下降，使用热水袋保暖时水温应高些

37. 病人，男，72岁。有脑血栓病史，近年来，随着年龄的增加，病人记忆能力逐步减退。在询问病史时最容易出现的是
A. 表述不清   B. 症状隐瞒
C. 记忆不确切 D. 反应迟钝
E. 答非所问

38. 病人，男，63岁。自述入睡困难，早醒，为了改善睡眠质量，护士指导老年人睡前可以采取以下哪项措施
A. 加餐   B. 多饮水
C. 加强活动   D. 阅读兴奋书籍
E. 用热水泡脚

39. 病人，女，78岁。患消化性溃疡5年，出院时，向护士询问饮食的方法，哪种方法是错误的
A. 应摄入低脂低糖低盐、高蛋白、高维生素食物
B. 生活水平提高了，应该多吃细粮
C. 最好睡前服用一日三餐应定时，不要暴饮暴食
D. 少吃腌制、烟熏及油炸食品
E. 吃饭应细嚼慢咽，限制饮酒量

40. 病人，男，68岁。常常提起年轻时候的动人事迹，自述虽然现在背书不行了，但是理解能力还是很强。病人保持较好的记忆是
A. 近期记忆   B. 远期记忆

C. 逻辑记忆   D. 机械记忆
E. 次级记忆

41. 病人，男，72岁。有高血压病史13年，现采用中草药进行调理，应告知中草药煎药的火候要
A. 先文后武   B. 先武后文
C. 直接用文火煮沸   D. 直接用武火煮沸
E. 文武交替使用

42. 病人，男，40岁。咳痰、身热2天，下列属于病气致病特点的是
A. 高热持续不退   B. 易伤津耗气
C. 扰动心神   D. 传染性强
E. 病情重，预后差

43. 病人，女，32岁。因受凉，自感恶寒，头身疼痛，鼻塞、流清涕、打喷嚏、咽喉痒痛等症来医就诊。病人服药时，应注意
A. 少饮水
B. 温服，服药后加盖衣被，使汗微出
C. 出汗后立即洗浴
D. 服药后可进一些冷饮
E. 凉服

44. 病人，女，40岁。平时体弱多病，四肢不温，舌淡脉弱。季节变化容易感冒，气的功能减弱的方面是
A. 防御作用   B. 温煦作用
C. 推动作用   D. 固摄作用
E. 气化作用功能

45. 病人，男，46岁。咳痰黄稠，身热微恶风寒、鼻流脓涕、口干咽痛，最宜诊断为
A. 风热表证   B. 风热犯肺
C. 肺热炽盛   D. 痰热蕴肺
E. 燥邪犯肺

46. 病人，女，62岁。因乏力、头痛、发热入院，护士为其进行护理评估来收集资料，以下属于客观资料的是
A. 头晕   B. 体温38.2℃
C. 头痛   D. 睡眠不好、多梦
E. 感到恶心

47. 病人："我每天都要喝一点酒。"护士："请问您每天具体喝多少？"护士使用的沟通技巧是
A. 叙述   B. 重复
C. 澄清   D. 反映
E. 反馈

48. 病人，男，40岁。X线、CT均提示右肺癌，病史中提示与肺癌发病相关的信息是

A. 曾是潜水员　　B. 14岁开始吸烟至今
C. 父亲有高血压　D. 有尿道结石病史
E. 喜饮酒

49. 病人，男，38岁。与朋友聚餐，大量饮酒、吃肉后出现上腹部持续性刀割样疼痛，阵发性加剧，伴恶心、呕吐、发热，体温38.5℃。急查血清淀粉酶超过正常值4倍，诊断为急性胰腺炎。急诊收入院后，护士收集的病人资料中与急性胰腺炎的发病有关的是
A. 睡眠欠佳　　　B. 有胆绞痛史
C. 青霉素过敏史　D. 20岁时曾患甲型肝炎
E. 父母双方均有高血压病史

50. 病人，男，35岁。因眼黄、尿黄5天就诊，拟行肝脏触诊，最常用的触诊法是
A. 浅部触诊法　　B. 深部滑行触诊法
C. 双手触诊法　　D. 冲击触诊法
E. 深压触诊法

51. 病人，男，56岁。出现发热、出汗、乏力、呼吸困难2周，超声心动图结果显示心包积液。此时测量病人脉搏，可测到
A. 交替脉　　　　B. 水冲脉
C. 奇脉　　　　　D. 脉搏短促
E. 不整脉

52. 病人，男，65岁。咳嗽、咳痰18年，气促4年，下肢水肿半个月，诊断为慢性支气管炎、阻塞性肺气肿、肺心病、心功能3级，该病人多采用的体位是
A. 端坐呼吸　　　B. 被动体位
C. 自动体位　　　D. 强迫仰卧位
E. 强迫侧卧位

53. 病人，女，37岁。全身皮肤色泽加深1年。查体：全身色素沉着，以腋窝、乳头为主，口腔黏膜可见蓝黑色色素沉着斑片，该病人最可能患有的疾病是
A. 再生障碍性贫血
B. 肾上腺皮质功能亢进症
C. 肾炎
D. 慢性肾上腺皮质功能减退症
E. 甲亢

54. 病人，女，23岁。心悸、怕热、多食、消瘦2个月。查体：双侧眼球突出，甲状腺Ⅱ度肿大，质软，可触及震颤，并闻及连续性静脉杂音，其诊断可能为
A. 亚急性甲状腺炎　B. 桥本甲状腺炎
C. 单纯性甲状腺肿　D. 甲状腺功能亢进症
E. 甲状腺肿瘤

55. 病人，男，7岁。发热半个月，牙龈出血1周，胸骨明显压痛及叩击痛。应考虑为
A. 骨髓炎　　　　B. 流行性出血热
C. 急性白血病　　D. 牙周炎
E. 肺炎

56. 病人，男，36岁。淋雨后出现发热、咳嗽、咳铁锈色痰、胸痛3天。查体：急性热病容，左侧胸廓扩展度降低，语音震颤增强，左下肺可闻及支气管呼吸音和胸膜摩擦音。最可能的诊断是
A. 胸膜炎
B. 支气管炎并胸腔积液
C. 大叶性肺炎
D. 大叶性肺炎并胸膜炎
E. 肺结核

57. 听诊病人时发现：在规则心跳的基础上，频繁出现提前的响亮的S_1，S_2减弱，其后有一较长间歇时间。该病人最可能是
A. 心房颤动　　　B. 期前收缩
C. 窦性心动过速　D. 心房扑动
E. 房室传导阻滞

58. 病人，男，34岁。发热10天收入院，心脏听诊在胸骨右缘第2肋间特别是胸骨左缘3、4肋间听到舒张期叹气样杂音，并向心尖部传导，初步考虑
A. 二尖瓣关闭不全
B. 二尖瓣狭窄
C. 主动脉瓣狭窄
D. 主动脉瓣关闭不全
E. 动脉导管未闭

59. 病人，女，48岁。2年前无明显诱因出现双腕、双手关节和双膝、足、跖趾关节肿痛，伴晨僵，最近两手指在掌指关节处偏向尺侧，形成梭形畸形改变，影响病人的日常生活，该病人最可能患有
A. 肢端肥大症　　B. 类风湿性关节炎
C. 关节炎　　　　D. 风湿热
E. 佝偻病

60. 病人，男，76岁。有脑动脉硬化病史。今晨起突然感觉左侧肢体不能移动，口角流涎，检查发现左侧肢体巴宾斯基征阳性，其病情考虑是
A. 神经根受损　　B. 脑膜损害
C. 头颅受损　　　D. 锥体束受损
E. 周围神经炎

61. 病人，男，29岁。因心力衰竭入院，入院后呼

吸不整，先浅慢后深快，后又变得浅慢，接着呼吸暂停20秒，再重复上述变化。护士评估病人的呼吸异常属于

A. 潮式呼吸　　B. 间断呼吸
C. 呼吸过度　　D. 呼吸过速
E. 呼吸困难

62. 病人，男，58岁。饮酒时发生语言不清，呕吐，随即昏迷，右侧肢体瘫痪；血压230/120mmHg，诊断为"脑出血"。为防止出血加重，应首先采取的措施是

A 止血处理　　B. 保护性约束
C. 控制血压　　D. 降低颅内压
E. 肢体制动

63. 病人，女，58岁。因发作性胸闷、咳嗽就诊，诊断为支气管哮喘。医嘱予糖皮质激素吸入治疗，下列用药指导中正确的是

A. 吸入激素的主要作用是快速缓解症状
B. 吸入激素后要漱口
C. 吸入激素不会有任何副作用
D. 如果哮喘症状缓解，即可停止用药
E. 如果您要进行运动，可在此前预防性吸入激素

64. 病人，男，56岁。胰腺癌致胆道完全阻塞。临床可见病人的粪便呈

A. 陶土色　　B. 柏油样
C. 黄褐色　　D. 暗红色
E. 果酱样

65. 病人，男，35岁。因再生障碍性贫血入院治疗，入院当日血常规结果回报：血红蛋白56g/L，护士应对该病人制订的休息与活动计划为

A. 绝对卧床休息，协助自理活动
B. 卧床休息为主，间断床上及床边活动
C. 床上活动为主，适当增加休息时间
D. 床边活动为主，增加午睡及夜间睡眠时间
E. 适当进行室内运动，避免重体力活动

66. 病人，男，35岁。心慌、多食、多汗、怕热、手抖4个月，确诊为甲状腺功能亢进症，目前使用抗甲状腺药物治疗。护士应特别注意观察的药物副作用是

A. 肾功能损害　　B. 粒细胞减少
C. 胃肠道反应　　D. 肝功能损害
E. 药疹

67. 病儿，男，2个月。体检：体重5.6kg，身长60cm，握持反射存在，腹壁反射、提睾反射未引出，双侧巴宾斯基征阳性，属于

A. 正常　　B. 化脓性脑膜炎
C. 发育迟缓　　D. 病毒性脑膜炎、脑炎
E. 呆小病

68. 病人，男，52岁。心悸、消瘦2年。体格检查：结节性甲状腺肿伴血管杂音，心脏增大，心房颤动心律，心尖部Ⅱ级收缩期杂音。诊断为

A. 甲状腺功能亢进性心脏病
B. 风湿性心脏病
C. 冠心病
D. 心肌病
E. 先天性心脏病

69. 病人，男，60岁。夜间睡眠中突然憋醒，被迫坐起，咳嗽、咳痰。对诊断左心衰竭最有意义的体征为

A. 体温37.8℃
B. 咳嗽多痰，痰中带泡沫
C. 心率加快
D. 两肺有哮鸣音
E. 两肺底有湿啰音

70. 病人，男，69岁。以"肺心病"入院治疗。护士对病人进行身体评估，以下提示其右心功能不全的是

A. 口唇发绀　　B. 呼吸急促
C. 表情痛苦　　D. 肝颈静脉回流征阳性
E. 双肺底可闻及散在湿啰音

71. 病人，男，50岁。由家人背送急诊。家属诉半小时前发现其人事不省，倒卧在家中床上，时有呕吐，查体：皮肤多汗，流涎，双侧瞳孔明显缩小，呼吸有蒜臭味。分诊护士首先考虑该病人最有可能为

A. 催眠药中毒　　B. 食物中毒
C. 一氧化碳中毒　　D. 有机磷中毒
E. 脑出血

72. 病人，男，56岁。腹胀、腹痛3小时，呕吐2次，有粪臭味，吐后未缓解，未排便、排气。到医院就诊，高度怀疑为"肠梗阻"，诊断肠梗阻最简单、有效的检查方法是

A. 实验室检查　　B. 腹部B超
C. 腹部X线平片　　D. CT检查
E. 磁共振检查

73. 病人，男，27岁。患消化性溃疡，给予枸橼酸铋钾+克拉霉素+阿莫西林三联治疗，在此期间出现黑便，担心病情加重。此时应向病人解释其黑便的原因是

A. 溃疡出血
B. 枸橼酸铋钾不良反应
C. 溃疡癌变
D. 克拉霉素不良反应
E. 阿莫西林不良反应

74. 病人，女，38岁。因胸闷、心悸1月余来诊，医生医嘱检查心电图。心电图机探查电极置于左锁骨中线第五肋间的导联是
A. Ⅱ导联　　　　　B. V₄导联
C. aVR导联　　　　D. V₁导联
E. V₃导联

75. 病人，女，38岁。因胸闷、心悸1月余来诊，心电图显示心律不规则，某些心动周期无P波，QRS波提早出现且宽大畸形。判断为
A. 室性期前收缩
B. 房性期前收缩
C. 交界区性期前收缩
D. 房室传导阻滞
E. 窦性心律不齐

76. 病人，女，58岁。因心前区闷痛反复发作而就医，医生检查心电图后诊断为心绞痛。支持其诊断的心电图改变为
A. ST段抬高　　　　B. ST段压低，T波倒置
C. QRS波群增宽　　D. 病理性Q波
E. T波高尖

77. 病人，女，75岁。因"冠心病，不稳定型心绞痛"入院，为了解病人的心功能。护士需特别关注的辅助检查是
A. X线片　　　　　B. 心电图
C. 急诊生化检查　　D. 心脏CT
E. 超声心动图

78. 病人，男，12岁。因反复发生失神呆坐而就医，疑为癫痫病。对明确诊断最有帮助的检查是
A. 脑电图　　　　　B. 脑超声
C. 头颅CT　　　　　D. 磁共振
E. 心电图

79. 病人，女，56岁。慢性肾衰竭尿毒症期。因酸中毒给予5%碳酸氢钠250ml静脉滴注后出现手足抽搐，发生抽搐的原因是发生了
A. 高血钙　　　　　B. 碱中毒
C. 高钠血症　　　　D. 低血钙
E. 低血钾

80. 病人，女，46岁。右上腹疼痛伴发热3天就诊。查体：体温38.5℃，血压正常，巩膜轻度黄染，右上腹有轻压痛，首选的辅助检查是
A. B超　　　　　　B. 静脉胆道造影
C. 口服胆囊造影　　D. 经皮肝穿刺胆道造影
E. 经内镜逆行胰胆管造影

81. 病人，男，4岁。因"喉头异物"入院，查体：面色青紫，呼吸费力，伴明显的三凹征，其呼吸类型属于
A. 深而大的呼吸　　B. 潮式呼吸
C. 吸气性呼吸困难　D. 呼气性呼吸困难
E. 混合性呼吸困难

82. 病人，男，49岁。重症肺炎并发感染性休克入院，应用抗生素和补液治疗。提示病人病情好转、血容量已补足的体征不包括
A. 口唇红润　　　　B. 肢端温暖
C. 尿量＞30ml/h　　D. 收缩压＞90mmHg
E. 心率120次/分

83. 病人，男，78岁。COPD病史5年。因受凉并发肺部感染咳嗽、咳痰入院。血气分析：PaO_2 50mmHg，$PaCO_2$ 55mmHg，pH 7.35。该病人最可能的诊断是
A. 支气管哮喘　　　B. 支气管肺炎
C. 支气管扩张　　　D. Ⅰ型呼吸衰竭
E. Ⅱ型呼吸衰竭

84. 病人，男，62岁。因慢性阻塞性肺疾病合并慢性呼吸衰竭入院治疗，现病情缓解准备出院。在进行出院指导时，以下不妥的是
A. 应适当散步做操
B. 坚持腹式呼吸锻炼
C. 定时进行深呼吸咳嗽
D. 长期规则服用抗生素
E. 预防受凉感冒

85. 病人，女，69岁。突发脑梗死住院治疗10天，病情平稳后，出院返回社区。病人伴有脑梗死后的语言障碍，右侧肢体无力，走路步态不稳。社区护士在进行家庭访视时应特别指出，近期应首要注意的问题是
A. 压疮的预防　　　B. 预防跌倒
C. 抑郁情绪的观察　D. 肢体功能的康复锻炼
E. 非语言性皮肤沟通技巧的使用

86. 病人，男，50岁。冠心病、心绞痛5年。3小时前发生心前区剧烈疼痛，服用硝酸甘油3片未缓解，急诊入院。心电图检查发现病理性Q波，血压85/55mmHg，心率108次/分，律齐。入监护室观察治疗，经用药后疼痛缓解。2小时后心电

监测示血压70/50mmHg,心率118次/分,病人烦躁不安,皮肤湿冷。此时最可能发生了
A. 脑出血　　　　　B. 室壁瘤破裂
C. 心源性休克　　　D. 心律失常
E. 心力衰竭

87. 病人,男,71岁。身高170cm,体重80kg,患高血压20年。为控制病人体重所采取的措施不包括
A. 制订个体化膳食方案
B. 监测体重变化
C. 吃减肥药
D. 规律运动
E. 控制饮食

88. 病人,男,50岁。因严重肝硬化伴门静脉高压症进行胃分流术,出院时进行预防上消化道出血的健康指导,最重要的是
A. 应用维生素K
B. 低蛋白低脂饮食
C. 选择细软不烫食物
D. 服用保护胃黏膜药物
E. 继续卧床休息

89. 病人,男,30岁。黏液脓血便伴有里急后重2年,诊断为溃疡性结肠炎。近1周腹痛加重伴发热入院治疗。护士遵医嘱为病人保留灌肠治疗,病人应采取的体位是
A. 右侧卧位　　　　B. 左侧卧位
C. 仰卧位　　　　　D. 俯卧位
E. 半卧位

90. 病人,男,68岁。肝区疼痛2个月,肝肋下4cm,质地硬。近两天出现意识错乱,睡眠颠倒,有定向力障碍。该病人处于肝性脑病的
A. 前驱期　　　　　B. 昏迷前期
C. 昏睡期　　　　　D. 浅昏迷期
E. 深昏迷期

A₃/A₄型题

(91、92题共用题干)

病人,男,28岁。因心悸、胸闷逐渐加重1周就诊。评估发现心浊音界明显增大且随体位改变。

91. 该病人最可能的诊断是
A. 心肌病　　　　　B. 冠心病合并心力衰竭
C. 高血压心肌病　　D. 重度主动脉瓣闭锁不全
E. 大量心包积液

92. 该病人不会出现
A. 发绀　　　　　　B. 颈静脉怒张
C. 双下肢水肿　　　D. 脉压增大

E. 肝大

(93、94题共用题干)

病人,男,50岁。因患消化性溃疡多年,近来因饮食不当、劳累等因素突然出现呕血约150ml,同时排出柏油样大便约100g,考虑为上消化道出血。

93. 下列哪项是判断上消化道出血量的可靠指标
A. 血红蛋白量下降　B. 呕血与黑便的性状
C. 胃液分析　　　　D. 病人的自我感觉
E. 血压有无下降

94. 目前病人应立即采取的最重要的护理措施是
A. 补充血容量
B. 抗生素的应用
C. 缩血管药物的应用
D. 促进胃动力药物的应用
E. 心理护理

(95～97题共用题干)

病人,男,35岁。10年前开始双手腕指关节早起时出现僵硬、不灵活感,以后出现疼痛,常服吲哚美辛、阿司匹林止痛,近1年止痛效果渐差,并出现腕关节及指关节肿胀变形。

95. 该病人在查体时应重点注意
A. 有无杵状指
B. 有无关节僵直
C. 指关节有无梭形样变
D. 有无结节
E. 有无反甲

96. 下列实验室检查项目应首选
A. 红细胞沉降率　　B. 血尿酸
C. 类风湿因子　　　D. 抗链球菌抗体
E. C反应蛋白

97. 该病人的诊断首先考虑的是
A. 痛风　　　　　　B. 风湿性关节炎
C. 骨性关节炎　　　D. 类风湿性关节炎
E. 反应性关节炎

(98、99题共用题干)

病人,男,35岁。突发剧烈头痛3小时,伴呕吐。护理评估:意识清楚,双侧瞳孔不等大,颈强直,Kernig征阳性。

98. 该病人瞳孔不等大应考虑
A. 正常反应　　　　B. 脑疝形成
C. 有机磷中毒　　　D. 脑外伤
E. 阿托品中毒

99. 脑膜刺激征,除颈强直、Kernig征外,还有
A. Babinski征　　　B. Oppenheim征

C. Gordon征　　　D. 跟腱反射
E. Brudzinski征

（100、101题共用题干）

病人，男，7岁。发热、鼻衄6天。查体：面色苍白，全身多处可触及浅表淋巴结，大小不等，无粘连，无压痛。

100. 该病人表现与以下选项最接近的是
    A. 急性白血病　　B. 急性淋巴结炎
    C. 过敏性紫癜　　D. 淋巴瘤
    E. 慢性淋巴结炎

101. 该病人最有诊断意义的检查是
    A. 骨髓穿刺　　　B. 毛细血管脆性试验
    C. 血常规　　　　D. 血生化
    E. 尿常规

（102～104题共用题干）

病人，女，40岁。发作性呼吸困难，伴有哮鸣音，呼吸时张口抬肩，大汗淋漓。临床诊断为支气管哮喘。

102. 该病人的护理措施不妥的是
    A. 安抚病人，加强心理护理
    B. 安排舒适的半卧位或坐位
    C. 给予低流量鼻导管吸氧
    D. 限制水的摄入
    E. 若痰液黏稠且多可进行药物雾化吸入

103. 有助于防治病人哮喘最有效的抗炎药物是
    A. 茶碱类　　　　B. 糖皮质激素
    C. 抗胆碱能药物　D. β_2受体激动剂
    E. 肥大细胞膜稳定剂

104. 如病人呼吸困难加重，提示病情特别严重的症状或体征是
    A. 发绀　　　　　B. 有奇脉
    C. 大汗淋漓　　　D. 张口呼吸
    E. 哮鸣音减弱或消失

（105、106题共用题干）

病人，男，68岁。突然心前区持续剧烈疼痛2小时，伴冷汗，就医。查心电图在Ⅱ、Ⅲ、aVF三个导联上显示病理性Q波，ST段抬高呈现弓背向上的单向曲线。

105. 本病最可能的诊断为
    A. 急性心肌梗死　B. 急性胰腺炎
    C. 带状疱疹　　　D. 急性胸膜炎
    E. 自发性气胸

106. 为减轻病人疼痛，首选的药物是
    A. 地西泮　　　　B. 阿司匹林
    C. 吗啡　　　　　D. 硝酸甘油
    E. 硝苯地平

（107～109题共用题干）

病人，男，43岁。因"失眠，食欲缺乏、凭空闻语3个月余，加重1个月"来诊，以精神分裂症收入院。病人病前性格内向，多疑。入院时神志清醒，接触差，多问少答。

107. 针对该病人失眠，以下护理措施错误的是
    A. 白天适当参加娱乐活动
    B. 睡前不喝浓茶、咖啡
    C. 临睡前排尿
    D. 睡前访谈病人
    E. 创造良好的睡眠环境

108. 病人住院治疗1个月后，病情好转准备出院。正确的出院指导是
    A. 低盐低脂饮食
    B. 鼓励家人照顾病人日常生活
    C. 症状消失后可停止药物治疗
    D. 鼓励病人增加人际交往，回归社会生活
    E. 出院1年后复查

109. 有助于该病人重返社会的康复措施是
    A. 积极参加文娱活动，尽早恢复以往学习和工作
    B. 进行适当的体育锻炼和社会活动，遵医嘱维持治疗
    C. 卧床休息，不宜参与生活自理和家务劳动
    D. 继续长期服用大剂量抗精神病药物
    E. 病人如出现复发先兆症状，病人家属需增加药量

（110～112题共用题干）

病人，男，58岁。出现"三多一少"症状2年，空腹血糖6.5mmol/L，有糖尿病家族史。近3个月出现眼睑及下肢水肿来诊。尿常规检查：尿糖（++），白细胞0～4个/HP，尿蛋白（+++）。

110. 应优先考虑的是
    A. 胰岛素性水肿　B. 肾动脉硬化
    C. 肾盂肾炎　　　D. 急性肾炎
    E. 糖尿病肾病

111. 病人入院当天，在家中食用食物后突发昏迷遂送来医院诊疗。血糖30mmol/L，血钠132mmol/L，血钾4.0mmol/L，尿素氮9.8mmol/L。尿糖、尿酮体强阳性。该病人最可能患有的疾病是
    A. 低血糖　　　　B. 休克
    C. 低血压　　　　D. 酮症酸中毒

E. 高渗性昏迷

112. 首选治疗为
　　A. 输5%葡萄糖+普通胰岛素
　　B. 输10%葡萄糖+普通胰岛素
　　C. 输碳酸氢钠+普通胰岛素
　　D. 输0.9%氯化钠+普通胰岛素+适量钾
　　E. 输5%葡萄糖+普通胰岛素+适量钾

（113、114题共用题干）

病人，女，23岁。平素体健，此次因"发热、乏力1周，皮肤、巩膜黄染2天"入院，进一步检查，HBsAg阳性。诊断为"急性乙型黄疸型肝炎"。

113. 护士处理其换下的衣服的做法，正确的是
　　A. 统一焚烧　　　B. 包好存放
　　C. 消毒后存放　　D. 交给家属带回
　　E. 消毒后交给病人

114. 最主要的治疗措施是
　　A. 卧床休息　　　B. 高营养饮食
　　C. 给予抗病毒治疗　D. 免疫调节治疗
　　E. 退黄治疗

（115～117题共用题干）

病人，男，54岁。幼年患麻疹后反复咳嗽，迁延不愈，常咳脓痰，伴咯血。近2周咳嗽加重，咳大量脓性臭痰，伴高热、气急就诊。

115. 病人痰涂片见革兰氏阳性菌和阴性菌，痰培养有需氧革兰氏阴性杆菌生长。感染的病原体最有可能的是
　　A. 需氧革兰氏阴性杆菌
　　B. 革兰氏阳性杆菌
　　C. 厌氧菌
　　D. 需氧革兰氏阴性杆菌+厌氧菌
　　E. 革兰氏阴性杆菌+真菌

116. 医生为病人制订治疗方案，治疗药物可选择
　　A. 青霉素
　　B. 青霉素+复方甘草片
　　C. 丁胺卡那
　　D. 哌拉西林+甲硝唑
　　E. 甲硝唑

117. 住院期间为了减轻病人的感染症状和全身中毒症状，护士首先应采取的护理措施是
　　A. 加强痰液引流
　　B. 遵医嘱应用广谱抗生素
　　C. 糖皮质激素雾化吸入
　　D. 氨茶碱静脉滴注
　　E. 沙丁胺醇雾化吸入

（118～120题共用题干）

病人，男，72岁。因呼吸困难、心悸入院。护士查体血压85/50mmHg，心率160次/分，心电图示QRS波群宽大畸形，QRS时限＞0.12秒，R-R间期绝对不相等，刺激迷走神经时心率无变化。

118. 该护士首先考虑病人出现的心律失常是
　　A. 室上性心动过速
　　B. 室性心动过速
　　C. 心房颤动
　　D. 窦性心动过速
　　E. 心室颤动

119. 护士应首先备好的急救设备是
　　A. 呼吸机
　　B. 准备安装心脏起搏器
　　C. 体外反搏器
　　D. 除颤器
　　E. 心电图机

120. 护士为病人行心脏电复律，除颤器的电极板应放置于
　　A. 胸骨左缘2、3肋间和心尖部
　　B. 胸骨右缘2、3肋间和心尖部
　　C. 胸骨右缘4、5肋间和心尖部
　　D. 胸骨两侧2、3肋间
　　E. 剑突下和心尖部

（郑高福）

参考文献

葛均波，徐永健，王辰，2018. 内科学.9版.北京：人民卫生出版社.
化前珍，胡秀英，2017. 老年护理学.4版.北京：人民卫生出版社.
刘成玉，2018. 健康评估.4版.北京：人民卫生出版社.
刘哲宁，杨芳宇，2017. 精神科护理学.4版.北京：人民卫生出版社.
孙玉梅，张立力，2017. 健康评估.4版.北京：人民卫生出版社.
万学红，卢雪峰，2018. 诊断学.9版.北京：人民卫生出版社.
尤黎明，吴瑛，2022. 内科护理学.7版.北京：人民卫生出版社.

参考答案

第1章
第1节
1~4 ACEB

第2节
1~5 EBEDC 6~10 ACCDD 11~15 DDCDB
16~20 CEAEB 21~25 BCEDA 26~30 AABCA
31~35 BDCDB 36~40 DBDAC 41~45 DBBED
46~50 EDBAA 51 C

第3节
1~5 AACAB 6~10 BEBDC 11~15 ADADB
16~20 CABDD 21 E

第4节
1~5 BABBB 6~10 BBBDC 11~13 EAB

第5节
1~5 CDBAC 6~9 CBED

第6节
1~5 EEBDB 6 D

第7节
1~5 ACCAC 6~8 CDA

第2章
第1节
1~5 CACEA 6~9 AEED

第2节
1~5 BCCEA 6~8 CEA

第3节
1~5 CCDDD 6~10 ECEEA 11~14 CDBC

第4节
1~5 AACAD 6~9 AAEA

第5节
1~5 DBABB 6~10 CBCAD 11~15 BAECE
16 C

第6节
1~5 EDADB 6~10 BABBC 11~15 CCECE
16 D

第7节
1~5 ABACE 6~10 ABCCE

第8节
1~5 CBECB 6~10 BECBB 11~12 EB

第9节
1~5 BDCCD 6~10 EDCDE 11~12 DD

第10节
1~5 BACDC 6~10 AEDED 11~14 ACDD

第11节
1~5 BBABA 6~8 EBD

第3章
第1节
1~5 ADCDB 6 E

第2节
1~5 ACBBE 6~10 BADDB 11~15 EBADB
16 B

第3节
1~5 ECBED 6~10 DCDEB 11~15 ADBDB
16~17 CD

第4节
1~5 BEAAA 6~10 ABCBB 11~15 DAACC
16 D

第5节
1~5 DADDE 6~10 BBBDA 11~15 CCECE
16~20 DEBCC 21~25 CDCBE 26 D

第6节
1~5 DBEDA 6~10 ECABA 11~15 EACAC
16~20 BBAAC 21~22 ED

第7节
1~5 DACAB 6 E

第8节
1~5 ADBEA 6~9 DBBA

第9节
1~4 CABD

第4章
第1节
1~5 ABBBD

第2节
1～5 BBBDE
第3节
1～5 CACDE　6～10 EADAB　11～15 BCBAC
16～20 CECDE
第4节
1～5 BEDED　6～10 DACDE　11～15 CEDCC
16～18 BCC
第5节
1～5 BBECB　6～10 CDBAD　11 B
第6节
1～5 EBCAE　6～10 DADDE　11～12 DD
第7节
1～5 CEBCB　6～10 ACDAB　11～14 CCBD
第8节
1～5 DCBCD　6 B
第9节
1～3 CCD
第10节
1～5 AEBCB　6～10 CCBBE

第5章
第1节
1～3 ABD
第2节
1～5 BCCBC　6～10 DAECD　11～15 CDCAE
16～18 BAA
第3节
1～5 DEDEE　6～10 ABABB　11～15 DEADD
16～20 EACAD
第4节
1～5 AAABD　6～10 ACBBE　11～15 DBAED
16～18 DDE
第5节
1～5 DBCDB　6～10 ABAEB
第6节
1～5 CCEED　6～10 AECBD　11～15 BCADA
16 B

第6章
第1节
1～5 DCECC　6～10 CBAEA
第2节
1～5 BDECB　6～10 CACCD　11～12 DC
第3节
1～5 CAACB　6～10 ABAEE　11～13 DCC

第4节
1～5 DBDBB　6～10 EEACE　11～14 EDBE
第5节
1～5 CEBCA　6～10 CDDBD　11～15 EDEDB
16～17 AB
第6节
1～3 EAE
第7节
1～5 ABAEB

第7章
第1节
1～3 AEC
第2节
1～4 BBBC
第3节
1～5 DAAAA　6～10 EDBED　11～15 ADEEA
第4节
1～5 BAEBC　6 E
第5节
1～4 BDBC
第6节
1～5 CECDB　6～10 CDDDD　11～15 DADAD
16 D
第7节
1～4 CCCE
第8节
1～3 CEA

第8章
第1节
1～5 AAABD
第2节
1～5 EBCBE　6～10 ADCED　11～15 BADCD
第3节
1～5 DABED　6～10 DEAAA　11～15 ABBEB
16～17 EA

第9章
第1节
1～5 EDAED　6～10 ABDDC　11 D
第2节
1～5 EABDA　6～10 CBDBE　11～15 ACCDA
16 A
第3节
1～5 ABCDD　6～10 CBECD　11 D

第4节
1～2 CB

第5节
1～4 BEBC

第6节
1～4 DDBE

第10章
第1节
1～5 DADDA 6～8 CBD

第2节
1～5 BDBEA 6～10 CCDCA 11～14 BEAA

第3节
1～5 BDEDA 6～10 CABEB 11～15 BBDCC

第4节
1～5 ADDCE 6～10 ACDEC 11 B

第5节
1～5 CDAAD 6～10 ECACD

第6节
1～5 EBAEB 6～8 BEE

第7节
1～5 BEAEE 6 E

第8节
1～5 CBDCD 6～10 ADCCB 11～12 BC

第11章
第1节
1～5 ABEAC 6～10 AAECB 11 D

第2节
1～5 DBEDA 6～10 CEDBB 11～15 CAAAE
16～20 BCEBC 21～22 DB

第3节
1～5 AAABE

第4节
1～5 AABBA 6～8 BDE

第5节
1～5 CDDED 6～10 ECACA 11～15 DAEAE

第6节
1～5 ACCEA 6 B

第7节
1～5 AAEAA 6 D

第12章
第1节
1～5 DAAEA 6～10 BAECA 11～15 DCBEA
16～20 BEEBC 21～24 DBEB

第2节
1～5 EBCAD 6～10 EEDAD 11～15 ABADA
16 D

第3节
1～5 BCCDD 6～10 BEBED 11～13 ABC

第4节
1～5 ABAAB 6～7 AD

第5节
1～5 ABEDA 6 E

第6节
1～5 ABEAE 6 E

第7节
1～5 EDACE

第13章
1～5 DDAED 6～10 CBBEE 11～15 DCCCE
16～17 AC

第14章
1～5 BCDEC 6～10 ABCAB 11～15 BBDAD
16～20 ADADC 21～25 EAABD 26～30 BBEAB
31～35 DEECC

模拟试题
专业实务
1～5 CEEBB 6～10 DDCBA 11～15 EBCBE
16～20 BAEBE 21～25 ABEDE 26～30 DAAED
31～35 DBDAE 36～40 BCDDD 41～45 EBCAA
46～50 DEDEC 51～55 DCEDC 56～60 ADBCD
61～65 BEDEA 66～70 CBECD 71～75 EDABC
76～80 DEDBD 81～85 EBBDD 86～90 CABDC
91～95 CCEAC 96～100 ADDBB 101～105 DBCCD
106～110 BBCCC 111～115 EECAD 116～120 DEBCD

实践能力
1～5 EABDA 6～10 DBCDC 11～15 CBBCD
16～20 EDCCD 21～25 CBCCB 26～30 BEBCA
31～35 DBEEC 36～40 CCEBC 41～45 BDBAB
46～50 BCBBB 51～55 CADDC 56～60 DBDBD
61～65 ACBAB 66～70 BAAED 71～75 DCBBA
76～80 BBADA 81～85 CEEDB 86～90 CCCBB
91～95 EDBAC 96～100 CDBEA 101～105 ADBEA
106～110 CDDBE 111～115 DDCCD 116～120 DABDB